U0253768

临床常见病护理进展

主编 赵晚红 拾 慧 褚艳娥 付薪诺
孟 赛 孔凡红 李丽婧

黑龙江科学技术出版社
HEILONGJIANG SCIENCE AND TECHNOLOGY PRESS

图书在版编目（CIP）数据

临床常见病护理进展 / 赵晚红等主编. -- 哈尔滨：
黑龙江科学技术出版社，2023.4
ISBN 978-7-5719-1889-7

Ⅰ．①临… Ⅱ．①赵… Ⅲ．①常见病－护理 Ⅳ.
①R47

中国国家版本馆CIP数据核字（2023）第063363号

临床常见病护理进展
LINCHUANG CHANGJIANBING HULI JINZHAN

主　　编　赵晚红　拾　慧　褚艳娥　付薪诺　孟　赛　孔凡红　李丽婧
责任编辑　陈兆红
封面设计　宗　宁
出　　版　黑龙江科学技术出版社
　　　　　地址：哈尔滨市南岗区公安街70-2号　邮编：150007
　　　　　电话：（0451）53642106　传真：（0451）53642143
　　　　　网址：www.lkcbs.cn
发　　行　全国新华书店
印　　刷　黑龙江龙江传媒有限责任公司
开　　本　787 mm×1092 mm　1/16
印　　张　30.5
字　　数　771千字
版　　次　2023年4月第1版
印　　次　2023年4月第1次印刷
书　　号　ISBN 978-7-5719-1889-7
定　　价　238.00元

编委会

◇ **主　编**

　　赵晚红　拾　慧　褚艳娥　付薪诺

　　孟　赛　孔凡红　李丽婧

◇ **副主编**

　　孙颖超　张丽华　孙润英　谭继平

　　朱群卉　王　芳

◇ **编　委**（按姓氏笔画排序）

　　于莲莲（诸城市皇华中心卫生院）

　　王　芳（湖北省兴山县人民医院）

　　孔凡红（滨州医学院烟台附属医院）

　　田培培（曹县人民医院）

　　付薪诺（潍坊市第二人民医院）

　　朱群卉（恩施土家族苗族自治州民族医院）

　　孙润英（山西省朔州市中心医院）

　　孙颖超（桓台县妇幼保健院）

　　李　艳（枣庄市峄城区中医院）

　　李丽婧（潍坊市人民医院）

　　张丽华（成武县中医院）

　　孟　赛（莘县第三人民医院）

　　赵晚红（青岛市城阳区人民医院）

　　拾　慧（枣庄市立医院）

　　褚艳娥（德州市妇女儿童医院）

　　谭继平（恩施土家族苗族自治州民族医院）

前 言
FOREWORD

现代护理学是将自然科学与社会科学紧密联系起来为人类健康服务的综合性应用科学,这也标志着护理工作在我国医疗卫生事业的发展中发挥着越来越重要的作用,以及护理工作者在协助临床诊疗、救治生命、促进康复、减轻疼痛及增进医患关系和谐方面肩负着重大的责任。同时现代医学科学技术的快速发展促进了诊疗技术的不断更新,护理人员在临床中的护理技能也需不断提高。为了实现对患者高质量、高技术的护理服务,护理人员必须掌握扎实的护理基础知识、规范的操作技术、熟练的专业技能,形成默契的医护配合。因此,我们特组织从事多年临床护理和护理教学的专业人员,针对护理专业的临床实践、疑难问题,精心编写了《临床常见病护理进展》一书。

本书首先介绍了护理基础知识,包括护理学基本理论、护理指标、护理程序等;然后阐述了临床各科室常见病的护理,针对每一种疾病主要从护理评估、护理目标、护理措施、护理常见问题进行了重点阐述;最后论述了新生儿护理、助产护理和门诊护理等。本书力求前后呼应、上下连贯,理论与实践相辅相成、浑然一体并相得益彰,内容详略得当,条理清晰,既注重基础,又突出重点,具有很高的实用价值。希望本书对提升广大临床护理人员的理论知识水平和临床实践技能起到指导作用,以期成为临床护士和医学生快速提高专业知识的综合参考书。

由于各位编者的临床经验及编书风格存在差异,加之时间仓促,书中疏漏之处在所难免,恳请读者见谅,并予以批评指正,以供今后再版时修正。

《临床常见病护理进展》编委会
2023 年 2 月

目 录
CONTENTS

第一章　护理学基本理论 ……………………………………………………（1）
　　第一节　系统理论 ………………………………………………………（1）
　　第二节　需要理论 ………………………………………………………（4）
　　第三节　自理理论 ………………………………………………………（9）
　　第四节　健康系统理论 …………………………………………………（11）
　　第五节　应激与适应理论 ………………………………………………（14）

第二章　护理指标 ……………………………………………………………（19）
　　第一节　护患比 …………………………………………………………（19）
　　第二节　床护比 …………………………………………………………（23）

第三章　护理程序 ……………………………………………………………（26）
　　第一节　护理评估 ………………………………………………………（26）
　　第二节　护理诊断 ………………………………………………………（30）
　　第三节　护理计划 ………………………………………………………（32）
　　第四节　护理实施 ………………………………………………………（36）
　　第五节　护理评价 ………………………………………………………（38）

第四章　生命体征的测量技术 ………………………………………………（40）
　　第一节　体温的测量 ……………………………………………………（40）
　　第二节　脉搏的测量 ……………………………………………………（45）
　　第三节　呼吸的测量 ……………………………………………………（47）
　　第四节　血压的测量 ……………………………………………………（50）

第五章　基础护理技术 ………………………………………………………（53）
　　第一节　铺床法 …………………………………………………………（53）
　　第二节　床上擦浴 ………………………………………………………（58）
　　第三节　导尿术 …………………………………………………………（61）
　　第四节　清洁护理 ………………………………………………………（64）

  第五节 休息与睡眠护理 ·· (69)

第六章 护理管理 ·· (74)

  第一节 护理岗位管理 ·· (74)

  第二节 护理安全管理 ·· (81)

第七章 急诊科护理 ·· (92)

  第一节 高血压急症 ·· (92)

  第二节 心源性猝死 ·· (100)

  第三节 急性心肌梗死 ··· (104)

  第四节 急性肝衰竭 ·· (118)

  第五节 急性呼吸衰竭 ··· (122)

  第六节 急性肺栓塞 ·· (126)

  第七节 急性呼吸窘迫综合征 ······························· (130)

  第八节 急性阑尾炎 ·· (136)

  第九节 中暑 ··· (139)

  第十节 淹溺 ··· (143)

  第十一节 休克 ·· (146)

  第十二节 昏迷 ·· (148)

第八章 血液科护理 ·· (156)

  第一节 紫癜 ··· (156)

  第二节 缺铁性贫血 ·· (160)

  第三节 溶血性贫血 ·· (164)

  第四节 再生障碍性贫血 ······································ (167)

  第五节 急性白血病 ·· (171)

第九章 神经内科护理 ·· (178)

  第一节 癫痫 ··· (178)

  第二节 三叉神经痛 ·· (182)

  第三节 面神经炎 ··· (188)

  第四节 结核性脑膜炎 ··· (190)

第十章 呼吸内科护理 ·· (204)

  第一节 支气管哮喘 ·· (204)

  第二节 支气管扩张症 ··· (207)

  第三节 慢性支气管炎 ··· (212)

  第四节 慢性阻塞性肺疾病 ··································· (216)

第十一章　普外科护理 ……………………………………………………… (220)

　　第一节　脂肪性肝病 ………………………………………………………… (220)

　　第二节　肝性脑病 ………………………………………………………… (224)

　　第三节　肝囊肿 …………………………………………………………… (229)

　　第四节　胆囊结石 ………………………………………………………… (230)

第十二章　神经外科护理 …………………………………………………… (235)

　　第一节　颅脑损伤 ………………………………………………………… (235)

　　第二节　慢性硬膜下血肿 ………………………………………………… (249)

第十三章　泌尿外科护理 …………………………………………………… (255)

　　第一节　泌尿系统结石 …………………………………………………… (255)

　　第二节　泌尿系统损伤 …………………………………………………… (261)

　　第三节　压力性尿失禁 …………………………………………………… (268)

　　第四节　肾积水 …………………………………………………………… (272)

　　第五节　肾囊肿 …………………………………………………………… (273)

　　第六节　肾癌 ……………………………………………………………… (274)

　　第七节　肾移植 …………………………………………………………… (276)

　　第八节　输尿管肿瘤 ……………………………………………………… (279)

　　第九节　嗜铬细胞瘤 ……………………………………………………… (280)

　　第十节　前列腺癌 ………………………………………………………… (283)

第十四章　新生儿护理 ……………………………………………………… (289)

　　第一节　新生儿颅内出血 ………………………………………………… (289)

　　第二节　新生儿缺血缺氧性脑病 ………………………………………… (291)

　　第三节　新生儿肺透明膜病 ……………………………………………… (293)

　　第四节　新生儿肺炎 ……………………………………………………… (297)

　　第五节　新生儿脐炎 ……………………………………………………… (300)

　　第六节　新生儿坏死性小肠结肠炎 ……………………………………… (301)

　　第七节　新生儿溶血病 …………………………………………………… (306)

　　第八节　新生儿高胆红素血症 …………………………………………… (308)

　　第九节　新生儿胎粪吸入综合征 ………………………………………… (312)

第十五章　助产护理 ………………………………………………………… (318)

　　第一节　助产操作技术 …………………………………………………… (318)

　　第二节　正常分娩期产妇的护理 ………………………………………… (337)

　　第三节　催产、引产的观察与护理 ……………………………………… (345)

　　第四节　分娩期非药物镇痛的应用及护理 …………………………………（350）

　　第五节　硬膜外麻醉分娩镇痛的观察及护理 ………………………………（353）

第十六章　门诊护理 ………………………………………………………………（357）

　　第一节　门诊护理操作常规 …………………………………………………（357）

　　第二节　门诊预检分诊 ………………………………………………………（371）

　　第三节　门诊给药护理 ………………………………………………………（374）

　　第四节　内科门诊患者的护理及预防 ………………………………………（379）

第十七章　康复护理 ………………………………………………………………（396）

　　第一节　帕金森病的康复护理 ………………………………………………（396）

　　第二节　痉挛的康复护理 ……………………………………………………（399）

第十八章　介入护理 ………………………………………………………………（403）

　　第一节　糖尿病足的介入护理 ………………………………………………（403）

　　第二节　主动脉夹层的介入护理 ……………………………………………（411）

　　第三节　肾动脉狭窄的介入护理 ……………………………………………（419）

　　第四节　下肢深静脉血栓的介入护理 ………………………………………（422）

　　第五节　腹主动脉瘤的介入护理 ……………………………………………（427）

第十九章　消化内镜护理 …………………………………………………………（436）

　　第一节　超声内镜检查 ………………………………………………………（436）

　　第二节　染色内镜检查 ………………………………………………………（444）

　　第三节　放大内镜检查 ………………………………………………………（448）

　　第四节　单气囊小肠镜检查 …………………………………………………（450）

　　第五节　经皮经肝胆道镜检查 ………………………………………………（455）

　　第六节　经皮内镜下胃造瘘术 ………………………………………………（459）

　　第七节　内镜下消化道狭窄扩张术 …………………………………………（464）

　　第八节　内镜下隧道技术 ……………………………………………………（470）

参考文献 ……………………………………………………………………………（474）

第一章 护理学基本理论

第一节 系 统 理 论

一、系统理论的产生

系统作为一种思想,早在古代就已萌芽,但作为科学术语使用,还是在现代。系统论的观点起源于 20 世纪 20 年代,由美籍奥地利理论生物学家路·贝塔朗菲提出,1932－1934 年,他先后发表了《理论生物学》和《现代发展理论》,提出用数学和模型来研究生物学的方法和机体系统论概念,可视为系统论的萌芽。1937 年,贝塔朗菲第一次提出一般系统论的概念。1954 年,以贝塔朗菲为首的科学家们创办了"一般系统论学会"。1968 年,贝塔朗菲发表了《一般系统论——基础、发展与应用》。系统论主要解释了事物整体及其组成部分间的关系及这些组成部分在整体中的相互作用。其理论框架被广泛应用到许多科学领域,如物理、工程、管理及护理等,并日益发挥重大而深远的影响。

二、系统的基本概念

(一)系统的概念

系统是由相互联系、相互依赖、相互制约、相互作用的事物和过程组成的,具有整体功能和综合行为的统一体。各种系统,尽管它的要素有多有少,具体构成千差万别,但都由两部分组成:一部分是要素的集合;另一部分是各要素间相互关系的集合。

(二)系统的基本属性

系统是多种多样的,但都具有共同的属性。

1.整体性

组成系统的每个部分都具有各自独特的功能,但这些组成部分不具有或不能代表系统总体的特性。系统整体并不是由各组成部分简单罗列和相加构成的,各部分必须相互作用、相互融合才能构成系统整体。因此,系统整体的功能大于并且不同于各组成部分的总和。

2.相关性

系统的各个要素之间都是相互联系、相互制约的,若任何要素的性质或行为发生变化,都会影响其他要素,甚至系统整体的性质或行为。如人是一个系统,作为一个有机体,由生理、心理、社会文化等各部分组成,其整体生理功能又由血液循环、呼吸、消化、泌尿、神经肌肉和内分泌等不同系统和组织器官组成。当一个人神经系统受到干扰,就会影响他的消化系统、心血管系统的功能。

3.层次性

对于一个系统来说,它既是由某些要素组成,同时,它自身又是组成更大系统的一个要素。系统的层次间存在着支配与服从的关系。高层次支配低层次,决定系统的性质,低层次往往是基础结构。

4.动态性

系统随时间的变化而变化。系统进行活动,必须通过内部各要素的相互作用,能量、信息、物质的转换,内部结构的不断调整以达到最佳功能状态。此外,系统为适应环境,维持自身的生存与发展,需要与环境进行物质、能量、信息的交流。

5.预决性

系统具有自组织、自调节能力,可通过反馈适应环境,保持系统稳态,这样就呈现某种预决性。预决性程度标志着系统组织水平高低。

三、系统的分类

自然界或人类社会可存在千差万别的各种系统,可从不同角度对它们进行分类。分类方法如下。

(一)按组成系统的要素性质分类

系统可分成自然系统与人造系统。自然系统如生态系统、人体系统等;人造系统如机械系统、计算机软件系统等。自然系统与人造系统的结合,称为复合系统,如医疗系统、教育系统。

(二)按组成系统的内容分类

系统可分为物质系统与概念系统。物质系统如动物、仪器等;概念系统如科学理论系统、计算机程序软件等。多数情况下,实物系统与概念系统是相互结合、密不可分的。

(三)按系统与环境的关系分类

系统可分为开放系统与封闭系统。封闭系统是指与环境间不发生相互作用的系统,即与环境没有物质、信息或能量的交换,事实上绝对的封闭系统是不存在的。与封闭系统相反,开放系统是指通过与环境间的持续相互作用,不断进行物质、能量和信息交流的系统,如生命系统、医院系统等。在开放系统中,按系统有无反馈可分为开环系统与闭环系统。没有反馈的系统称为开环系统,有反馈的系统称为闭环系统。

(四)按系统运动的属性分类

系统可分为动态系统与静态系统。动态系统如生物系统、生态系统;静态系统如一个建筑群、基因分析图谱等。

四、系统理论的基本原则及在护理实践中的应用

(一)整体性原则

整体性原则是系统理论最基本的原则,也是系统理论的核心。

1.从整体出发,认识、研究和处理问题

护理人员在处理患者健康问题时,要以整体为基本出发点,深入了解,把握整体,找出解决问题的有效方法。

2.注重整体与部分、部分与部分之间的相互关系

从整体着眼,从部分入手,把护理工作的重点放在系统要素的各种联系上。如医院的护理系统是指从护理部到病区助理护士,若任何一个要素薄弱,都会影响医院护理的整体效应。

3.注重整体与环境的关系

整体性原则要求护理人员在护理患者时,要考虑系统对环境的适应性,通过调整人体系统内部结构,使其适应周围环境,或是改变周围环境,使其适应系统发展的需要。

(二)优化原则

系统的优化原则是通过系统的组织和调节活动,达到系统在一定环境下最佳状态,发挥最好功能。

1.局部效应应服从整体效应

系统的优化是与系统整体性紧密联系的,当系统的整体效应与局部效应不一致时,局部效应服从整体效应。护理人员在实施护理计划时,要善于抓主要矛盾,追求整体效应,实现护理质量、效率的最优化。

2.坚持多极优化

优化应贯穿系统运动的全过程。护理人员在护理患者时,为追求最佳护理活动效果,在确定患者健康问题、确定护理目标、制订护理措施、实施护理计划、建立评价标准时都要进行优化抉择。

3.优化的绝对性与相对性相结合

优化本身的"优"是绝对的,但优化的程度是相对的。护理人员在工作中选择优化方案时,应从实际出发、科学分析、择优而从,如工作中常会遇到病情复杂的患者或复杂研究问题,往往会出现这方面问题解决较好,而那方面问题却未能很好解决,且难找到完善的方案。这就要在相互矛盾的需求之中,选择一个各方面都较满意的相对优化方案。

(三)模型化原则

预先设计一个与真实系统相似的模型,通过对模型的研究来描述和掌握真实系统的特征和规律的方法称为模型化。在模型化过程中应遵循的原则称为模型化原则。在护理研究领域中应用的模型有多种,如形态上可分为具体模型与抽象模型,从性质上可分为结构模型与功能模型。在设计模型进行护理研究时,必须遵循模型化原则。模型化原则有以下 3 个方面。

1.相似性原则

模型必须与原型相似,这样建立的模型才能真正反映原型的某些属性、特征和运动规律。

2.简化原则

模型既应真实,又应是原型的简化,如无简化性,模型就失去它存在的意义。

3.客观性原则

任何模型总是真实系统某一方面的属性、特征、规律性的模仿,因此建模时,要以原型作为检验模型的真实性的客观依据。

(孔凡红)

3

第二节 需 要 理 论

一、需要概述

每个人都有一些基本的需要,包括生理的、心理的和社会的。这些需要的满足使人类得以生存和发展。

(一)需要的概念

需要是人脑对生理与社会要求的反映。人类的基本需要具有共性,在不同年代、不同地区或不同人群,为了自身与社会的生存与发展,必须对一定的事物产生需求,如食物、睡眠、情爱、交往等,这些需求反映在个体的头脑中,就形成了他的需要。当个体的需要得到满足时,就处于一种平衡状态,这种平衡状态有助于保持个体健康。反之,当个体的需要得不到满足时,个体则可能陷入紧张、焦虑、愤怒等负面情绪中,严重者可导致疾病的发生。

(二)需要的特征

1.需要的对象性

人的任何需要都是指向一定对象的。这种对象既可以是物质性的,也可以是精神性的。无论是物质性的还是精神性的需要,都必须有一定的外部物质条件才可获得满足。

2.需要的发展性

需要是个体生存发展的必要条件,如婴儿期的主要需要是生理需要,少年期则产生了尊重的需要。

3.需要的无限性

需要不会因暂时满足而终止,当某些需要满足后,还可产生新的需要,新的需要就会促使人们去开展新的满足需要的活动。

4.需要的社会历史制约性

人的各种需要的产生及满足均可受到所处环境条件与社会发展水平的制约。

5.需要的独特性

人与人之间的需要既有相同,也有不同,其需要的独特性是由个体的遗传因素、环境因素所决定。在临床工作中,护理人员应细心观察患者需要的独特性,及时给予合理的满足。

(三)需要的分类

常见的分类有两种。

1.按需要的起源分类

需要可分生理性需要与社会性需要。生理性需要如饮食、排泄等;社会性需要如劳动、娱乐、交往等。生理性需要主要作用是维持机体代谢平衡;社会性需要的主要作用是维持个体心理与精神的平衡。

2.按需要的对象分类

需要可分物质需要与精神需要。物质需要如衣、食、住、行等;精神需要如认识的需要、交往的需要等。物质需要既包括生理性需要,也包括社会性需要;精神需要是指个体对精神文化方面的要求。

(四)需要的作用

需要是个体从事活动的基本动力,是个体行为积极性的源泉。根据需要的作用,护理人员在护理患者时,既要满足患者的基本需要,又要激发患者依靠自己的力量恢复健康的需要。

二、需要层次理论

许多哲学家和心理学家试图将人的需要这一概念发展成理论,并用以解释人的行为。心理学家亚伯拉罕·马斯洛于1943年提出了人类基本需要层次论,这一理论已被广泛应用于心理学、社会学和护理学等许多学科领域。

(一)需要层次论的主要内容

马斯洛将人类的基本需要分为5个层次,并按照先后次序,由低向高依次排列,包括生理的需要、安全的需要、爱与归属的需要、尊敬的需要和自我实现的需要。

1.生理的需要

生理的需要是人类最基本的需要,包括食物、空气、水、温度(衣服和住所)、排泄、休息和避免疼痛。

2.安全的需要

人需要一个安全、有秩序、可预知、有组织的世界,以使其感到有所依靠,不被意外的、危险的事情所困扰,即包括安全、保障、受到保护及没有焦虑和恐惧。

3.爱与归属的需要

人渴望归属于某一群体并参与群体的活动和交往,希望在群体或家庭中有一个适当的位置,并与他人有深厚的情感,即包括爱他人、被爱和有所归属,以免遭受遗弃、拒绝、举目无亲等痛苦。

4.尊敬的需要

尊敬的需要是个体对自己的尊严和价值的追求,包括自尊和被尊两方面。尊敬需要的满足可使人感到自己有价值、有能力、有力量和必不可少,使人产生自信心。

5.自我实现的需要

自我实现的需要是指一个人要充分发挥自己才能与潜力的要求,是力求实现自己可能之事的要求。

马斯洛在晚年时,又把人的需要概括为三大层次:基本需要、心理需要和自我实现需要。

(二)各需要层次之间的关系

马斯洛不仅将人的需要按照不同层次进行了划分,而且十分强调各层次之间的关系。他指出以下几点。

(1)必须首先满足较低层次的需要,然后再考虑满足较高层次的需要。生理需求是最低层次的,也是最重要的,人在最基本的生理需要满足后,才得以维持生命。

(2)通常一个层次的需要被满足后,更高一层的需要才会出现,并逐渐明显和强烈。例如,人的生理需要得到满足后,会争取满足安全的需要;同样,在安全的需要满足之后,才会提出爱和更高层次的需要。但是,有些人在追求满足不同层次的需要时会出现重叠,甚至颠倒。例如,有的科研工作者为探求科学真理(自我实现),不顾试验场所可能存在危害生命的因素(安全的需要);有的运动员为夺冠军,为祖国争光(自我实现),不顾自己可能会受伤甚至致残(生理和安全的需要),也要勇往直前。

(3)维持生存所必需的低层次需要是要求立即和持续予以满足的,如氧气;越高层次的需要越可被较长久地延后,如性的需要、尊敬的需要等。但是,这些可被暂时延缓或在不同时期有所变化的需要是始终存在的,不可被忽视。

(4)人们满足较低层次需要的活动基本相同,如对氧的需要,都是通过呼吸运动来满足。而越是高层次的需要越为人类所特有,人们采用的满足方式越具有差异性,如满足自我实现的需要时,作家从事写作,科学家做研究,运动员参加竞赛等。同时,低层次需要比高层次需要更易确认、更易观测、更有限度,如人只吃有限的食物,而友爱、尊重和自我实现需要的满足则是无限的。

(5)随着需要层次向高层次移动,各种需要满足的意义对每个人来说越具有差异性。这是受个人的愿望、社会文化背景及身心发展水平所决定的。例如,有的人对有一个稳定的职业、受他人尊敬的职位就很满意了,而有的人还要继续学习,获得更高的学位,不断改革和创新。

(6)各需要层次之间可相互影响。例如,有些较高层次需要并非生存所必需,但它能促进生理功能更旺盛,使人的健康状态更佳、生活质量更高,如果不被满足,会引起焦虑、恐惧、抑郁等情绪,导致疾病的发生,甚至危及生命。

(7)人的需要满足程度与健康成正比。当所有的需要被满足后,就可达到最佳的健康状态。反之,基本需要的满足遭受破坏,会导致疾病。人若生活在高层次需要被满足的基础上,就意味着有更好的食欲和睡眠、更少的疾病、更好的心理健康和更长的寿命。

(三)需要层次论对护理的意义

需要层次论为护理学提供了理论框架,它是护理程序的理论基础,可指导护理实践有效进行。

(1)帮助护理人员识别患者未满足的需要的性质,以及对患者所造成的影响。

(2)帮助护理人员根据需要层次和优势需要,确定需要优先解决的健康问题。

(3)帮助护理人员观察、判断患者未感觉到或未意识到的需要,给予满足,以达到预防疾病的目的。

(4)帮助护理人员对患者的需要进行科学指导,合理调整需要间的关系,消除焦虑与压力。

三、影响需要满足的因素

当人的需要大部分被满足时,人就能处于一种相对平衡的健康状态。反之,会造成机体环境的失衡,导致疾病的发生。因此,了解可能引起人的需要满足的障碍因素十分必要。

(一)生理的障碍

生理的障碍包括生病、疲劳、疼痛、躯体活动有障碍等,如因腹泻而影响水、电解质的平衡及食物摄入的需要。

(二)心理的障碍

人处于焦虑、恐惧、愤怒、兴奋或抑郁等状态时会影响基本需要的满足,如引起食欲缺乏、失眠、精力不集中等。

(三)认知的障碍和知识缺乏

人要满足自身的基本需要是要具备相关知识的,如营养知识、体育锻炼知识和安全知识等。人的认知水平较低时会影响对有关信息的接收、理解和应用。

(四)能力障碍

一个人具备多方面能力,如交往能力、动手能力、创造能力等。当个体某方面能力较差,就会导致相应的需要难以满足。

(五)性格障碍

一个人性格与他的需要产生和满足有密切关系。

(六)环境的障碍

如空气污染、光线不足、通风不良、温度不适宜、噪声等都会影响某些需要的满足。

(七)社会的障碍

缺乏有效的沟通技巧、社交能力差、人际关系紧张、与亲人分离等都会导致缺乏归属感和爱,也可影响其他需要的满足。

(八)物质的障碍

需要的满足需要一定的物质条件,当物质条件不具备时,以这些条件为支撑的需要就无法满足。如生理需要的满足需要食物、水;自我实现的需要的满足需要书籍、实验设备等。

(九)文化的障碍

如地域习俗的影响、信仰、观念的不同、教育的差别等,都会影响某些需要的满足。

四、患者的基本需要

一个人在健康状态下能够由自己来满足各类需要,但在患病时,情况就发生了变化,许多需要不能自行满足。这就需要护理人员作为一种外在的支持力量,帮助患者满足需要。

(一)生理的需要

1.氧气

缺氧、呼吸道阻塞、呼吸道感染等。

2.水

脱水、水肿、电解质紊乱、酸碱失衡。

3.营养

肥胖、消瘦、各种营养缺乏、不同疾病(如糖尿病、肾脏疾病)的特殊饮食需要。

4.体温

过高、过低、失调。

5.排泄

便秘、腹泻、大小便失禁等。

6.休息和睡眠

疲劳、各种睡眠形态紊乱。

7.避免疼痛

各种类型的疼痛。

(二)刺激的需要

患者在患病的急性期,对刺激的需要往往不很明显,当处于恢复期时,此需要的满足日趋重要。如长期卧床的患者,如果他心理上刺激的需要、生活上活动的需要不能得到满足,那就意味着其心理上、生理上都在退化。因此,卧床患者需要翻身、肢体活动,以减轻或避免皮肤受损、肌肉萎缩等。

长期单调的生活不但会引起体力衰退、情绪低落,而且智力也会受到影响,故应注意环境的美化,安排适当的社交和娱乐活动。对于长期住院的患者,更应注意满足其刺激的需要,如布置

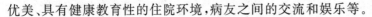

优美、具有健康教育性的住院环境,病友之间的交流和娱乐等。

(三)安全的需要

患病时由于环境的变化、舒适感的改变,安全感会明显降低,如担心自己的健康没有保障;寂寞和无助感;怕被人遗忘和得不到良好的治疗和护理;对各种检查和治疗产生恐惧和疑虑;对医护人员的技术不信任;担心经济负担问题等。具体护理内容包括以下两点。

1.避免身体伤害

应注意防止发生意外,如地板过滑、床位过高或没有护栏、病室内有噪声、院内发生交叉感染等均会对患者造成伤害。

2.避免心理威胁

应进行入院介绍和健康教育,增强患者自信心和安全感,使患者对医护人员产生信任感和信赖感,促进治疗和康复。

(四)爱与归属的需要

患病住院期间,由于与亲人的分离和生活方式的变化,这种需要的满足受到影响,就变得更加强烈,患者常常希望得到亲人、朋友和周围人的亲切关怀、理解和支持。护理人员要通过细微、全面的护理,与患者建立良好的护患关系,允许家属探视,鼓励亲人参与患者护理的活动,帮助患者之间建立友谊。

(五)自尊与被尊敬的需要

在爱和所属的需要被满足后,患者也会感到被尊敬和被重视,因而这两种需要是相关的。患病会影响自尊需要的满足,患者会觉得因生病而失去自身价值或成为他人的负担,护理人员在与患者交往中,应始终保持尊重的态度、礼貌的举止。

注意帮助患者感到自己是重要的、是被他人接受的,如礼貌称呼患者的名字,而不是床号;初次与患者见面时,护士应介绍自己的名字;重视、听取患者的意见;让患者做力所能及的事,使患者感到自身的价值。

在进行护理操作时,应注意尊重患者的隐私,减少暴露,为患者保密,理解和尊重患者的个人习惯、价值观、宗教信仰等,不要把护士自己的观念强加给患者,以增加其自尊和被尊感。

(六)自我实现的需要

个体在患病期间最受影响且最难满足的需要是自我实现的需要。特别是能力严重丧失时,如失明、耳聋、失语、瘫痪、截肢等。但是,疾病也会对某些人的成长起到促进作用,从而对自我实现有所帮助。此需要的满足因人而异,护理的功能是切实保证低层次需要的满足,使患者意识到自己有能力、有潜力,并加强学习,为自我实现创造条件。

五、满足患者需要的方式

护理人员满足患者需要的方式有 3 种。

(一)直接满足患者的需要

对于暂时或永久丧失自我满足某方面需要能力的患者,护理人员应采取有效措施来满足患者的基本需要,以减轻痛苦,维持生存。

(二)协助患者满足需要

对于具有或恢复一定自我满足需要能力的患者,护理人员应有针对性地给予必要的帮助和支持,提高患者自护能力,促进早日康复。

（三）间接满足患者的需要

可通过卫生宣教、健康咨询等多种形式为护理对象提供卫生保健知识，避免健康问题的发生或恶化。

（孔凡红）

第三节 自 理 理 论

奥瑞姆（Dorothea.Elizabeth.Orem）是美国著名的护理理论学家之一。她在长期的临床护理、教育和护理管理及研究中，形成和完善了自理模式。强调护理的最终目标是恢复和增强人的自护能力，对护理实践有着重要的指导作用。

一、自理理论概述

奥瑞姆的自理模式主要包括自理理论、自理缺陷理论和护理系统理论。

（一）自理理论

每个人都有自理需要，而且因不同的健康状况和生长发育的阶段而不同。自理理论包括自我护理、自理能力、自理的主体、治疗性自理需要和自理需要五个主要概念。

（1）自我护理是个体为维持自身的结构完整和功能正常，维持正常的生长发育过程，所采取的一系列自发的调节行为。人的自我护理活动是连续的、有意义的。完成自我护理活动需要智慧、经验和他人的指导与帮助。正常成人一般可以进行自我护理活动，但是婴幼儿和那些不能完全自我护理的成人则需要不同程度的帮助。

（2）自理能力是指人进行自我护理活动的能力，也就是从事自我照顾的能力。自理能力是人为了维护和促进健康及身心发展进行自理的能力，是一个趋于成熟或已成熟的人的综合能力。人为了维持其整体功能正常，根据生长发育的特点和健康状况，确定并详细叙述自理需要，进行相应的自理行为，满足其特殊需要，比如人有预防疾病和避免损伤的需要，在患病或受损伤后，有减轻疾病或损伤对身心损害的需要。奥瑞姆认为自理能力包括十个主要方面。①重视和警惕危害因素的能力：关注身心健康，有能力对危害健康的因素引起重视，建立自理的生活方式。②控制和利用体能的能力：人往往有足够的能量进行工作和日常生活，但疾病会不同程度地降低此能力，患病时人会感到乏力，无足够的能量进行肢体活动。③控制体位的能力：当感到不适时，有改变体位或减轻不适的能力。④认识疾病和预防复发的能力：患者知道引发疾病的原因、过程、治疗方法及预后，有能力采取与疾病康复和预防复发相关的自理行为，如改善或调整原有的生活方式，避免诱发因素、遵医嘱服药等。⑤动机：是指对疾病的态度。若积极对待疾病，患者有避免各种危险因素的意向或对恢复工作、回归社会有信心等。⑥对健康问题的判断能力：当身体健康出现问题时，能作出决定，及时就医。⑦学习和运用与疾病治疗、康复相关的知识及技能的能力。⑧与医护人员有效沟通，配合各项治疗和护理的能力。⑨安排自我照顾行为的能力，能解释自理活动的内容和益处，并合理安排自理活动。⑩从个人、家庭和社会各方面寻求支持和帮助的能力。

（3）自理的主体是指完成自我护理活动的人。在正常情况下，成人的自理主体是本身，但是儿童、患者或残疾人等的自理主体部分是自己、部分为健康服务者或是健康照顾者,如护士等。

(4)治疗性自理需要:在特定时间内,以有效的方式进行一系列相关行为以满足自理需要,包括一般生长发育的和健康不佳时的自理需要。

(5)自理需要:为了满足自理需要而采取的所有活动,包括一般的自理需要,成长发展的自理需要和健康不佳的自理需要。

一般的自理需求:与生命过程和维持人体结构和功能的整体性相关联的需求。①摄取足够的空气、水和食物。②提供与排泄有关的照料。③维持活动与休息的平衡。④维持孤独及社会交往的平衡。⑤避免对生命和健康有害因素。⑥按正常规律发展。

发展的自理需求:与人的成长发展相关的需求;不同的发展时期有不同的需求;有预防和处理在成长过程中遇到不利情况的需求。

健康不佳时的自理需求:个体在身体结构和功能、行为和日常生活习惯发生变化时出现的自理需求。包括以下几方面:①及时得到治疗。②发现和照顾疾病造成的影响。③有效地执行诊断、治疗和康复方法。④发现和照顾因医护措施引起的不适和不良反应。⑤接受并适应患病的事实。⑥学习新的生活方式。

(6)基本条件因素:反映个体特征及生活状况的一些因素,包括年龄、健康状况、发展水平、社会文化背景、健康照顾系统、家庭、生活方式、环境和资源等。

(二)自理缺陷理论

自理缺陷理论是奥瑞姆理论的核心,是指人在满足其自理需要方面,在质或量上出现不足。当自理需要小于或等于自理主体的自理能力时,人就能进行自理活动。当自理主体的自理能力小于自理需要时,就会出现自理缺陷。这种现象可以是现存的,也可以是潜在的。自理缺陷包括两种情况:一种是当自理能力无法全部满足治疗性自理需求时,即出现自理缺陷;另一种是照顾者的自理能力无法满足被照顾者的自理需要。自理缺陷是护理工作的重心,护理人员应与患者及其家属进行有效沟通,保持良好的护患关系,以确定如何帮助患者,与其他医疗保健专业人士和社会教育性服务机构配合,形成一个帮助性整体,为患者及其家属提供直接帮助。

(三)护理系统理论

护理系统理论是在人出现自理缺陷时护理活动的体现,是依据患者的自理需要和自理主体的自理能力制定的。

护理力量是受过专业教育或培训的护士所具有的护理能力,即了解患者的自理需求及自理力量,并作出行动、帮助患者,通过执行或提高患者的自理力量来满足治疗性自理需求。

护理系统也是护士在护理实践中产生的动态的行为系统,奥瑞姆将其分为三个系统:即全补偿护理系统、部分补偿系统、辅助教育系统。各护理系统的适用范围、护士和患者在各系统中所承担的职责如下所述。

1.全补偿护理系统

患者没有能力进行自理活动;患者神志和体力上均没有能力;虽然神志清楚,知道自己的自理需求,但体力上不能完成;虽然体力上具备,但存在精神障碍无法对自己的自理需求作出判断和决定,对于这些患者需要护理给予全面的帮助。

2.部分补偿护理系统

这是满足治疗性自理需求,既需要护士提供护理照顾,也需要患者采取自理行动。

3.辅助教育系统

患者能够完成自理活动,同时也要求其完成;需要学习才能完成自理,没有帮助就不能完成。护士通过对患者提供教育、支持、指导,提高患者的自理能力。

这三个系统类似于我国临床护理中一直沿用至今的分级护理制度,即特级护理和一级护理、二级护理和三级护理。

奥瑞姆理论的特征:其理论结构比较完善且有新意;相对简单而且易于推广;奥瑞姆的理论与其他已被证实的理论、法律和原则也是一致的;奥瑞姆还强调了护理的艺术性及护士应具有的素质和技术。

二、自理理论在护理实践中的应用

奥瑞姆的自理理论被广泛应用在护理实践中,她将自理理论与护理程序有机地联系在一起,通过设计好的评估方法和工具评估患者的自理能力及自理缺陷,以帮助患者更好地达到自理。她将护理程序分为以下三步。

(一)评估患者的自理能力和自理需要

在这一步中,护士可以通过收集资料来确定病种存在哪些自理缺陷及引起自理缺陷的原因,评估患者的自理能力与自理需要,从而确定患者是否需要护理帮助。

1.收集资料

护士收集的资料包括患者的健康状况,患者对自身健康的认识,医师对患者健康的意见,患者的自理能力,患者的自理需要等。

2.分析与判断

在收集自理能力资料的基础上,确定以下问题:①患者的治疗性自理需要是什么。②为满足患者的治疗性自理需求,其在自理方面存在的缺陷有哪些。③如果有缺陷,由什么原因引起的。④患者在完成自理活动时具备的能力有哪些。⑤在未来一段时间内,患者参与自理时具备哪些潜在能力,如何制订护理目标。

(二)设计合适的护理系统

根据患者的自理需要和能力,在完全补偿系统、部分补偿系统和辅助教育系统中选择一个合适的护理系统,并依据患者智力性自理需求的内容制订出详细的护理计划,给患者提供生理和心理支持及适合于个人发展的环境,明确护士和患者的角色功能,以达到促进健康、恢复健康、提高自理能力的目的。

(三)实施护理措施

根据护理计划提供适当的护理措施,帮助和协调患者恢复和提高自理能力,满足患者的自理需求。

(孔凡红)

第四节 健康系统理论

贝蒂·纽曼(Betty Neuman)1970年提出了健康系统模式,后经两年的完善于1972年在《护理研究》杂志上发表了"纽曼健康系统模式"一文。经过多次修改,于1988年再版的《纽曼系统模式在护理教育与实践中的应用》中阐述了纽曼的护理观点,并被广泛地应用于临床护理及社区护理实践中。

一、健康系统理论概述

纽曼健康系统模式主要以格式塔特心理学为基础,并应用了贝塔朗菲的系统理论,席尔压力与适应理论及凯普兰三级预防理论。主要概念如下。

(一)个体

个体是指个体的人,也可为家庭、群体或社区,是与环境持续互动的开放系统,称为服务对象系统。

1.正常防御线

正常防御线是指每个个体经过一定时间逐渐形成对外界反应的正常范围,即通常的健康/稳定状态。它是由生理的、心理的、社会文化的、发展的、精神的技能组成,用来对付应激源的。这条防御线是动态的,与个体随时需要保持稳定有关。一旦压力源入侵正常防线,个体发生压力反应,表现为稳定性减低和产生疾病。

2.抵抗线

抵抗线是防御应激源的一些内部因素,其功能是使个体稳定并恢复到健康状态(正常防御线)。它保护的是基本结构,并且当环境中的应激源侵入或破坏正常防御线时,抵抗线会被激活,例如:免疫机制,如果抵抗线的作用(反应)是有效的,系统可以重建;但如果抵抗线的作用(反应)是无效的,其结果是能量耗尽,系统灭亡。

3.弹性防御线

为外层的虚线,也是动态的,能在短期内迅速发生变化。当环境施加压力时,它是正常防御线的缓冲剂,而当环境给以支持并有助于成长和发展时,它是正常防御线的过滤器。其功能会因一些变化如失眠、营养不良或其他日常生活变化而降低。

当这个防御线的弹性作用不能再保护个体对抗应激源时,应激源就会破坏正常防御线而导致疾病。当弹性防御线与正常防御线之间的距离增加时,表明系统保障程度增强。

以上三种防御机制,既有先天赋予的,又有后天习得的,抵抗效能取决于心理、生理、社会文化、生长发育、精神等五个变量的相互作用。三条防御线的相互关系是弹性防御线保护正常防御线,抵抗线保护基本结构。当个体遇到压力源时,弹性防御线首先激活以防止压力源入侵。若弹性防御线抵抗不消,压力源侵入正常防御线,人体发生反应,出现症状。此时,抵抗线被激活。当抵抗有效时,个体又恢复到正常防御线未遭受入侵时的健康状态。

(二)应激源

纽曼将应激源定义为能够产生紧张及潜在地引起系统失衡的刺激。系统需要应对一个或多个刺激。纽曼系统模式中强调的是确定应激源的类型、本质和强度。

1.个体外的

这是发生在个体以外的力量。如失业,是受同事是否接受(社会文化力量)、个人对失业的感受(心理的)及完成工作的能力(生理的、发展的、心理的)的影响。

2.个体间的

发生在一个或多个个体之间的力量。如夫妻关系,常受不同地区和时代(社会文化)、双方的年龄和发展水平(生理和发展的)和对夫妻的角色感觉和期望(心理的)的影响。

3.个体内的

发生在个体内部的力量。如生气,是一种个体内部力量,其表达方式是受年龄(发展的)、体力(生理的)、同伴们的接受情况(社会文化的)及既往应对生气的经历(心理的)的影响。

应激源可以对此个体有害,但对另一个体无害。因而仔细评估应激源的数量、强度、相持时间的长度及对该系统的意义和既往的应对能力等,对护理干预是非常重要的。

(三)反应

纽曼认为保健人员应根据个体对应激源反应情况进行以下不同的干预。

1.初级预防

初级预防是指在只有怀疑有或已确定有应激源而尚未发生反应的情况下就开始进行的干预。初级预防的目的是预防应激源侵入正常防御线或通过减少与应激源相遇的可能性,以及增强防御线来降低反应的程度。如减轻空气污染、预防免疫注射等。

2.二级预防

如果反应已发生,干预就从二级预防开始。其主要是早期发现病例、早期治疗症状以增强内部抵抗线来减少反应,如进行各种治疗和护理。

3.三级预防

三级预防是指在上述治疗计划后,已出现重建和相当程度的稳定时进行的干预。其目的是通过增强抵抗线维持其适应性以防止复发,如进行患者教育,提供康复条件等。

二、纽曼系统模式在护理中的应用

纽曼系统模式自正式发表以来得到了护理学术界的一致认同,已被广泛用于护理教育、科研和临床护理实践中。

纽曼系统模式的整体观、三级预防概念及对于个人、家庭、群体、社区护理的广泛适应性,为中专、大专、本科、硕士等不同层次护理专业学生的培养提供了有效的概念框架。除了用于课程设置,此系统模式还可作为理论框架设计护理评估、干预措施和评价工具供学生在临床实习使用,且具有可操作性。

在护理科研方面,纽曼系统模式既已用于指导对相关护理现象的定性研究,又已作为对不同服务对象预防性干预效果的定量研究理论框架,而此方面报道最多的是应用纽曼系统模式改善面对特定生理、心理、社会、环境性压力源患者的护理效果研究。

在临床护理实践方面,大量文献报道,纽曼系统模式可用于从不同生长发育阶段人的护理。它既在精神科使用,也在内外科、重症监护室、急诊、康复病房、老年护理院等使用。纽曼系统模式已被用于对多种患者的护理,如慢性阻塞性肺疾病、多发性硬化、高血压、肾脏疾病、癌症、急慢性脊髓损伤、矫形整容手术等患者,甚至也用于对艾滋病和一些病情非常危重复杂的患者,如多器官衰竭、心肌梗死患者的护理。

(付薪诺)

第五节 应激与适应理论

一、应激及其相关内容

(一)应激

应激又称压力或紧张,是指内、外环境中的刺激物作用于个体而使个体产生的一种身心紧张状态。应激可降低个体的抵抗力、判断力和决策力,如面对突如其来的意外事件或长期处于应激状态,可影响个体的健康甚至致病;但应激也可促使个体积极寻找应对方法、解决问题,如面临高考时紧张复习、护士护理患者时遇到疑难问题设法查阅资料、请教他人等。人在生活中随时会受到各种刺激物的影响,因此应激贯穿于人的一生。

(二)应激源

又称压力源或紧张源,任何对个体内环境的平衡造成威胁的因素都称为应激源。应激源可引起应激反应,但并非所有的应激源对人体均产生同样程度的反应。常见的应激源分为以下3类。

1.一般性应激源

(1)生物性:各种细菌、病毒、寄生虫等。

(2)物理性:温度、空气、声、光、电、外力、放射线等。

(3)化学性:酸、碱、化学药品等。

2.生理病理性应激源

(1)正常的生理功能变化:如月经期、妊娠期、更年期,或基本需要没有得到满足,如饮食、性欲、活动等。

(2)病理性变化:各种疾病引起的改变,如缺氧、疼痛、电解质紊乱、乏力等,以及手术、外伤等。

3.心理和社会性应激源

(1)一般性社会因素:如生离死别、搬迁、旅行、人际关系纠葛及角色改变,如结婚、生育、毕业等。

(2)灾难性社会因素:如地震、水灾、战争、社会动荡等。

(3)心理因素:如应付考试、参加竞赛、理想自我与现实自我冲突等。

(三)应激反应

应激反应是对应激源的反应,可分为两大类。

1.生理反应

应激状态下身体主要器官系统产生的反应包括心率加快、血压升高、呼吸深快、恶心、呕吐、腹泻、尿频、血糖增加、伤口愈合延迟等。

2.心理反应

如焦虑、抑郁、使用否认、压抑等心理防卫机制等。

一般来说,生理和心理反应经常是同时出现的,因为身心是持续相互作用的。应激状态下出现的应激反应常具有以下规律:①一个应激源可引起多种应激反应的出现,如当贵重物品被窃后,个体可能出现心悸、头晕,同时感觉愤怒、绝望,此时,头脑混乱无法作出正确决定。②多种应激源可引起同一种应激反应。③对极端的应激源,如灾难性事件,大部分人都会以类似的方式反应。

二、有关应激学说

汉斯·塞尔耶是加拿大的生理学家和内分泌学家,也是最早研究应激的学者之一。早在1950年,塞尔耶在《应激》一书中就阐述了他的应激学说。他的一般理论对全世界的应激研究产生了影响。他认为应激是身体对任何需要作出的非特异性反应,例如,不论个人是处于精神紧张、外伤、感染、冷热、X光线侵害等任何情况下,身体都会发生反应,而这些反应是非特异性的。

塞尔耶还认为,当个体面对威胁时,无论是什么性质的威胁,体内都会产生相同的反应群,他称之为全身适应综合征(GAS),并提出这些症状都是通过神经内分泌途径产生的(图1-1)。

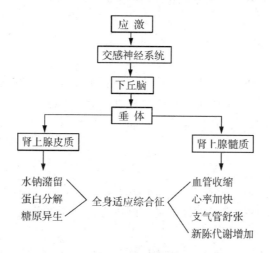

图1-1　应激反应的神经内分泌途径

全身适应综合征解释了为什么不同的应激源可以产生相同的应激反应,尤其是生理应激的反应。此外,塞尔耶还提出了局部适应综合征(LAS)的概念,即机体对应激源产生的局部反应,这些反应常发生在某一器官或区域,如局部的炎症、血小板聚集、组织修复等。

无论GAS还是LAS,塞尔耶认为都可以分为3个独立的阶段(图1-2)。

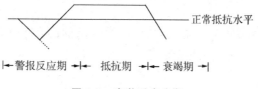

图1-2　应激反应分期

(一)警报反应期

这是应激源作用于身体的直接反应。应激源作用于人体,开始抵抗力下降,如果应激源过强,可致抵抗力进一步下降而引起死亡。但绝大多数情况下,机体开始防御,如激活体内复杂的神经内分泌系统功能,使抵抗水平上升,并常常高于机体正常抵抗水平。

（二）抵抗期

若应激源仍然存在，机体将保持高于正常的抵抗水平与应激源抗衡。此时机体也处于对应激适应的阶段。当机体成功地适应了应激之后，GAS将在此期结束，机体的抵抗力也将使原有的水平有所提高。相反则由此期进入衰竭期。

（三）衰竭期

发生在应激源强烈或长期存在时，机体所有的适应性资源和能力被耗失殆尽，抵抗水平下降。机体表现为体重减轻，肾上腺增大，随后衰竭，淋巴结增大，淋巴系统功能紊乱，激素分泌先增加后衰竭。这时若没有外部力量如治疗、护理的帮助，机体将产生疾病甚至死亡。

由此可见，为防止应激源作用于机体产生衰竭期的后果，运用内部或外部力量及时去除应激源、调整应激源的作用强度，保护和提高机体的抵抗水平是非常重要的。

塞尔耶认为，不仅GAS分为以上三期，MS也具有这样三期的特点，只是当LAS的衰竭期发生时，全身适应综合征的反应将开始被激活和唤起。

三、适应与应对

（一）适应

适应是指应激源作用于机体后，机体为保持内环境的平衡而作出改变的过程。适应是生物体区别于非生物体的特征之一，而人类的适应又比其他生物更为复杂。适应是生物体调整自己以适应环境的能力，或促使生物体更能适于生存的一个过程。适应性是生命最卓越的特性，是内环境平衡和对抗应激的基础。

（二）应对

即个体对抗应激源的手段。它具有两方面的功能：一个是改变个体行为或环境条件来对抗应激源，另一个是通过应对调节自身的情绪情感并维持内环境的稳定。

（三）适应的层次

人的适应层次不同于其他生物体，除生理层次的适应外，还有心理、社会文化、知识技术层次的适应。

1.生理层次

生理层次是指发生在体内的代偿性变化。如一个从事脑力劳动的人进行跑步锻炼，开始会感到肌肉酸痛、心跳加快，但坚持一段时间后，这些感觉就会逐渐消失，这是由于体内的器官慢慢地增加了强度和功效，适应了跑步对身体所增加的需求。

2.心理层次

心理层次是指当人们经受心理应激时，如何调整自己的心态去认识情况和处理情况。如癌症患者平静接受自己的病情，并积极配合治疗。

3.社会文化层次

社会文化层次是调整个人的行为，使之与各种不同群体，如家庭、专业集体、社会集团等信念和习俗及规范相协调。如遵守家规、校规、院规。

4.知识技术层次

知识技术层次是指对日常生活或工作中涉及的知识及使用的设备、技术的适应。如电脑时代年轻人应学会使用电脑，护士应学会使用先进监护设备、掌握护理技术的方法等。

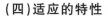

(四)适应的特性

所有的适应机制,无论是生理的、心理的、文化的或技术的,都有共同特性。

(1)所有的适应机制都是为了维持最佳的身心状态,即内环境的平衡和稳定。

(2)适应是一种全身性的反应过程,可同时包括生理、心理、社会文化甚至技术各个层次。如医学生在病房实习时,不仅要有充足的体力和心理上的准备,还应掌握足够的专业知识和操作技能,遵守医院、病房的规章制度,并与医师、护士、患者和其他同学做好沟通工作。

(3)适应是有一定限度的,这个限度是由个体的遗传因素如身体条件、才智及情绪的稳定性决定的。如人对冷热不可能无限制的耐受。

(4)适应与时间有关,应激源来得越突然,个体越难以适应;相反,时间越充分,个体越有可能调动更多的应对资源抵抗应激源,适应得就越好,如急性失血时,易发生休克,而慢性失血则可以适应,一般不发生休克。

(5)适应能力有个体差异,这与个人的性格、素质、经历、防卫功能的使用有关。比较灵活和有经验的人,能及时对应激源作出反应,也会应用多种防卫机制,因而比较容易适应环境而生存。

(6)适应功能本身也具有应激性。如许多药物在帮助个体对付原有疾病时,药物产生的不良反应又成为新的应激源给个体带来危害。

(五)应对方式

面对应激源个体所使用的应对方式、策略或技巧是多种多样的。常用的应对方式如下。

1.去除应激源

避免机体与应激源的接触,如避免食用引起变态反应的食物,远离过热、过吵及不良气味的地方等。

2.增加对应激的抵抗力

适当的营养、运动、休息、睡眠,戒烟、酒,接受免疫接种,定期做疾病筛查等,以便更有效地抵抗应激源。

3.运用心理防卫功能

心理上的防卫能力决定于过去的经验、所受的教育、社会支持系统、智力水平、生活方式、经济状况及出现焦虑的倾向等。此外,坚强度也应作为对抗应激源的一种人格特征。因为一个坚强而刻苦耐劳的人相信:人生是有意义的;人可以影响环境;变化是一种挑战。这种人在任何困境下都能知难而进,尽快适应。人的一生都在学习新的应对方法,用来对抗和征服应激源。

4.采用缓解紧张的方法

缓解紧张的方法包括以下几种:①身体运动,可使注意力从担心的事情上分散开来而减轻焦虑。②按摩。③松弛术。④幽默等。

5.寻求支持系统的帮助

一个人的支持系统是由那些能给予他物质上或精神上帮助的人组成的,常包括其家人、朋友、同事、邻居等,此外,曾有过与其相似经历并很好应对过的人,也是支持系统中的重要成员。当个体处于应激状态时,非常需要有人与他一起分担困难和忧愁,共同讨论解决问题的良策,支持系统在对应激的抵抗中起到了强有力的缓冲剂的作用。

6.寻求专业性帮助

专业性帮助包括医师、护士、理疗师、心理医师等专业人员的帮助。人一旦患有身心疾病,就必须及时寻找医护人员的帮助。由医护人员提供针对性的治疗和护理,如药物治疗、心理治疗、

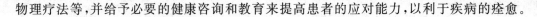

物理疗法等,并给予必要的健康咨询和教育来提高患者的应对能力,以利于疾病的痊愈。

四、应激与适应在护理中的应用

应激源作用于个体,使其处于应激状态时,个体会选择和采取一系列的应对方法对应激进行适应。若适应成功,则机体达到内环境的平衡;若适应失败,则会导致机体产生疾病。为帮助患者提高应对能力,维持身心平衡,护理人员应协助住院患者减轻应激反应,措施如下。

(1)评估者所受应激的程度、持续时间、过去个体应激的经验等。

(2)分析患者的具体情况,协助患者找出应激源。

(3)安排适宜的住院环境。减少不良环境因素对患者的影响。

(4)协助患者适应实际的健康状况,应对可能出现的心理问题。

(5)协助患者建立良好的人际关系,并与家属合作减轻患者的陌生、孤独感。

(谭继平)

第二章 护 理 指 标

第一节 护 患 比

一、概述

护患比反映护理服务需求和护理人力的匹配关系。计算护患比能够帮助管理者了解当前护理人力配备状况,进而建立一种以护理服务需求为导向的科学调配护理人力的管理模式,让需要照护的患者获得护理服务,保障患者的安全和护理服务质量。

二、指标的定义和意义

(一)指标定义

1.护患比

统计周期内当班责任护士人数与其负责照护的住院患者数量之比。

2.当班责任护士人数

统计期间内在岗直接看护患者的责任护士总人数,不包括治疗护士(配药护士)、办公班(主班)护士、护士长等其他岗位护士。

(二)指标的意义

患者护理结局的好坏,与护理人力的配备有直接关系。护患比反映护理服务的有效人力投入,反映执业护士直接照护患者数量情况,而护理人力的合理配置,是护理服务的规范化的基本保障,属于护理质量的结构指标。无论是从逻辑还是实证研究的结果上看,合理护理人力配备与护理质量密切相关。如护患比过高,代表每个护士照护患者数量增加,护士的护理工作量超负荷,将影响护理质量、患者结果及护理队伍稳定。患者安全隐患、医患矛盾、护理质量、护理人员因工作压力而离职等问题,都与护理人力配备不足密切相关。

然而,何为"合理",却一直困扰着国内护理管理者。到目前为止,能够指引管理者配备护理人力的工具依旧十分缺乏。对于护理人力配置而言,我们也一直在探求以患者需要为导向的指标,"护患比"便是其中之一。国内有些医院已经开始探索使用这一指标进行护理人力的调配。

本节通过研讨护患比的测算和应用方法,为管理者提供一种从完善人力配备出发提升护理质量的参考路径。

从护患比的定义可以看出,如果需要接受照护的患者数固定,提供护理服务的执业护士人数越多,护患比越高。例如,国家卫生计生委颁布的"三级医院评审标准"主张每个责任护士平均看护患者数量不超过8个。假定某个护理单元通过实践表明,当护患比达到1:8时,护理服务质量能够得到保障,那么,其他类似的护理单元若护患比低于此值,应当考虑增加护理人力的配置。再如,当管理者发现不同班次之间护患比的差异很大,夜班的护患比明显低于此值,则应根据患者护理工作量需求配备护士人数,达到合适护患比。

值得注意的是,不同护理单元收治的患者类型不同,所以,即便患者数量相同,护理工作量的差异可能很大。管理者应该监控全院各护理单元护患比情况,根据患者疾病严重程度和护理依赖度合理调配护理人员,必要时增加护士人数。同时,考量各护理单元、各班次患者护理需求的差异性,保持护士与患者的合适比例。重症监护病房(ICU)、母婴同室收治危重患者等护理工作服务强度明显高于普通病房的护理单元,则需配备的护理人力也较多。故此,测量护患比时,可以计算一个医院各个时段平均的护患比,也可以根据管理的需要,计算不同护理单元、不同时段的护患比,如各护理单元护患比、白班护患比、夜班护患比等。

三、测量方法

(一)计算公式

平均每天护患比=1×(统计周期内每天各班次责任护士数之和/同期每天各班次患者数之和)。

"统计周期"是质量管理者关注的时间段,如某年、某月、某一天或某个班次等。其中,每个班次或每天"收治患者总数"包含统计时期始收治在院患者总数与新转入患者数之和,例如,该班次起始时点在院患者20人,到该班次结束,转出2人,转入3人,则"收治患者总人数"为23人。

(二)数据及来源

1.涉及的变量

统计周期、统计周期内收治患者总人数及在岗责任护士人数。

2.数据来源及采集方式

某一班次及每一天在岗责任护士的总人数,通常可以从各专业临床科室护理单元排班表中获得;收治患者总人数可以从统计报表中获得。

四、指标的使用方法

从护理质量管理的角度出发,护患比至少可以应用于护理人力配置的预判和护理质量与护理人力配置关联推断这两个方面。无论应用在哪个方面,只要应用得当,都有助于一线护理服务规范、有序地开展,进而有助于防范护理不良事件的发生,提升护理质量。

(一)护理人力配置的预判

如前所述,护患比是一个引导管理者"基于患者的护理需要"配置护理人力的工具。管理者根据不同护理单元收治患者的情况,从患者安全出发,应当对这些护理单元最低并合理的护患比之"理论值"做到心中有数。管理者通过采集相关的变量信息,计算当前不同护理单元实际的护患比,与护患比的"理论值"对比,便可以预先判断护理单元人力配置是否恰当、尚可、不足、过多。

继而,便可以考虑护理人力的增减和/或存量调配。即便短期内无法改进人力配置,至少让管理者明了潜在的风险。

事实上,每当护理对象发生显著变化时,管理者都可以通过护患比的计算来指引护理人力的配置。另一方面,管理者有必要定期分析各个护理单元护患比(有条件的医疗机构,甚至可以把护患比作为一个日常监测的指标),通过护患比的变化识别护理人力的配置是否合理,进而提前进行护理质量风险的预判,做好应对和预案,以保障患者的安全和护理质量。

(二)护理质量与护理人力配置关联的推断

当管理者同时掌握护理单元护患比和该护理单元其他护理质量指标的情况,或者同时掌握多个护理服务内容和强度相似的护理单元的这两类信息。那么,管理者就可以通过分析护患比与另外一个或几个护理质量指标值的关联,来推断护患比与其他护理质量指标的关联特性,甚至得出护患比与其他指标的关联规律(如护患比每提高 1%,某指标值升高或降低 2% 等)。

关联推断的方法,假定管理者除了护患比以外还掌握另一个护理质量结局指标的数值(图 2-1),随着护患比的增加,另一个指标值也随之增加,说明两者之间为正相关关系;如果随着护患比的增加,另一个指标值随之下降,说明两者之间为负相关关系;如果随着护患比的增加,另一个指标值并无显著的变化或变化趋势不明朗,说明两者之间无相关关系。如果分析结果发现护患比与某一护理结局指标关联密切,那么,一线护理人力配置的问题很可能就是导致这个不良事件的原因,管理者应当考虑通过人力调配进行质量改善。

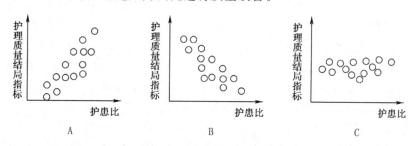

图 2-1　推断护理人力配置与护理结局关系

A.表示护理结局指标值与护患比呈正相关关系;B.表示护理结局指标值与护患比呈负相关关系;C.表示护理结局指标值与护患比没有相关关系

可见,关联分析能够给管理者直接的证据,把通过关联分析获得的证据及时反馈给院长、护理部主任、科主任、护士长、人力资源部门或其他护理单元的决策者,有助于他们快速把握问题,有理有据地进行决策。

五、评述

护患比之所以能够作为护理质量的敏感指标,是因为患者能否获得与其病情相应的规范的护理服务,取决于有多少一线护理人员能够为患者提供服务。如若人手不足,护理服务的数量和质量都会大打折扣,继而有损患者的安全和护理结局。

世界上有些地区甚至对护患比进行了法律上的强制规定。例如,美国的加利福尼亚州早在 1999 年就强制执行最低护患比,规定 ICU 的最少护患比为 1∶2、分娩及产后综合病房为 1∶3、儿科为 1∶4、普通专科病房为 1∶5(2008 年调整为 1∶4)等。许多研究对加利福尼亚州强制执行最小护患比的政策进行了评估,结果发现此项政策的实施确实有助于降低护理不良事件和提升护士工作满意度。到 2010 年,美国已有 15 个州和哥伦比亚地区采用了这种"最低护患比"规定或者签署了相关法案。

澳大利亚的维多利亚州是另一个较早实行"最小护患比"制度的地区。初期,维多利亚州要求辖区内的公立医院最小护患比达到 1∶4。到了 2004 年,在澳大利亚护士联盟的推动下,维多利亚州政府将最小护患比调整为"5∶20"。尽管从数值上看,5∶20=1∶4,但在操作层面,政策调整后,护理单元的人力配备较过去灵活了。这是因为一个护理单元有多个护士时,有些护士护理患者病情严重,从绝对数量上看,这些护士人均护理的患者可能不到 4 个,而另一些护士护理的患者病情较轻,他们人均护理的患者可能超过 4 个。但只要从总体上看,这个护理单元不违反5∶20 的护患比,便不会违规。因此,新的模式把护士人力配置的决定权交回给了病区管理者,使他们可以根据患者的病情和护士的能级情况来决定护士数量,再次强调了护理工作是一个团队的工作,护理工作是由整个病区的护理团队来共同承担的。

日本针对床位数计算出 24 小时内平均护士人数,还明确规定了夜班护士配置的最低比例。如果患者病情突然变化或有紧急入院等情况而引起护理工作量突然增加时,护理人员的呼叫制度可以保证迅速调集在家备班的护士前来补充;如果配置的护理人力超过了实际工作需要,也可随时安排部分上班护士回家,以减少当班的剩余人力。

目前,我国已经在三级医院评审时引入了护患比的概念,对三级医院提出了"每位责任护士照护患者不超过 8 人"的基本要求,中国台湾地区护士工会联合会发布的数据显示,2011 年台湾地区白班护患比为 1∶(6~13),小夜班为 1∶(10~20),大夜班为 1∶(13~20)。

作为护理人力资源配置、护理质量结构性指标,国内更多的采用床护比指标,是把床位数量作为护理人员配置的最主要因素,国内大多数医疗机构实际开放床位比编制床位要多,因此床护比指标的床位计算应以实际开放床位为基数,但床护比并未考虑患者数量、病情变化需要,因此存在一定的人力配备局限性。国外更成熟的是评价护患比。护患比是以患者所需的护理工作量为主要因素的,护患比概念更合理化;护患比更符合国家卫生健康委员会提出的"每名责任护士平均负责患者数量不超过 8 例"的要求。无论是床护比或护患比进行护理人力资源的配备、评价,除与患者的病情、床位使用率有关外,还与病房的条件设施、相关配套设施,如配液中心、护理人员的工作效率及当地的风俗习惯等相关。

六、应用此指标可能遇到的问题和应对方法

(一)统计期间内收治患者总人数

(1)某统计时间点的住院患者人数。

(2)统计期间内收治者总人次,包括转出、出院、收入患者人数。

(二)护士总人数的确定

统计期间内在岗看护患者的责任护士总人数。

(三)护患比的评价频次

护患比指标主要是评价责任护士与看护患者的比例,评价每位护士看护患者的数量,可测量一段时间的平均护患比,或某班次的平均护患比,或某特定班次的护患比。有条件的医院可利用信息化系统,常规测量每班次护患比。

七、此指标与其他敏感指标的关联和联合应用

(1)护患比与护理时数:护患比是合理护士人力配备指标。合理护患比指标的测算基础是收

治患者所需护理时数。

（2）护患比是根据患者的护理需要而配备护士，更符合患者实际需求。但也应考虑影响护理人力配备的基础设施建设、设备配备等因素。

（赵晚红）

第二节 床 护 比

一、概述

床护比反映开放床位和护理人力的匹配关系。计算床护比，能够帮助管理者了解当前开放床位所配备的护理人力状况，进而建立一种以开放床位为导向的护理人力配备管理模式，保障一定数量开放床位护理单元的基本护理人力配备，是医疗机构及其护理单元护理人力的配备参考、评价指标。

二、指标的定义和意义

（一）指标定义

1.床护比

统计周期内提供护理服务的单位实际开放床位与所配备的执业护士人数比例，反映平均每张开放床位所配备的执业护士数量。根据护理服务单位的类型，可分为医疗机构总床护比、普通病房护理单元床护比及特殊护理单元床护比等。

2.相关名词定义

（1）实际开放床位数：医疗机构实际收治患者的长期固定床位数，有别于医疗机构执业注册的"编制床位数"。

（2）特殊护理单元床位数和普通病房护理单元床位数：特殊护理单元床位数包括重症医学科、手术室、产房、层流病房、母婴同室床位数。除这些特殊护理单元外，其他护理单元均为普通护理单元，其床位数计为普通病房护理单元床位数。

（3）执业护士总人数：在护理岗位工作的执业护士总人数，含助产士。

（二）指标的意义

患者护理结局的好坏，与护理人力的配备有直接关系。床护比正是反映护理服务的人力投入。床护比过低，表明护理人力不足，而当受到护理人力不足的掣肘时，护理服务的规范化便失去了基础的保障。护理人员的工作强度很可能超负荷，进而影响护理队伍的稳定。

护理服务的需要是配置护理人力的准绳。不同护理单元收治的病例类型不同，需要的护理服务内容和强度也有区别，故此，应用床护比作为人力配置或护理质量结构性指标时，有必要对不同护理单元区别对待。重症医学科（各类 ICU）、手术室、产房、层流病房、母婴同室等护理单元的护理工作服务强度通常明显高于普通病房，这些单元的床护比一般也比较高。

三、测量方法

(一)计算公式

床护比＝1×(统计周期内实际开放床位数/同期执业护士人数)

(1)根据测量不同类别床护比,护士总人数为统计周期内相应医疗机构或护理单元的总执业护士人数(包含所有护理岗位注册执业护士),但如果某护理单元有非开放床位配置的全院性专科护士,则在测算护理单元床护比时应排除。

(2)统计周期可根据质量管理评价部门的要求确定统计周期时间,如月、某季、某年等,也可以测量某个时点的床护比。为了便于统计,统计周期内执业护士总人数可以通过期初和期末的执业护士人数算得。

(二)数据及来源

计算床护比涉及全院及各护理单元的实际开放床位数和在岗的执业护士数。从"医院统计报表"可以获得实际开放床位数;从医院的人事部门或护理部可以获得在护理岗位的执业护士人数。从临床科室的执业护士名单和排班表,也可以获得各护理单元的在岗护士人数。

数据采集方式:医院的统计和病案部门通常每天都会统计当天实际开放床位。通过医院人力资源管理信息系统和/或护理排班信息系统,可以提取统计期间内医院或各病区护理单元护理岗位的执业护士人数,依据这些信息可以计算医院和各护理单元的床护比。如果医院的信息系统尚不能便利地采集和汇总上述信息,可以通过病案科、人事部门、护理部采集上述开放床位和护理人力信息,汇总成"报表"(表 2-1),进行医院和各护理单元床护比的计算。

表 2-1　医疗机构和护理单元床护比信息报表举例

统计单位	统计周期(统计时间)	实际开放床位数	执业护士总数
医院			
普通病房			
手术间			
重症监护室			
母婴同室			
层流病房			
产房			
某护理单元			

四、指标的使用方法

床护比是一个引导管理者基于开放床位数配置护理人力的工具。管理者应当对这些护理单元最低和合理的床护比的"理论值"做到心中有数。理论值可以参考国家卫生行政部门或行业组织的相关推荐,也可以参考国外权威机构发布的推荐值。区域医护服务管理者和医院的管理者还可以结合收治患者的类型、医院的定位和发展方向等因素,拟定自身的床护比标准值。

管理者通过采集相关的变量信息,计算当前不同护理单元实际的床护比,比对床护比的"理论值",可以预先判断护理单元人力配置是否恰当、尚可、不足、过多。继而管理者可以考虑护理人力的增减和/或存量调配。即便短期内无法改进人力配置,至少让管理者了解潜在的风险。

事实上,每当开放床位数发生显著变化时,管理者都可根据床护比的计算来指引护理人力的配置。另外,管理者可以定期分析各个护理单元床护比,通过床护比的变化识别护理人力的配置是否合理,进而提前进行护理质量风险的预判,做好应对和预案,以保障患者的安全和护理质量。

医院质量管理通常是医院(质控办)、护理部、护理单元三级管理。护理单元床护比不达标时,及时向护理部汇报,护理部首先进行人力资源调配。如无法完成人力资源调配,护理部应向医院人事部门和质控部门汇报,提交院委会解决。医院院委会在质控办、护理部、人力资源部汇报的数据和目标基础上,给予政策支持,督促执行干预措施,保证最低床护比配备,并实施床护比指标质量持续保持方案。

五、评述

在很长一段时间内,床护比几乎是我国卫生行政部门指导医疗机构配置护理人力的唯一一个量化指标。1978年,原卫生健康委员会发布的《综合医院组织编制原则试行草案》便提出了不同床位规模医疗机构床护比的指导意见,例如,床位数为100～200张的机构,推荐床护比为1.00:(0.46～0.49);床位数为300张的机构,推荐床护比为1.00:(0.50～0.53);床位数达500张的机构,推荐床护比为1.00:(0.58～0.61)。2011年底,原卫生健康委员会颁发的《中国护理事业发展规划纲要(2011－2015年)》提出,到2015年,全国三级综合医院、部分三级专科医院的医院床护比不低于1.0:0.8,病区床护比不低于1.0:0.6。2014年,国家卫生健康委员会颁布的《优质护理服务评价细则》,也使用床护比作为护理质量的结构性指标。

以床护比作为指标,最大的优势是涉及的变量和计算方法简单,便于操作。这也是这一指标得到广泛应用的原因。然而,值得注意的是,床护比实际上是以"实际开放床位数"代表护理服务的需要,以"执业护士数"代表护理服务的提供。这既忽略了床位使用率对护理服务需要的影响,也没有细致区分护士中有多少人是真正从事护理相关工作、有多少人是从事非护理工作。可见,床护比无论是对护理服务的需要还是提供的测量,都比较粗糙。

作为护理质量的结构性指标,护患比和护理时数要比床护比敏感。国内有学者研究了国内外护理人力资源的配置现状与方法,其中包括以护理时数推算护理人力配备,然后评判目前业内流行的床护比标准的恰当性。

此外,影响护理服务需要和提供的因素复杂,应用床护比时应当结合患者的病情、病房的条件设施、相关配套设施(如是否设有配液中心)、护理人员的工作效率及当地的风俗习惯等进行综合考虑。翁卫群等根据收治患者病情危重程度、临床专业、护理工作量不同,将各临床专业病区分为A、B、C三类,测算得出A类病区床护比为1.00:0.75,B类病区1.00:0.68,C类病区1.00:0.57。也有学者以医院等级代表医院收治患者的护理服务需要,提出三级综合医院床护比为1.00:(0.63～0.77),二级医院床护比为1.00:(0.49～0.51),一级医院床护比为1.00:(0.40～0.44)。

总而言之,应用床护比时,应综合考虑床位使用率、平均住院日、危重患者占比等影响护理实际工作量的因素。如能结合护患比、护理时数、基础设施建设、设备配备等做全面分析,则能更好地控制偏差。

(赵晚红)

第三章 护理程序

第一节 护理评估

护理评估是有目的、有计划、有步骤地收集有关护理对象生理、心理、社会文化和经济等方面的资料，对此进行整理与分析，以判断服务对象的健康问题，为护理活动提供可靠的依据。具体包括收集资料、整理资料和分析资料3个部分。

一、收集资料

(一)资料的来源

1.直接来源

护理对象本人，是第一资料来源也是主要来源。

2.间接来源

(1)护理对象的重要关系人，也就是社会支持性群体，包括亲属、关系亲密的朋友、同事等。

(2)医疗活动资料，如既往实验室报告、出院小结等健康记录。

(3)其他医护人员、放射医师、化验师、药剂师、营养师、康复师等。

(4)护理学及其他相关学科的文献等。

(二)资料的内容

在收集资料的过程中，各个医院均有自己设计的收集资料表，无论依据何种框架，基本内容主要包括一般资料、生活状况及自理程度、健康检查及心理-社会状况等。

1.一般资料

一般资料包括患者姓名、性别、出生日期、出生地、职业、民族、婚姻、文化程度、住址等。

2.现在的健康状况

现在的健康状况包括主诉、现病史、入院方式、医疗诊断及目前用药情况。目前的饮食、睡眠、排泄、活动、健康管理等日常生活形态。

3.既往的健康状况

既往的健康状况包括既往史、创伤史、手术史、家族史、有无过敏史、有无传染病。既往的日

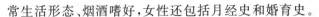

常生活形态、烟酒嗜好,女性还包括月经史和婚育史。

4.护理体检

护理体检包括体温、脉搏、呼吸、血压、身高、体重、生命体征、各系统的生理功能及有无疼痛、眩晕、麻木、瘙痒等,有无感觉(视觉、听觉、嗅觉、味觉、触觉)异常,有无思维活动、记忆能力障碍等认知感受形态。

5.实验室及其他辅助检查结果

实验室及其他辅助检查结果包括最近进行的辅助检查的客观资料,如实验室检查、X线检查、病理检查等。

6.心理方面的资料

心理方面的资料包括对疾病的认知和态度、康复的信心,病后情绪、心理感受、应对能力等变化。

7.社会方面的资料

社会方面的资料包括就业状态、角色问题和社交状况;有无重大生活事件,支持系统状况等;有无宗教信仰;享受的医疗保健待遇等。

(三)资料的分类

1.按照资料的来源划分

按照资料的来源划分包括主观资料和客观资料:主观资料指患者对自己健康问题的体验和认识,包括患者的知觉、情感、价值、信念、态度、对个人健康状态和生活状况的感知。主观资料的来源可以是患者本人,也可以是患者家属或对患者健康有重要影响的人。客观资料指检查者通过观察、会谈、体格检查和实验等方法得到或被检测出的有关患者健康状态的资料。客观资料获取是否全面和准确主要取决于检查者是否具有敏锐的观察能力及丰富的临床经验。

当护士收集到主观资料和客观资料后,应将两方面的资料加以比较和分析,可互相证实资料的准确性。

2.按照资料的时间划分

按照资料的时间划分包括既往资料和现时资料:既往资料是指与服务对象过去健康状况有关的资料,包括既往病史、治疗史、过敏史等。现时资料是指与服务对象现在发生疾病有关的状况,如现在的体温、脉搏、呼吸、血压、睡眠状况等。

护士在收集资料时,需要将既往资料和现时资料结合起来分析。

(四)收集资料的方法

1.观察

观察是指护理人员运用视、触、叩、听、嗅等感官获得患者、家属及患者所处环境的信息并进行分析判断,是收集有关服务对象护理资料的重要方法之一。观察贯穿在整个评估过程中,可以与交谈同时进行。护士应及时、敏锐、连续地对服务对象进行观察,如患者出现面容痛苦、呈强迫体位,就提示患者是否有疼痛,由此进一步询问持续时间、部位、性质等。观察作为一种技能,护理人员在实践中需要不断培养和锻炼,以期得到发展和提高。

2.交谈

护患之间的交谈是一种有目的的医疗活动,使护理人员获得有关患者的资料和信息。一般可分为以下几种:①正式交谈是指事先通知患者,有目的、有计划的交谈,如入院后的采集病史。②非正式交谈是指护士在日常护理工作中与患者随意自然的交谈,不明确目的,不规定主题、时间,是一种"开放式交流",以便及时了解服务对象的真实想法和心理反应。交谈时护士应注意沟通技巧的运用,应注意保护患者的隐私。

3.护理体检

护理人员运用体检技能,为护理对象进行系统的身体评估,获取与护理有关的生命体征、身高、体重等,以便收集与护理诊断、护理计划有关的患者方面的资料,及时了解病情变化和发现护理对象的健康问题。

4.阅读

阅读包括查阅护理对象的医疗病历(门诊和住院)、各种护理记录及实验室和辅助检查结果,以及有关文献等。也可以用心理测量及评定量表对服务对象进行心理社会评估。

二、整理资料

为了避免遗漏和疏忽相关和有价值的资料,得到完整全面的资料,常依据某个护理理论模式设计评估表格,护理人员依据表格全面评估、整理资料。

(一)按戈登的功能性健康形态整理分类

1.健康感知-健康管理形态

健康感知-健康管理形态指服务对象对自己健康状态的认识和维持健康的方法。

2.营养代谢形态

营养代谢形态包括食物的利用和摄入情况。如营养、液体、组织完整性、体温调节及生长发育等的需求。

3.排泄形态

排泄形态主要指肠道、膀胱的排泄状况。

4.活动-运动形态

活动-运动形态包括运动、活动、休闲与娱乐状况。

5.睡眠-休息形态

睡眠-休息形态指睡眠、休息及精神放松的状况。

6.认知-感受形态

认知-感受形态包括与认知有关的记忆、思维、解决问题和决策及与感知有关的视、听、触、嗅等功能。

7.角色-关系形态

家庭关系、社会中角色任务及人际关系的互动情况。

8.自我感受-自我概念形态

自我感受-自我概念形态指服务对象对于自我价值与情绪状态的信念与评价。

9.性-生殖形态

性-生殖形态主要指性发育、生殖器官功能及对性的认识。

10.应对-压力耐受形态

应对-压力耐受形态指服务对象压力程度、应对与调节压力的状况。

11.价值-信念形态

价值-信念形态指服务对象的思考与行为的价值取向和信念。

(二)按马斯洛需要层次进行整理分类

1.生理需要

体温 39 ℃,心率 120 次/分,呼吸 32 次/分,腹痛等。

2.安全的需要

对医院环境不熟悉,夜间睡眠需开灯,手术前精神紧张,走路易摔倒等。

3.爱与归属的需要

患者害怕孤独,希望有亲友来探望等。

4.尊重与被尊重的需要

如患者说:"我现在什么事都不能干了""你们应该征求我的意见"等。

5.自我实现的需要

担心住院会影响工作、学习,有病不能实现自己的理想等。

(三)按北美护理诊断协会的人类反应形态分类

1.交换

交换包括营养、排泄、呼吸、循环、体温、组织的完整性等。

2.沟通

沟通主要指与人沟通交往的能力。

3.关系

关系指社交活动、角色作用和性生活形态。

4.价值

价值包括个人的价值观、信念、宗教信仰、人生观及精神状况。

5.选择

选择包括应对能力、判断能力及寻求健康所表现的行为。

6.移动

移动包括活动能力、休息、睡眠、娱乐及休闲状况,日常生活自理能力等。

7.知识

知识包括自我概念,感知和意念;包括对健康的认知能力、学习状况及思考过程。

8.感觉

感觉包括个人的舒适、情感和情绪状况。

三、分析资料

(一)检查有无遗漏

将资料进行整理分类后,应仔细检查有无遗漏,并及时补充,以保证资料的完整性及准确性。

(二)与正常值比较

收集资料的目的在于发现护理对象的健康问题。因此护士应掌握常用的正常值,将所收集的资料与正常值进行比较,并在此基础上进行综合分析,以发现异常情况。

(三)评估危险因素

有些资料虽然目前还在正常范围,但是由于存在危险因素,若不及时采取预防措施,以后很可能会出现异常,损害服务对象的健康。因此,护士应及时收集资料评估这些危险因素。

护理评估通过收集服务对象的健康资料,对资料进行组织、核实和分析,确认服务对象对现存的或潜在的健康问题或生命过程的反应,为做出护理诊断和进一步制订护理计划奠定了基础。

四、资料的记录

(一)原则

书写全面、整洁、简练、流畅,客观资料运用医学术语,避免使用笼统、模糊的词,主观资料尽量引用护理对象的原话。

(二)记录格式

根据资料的分类方法,根据各医院,甚至各病区的特点自行设计,多采用表格式记录。与患者第一次见面收集到的资料记录称入院评估,要求详细、全面,是制订护理计划的依据,一般要求入院后 24 小时内完成。住院期间根据患者病情天数,每天或每班记录,反映了患者的动态变化,用以指导护理计划的制订、实施、评价和修订。

(拾 慧)

第二节 护 理 诊 断

护理诊断是护理程序的第二个步骤,是在评估的基础上对所收集的健康资料进行分析,从而确定服务对象的健康问题及引起健康问题的原因。护理诊断是一个人生命过程中的生理、心理、社会文化发展及精神方面健康状况或问题的一个简洁、明确的说明,这些问题都属于护理职责范围之内,能够用护理的方法解决的问题。

一、护理诊断的概念

1990 年,北美护理诊断协会(NANDA)提出并通过了护理诊断的定义:护理诊断是关于个人、家庭、社区对现存或潜在的健康问题及生命过程反应的一种临床判断,是护士为达到预期的结果选择护理措施的基础,这些预期结果应能通过护理职能达到。

二、护理诊断的组成部分

护理诊断有 4 个组成部分:名称、定义、诊断依据和相关因素。

(一)名称

名称是对服务对象健康状况的概括性的描述。应尽量使用 NANDA 认可的护理诊断名称,以有利于护士之间的交流和护理教学的规范。常用改变、受损、缺陷、无效或低效等特定描述语。如便秘,有皮肤完整性受损的危险。

(二)定义

定义是对名称的一种清晰的、正确的表达,并以此与其他诊断相鉴别。一个诊断的成立必须符合其定义特征。有些护理诊断的名称虽然十分相似,但仍可从定义中发现彼此的差异。例如:"压力性尿失禁"的定义是"个人在腹压增加时立即无意识地排尿的一种状态","反射性尿失禁"的定义是"个体在没有要排泄或膀胱胀满的感觉下可以预见的不自觉地排尿的一种状态"。虽然两者都是尿失禁,但前者的原因是腹压增高,后者的原因是无法抑制的膀胱收缩。因此,确定诊

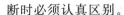

断时必须认真区别。

(三)诊断依据

诊断依据是做出护理诊断的临床判断标准。诊断依据常常是患者所具有的一组症状和体征,以及有关病史,也可以是危险因素。对于潜在的护理诊断,其诊断依据则是原因本身(危险因素)。

诊断依据依其在特定诊断中的重要程度分为主要依据和次要依据。

1.主要依据

主要依据是指形成某一特定诊断所应具有的一组症状和体征及有关病史,是诊断成立的必要条件。

2.次要依据

次要依据是指在形成诊断时,多数情况下会出现的症状、体征及病史,对诊断的形成起支持作用,是诊断成立的辅助条件。

如便秘的主要依据是"粪便干硬,每周排大便不到 3 次",次要依据是"肠鸣音减少,自述肛门部有压力和胀满感,排大便时极度费力并感到疼痛,可触到肠内嵌塞粪块,并感觉不能排空"。

(四)相关因素

相关因素是指造成服务对象健康状况改变或引起问题产生的情况。常见的相关因素包括以下几个方面。

1.病理生理方面的因素

病理生理方面的因素指与病理生理改变有关的因素。例如,"体液过多"的相关因素可能是右心衰竭。

2.心理方面的因素

心理方面的因素指与服务对象的心理状况有关的因素。例如,"活动无耐力"可能是由疾病后服务对象处于较严重的抑郁状态引起。

3.治疗方面的因素

治疗方面的因素指与治疗措施有关的因素(用药、手术创伤等)。例如,"语言沟通障碍"的相关因素可能是使用呼吸机时行气管插管。

4.情景方面的因素

情景方面的因素指环境、情景等方面的因素(陌生环境、压力刺激等)。例如,"睡眠形态紊乱"可能与住院后环境改变有关。

5.年龄因素

年龄因素指在生长发育或成熟过程中与年龄有关的因素。例如,婴儿、青少年、中年、老年各有不同的生理、心理特征。

三、护理诊断与合作性问题及医疗诊断的区别

(一)合作性问题

在临床护理实践中,护士常遇到一些无法完全包含在 NANDA 制订的护理诊断中的问题,而这些问题也确实需要护士提供护理措施,因此,1983 年有学者提出了合作性问题的概念。她把护士需要解决的问题分为两类:一类经护士直接采取措施可以解决,属于护理诊断;另一类需要护士与其他健康保健人员尤其是医师共同合作解决,属于合作性问题。

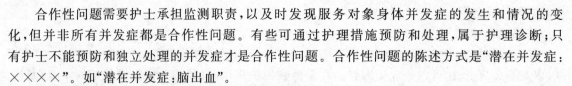

合作性问题需要护士承担监测职责,以及时发现服务对象身体并发症的发生和情况的变化,但并非所有并发症都是合作性问题。有些可通过护理措施预防和处理,属于护理诊断;只有护士不能预防和独立处理的并发症才是合作性问题。合作性问题的陈述方式是"潜在并发症:××××"。如"潜在并发症:脑出血"。

(二)护理诊断与合作性问题及医疗诊断的区别

1.护理诊断与合作性问题的区别

护理诊断是护士独立采取措施能够解决的问题;合作性问题需要医师、护士共同干预处理,处理决定来自医护双方。对合作性问题,护理措施的重点是监测。

2.护理诊断与医疗诊断的区别

明确护理诊断和医疗诊断的区别对区分护理和医疗两个专业、确定各自的工作范畴和应负的法律责任非常重要。两者主要区别见表 3-1。

表 3-1 护理诊断与医疗诊断的区别

项目	护理诊断	医疗诊断
临床判断的对象	对个体、家庭、社会的健康问题/生命过程反应的一种临床判断	对个体病理生理变化的一种临床判断
描述的内容	描述的是个体对健康问题的反应	描述的是一种疾病
决策者	护士	医疗人员
职责范围	在护理职责范围内进行	在医疗职责范围内进行
适应范围	适用于个体、家庭、社会的健康问题	适用于个体的疾病
数量	往往有多个	一般情况下只有一个
是否变化	随病情的变化	一旦确诊不会改变

（拾　慧）

第三节　护理计划

制订护理计划是如何解决护理问题的一个决策过程,计划是对患者进行护理活动的指南,是针对护理诊断制订具体护理措施来预防、减轻或解决有关问题。其目的是为了确认护理对象的护理目标及护士将要实施的护理措施,使患者得到合适的护理,保持护理工作的连续性,促进医护人员的交流和利于评价。制订计划包括四个步骤。

一、排列护理诊断的优先顺序

一般情况下,患者可以存在多个护理诊断,为了确定解决问题的优先顺序,根据问题的轻重缓急合理安排护理工作,需要对这些护理诊断包括合作性问题进行排序。

(一)排列护理诊断

一个患者可同时有多个护理问题,制订计划时应按其重要性和紧迫性排出主次,一般把威胁最大的问题放在首位,其他的依次排列,这样护士就可根据轻、重、缓、急有计划地进行工作,通常

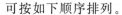

可按如下顺序排列。

1.首优问题

首优问题是指会威胁患者生命,需立即行动去解决的问题。如清理呼吸道无效、气体交换受阻等。

2.中优问题

中优问题是指虽不会威胁患者生命,但能导致身体上的不健康或情绪上变化的问题,如活动无耐力、皮肤完整性受损、便秘等。

3.次优问题

次优问题指人们在应对发展和生活中变化时所产生的问题。这些问题往往不是很紧急,如营养失调、知识缺乏等。

(二)排序时应该遵循的原则

(1)按马斯洛的人类基本需要层次论进行排列,优先解决生理需要。这是最常用的一种方法。生理需要是最低层次的需要,也是人类最重要的需要,一般来说,影响了生理需要满足的护理问题,对生理功能的平衡状态威胁最大的护理问题是需要优先解决的护理诊断。如与空气有关的"气体交换障碍""清理呼吸道无效";与水有关的"体液不足";与排泄有关的"尿失禁""尿潴留"等。

具体的实施步骤可以按以下方法进行:首先列出患者的所有护理诊断,将每一诊断归入五个需要层次,然后由低到高排列出护理诊断的先后顺序。

(2)考虑患者的需求。马斯洛的理论为护理诊断的排列提供了一个普遍的原则,但由于护理对象的复杂性、个体性,相同的需求对不同的人,其重要性可能不同。因此,在无原则冲突的情况下,可与患者协商,尊重患者的意愿,考虑患者认为最重要的问题予以优先解决。

(3)现存的问题优先处理,但不要忽视潜在的和有危险的问题。有时它们常常也被列为首优问题而需立即采取措施或严密监测。

二、制订预期目标

预期目标是指通过护理干预,护士期望患者达到的健康状态或在行为上的改变。其目的是指导护理措施的制订。预期目标不是护理行为,但能指导护理行为,并作为对护理效果进行评价的标准。每一个护理诊断都要有相应的目标。

(一)预期目标的制订

1.目标的陈述公式

时间状语＋主语＋(条件状语)＋谓语＋行为标准。

(1)主语:是指患者或患者身体的任何一部分,如体温、体重、皮肤等,有时在句子中省略了主语,但句子的逻辑主语一定是患者。

(2)谓语:指患者将要完成的行动,必须用行为动词来说明。

(3)行为标准:主语进行该行动所达到的程度。

(4)条件状语:指患者完成该行为时所处的特定条件。如"拄着拐杖"行走 50 m。

(5)时间状语:是指主语应在何时达到目标中陈述的结果,即何时对目标进行评价,这一部分的重要性在于限定了评价时间,可以督促护士尽心尽力地帮助患者尽快达到目标,评价时间往往需要根据临床经验和患者的情况来确定。

2.预期目标的种类

根据实现目标所需时间的长短可将护理目标分为短期目标和长期目标两大类。①短期目标:指在相对较短的时间内要达到的目标(一般指1周内),适合于病情变化快、住院时间短的患者。②长期目标:是指需要相对较长时间才能实现的目标(一般指1周以上甚至数月)。

长期目标是需要较长时间才能实现的,范围广泛;短期目标则是具体达到长期目标的台阶或需要解决的主要矛盾。如下肢骨折患者,其长期目标是"3个月内恢复行走功能",短期目标分别为:"第一个月借助双拐行走""第二个月借助手杖行走""第三个月逐渐独立行走"。短期目标与长期目标互相配合、呼应。

(二)制订预期目标的注意事项

(1)目标的主语一定是患者或患者的一部分,而不能是护士。目标是期望患者接受护理后发生的改变,达到的结果,而不是护理行动本身或护理措施。

(2)一个目标中只能有一个行为动词。否则在评价时,如果患者只完成了一个行为动词的行为标准就无法判断目标是否实现。另外行为动词应可观察和测量,避免使用含糊的不明确的词语;可运用下列动词:描述、解释、执行、能、会、增加、减少等,不可使用含糊不清、不明确的词,如了解、掌握、好、坏、尚可等。

(3)目标陈述的行为标准应具体,以便于评价。有具体的检测标准,有时间限度,由护患双方共同制订。

(4)目标必须具有现实性和可行性,要在患者的能力范围之内,要考虑其身体心理状况、智力水平、既往经历及经济条件。目标完成期限的可行性、目标结果设定的可行性需患者认可,乐意接受。

(5)目标应在护理工作所能解决范围之内,并要注意医护协作,即与医嘱一致。

(6)目标陈述要针对护理诊断,一个护理诊断可有多个目标,但一个目标不能针对多个护理诊断。

(7)应让患者参与目标的制订,这样可使患者认识到对自己的健康负责不仅是医护人员的责任,也是患者的责任,护患双方应共同努力以保证目标的实现。

(8)关于潜在并发症的目标,潜在并发症是合作性问题,护理措施往往无法阻止其发生,护士的主要任务在于监测并发症的发生或发展。潜在并发症的目标陈述为:护士能及时发现并发症的发生并积极配合处理。如"潜在并发症:心律失常"的目标是"护士能及时发现心律失常的发生并积极配合抢救"。

三、制订护理措施

护理措施是护士为帮助患者达到预定目标而制订的具体方法和内容。规定了解决健康问题的护理活动方式与步骤。是一份书面形式的护理计划,也可称为"护嘱"。

(一)护理措施的类型

护理措施可分为依赖性护理措施、协作性护理措施和独立性护理措施3类。

1.依赖性的护理措施

即来自医嘱的护理措施,它描述了贯彻医疗措施的行为。如医嘱"每晨测血压1次""每小时巡视患者1次"。

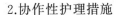

2.协作性护理措施

协作性护理措施是护士与其他健康保健人员相互合作采取的行动。如患者出现"营养失调：高于机体的需要量"的问题时，为帮助患者达到理想体重的目标，需要和营养师一起协商、讨论、制订护理措施。

3.独立性护理措施

独立性护理措施是护士根据所收集的资料，凭借自己的知识、经验、能力，独立思考、判断后做出的决策，是在护理职责范围内。这类护理措施完全由护士设计并实施，不需要医嘱。如长期卧床患者存在的"有皮肤破损的危险"，护士每天定时给患者翻身、按摩受压部位皮肤、温水擦拭等措施都是独立性护理措施。

(二)护理措施的构成

完整的护理措施计划应包括护理观察措施、行动措施、教育措施。胸痛与心肌缺血、缺氧致心肌坏死有关。24 小时内患者主诉胸痛程度减轻。

制订护理措施如下。

1.观察措施

(1)观察疼痛的程度和缓解情况。

(2)观察患者心律、心率、血压的变化。

2.行动措施

(1)给予持续吸氧，2～4 L/min。(依赖性护理措施)

(2)遵医嘱持续静脉点滴硝酸甘油 15 滴/分。(依赖性护理措施)

(3)协助床上进食、洗漱、大小便。(独立性护理措施)

3.教育措施

(1)教育患者绝对卧床休息。

(2)保持情绪稳定。

(三)制订护理措施应注意的事项

1.针对性

护理措施针对护理目标制订，一般一个护理目标可通过几项措施来实现，措施应针对目标制订，否则即使护理措施没有错误，也无法促使目标实现。

2.可行性

护理措施要切实可行，措施制订时要考虑以下问题。

(1)患者的身心问题：这也是整体护理中所强调的要为患者制订个体化的方案的原因。措施要符合患者的年龄、体力、病情、认知情况及患者自己对改变目前状况的愿望等。如对老年患者进行知识缺乏的健康教育时，让患者短时间内记忆很多教育内容是困难的。护理措施必须是患者乐于接受的。

(2)护理人员的情况：护理人员的配备及专业技术、理论知识水平和应用能力等是否能胜任所制订的护理措施。

(3)适当的医院设施、设备。

3.科学性

护理措施应基于科学之上，每项护理措施都应有措施依据，措施依据来自护理科学及相关学科的理论知识。禁止将没有科学依据的措施用于患者。护理措施的前提是一定要保证患者

35

的安全。

4.一致性

护理措施不应与其他医护人员的措施相矛盾,否则容易使患者不知所措,并造成不信任感,甚至可能威胁患者安全。制订护理措施时应参阅其他医护人员的病历记录、医嘱,意见不一致时应共同协商,达成一致。

5.指导性

护理措施应具体,有指导性,不仅使护理同一患者的其他护士很容易地执行措施,也有利于患者。如对于体液过多需进食低盐饮食的患者,正确的护理措施如下:①观察患者的饮食是否符合低盐要求。②告诉患者和家属每天摄盐<5 g。含钠多的食物除咸味食品外,还包括发面食品、碳酸饮料、罐头食品等。③教育患者及家属理解低盐饮食的重要性等。

不具有指导性护理措施如下:①嘱患者每天摄盐量<5 g。②嘱患者不要进食含钠多的食物。

四、护理计划成文

护理计划成文是将护理诊断、目标、护理措施以一定的格式记录下来而形成的护理文件。不仅为护理程序的下一步实施提供了指导,也有利于护士之间及护士与其他医护人员之间的交流。护理计划的书写格式,因不同的医院有各自具体的条件和要求,所以书写格式也是多种多样的。大致包括日期、护理诊断、目标、措施、效果评价几项内容,见表 3-2。

表 3-2　护理计划

日期	护理诊断	护理目标	护理措施	评价	停止日期	签名
2019-2-19	气体交换受阻	1. 2.	1. 2. 3.			
2019-2-22	焦虑	1. 2.	1. 2. 3.			

护理计划应体现个体差异性,一份护理计划只对一个患者的护理活动起作用。护理计划还应具有动态发展性,随着患者病情的变化、护理的效果而调整。

（拾　慧）

第四节　护理实施

护理实施是为达到护理目标而将计划中各项措施付诸行动的过程。实施的质量如何与护士的专业知识、操作技能和人际沟通能力 3 个方面的水平有关。实施过程中的情况应随时用文字记录下来。

实施过程包括实施前准备、实施和实施后记录 3 个部分,一般来讲,实施应发生于护理计划完成之后,但在某些特殊情况下,如遇到急诊患者或病情突变的住院患者,护士只能先在头脑中迅速形成一个初步的护理计划并立即采取紧急救护措施,事后再补上完整的护理计划。

一、实施前的准备

护士在执行护理计划之前,为了保证护理效果,应思考安排以下几个问题,即"5 个 W"。

(一)"谁去做"

对需要执行的护理措施进行分类和分工,确定护理措施是由护士做,还是辅助护士做;哪一级别或水平的护士做;是一个护士做,还是多个护士做。

(二)"做什么"

进一步熟悉和理解计划,执行者对计划中每一项措施的目的、要求、方法和时间安排应了如指掌,以确保措施的落实,并使护理行为与计划一致。此外,护士还应理解各项措施的理论基础,保证科学施护。

(三)"怎样做"

(1)分析所需要的护理知识和技术:护士必须分析实施这些措施所需要的护理知识和技术,如操作程序或仪器设备使用的方法,若有不足,则应复习有关书籍或资料,或向其他有关人员求教。

(2)明确可能会发生的并发症及其预防:某些护理措施的实施有可能对患者产生一定程度的损伤。护士必须充分预想可能发生的并发症,避免或减少对患者的损伤,保证患者的安全。

(3)如患者情绪不佳,合作性差,那么需要考虑如何使措施得以顺利进行。

(四)"何时做"

实施护理措施的时间选择和安排要恰当,护士应该根据患者的具体情况、要求等多方面因素来选择执行护理措施的时机,如健康教育的时间,应该选择在患者身体状况良好、情绪稳定的情况下进行以达到预期的效果。

(五)"何地做"

确定实施护理措施的场所,以保证措施的顺利实施。在健康教育时应选择相对安静的场所;对涉及患者隐私的操作,更应该注意选择环境。

二、实施

实施是护士运用操作技术、沟通技巧、观察能力、合作能力和应变能力去执行护理措施的过程。在实施阶段,护理的重点是落实已制订的措施,执行医嘱、护嘱,帮助患者达到护理目标,解决问题。在实施中必须注意既要按护理操作常规规范化地实施每一项措施,又要注意根据每个患者的生理、心理特征个性化地实施护理。

实施是评估、诊断和计划阶段的延续,需随时注意评估患者的病情及患者对护理措施的反应及效果,努力使护理措施满足患者的生理、心理需要,促进疾病的康复。

三、实施后的记录

实施后,护士要对其所执行的各种护理措施及患者的反应进行完整、准确的文字记录,即护理病历中的护理病程记录,以反映护理效果,为评价做好准备。

记录可采用文字描述或填表,在相应项目上打"√"的方式。常见的记录格式有 PIO 记录方式,PIO 即由问题(problem,P)、措施(intervention,I)、结果(outcome,O)组成。"P"的序号要与护理诊断的序号一致并写明相关因素,可分别采用 PES、PE、SE 3 种记录方式。"I"是指与 P 相对应的已实施的护理措施。即做了什么,但记录并非护理计划中所提出的全部护理措施的罗列。"O"是指实施护理措施后的结果。可出现两种情况:一种结果是当班问题已解决;另一种结果是当班问题部分解决或未解决,若措施适当,由下一班负责护士继续观察并记录;若措施不适宜,则由下一班负责护士重新修订并制订新的护理措施。

记录是一项很重要的工作,其意义在于:①可以记录患者住院期间接受护理照顾的全部经过;②有利于其他医护人员了解情况;③可作为护理质量评价的一个内容;④可为以后的护理工作提供资料;⑤是护士辛勤工作的最好证明。

(拾　慧)

第五节　护理评价

护理评价是有计划的、系统的将患者的健康现状与确定的预期目标进行比较的过程。护理评价是护理程序的第五步,但实际上它贯穿于整个护理程序的各个步骤,如评估阶段,需评估资料收集是否完全,收集方法是否正确;诊断阶段,需评价诊断是否正确,有无遗漏,是否是以收集到的资料为依据;计划阶段,需评价护理诊断的顺序是否合适,目标是否可行,措施是否得当;实施阶段,需评价措施是否得到准确执行,执行效果如何等。评价虽然位于程序的最后一步,但并不意味着护理程序的结束,相反,通过评价发现新问题,重新修订计划,而使护理程序循环往复地进行下去。

护理评价包括以下几个步骤。

一、收集资料

收集有关患者目前健康状态的资料,资料涉及的内容与方法同第一节评估部分的相应内容。

二、评价目标是否实现

评价的方法是将患者目前健康状态的资料与计划阶段的预期目标相比较,以判断目标是否实现。经分析可得出 3 种结果:①目标已达到;②部分达到目标;③未能达到目标。

例如:预定的目标为"1 个月后患者拄着拐杖行走 50 m",1 个月后评价结果如下。

(1)患者能行走 50 m——目标达到。

(2)患者能行走 30 m——目标部分达到。

(3)患者不能行走——目标未达到。

三、重审护理计划

对护理计划的调整包括以下几种方式。

(一)停止

重审护理计划时,对目标已经达到,问题已经解决的,停止采取措施,但应进一步评估患者可能存在的其他问题。

(二)继续

问题依然存在,计划的措施适宜,则继续执行原计划。

(三)修订

对目标部分实现或未实现的原因要进行探讨和分析,并重审护理计划,对诊断、目标和措施中不适当的内容加以修改,应考虑下述问题:收集的资料是否准确和全面;护理问题是否确切;所定目标是否现实;护理措施设计是否得当及执行是否有效,患者是否配合等。

护理程序作为一个开放系统,患者的健康状况是一个输入信息,通过评估、计划和实施,输出患者健康状况的信息,经过护理评价结果来证实计划是否正确。如果患者尚未达到健康目标,则需要重新收集资料、修改计划,直到患者达到预期的目标,护理程序才告停止。因此,护理程序是一个周而复始、无限循环的系统工程(图 3-1)。

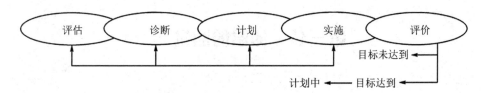

图 3-1　护理程序的循环过程

护理程序是一种系统地解决问题的程序,是护士为患者提供护理照顾的方法,应用护理程序可以保证护士给患者提供有计划、有目的、高质量、以患者为中心的整体护理。因此它不仅适用于医院临床护理、护理管理,同时它还适用于其他护理实践,如社区护理、家庭护理、大众健康教育等,是护理专业化的标志之一。

(拾　慧)

第四章　生命体征的测量技术

第一节　体温的测量

一、正常体温及生理性变化

(一)正常体温

通常说的体温是指机体内部的温度,即胸腔、腹腔、中枢神经的温度,又称体核温度,较高且稳定。皮肤温度称体壳温度。临床上通常用口温、肛温、腋温来代替体温。在这3个部位测得的温度接近身体内部的温度,且测量较为方便。3个部位测得的温度略有不同,口腔温度居中,直肠温度较高,腋下温度较低。同时在3个部位进行测量,其温度差一般不超过1℃。这是由于血液在不断地流动,将热量很快地由温度较高处带往温度较低处,因而机体各部的温度一般差异不大。

成人体温平均值及正常值范围如下。

(1)口温:平均37℃,正常范围为36.3～37.2℃。

(2)腋温:平均36.5℃,正常范围为36～37℃。

(3)肛温:平均37.5℃,正常范围为36.5～37.7℃。

(二)生理性变化

人的体温在一些因素的影响下,会出现生理性的变化,但这种体温的变化,往往是在正常范围内或是一闪而过的。

1.时间

人的体温24小时内的变动在0.5～1.0℃,一般清晨2～6时体温最低,下午13～18时体温最高。这种昼夜的节律波动,可能与人体活动代谢的相应周期性变化有关。如长期从事夜间工作的人员,可出现夜间体温上升,日间体温下降的现象。

2.年龄

新生儿因体温调节中枢尚未发育完全,调节体温的能力差,体温易受环境温度影响而变化;儿童由于代谢率高,体温可略高于成人;老年人代谢率较低,血液循环变慢,加上活动量减少,因此体温偏低。

3.性别

一般来说,女性比男性有较厚的皮下脂肪层,维持体热能力强,故女性体温较男性高约 0.3 ℃。女性的基础体温随月经周期出现呈规律变化,即月经来潮后逐渐下降,至排卵后,体温又逐渐上升。这种体温的规律性变化与血中孕激素及其代谢产物的变化相吻合。

4.环境温度

在寒冷或炎热的环境下,机体的散热受到明显的抑制或加强,体温可暂时性地降低或升高。另外,气流、个体暴露的范围大小也影响个体的体温。

5.活动

任何需要耗力的活动,都使肌肉代谢增强,产热增加,可以使体温暂时性地上升 1～2 ℃。

6.饮食

进食物的冷热可以暂时性地影响口腔温度,进食后,由于食物的特殊动力作用,可以使体温暂时性地升高 0.3 ℃左右。

另外,强烈的情绪反应、冷热的应用及个体的体温调节机制都对体温有影响,在测量体温的过程中要加以注意并能够做出解释。

二、异常体温的观察

(一)体温过高

体温过高又称发热,是指由于各种原因使下丘脑体温调节中枢的调定点上移,产热增加而散热减少,导致体温升高超过正常范围的现象。

1.原因

(1)感染性:如病毒、细菌、真菌、螺旋体、立克次体、支原体、寄生虫等感染引起的发热,最多见。

(2)非感染性:无菌性坏死物质的吸收引起的吸收热、变态反应性发热等。

2.临床分度(以口腔温度为标准)

按照发热的高低将发热分为低热 37.5～37.9 ℃,中等热 38.0～38.9 ℃,高热 39.0～40.9 ℃,超高热 41 ℃及以上。

人体最高的耐受热为 40.6～41.4 ℃,高达 43 ℃则很少存活。直肠温度持续升高超过41 ℃,可引起永久性的脑损伤;高热持续在 42 ℃以上 24 小时常导致休克及严重并发症。

3.发热过程

发热的过程常依据疾病在体内的发展情况而定,一般分为 3 个阶段。

(1)体温上升期。①特点:产热大于散热。②主要表现:皮肤苍白、干燥无汗,患者畏寒、疲乏,体温升高,有时伴寒战。③方式:骤升和渐升。骤升指体温在数小时内升至高峰,如肺炎球菌导致的肺炎;渐升指体温在数小时内逐渐上升,数天内达高峰,如伤寒。

(2)高热持续期。①特点:产热和散热在较高水平上趋于平衡。②主要表现:体温居高不下,皮肤潮红,呼吸加深加快,脉搏增快并有头痛、食欲缺乏、恶心、呕吐、口干、尿量减少等症状,甚至惊厥、谵妄。

(3)体温下降期。①特点:散热增加,产热趋于正常,体温逐渐恢复至正常水平。②主要表现:大量出汗、皮肤潮湿、温度降低。老年人易出现血压下降、脉搏细速、四肢厥冷等循环衰竭的症状。③方式:骤降和渐降。骤降指体温在数小时内降至正常,如大叶性肺炎、疟疾;渐降指体温在数天内降至正常,如伤寒、风湿热。

4.热型

将不同的时间测得的体温绘制在体温单上,互相连接就构成体温曲线。各种体温曲线形状称为热型。有些发热性疾病有特殊的热型,通过观察体温曲线可协助诊断。但需注意,药物的应用可使热型变得不典型。常见的热型有以下几种(图 4-1)。

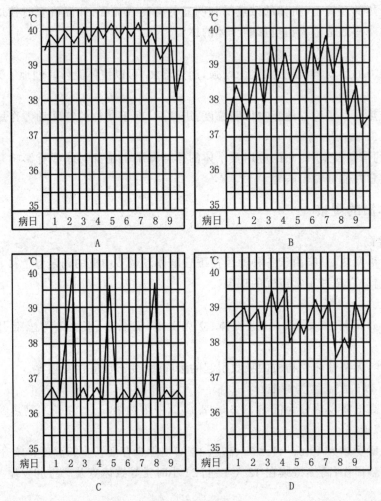

图 4-1　常见热型

A.稽留热;B.弛张热;C.间歇热;D.不规则热

(1)稽留热:体温持续在 39～40 ℃,达数天或数周,24 小时波动范围不超过 1 ℃。常见于大叶性肺炎、伤寒等急性感染性疾病的极期。

(2)弛张热:体温多在 39 ℃以上,24 小时体温波动幅度可超过 2 ℃,但最低温度仍高于正常水平。常见于化脓性感染、败血症、浸润性肺结核等疾病。

(3)间歇热:体温骤然升高达高峰后,持续数小时又迅速降至正常,经过 1 天或数天间歇后,体温又突然升高,如此有规律地反复发作,常见于疟疾。

(4)不规则热:发热不规律,持续时间不定。常见于流行性感冒、肿瘤等疾病引起的发热。

5.护理

(1)降温:较好的降温措施是物理降温(特别是病因未明时)。体温超过39 ℃,可用冰袋冷敷头部,体温超过39.5 ℃时,可用酒精擦浴、温水擦浴或做大动脉冷敷。物理降温半小时后观测体温,并做好记录及交班。

(2)密切观察:高热患者应每隔4小时测量体温一次,注意观察患者的面色、脉搏、呼吸、血压及出汗等体征,体温降至38.5 ℃以下时,改为每天测量4次。小儿高热易出现惊厥,如有异常应及时处理。体温恢复正常3天后,可递减为每天测2次体温。

(3)营养和水分的补充:给患者营养丰富易消化的流质或半流质饮食,鼓励少量多餐,多饮水,一天应有2 500~3 000 mL的水分摄入。对不能进食者,遵医嘱予以静脉输液或鼻饲,以补充水分、电解质和营养物质。

(4)增进舒适,预防并发症:高热时,代谢增快,进食少,消耗大,体质虚弱,故应卧床休息,减少活动。高热患者唾液分泌减少,口腔黏膜干燥,当机体抵抗力下降时,极易引起口腔炎、舌炎和黏膜溃疡,应在晨起、睡前的饭后协助患者漱口或用棉球擦拭,做好口腔护理,防止口腔感染,口唇干裂者应涂护肤油保护。患者在退热过程中大量出汗,应及时擦干汗液,更换衣服及床单、被套、保持皮肤清洁,防止着凉感冒,长期高热卧床者,应防止压疮和肺炎等并发症。

(5)注意安全:高热患者有时会躁动不安、谵妄,应防止坠床、舌咬伤,必要时用床挡、约束带固定患者。

(6)心理护理:患者高热时易产生焦虑和恐惧心理,应体贴、安慰患者,及时有效地解除躯体痛苦,以消除其不安心理。

(二)体温过低

由于各种原因引起的产热减少或散热增加,导致体温低于正常范围,称为体温过低。当体温低于35 ℃时,称为体温不升。

1.原因

(1)体温调节中枢发育未成熟:如早产儿、新生儿。

(2)疾病或创伤:见于失血性休克、极度衰竭等患者。

(3)药物中毒。

2.体温过低的护理

(1)保暖:给予棉被、热水袋等。

(2)密切观察病情变化,做好抢救工作。

(3)提高室温:室温保持在24~26 ℃。

三、测量体温的技术

(一)体温计的种类及构造

水银体温计又称玻璃体温计,是最常用最普通的体温计。它是一种外标刻度的真空玻璃毛细管。其刻度范围为35~42 ℃,每小格0.1 ℃,在37 ℃刻度处以红线标记,以示醒目。体温计一端贮存水银,当水银遇热膨胀后沿毛细管上升;因毛细管下端和水银槽之间有一凹陷,所以水银柱遇冷不至于下降,以便检视温度。

根据测量部位的不同可将体温计分为口表、肛表、腋表。口表的水银端呈圆柱形,较细长;肛表的水银端呈梨形,较粗短,适合插入肛门;腋表的水银端呈扁平鸭嘴形。临床上口表可代替腋表使用。

其他体温计有电子体温计、感温胶片、可弃式化学体温计、远红线快速测温仪、报警体温计等。

(二)测体温的方法

1.目的

通过测量体温,了解患者的一般情况及疾病的发生、发展规律,为诊断、预防、治疗提供依据。

2.用物准备

(1)测温盘内备体温计(水银柱甩至35 ℃以下)、秒表、纱布、笔、记录本。

(2)若测肛温,另备润滑油、棉签、手套、卫生纸、屏风。

3.操作步骤

(1)洗手、戴口罩,备齐用物,携至床旁。

(2)核对患者并解释目的。

(3)协助患者取舒适卧位。

(4)测体温:根据病情选择合适的测温方法。①测腋温法:擦干汗液,将体温计放在患者腋窝,紧贴皮肤,屈肘臂过胸,夹紧体温计。测量10分钟后,取出体温计用纱布擦拭。②测口温法:嘱患者张口,将口表汞柱端放于舌下热窝。嘱患者闭嘴用鼻呼吸,勿用牙咬体温计。测量时间3分钟。嘱患者张口,取出口表,用纱布擦拭。③测肛温法:协助患者取合适卧位,露出臀部。润滑肛表前端,戴手套,用手垫卫生纸分开臀部,轻轻插入肛表3～4 cm。测量时间3分钟。用卫生纸擦拭肛表。

(5)检视读数,放体温计盒内,记录。

(6)整理床单位。

(7)洗手,绘制体温于体温单上。

(8)消毒用过的体温计。

4.注意事项

(1)测温前应注意有无影响体温波动的因素存在,如30分钟内有无进食、剧烈活动、冷热敷、坐浴等。

(2)若发现体温值与病情不符时,应在旁重新监测,必要时肛温和口温对照复查。

(3)腋下有创伤、手术或消瘦夹不紧体温计者不宜测腋温;腹泻、肛门手术、心肌梗死的患者禁测肛温;精神异常、昏迷、婴幼儿等不能合作者及口鼻疾病或张口呼吸者禁测口温;进热食或面颊部热敷者,应间隔30分钟后再测口温。

(4)对小儿、重症患者测温时,应守护在旁。

(5)测口温时,如不慎咬破体温计,应立即清除玻璃碎屑,以免损伤唇、舌、口腔、食管、胃肠道黏膜,然后口服蛋清或牛奶,以保护消化道黏膜并延缓汞的吸收。如病情允许者,进食粗纤维丰富的食物(如韭菜、芹菜等),以加快汞的排出。

(三)体温计的消毒与检查

1.体温计的消毒

为防止测体温引起的交叉感染,保证体温计清洁,用过的体温计应消毒。

(1)先将体温计分类浸泡于含氯消毒液内30分钟后取出,再用冷开水冲洗擦干,放入清洁容器中备用。集体测温后的体温计,用后全部浸泡于消毒液中,5分钟后取出清水冲净,擦干后放

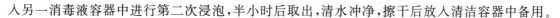

入另一消毒液容器中进行第二次浸泡,半小时后取出,清水冲净,擦干后放入清洁容器中备用。

（2）消毒液的容器及清洁体温计的容器每周进行两次高压蒸汽灭菌消毒,消毒液每天更换一次,若有污染随时消毒。

（3）传染病患者应设专人体温计,单独消毒。

2.体温计的检查

在使用新的体温计前,或定期消毒体温计后,应对体温计进行校对,以检查其准确性。将全部体温计的水银柱甩至 35 ℃以下,同一时间放入已测好的 40 ℃水内,3分钟后取出检视。若体温计之间相差0.2 ℃以上或体温计上有裂痕者,取出不用。

（付薪诺）

第二节　脉搏的测量

一、正常脉搏及生理性变化

（一）正常脉搏

随着心脏节律性收缩和舒张,动脉内的压力也发生周期性的波动,这种周期性的压力变化可引起动脉血管发生扩张与回缩的搏动,这种搏动在浅表的动脉可触摸到,临床简称为脉搏。正常人的脉搏节律均匀、规则,间隔时间相等,每搏强弱相同且有一定的弹性,每分钟搏动的次数为60～100 次（即脉率）。脉搏通常与心率一致,是心率的指标。

（二）生理性变化

脉率受许多生理性因素影响而发生一定范围的波动。

1.年龄

一般新生儿、幼儿的脉率较成人快。

2.性别

同龄女性比男性快。

3.情绪

兴奋、恐惧、发怒时脉率增快,忧郁时则慢。

4.活动

一般人运动、进食后脉率会加快;休息、禁食则相反。

5.药物

兴奋剂可使脉搏增快,镇静剂、洋地黄类药物可使脉搏减慢。

二、异常脉搏的观察

（一）脉率异常

1.速脉

成人脉率在安静状态下＞100 次/分,又称为心动过速。见于高热、甲状腺功能亢进（由于代谢率增加而使脉率增快）、贫血或失血等患者。正常人可有窦性心动过速,为一过性的生理现象。

2.缓脉

成人脉率在安静状态下低于 60 次/分,又称心动过缓。颅内压升高、病态窦房结综合征、二度以上房室传导阻滞,或服用某些药物如地高辛、普尼拉明、利舍平、普萘洛尔等可出现缓脉。正常人可有生理性窦性心动过缓,多见于运动员。

(二)脉律异常

脉搏的搏动不规则,间隔时间时长时短,称为脉律异常。

1.间歇脉

在一系列正常均匀的脉搏中出现一次提前而较弱的脉搏,其后有一较正常延长的间歇(即代偿性间歇),也称期前收缩。见于各种心脏病或洋地黄中毒的患者,正常人在过度疲劳、精神兴奋、体位改变时也偶尔出现间歇脉。

2.脉搏短绌

脉搏短绌是指同一单位时间内脉率少于心率。由于心肌收缩力强弱不等,有些心排血量少的搏动可发出心音,但不能引起周围血管搏动,导致脉率少于心率。特点是脉律完全不规则,心率快慢不一、心音强弱不等。多见于心房纤颤者。

(三)强弱异常

1.洪脉

当心排血量增加,血管充盈度和脉压较大时,脉搏强大有力,称洪脉。见于高热、甲状腺功能亢进、主动脉关闭不全等患者,运动后、情绪激动时也常触到洪脉。

2.细脉

当心排血量减少,动脉充盈度降低时,脉搏细弱无力,扪之如细丝,称细脉或丝脉。见于大出血、主动脉瓣狭窄和休克、全身衰竭的患者,是一种危险的脉象。

3.交替脉

交替脉指节律正常而强弱交替时出现的脉搏,称为交替脉。交替脉是左心衰竭的重要体征。常见于高血压性心脏病、急性心肌梗死、主动脉关闭不全等患者。

4.水冲脉

脉搏骤起骤落,有如洪水冲涌,故名水冲脉。主要见于主动脉关闭不全、动脉导管未闭、甲状腺功能亢进、严重贫血患者。检查方法是将患者前臂抬高过头,检查者用手紧握患者手腕掌面,可明显感知。

5.奇脉

在吸气时脉搏明显减弱或消失为奇脉。其产生主要与吸气时左心室的搏出量减少有关。常见于心包腔积液、缩窄性心包炎等患者,是心脏压塞的重要的体征之一。

(四)动脉壁异常

由于动脉壁弹性减弱,动脉变得迂曲不光滑,有条索感,如按在琴弦上,多见于动脉硬化的患者。

三、测量脉搏的技术

(一)部位

临床上常在浅在、靠近骨骼的动脉测量脉搏,最常用、最方便的是桡动脉,患者也乐于接受。其次为颞动脉、颈动脉、肱动脉、腘动脉、足背动脉、胫后动脉和股动脉等。如怀疑患者心搏骤停或休克时,应选择大动脉为诊脉点,如颈动脉、股动脉。

(二)测脉搏的方法

1.目的

通过测量脉搏,可间接了解心脏的情况,观察相关疾病发生、发展规律,为诊断、治疗提供依据。

2.准备

治疗盘内备带秒钟的表、笔、记录本及听诊器。

3.操作步骤

(1)洗手,戴口罩,备齐用物,携至床旁。

(2)核对患者,解释目的。

(3)协助患者取坐位或半坐卧位,手臂放在舒适位置,腕部伸展。

(4)以示指、中指、无名指的指端按在桡动脉表面,压力大小以能清楚地触及脉搏为宜,注意脉律、强弱、动脉壁的弹性。

(5)一般情况下测 30 秒,所测得的数值乘以 2,心脏病患者、脉率异常者、危重患者则应以 1 分钟记录。

(6)协助患者取舒适体位。

(7)将脉搏绘制在体温单上。

4.注意事项

(1)诊脉前患者应保持安静,剧烈运动后应休息 20 分钟后再测。

(2)偏瘫患者应选择健侧肢体测量。

(3)脉搏细、弱难以测量时,用听诊器测心率。

(4)脉搏短绌的患者,应由两人同时测量,一人听心率,另一人测脉率,由听心率者发出"开始"和"停止"的口令,计数 1 分钟,以分数式记录:心率/脉率。若心率 120 次,脉率 90 次,即应写成 120/90 次/分。

(付薪诺)

第三节　呼吸的测量

一、正常呼吸及生理性变化

(一)正常呼吸

机体不断地从外界环境摄取氧气并将二氧化碳排出体外的气体交换过程称为呼吸。呼吸是维持机体新陈代谢和功能活动所必需的生理过程之一,一旦呼吸停止,生命也将终止。正常成人在安静状态下呼吸是自发的,节律规则,均匀无声且不费力,每分钟 16～20 次。

(二)生理性变化

呼吸受许多因素的影响,在不同生理状态下,正常人的呼吸也会在一定范围内波动。呼吸与脉搏的比例为 1：4,男性及儿童以腹式呼吸为主,女性以胸式呼吸为主。

1.年龄

年龄越小,呼吸频率越快(表 4-1)。

表 4-1　各年龄段呼吸频率

年龄	呼吸频率(次/分)	年龄	呼吸频率(次/分)
新生儿	30～40	学龄儿童	15～25
婴儿	20～45	青少年	15～20
幼儿	20～35	成人	12～20
学龄前儿童	20～30	老年人	12～18

2.性别

同年龄的女性呼吸频率比男性稍快。

3.运动

肌肉的活动可使呼吸系统加快,呼吸也因说话、唱歌、哭、笑及吞咽、排泄等动作有所改变。

4.情绪

强烈的情绪变化,如害怕、恐惧、愤怒、紧张等会刺激呼吸中枢,导致屏气或呼吸加快。

5.其他

如环境温度升高或海拔增高,均会使呼吸加快加深。

二、异常呼吸的观察

(一)频率异常

1.呼吸过速

呼吸过速指呼吸频率超过 24 次/分,但节律规则,又称气促。多见于高热、疼痛、甲状腺功能亢进的患者。一般体温每升高 1 ℃,呼吸频率增加 3～4 次/分。

2.呼吸过慢

呼吸过慢指呼吸频率缓慢,低于 10 次/分,但仍有规则。多见于麻醉药或镇静剂过量、颅脑疾病等呼吸中枢受抑制者。

(二)节律异常

1.潮式呼吸

潮式呼吸又称陈-施呼吸,是一种周期性的呼吸异常。其表现为呼吸由浅慢到深快,达高潮后又逐渐变浅变慢,经过 5～10 秒的暂停,又重复出现上述状态的呼吸,呈潮水般涨落。

发生机制:由于呼吸中枢兴奋性减弱,血中正常浓度的二氧化碳不能引起呼吸中枢兴奋,只有当缺氧严重、动脉血二氧化碳分压增高到一定程度,才能刺激呼吸中枢,使呼吸加强;当积聚的二氧化碳呼出后,呼吸中枢失去有效刺激,呼吸逐渐减弱甚至停止。多见于脑炎、尿毒症等患者,常表现为呼吸衰竭。一些老年人在深睡时也可出现潮式呼吸,是脑动脉硬化的表现。

2.间断呼吸

间断呼吸又称比奥呼吸,表现为有规律地呼吸几次后,突然停止呼吸,间隔一个短时期后又开始呼吸,如此反复交替。其产生机制与潮式呼吸一样,但预后更严重,常在呼吸停止前发生。见于颅内病变或呼吸中枢衰竭的患者。

3.点头呼吸

在呼吸时,头随呼吸上下移动,患者已处于昏迷状态,是呼吸中枢衰竭的表现。

4.叹气式呼吸

间断一段时间后做一次大呼吸,伴叹气声。偶然的一次叹气是正常的,可以扩张小肺泡,多见于精神紧张、神经症患者。如反复发作叹气式呼吸,是临终前的表现。

(三)深浅度异常

1.深度呼吸

深度呼吸又称库斯莫尔呼吸,是一种深长而规则的呼吸。见于糖尿病酮症酸中毒和尿毒症酸中毒等,以便机体排出较多的二氧化碳,调节血中的酸碱平衡。

2.浅快呼吸

呼吸浅表而不规则。见于呼吸肌麻痹、胸肺疾病、休克患者。

(四)声音异常

1.鼾声呼吸

由于气管或大支气管内有分泌物积聚,呼吸深大带鼾声。多见于昏迷或神经系统疾病的患者。

2.蝉鸣样呼吸

由于细支气管、小支气管堵塞,吸气时出现高调的哮鸣音,多见于支气管哮喘、喉头水肿的患者。

(五)呼吸困难

呼吸困难是指因呼吸频率、节律或深浅度的异常,导致气体交换不足,机体缺氧。患者自感空气不足、胸闷、呼吸费力,表现为焦虑、烦躁、鼻翼翕动、口唇发紫等,严重者不能平卧。

1.吸气性呼吸困难

吸气性呼吸困难特点是吸气明显困难、吸气时间延长,出现三凹征(吸气时胸骨上窝、锁骨上窝、肋间隙或腹上角出现凹陷)。由于上呼吸道部分梗阻,气流不能顺利进入肺,吸气时呼吸肌收缩,肺内负压极度增高所致。常见于气管阻塞、气管异物、喉头水肿等。

2.呼气性呼吸困难

呼气性呼吸困难特点是呼气费力,呼气时间延长。由于下呼吸道部分梗阻、气流呼出不畅所致。常见于支气管哮喘、阻塞性肺气肿。

3.混合性呼吸困难

混合性呼吸困难特点是吸气和呼气均感费力,呼吸浅而快。由于广泛性肺部病变使呼吸面积减少,影响换气功能所致。常见于重症肺炎、广泛肺纤维化、大片肺不张、大量胸腔积液等。

三、呼吸的测量

(一)目的

通过测量呼吸,观察、评估患者的呼吸状况。

(二)准备

治疗盘内备秒表、笔、记录本、棉签(必要时)。

(三)操作步骤

测量脉搏后,护士仍保持诊脉手势,观察患者的胸、腹部起伏情况及呼吸的节律、性质、声音、

深浅,呼出气体有无特殊气味,呼吸运动是否对称等;以胸(腹)部一起一伏为一次呼吸,计数
1分钟;记录,将呼吸次数绘制于体温单上。

(四)注意事项

(1)尽量去除影响呼吸的各种生理性因素,在患者精神松弛的状态下测量。

(2)由于呼吸受意识控制,所以,测呼吸时,不应使患者察觉。

(3)呼吸微弱或危重患者,可用少许棉花置其鼻孔前,观察棉花纤维被吹动的次数,计数
1分钟。

(4)小儿、呼吸异常者应测1分钟。

(付薪诺)

第四节　血压的测量

一、正常血压及生理性变化

(一)正常血压

血压是指血液在血管内流动时对血管壁的侧压力。一般指动脉血压,如无特别注明均指肱动脉的血压。

当心脏收缩时,主动脉压急剧升高,至收缩中期达最高值,此时的动脉血压称收缩压。当心室舒张时,主动脉压下降,至心舒末期达动脉血压的最低值,此时的动脉血压称舒张压。血压的计量单位,过去多用 mmHg(毫米汞柱),后改用国际统一单位 kPa(千帕)。目前仍用 mmHg(毫米汞柱)。以下为两者换算公式。

$$1 \text{ kPa} = 7.5 \text{ mmHg}$$
$$1 \text{ mmHg} = 0.133 \text{ kPa}$$

在安静状态下,正常成人的血压范围为(12.0～18.5)/(8.0～11.9) kPa[(90～139)/(60～89) mmHg],脉压为 4.0～5.3 kPa(30～40 mmHg)。

(二)生理性变化

在各种生理情况下,动脉血压可发生各种变化,影响血压的生理因素有以下几点。

1.年龄

随着年龄的增长血压逐渐升高,以收缩压升高较明显。以下为儿童血压的计算公式。

$$收缩压(\text{mmHg}) = 80 + 年龄 \times 2$$
$$舒张压 = 收缩压 \times 2/3$$

2.性别

青春期前的男女血压差别不明显。成年男子的血压比女性高 0.7 kPa(5 mmHg);绝经期后的女性血压又逐渐升高,与男性差不多。

3.昼夜和睡眠

血压在上午 8～10 时达全天最高峰,之后逐渐降低;午饭后又逐渐升高,下午 16～18 时出现全天次高值,然后又逐渐降低;至入睡后 2 小时,血压降至全天最低值;早晨醒来又迅速升高。睡

眠欠佳时,血压稍升高。

4.环境

寒冷时血管收缩,血压升高;气温高时血管扩张,血压下降。

5.部位

一般右上肢血压常高于左上肢,下肢血压高于上肢。

6.情绪

紧张、恐惧、兴奋及疼痛均可引起血压升高。

7.体重

正常人发生高血压的危险性与体重增加成正比。

8.其他

吸烟、劳累、饮酒、药物等都对血压有一定的影响。

二、异常血压的观察

(一)高血压

目前基本上采用 1999 年世界卫生组织和国际高血压联盟(ISH)高血压治疗指南的高血压定义:在未服抗高血压药的情况下,成人收缩压≥18.7 kPa(140 mmHg)和/或舒张压≥12.0 kPa(90 mmHg)。95%的患者为病因不明的原发性高血压,多见于动脉硬化、肾炎、颅内压增高等,最易受损的部位是心、脑、肾、视网膜。

(二)低血压

一般认为血压低于正常范围且有明显的血容量不足表现如脉搏细速、心悸、头晕等,即可诊断为低血压。常见于休克、大出血等。

(三)脉压异常

脉压增大多见于主动脉瓣关闭不全、主动脉硬化等;脉压减小多见于心包积液、缩窄性心包炎等。

三、血压的测量

(一)血压计的种类和构造

1.水银血压计

分立式和台式两种,其基本结构都包括输气球、调节空气的阀门、袖带、能充水银的玻璃管、水银槽几部分。袖带的长度和宽度应符合标准:宽度比被测肢体的直径宽20%,长度应能包绕整个肢体。能充水银的玻璃管上标有刻度,范围为 0~40 kPa(0~300 mmHg),每小格表示0.3 kPa(2 mmHg);玻璃管上端和大气相通,下端和水银槽相通。当输气球送入空气后,水银由玻璃管底部上升,水银柱顶端的中央凸起可指出压力的刻度。水银血压计测得的数值相当准确。

2.弹簧表式血压计

由一袖带与有刻度 2.7~4.0 kPa(20~30 mmHg)的圆盘表相连而成,表上的指针指示压力。此种血压计携带方便,但欠准确。

3.电子血压计

袖带内有一换能器,可将信号经数字处理,在显示屏上直接显示收缩压、舒张压和脉搏的数值。此种血压计操作方便,清晰直观,不需听诊器,使用方便、简单,但欠准确。

(二)测血压的方法

1.目的

通过测量血压,了解循环系统的功能状况,为诊断、治疗提供依据。

2.准备

听诊器、血压计、记录纸、笔。

3.操作步骤

(1)测量前,让患者休息片刻,以消除活动或紧张因素对血压的影响。检查血压计,如袖带的宽窄是否适合患者,玻璃管有无裂缝,橡胶管和输气球是否漏气等。

(2)向患者解释,以取得合作。患者取坐位或仰卧,被测肢体的肘臂伸直、掌心向上,肱动脉与心脏在同一水平。坐位时,肱动脉平第4软骨;卧位时,肱动脉平腋中线。如手臂低于心脏水平,血压会偏高;手臂高于心脏水平,血压会偏低。

(3)放平血压计于上臂旁,打开水银槽开关,将袖带平整地缠于上臂中部,袖带的松紧以能放入一指为宜,袖带下缘距肘窝2～3 cm。如测下肢血压,袖带下缘距腘窝3～5 cm,将听诊器胸件置于腘动脉搏动处,记录时注明下肢血压。

(4)戴上听诊器,关闭输气球气门,触及肱动脉搏动。将听诊器胸件放在肱动脉搏动最明显的地方,但勿塞入袖带内,以一手稍加固定。

(5)挤压输气球,打气至肱动脉搏动音消失,水银柱又升高2.7～4.0 kPa(20～30 mmHg)后,以每秒0.5 kPa(4 mmHg)左右的速度放气,使水银柱缓慢下降,视线与水银柱所指刻度平行。

(6)在听诊器中听到第一声动脉音时,水银柱所指刻度即为收缩压;当搏动音突然变弱或消失时,水银柱所指的刻度即为舒张压。当变音与消失音之间有差异时,或危重者应记录两个读数。

(7)测量后,驱尽袖带内的空气,解开袖带。安置患者于舒适卧位。

(8)血压计右倾45°,关闭气门,气球放在固定的位置,以免压碎玻璃管,关闭血压计盒盖。

(9)用分数式,即收缩压/舒张压 mmHg记录测得的血压值,如14.7/9.3 kPa(110/70 mmHg)。

4.注意事项

(1)测血压前,要求安静休息20～30分钟,如运动、情绪激动、吸烟、进食等可导致血压偏高。

(2)血压计要定期检查和校正,以保证其准确性,切勿倒置或震动。

(3)打气不可过猛、过高,如水银柱里出现气泡,应调节或检修,不可带着气泡测量。

(4)如所测血压异常或血压搏动音听不清时,需重复测量。先将袖带内气体排尽,使水银柱降至"0",稍等片刻再行第二次测量。

(5)对偏瘫、一侧肢体外伤或手术后患者,应在健侧手臂上测量。

(6)排除影响血压值的外界因素,如袖带太窄、袖带过松、放气速度太慢测得的血压值偏高,反之则测得的血压值偏低。

(7)长期测血压应做到四定:定部位、定体位、定血压计、定时间。

(付薪诺)

第五章 基础护理技术

第一节 铺 床 法

病床是病室的主要设备,是患者睡眠与休息的必须用具。患者,尤其是卧床患者与病床朝夕相伴,因此,床铺的清洁、平整和舒适,可使患者心情舒畅,增强治愈疾病的自信心,并可预防并发症的发生。

铺床总的要求为舒适、平整、安全、实用、节时、节力。常用的病床有以下几种。①钢丝床:有的可通过支起床头、床尾(二截或三截摇床)而调节体位,有的床脚下装有小轮,便于移动。②木板床:为骨科患者所用。③电动控制多功能床:患者可自己控制升降或改变体位。

病床及被服类规格要求如下。①一般病床:高 60 cm,长 200 cm,宽 90 cm。②床垫:长宽与床规格相同,厚 9 cm。以棕丝制作垫芯为好,也可用橡胶泡沫,塑料泡沫制作垫芯,垫面选帆布制作。③床褥:长宽同床垫,一般用棉花制作褥芯,棉布制作褥面。④棉胎:长 210 cm,宽 160 cm。⑤大单:长 250 cm,宽 180 cm。⑥被套:长 230 cm,宽 170 cm,尾端开口缝四对带。⑦枕芯:长 60 cm,宽 40 cm,内装木棉或高弹棉、锦纶丝棉,用棉布制作枕面。⑧枕套:长 65 cm,宽 45 cm。⑨橡胶单:长 85 cm,宽 65 cm,两端各加白布 40 cm。⑩中单:长 85 cm,宽 170 cm。以上各类被服均以棉布制作。

一、备用床

(一)目的
铺备用床是为了准备接受新患者和保持病室整洁美观。

(二)用物准备
床、床垫、床褥、枕芯、棉胎或毛毯、大单、被套或衬单及罩单、枕套。

(三)操作方法

1.被套法

(1)将上述物品置于护理车上,推至床前。

(2)移开床旁桌,距床 20 cm,并移开床旁椅置床尾正中,距床 15 cm。

（3）将用物按铺床操作的顺序放于椅上。

（4）翻床垫，自床尾翻向床头或反之，上缘紧靠床头。床褥铺于床垫上。

（5）铺大单，取折叠好的大单放于床褥上，使中线与床的中线对齐，并展开拉平，先铺床头后铺床尾。①铺床头：一手托起床头的床垫，一手伸过床的中线将大单塞于床垫下，将大单边缘向上提起呈等边三角形，下半三角平整塞于床垫下，再将上半三角翻下塞于床垫下。②铺床尾：至床尾拉紧大单，一手托起床垫，一手握住大单，同法铺好床角。③铺中段：沿床沿边拉紧大单中部边沿，然后，双手掌心向上，将大单塞于床垫下。④至对侧：同法铺大单。

（6）套被套。①S形式套被套法（图5-1）：被套正面向外使被套中线与床中线对齐，平铺于床上，开口端的被套上层倒转向上约1/3。棉胎或毛毯竖向三折，再按S形横向三折。将折好的棉胎置于被套开口处，底边与被套开口边平齐。拉棉胎上边至被套封口处，并将竖折的棉胎两边展开与被套平齐（先近侧后对侧）。盖被上缘距床头15 cm，至床尾逐层拉平盖被，系好带子。边缘向内折叠与床沿平齐，尾端掖于床垫下。同上法将另一侧盖被整理好。②卷筒式套被套法（图5-2）：被套正面向内平铺于床上，开口端向床尾，棉胎或毛毯平铺在被套上，上缘与被套封口边齐，将棉胎与被套上层一并由床尾卷至床头（也可由床头卷向床尾），自开口处翻转，拉平各层，系带，余同S形式。

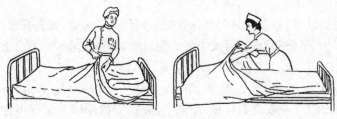

图5-1　S形套被法

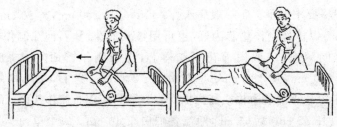

图5-2　卷筒式套被套法

（7）套枕套，于椅上套枕套，使四角充实，系带子，平放于床头，开口背门。

（8）移回桌椅，检查床单，保持整洁。

2.被单法

（1）移开床旁桌、椅，翻转床垫、铺大单，同被套法。

（2）将反折的大单（衬单）铺于床上，上端反折10 cm，与床头齐，床尾按铺大单法铺好床尾。

（3）棉胎或毛毯平铺于衬单上，上端距床头15 cm，将床头衬单反折于棉胎或毛毯上，床尾同大单铺法。

（4）铺罩单，正面向上对准床中线，上端与床头齐，床尾处则折成斜45°，沿床边垂下。转至对侧，先后将衬单、棉胎及罩单同上法铺好。

（5）余同被套法。

（四）注意事项

（1）铺床前先了解病室情况,若患者进餐或做无菌治疗时暂不铺床。

（2）铺床前要检查床各部分有无损坏,若有则修理后再用。

（3）操作中要使身体靠近床边,上身保持直立,两腿前后分开稍屈膝以扩大支持面增加身体稳定性,既省力又能适应不同方向操作。同时手和臂的动作要协调配合,尽量用连续动作,以节省体力消耗,并缩短铺床时间。

（4）铺床后应整理床单位及周围环境,以保持病室整齐。

二、暂空床

（一）目的
铺暂空床是为了供新入院的患者或暂离床活动的患者使用和保持病室整洁美观。

（二）用物准备
同备用床,必要时备橡胶中单、中单。

（三）操作方法

（1）将备用床的盖被四折叠于床尾。若被单式,在床头将罩单向下包过棉胎上端,再翻上衬单做 25 cm 的反折,包在棉胎及罩单外面。然后将罩单、棉胎、衬单一并四折,叠于床尾。

（2）根据病情需要铺橡胶中单、中单。中单上缘距床头 50 cm,中线与床中线对齐,床沿的下垂部分一并塞床垫下。至对侧同上法铺好。

三、麻醉床

（一）目的
（1）铺麻醉床便于接受和护理手术后患者。

（2）使患者安全、舒适和预防并发症。

（3）防止被褥被污染,并便于更换。

（二）用物准备
1.被服类

同备用床,另加橡胶中单、中单两条。弯盘、纱布数块、血压计、听诊器、护理记录单、笔。根据手术情况备麻醉护理盘或急救车上备麻醉护理用物。

2.麻醉护理盘用物

治疗巾内置张口器、压舌板、舌钳、牙垫、通气导管、治疗碗、镊子、输氧导管、吸痰导管、纱布数块。治疗巾外放电筒、胶布等。必要时备输液架,吸痰器、氧气筒、胃肠减压器等。天冷时无空调设备应备热水袋及布套各 2 只、毯子。

（三）操作方法

（1）拆去原有枕套、被套、大单等。

（2）按使用顺序备齐用物至床边,放于床尾。

（3）移开床旁桌椅等同备用床。

（4）同暂空床铺好一侧大单、中段橡胶中单、中单及上段橡胶中单、中单,上段中单与床头齐。转至对侧,按上法铺大单、橡胶中单、中单。

（5）铺盖被。①被套式:盖被头端两侧同备用床,尾端系带后向内或向上折叠与床尾齐,将向门口一侧的盖被三折叠于对侧床边。②被单式:头端铺法同暂空床,下端向上反折和床尾齐,两侧边缘向上反折同床沿齐,然后将盖被折叠于一侧床边。

(6)套枕套后将枕头横立于床头,以防患者躁动时头部碰撞床栏而受伤(图5-3)。

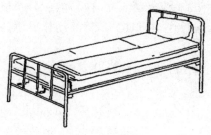

图5-3 麻醉床

(7)移回床旁桌,椅子放于接受患者对侧床尾。

(8)麻醉护理盘置于床旁桌上,其他用物放于妥善处。

(四)注意事项

(1)铺麻醉床时,必须更换各类清洁被服。

(2)床头一块橡胶中单、中单可根据病情和手术部位需要铺于床头或床尾。若为下肢手术者将单铺于床尾,头胸部手术者铺于床头。若为全麻手术者则单铺于床头。而一般手术者,可只铺床中部中单即可。

(3)患者的盖被根据医院条件增减。冬季必要时可置热水袋两只加布套,分别放于床中部及床尾的盖被内。

(4)输液架、胃肠减压器等物放于妥善处。

四、卧有患者床

(一)扫床法

1.目的

(1)使病床平整无皱褶,患者睡卧舒适,保持病室整洁美观。

(2)随扫床操作协助患者变换卧位,又可预防压疮及坠积性肺炎。

2.用物准备

护理车上置浸有消毒液的半湿扫床巾的盆,扫床巾每床一块。

3.操作方法

(1)备齐用物,推护理车至患者床旁,向患者解释,以取得合作。

(2)移开床旁桌椅,半卧位患者,若病情许可,暂将床头、床尾支架放平,以便操作。若床垫已下滑,需上移与床头齐。

(3)松开床尾盖被,助患者翻身侧卧背向护士,枕头随患者翻身移向对侧。松开近侧各层被单,取扫床巾分别扫净中单、橡胶中单后搭在患者身上。然后自床头至床尾扫净大单上碎屑,注意枕下及患者身下部分各层应彻底扫净,最后将各单逐层拉平铺好。

(4)协助患者翻身侧卧于扫净一侧,枕头也随之移向近侧。转至对侧,以上法逐层扫净拉平铺好。

(5)协助患者平卧,整理盖被,将棉胎与被套拉平,掖成被筒,为患者盖好。

(6)取出枕头,揉松,放于患者头下,支起床上支架。

(7)移回床旁桌椅,整理床单位,保持病室整洁美观,向患者致谢意。

(8)清理用物,归回原处。

(二)更换床单法

1.目的

(1)使病床平整无皱褶,患者睡卧舒适,保持病室整洁美观。

(2)随扫床操作协助患者变换卧位,又可预防压疮及坠积性肺炎。

2.用物准备

清洁的大单、中单、被套、枕套,需要时备患者衣裤。护理车上置浸有消毒液的半湿扫床巾的盆,扫床巾每床一块。

3.操作方法

(1)适用于卧床不起,病情允许翻身者(图5-4)。①备齐用物推护理车至患者床旁,向患者解释,以取得合作。移开床旁桌椅,半卧位患者,若病情许可,暂将床头、床尾支架放平,以便操作。若床垫已下滑,需上移与床头齐。清洁的被服按更换顺序放于床尾椅上。②松开床尾盖被,助患者侧卧,背向护士,枕头随之移向对侧。③松开近侧各单,将中单卷入患者身下,用扫床巾扫净橡胶中单上的碎屑,搭在患者身上再将大单卷入患者身下,扫净床上碎屑。④取清洁大单,使中线与床中线对齐。将对侧半幅卷紧塞于患者身近侧,半幅自床头、床尾、中部先后展平拉紧铺好,放下橡胶中单,铺上中单(另一半卷紧塞于患者身下),两层一并塞入床垫下铺平。移枕头并助患者翻身面向护士。转至对侧,松开各单,将中单卷至床尾大单上,扫净橡胶中单上的碎屑后搭于患者身上,然后将污大单从床头卷至床尾与污中单一并丢入护理车污衣袋或护理车下层。⑤扫净床上碎屑,依次将清洁大单、橡胶中单、中单逐层拉平,同上法铺好。助患者平卧。⑥解开污被套尾端带子,取出棉胎盖在污被套上,并展平。将清洁被套铺于棉胎上(反面在外),两手伸入清洁被套内,抓住棉胎上端两角,翻转清洁被套,整理床头棉被,一手抓棉被下端,一手将清洁被套往下拉平,同时顺手将污棉套撤出放入护理车污衣袋或护理车下层。棉被上端可压在枕下或请患者抓住,然后至床尾逐层拉平后系好带子,掀成被筒为患者盖好。⑦一手托起头颈部,一手迅速取出枕头,更换枕套,助患者枕好枕头。⑧清理用物,归回原处。

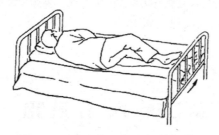

图5-4 卧有允许翻身患者床换单法

(2)适用于病情不允许翻身的侧卧患者(图5-5)。①备齐用物推护理车至患者床旁,向患者解释,以取得合作。移开床旁桌椅,半卧位患者,若病情许可,暂将床头、床尾支架放平,以便操作。若床垫已下滑,需上移与床头齐。清洁的被服按更换顺序放于床尾椅上。②2人操作。一人一手托起患者头颈部,另一人一手迅速取出枕头,放于床尾椅上。松开床尾盖被,大单、中单及橡胶中单。从床头将大单横卷成筒式至肩部。③将清洁大单横卷成筒式铺于床头,大单中线与床中线对齐,铺好床头大单。一人抬起患者上半身(骨科患者可利用牵引架上拉手,自己抬起身躯),将污大单、橡胶中单、中单一起从床头卷至患者臀下,同时另一人将清洁大单也随着污单拉至臀部。④放下上半身,一人托起臀部,一人迅速撤出污单,同时将清洁大单拉至床尾,橡胶中单放在床尾椅背上,污单丢入护理车污衣袋或护理车下层,展平大单铺好。⑤一人套枕套为患者枕好。一人备橡胶中单、中单,并先铺好一侧,余半幅塞患者身下至对侧,另一人展平铺好。⑥更换被套、枕套同方法一,两人合作更换。

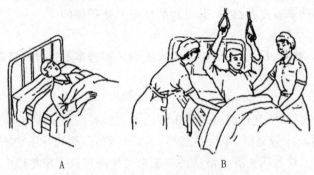

图 5-5　卧有不允许翻身患者床换单法

(3)盖被为被单式更换衬单和罩单的方法:①将床头污衬单反折部分翻至被下,取下污罩单丢入污衣袋或护理车下层。②铺大单(衬单)于棉胎上,反面向上,上端反折 10 cm,与床头齐。③将棉胎在衬单下由床尾退出,铺于衬单上,上端距床头 15 cm。④铺罩单,正面向上,对准中线,上端和床头齐。⑤在床头将罩单向下包过棉胎上端,再翻上衬单做 25 cm 的反折,包在棉胎和罩单的外面。⑥盖被上缘压于枕下或请患者抓住,在床尾撤出衬单,并逐层拉平铺好床尾,注意松紧,以防压迫足趾。

4.注意事项

(1)更换床单或扫床前,应先评估患者及病室环境是否适宜操作。需要时应关闭门窗。

(2)更换床单时注意保暖,动作敏捷,勿过多翻动和暴露患者,以免患者过劳和受凉。

(3)操作时要随时注意观察病情。

(4)患者若有输液管或引流管,更换床单时可从无管一侧开始,操作较为方便。

(5)撤下的污单切勿丢在地上或他人床上。

(孙颖超)

第二节　床 上 擦 浴

一、目的

去除皮肤污垢,消除令人不快的身体异味,保持皮肤清洁,促进患者机体放松,增进患者舒适及活动度,防止肌肉挛缩和关节僵硬等并发症,刺激皮肤的血液循环,增加皮肤的排泄功能,防御皮肤感染和压疮的发生。适用于病情较重、长期卧床或使用石膏、牵引、卧床、生活不能自理及无法自行沐浴的患者,应给予床上擦浴适当刺激皮肤的血液循环,增加皮肤的排泄功能,防御皮肤感染和压疮的发生。皮肤覆盖于人体表面,是身体最大的器官。完整的皮肤还具有保护机体、调节体温、吸收、分泌、排泄及感觉等功能,是抵御外界有害物质入侵的第一道屏障。皮肤的新陈代谢迅速,其代谢产物如皮脂、汗液及表皮碎屑等能与外界细菌及尘埃结合成污垢,黏附于皮肤表面,如不及时清除,可刺激皮肤,降低皮肤的抵抗力,以致破坏其屏障作用,成为细菌入侵的门户,造成各种感染。因此,皮肤的清洁与护理有助于维持机体的完整性,给机体带来舒适感,可预防感染发生,防止压疮及其他并发症。

二、准备

(一)物品准备

(1)治疗盘内:浴巾、毛巾各 2 条、沐浴液或浴皂、小剪刀、梳子、50%酒精、护肤用品(爽身粉、润肤剂)、一次性油布一条、手套。

(2)治疗盘外:面盆 2 个,水桶 2 个(一桶内盛 50～52 ℃的温水,并按年龄、季节和生活习惯调节水温;另一桶接盛污水用)、清洁衣裤和被服、另备便盆、便盆巾和屏风。

(二)患者、操作人员及环境准备

患者了解床上擦浴目的、方法、注意事项及配合要点,根据需要协助患者使用便器排便,避免温水擦洗中引起患者的排尿和排便反射,调整情绪,指导或协助患者取舒适体位。操作人员应衣帽整齐,修剪指甲,洗手,戴口罩。环境安静、整洁、关闭门窗,室温控制在 22～26 ℃,必要时备屏风。

三、评估

(1)评估病情、治疗情况、意识、心理状态、卫生习惯及合作度。

(2)患者皮肤情况,有无感染、破损及并发症、肢体活动度、自理能力。

(3)向患者解释床上擦浴的目的、方法、注意事项及配合要点。

四、操作步骤

(1)根据医嘱,确认患者,了解病情。

(2)向患者解释说明目的、过程及方法。解除患者紧张情绪,使患者有安全感,取得合作。

(3)拉布幔或屏风遮挡患者,预防受凉并保护患者隐私,使患者身心放松。

(4)面盆内倒入 50～52 ℃温水约 2/3 处或根据患者的习性调节水温。

(5)根据病情摇平床头及床尾支架,松开床尾盖被,放平靠近操作者的床挡,将患者身体移向床沿,尽量靠近操作者,确保患者舒适,利用人体力学的原理,减少操作过程中机体的伸展和肌肉紧张及疲劳度。

(6)戴手套,托起头颈部,将浴巾铺在枕头上,另一浴巾放在患者胸前(每擦一处均应在其下面铺浴巾,保护床单位,并用浴毯遮盖好擦洗周围的暴露部位),防止枕头和被褥弄湿。

(7)毛巾放入温水中浸透,拧至半干叠成手套状,包在操作者手上,用毛巾不同面,先擦患者眼部按由内眦到外眦依次擦干眼部,再用较干的毛巾擦洗一遍。毛巾折叠能提高擦洗效果,同时保持毛巾的温度。

(8)操作者一手轻轻固定患者头部,用洗面乳或香皂(根据患者习惯选择),依次擦洗患者额部、鼻翼、颊部、耳郭、耳后直至额下、颈部,再用清水擦洗,然后再用较干毛巾擦洗一遍。褶皱部应重复擦洗如额下、颈部位、耳郭、耳后。

(9)协助患者脱下上衣,置治疗车下层。按先近侧后对侧,先擦洗双上肢(上肢由远心端向近侧擦洗,避免静脉回流),再擦洗胸腹部顺序(腹部以脐为中心,从右向左顺结肠走向擦洗,乳房处环形擦洗)。先用涂浴皂的湿毛巾擦洗,再用湿毛巾擦净皂液,清洗拧干毛巾后再擦洗干,最后用大浴巾边按摩边擦干。根据需要随时调节更换水温。擦洗过程中注意观察患者病情及皮肤情况,患者出现寒战、面色苍白时,应立即停止擦洗,给予适当处理。

(10)协助患者侧卧,背向操作者,浴巾一底一盖置患者擦洗部下及暴露部,依次进行擦洗后劲、背、臀部。背部及受压部位可用50%酒精做皮肤按摩,促进血液循环,防止并发症发生。根据季节扑爽身粉。

(11)协助患者更换清洁上衣,一般先穿远侧上肢,再穿近侧、患侧,再穿健侧,可减少关节活动,避免引起患者的疼痛不适。及时用棉被盖好胸、腹部,避免受凉。

(12)更换水、盆、毛巾,擦洗患者下肢、足部背侧,患者平卧,脱下裤子后侧卧,脱下衣物放置在治疗车下层,将浴巾纵向垫在下肢,浴巾盖于会阴部及下肢前侧,依次从踝部向膝关节、大腿背侧顺序擦洗。

(13)协助患者平卧,擦洗两下肢、膝关节处、大腿前侧部位。

(14)更换温水、盆、毛巾,擦洗会阴、肛门处(注意肛门部皮肤的褶皱处擦洗干净,避免分泌物滞留,细菌滋生),撤去浴巾,为患者换上干净裤子。

(15)更换温水、盆、毛巾,协助患者移向近侧床边,盆移置足下,盆下铺一次性油布或将盆放于床旁椅上,托起患者小腿部屈膝,将患者双脚同时或先后浸泡于盆内,浸泡片刻软化角质层,洗清双足,擦干足部。

(16)根据需要修剪指甲,足部干裂者涂护肤品,防止足部干燥和粗糙。

(17)为患者梳头,维护患者个人形象,整理床单位,必要时更换床单。

(18)协助患者取舒适体位后,开窗换气。

(19)整理用物,进行清洁消毒处理,避免致病菌的传播。

(20)洗手、记录。

五、注意事项

(1)按擦浴顺序、步骤和方法进行。

(2)擦洗眼部时,尽量避免浴皂,防止对眼部刺激。

(3)操作过程中注意观察患者的病情变化,保持与患者沟通,询问患者感受。

(4)擦洗动作要轻柔、利索,尽量注意少搬动、少暴露患者,注意保暖。

(5)擦洗时注意褶皱处如额下、颈部、耳郭、耳后、腋窝、指间、乳房下褶皱处、脐部、腹股沟、肛周等要擦洗干净。

(6)肢体有损伤者,应先脱健侧衣裤后脱患侧,穿时应先穿患侧后穿健侧,避免患者关节的过度活动,引起疼痛和损伤。

(孟 赛)

第三节 导 尿 术

一、目的

(1)为尿潴留患者解除痛苦;使尿失禁患者保持会阴清洁干燥。

(2)收集无菌尿标本,做细菌培养。

(3)避免盆腔手术时误伤膀胱,为危重、休克患者正确记录尿量,测尿比重提供依据。

(4)检查膀胱功能,测膀胱容量、压力及残余尿量。

(5)鉴别尿闭和尿潴留,以明确肾功能不全或排尿功能障碍。

(6)诊断及治疗膀胱和尿道的疾病在医学教育网搜集整理,如进行膀胱造影或对膀胱肿瘤患者进行化学治疗等。

二、准备

(一)物品准备

(1)治疗盘内:橡皮圈1个,别针1枚,备皮用物1套,一次性无菌导尿包一套(治疗碗两个、弯盘、双腔气囊导尿管根据年龄选不同型号导尿管,弯血管钳一把、镊子一把、小药杯内置棉球若干个,液状石蜡棉球瓶一个,洞巾一块)。弯盘一个,一次性手套一双,治疗碗一个(内盛棉球若干个),弯血管钳一把、镊子两把、无菌手套一双,常用消毒溶液有0.1%苯扎溴铵(新洁尔灭)、0.1%氯己定等,无菌持物钳及容器一套,男患者导尿另备无菌纱布2块。

(2)治疗盘外:小橡胶单和治疗巾一套(或一次性治疗巾),便盆及便盆巾。

(二)患者、护理人员及环境准备

患者了解导尿目的、方法、注意事项及配合要点。取仰卧屈膝位,调整情绪,指导或协助患者清洗外阴,备便盆。护理人员应衣帽整齐,修剪指甲,洗手,戴口罩。环境安静、整洁、光线、温湿度适宜,关闭门窗,备屏风或隔帘。

三、评估

(1)评估患者病情、治疗情况、意识、心理状态及合作度。

(2)患者排尿功能异常的程度,膀胱充盈度及会阴部皮肤、黏膜的完整性。

(3)向患者解释导尿的目的、方法、注意事项及配合要点。

四、操作步骤

将用物推至患者处,核对患者床号、姓名,向患者解释导尿的目的、方法、注意事项及配合要点。消除患者紧张和窘迫的心理,以取得合作。

(1)用屏风或隔帘遮挡患者,保护患者的隐私,使患者精神放松。

(2)帮助患者清洗外阴部,减少逆行泌尿系统感染的机会。

(3)检查导尿包的日期,是否严密干燥,确保物品无菌性,防止泌尿系统感染。

（4）根据男女性尿道解剖特点执行不同的导尿术。

（一）男性患者导尿术操作步骤

（1）操作者位于患者右侧，帮助患者取仰卧屈膝位，脱去对侧裤腿，盖在近侧腿上，对侧下肢和上身用盖被盖好，两腿略外展，暴露外阴部。

（2）将一次性橡胶单和治疗巾垫于患者臀下，弯盘放于患者臀部，治疗碗内盛棉球若干个。

（3）左手戴手套，用纱布裹住阴茎前1/3，将阴茎提起，另一手持镊子夹消毒棉球按顺序消毒，阴茎后2/3部-阴阜-阴囊暴露面。

（4）用无菌纱布包裹消毒过的阴茎后2/3部-阴阜-阴囊暴露面，消毒阴茎前1/3，并将包皮向后推，换另一把镊子夹消毒棉球消毒尿道口，向外螺旋式擦拭龟头-冠状沟-尿道口数次，包皮和冠状沟易藏污，应彻底消毒，预防感染。污棉球置于弯盘内移至床尾。

（5）在患者两腿间打开无菌导尿包，用持物钳夹浸消毒液的棉球于药杯内。

（6）戴无菌手套，铺洞巾，使洞巾与包布内面形成无菌区域。嘱患者勿移动肢体保持体位，以免污染无菌区。

（7）按操作顺序排列好用物，用镊子取液状石蜡棉球，润滑导尿管前端。

（8）左手用纱布裹住阴茎并提起，使之与腹壁呈60°，使耻骨前弯消失，便于插管。将包皮向后推，右手用镊子夹取浸消毒液的棉球，按顺序消毒尿道口、螺旋消毒龟头、冠状沟、尿道口数遍，每个棉球只可用一次，禁止重复使用，确保消毒部位不受污染，污棉球置于弯盘内，右手将弯盘移至靠近床尾无菌区域边沿，便于操作。

（9）左手固定阴茎，右手将治疗碗置于洞巾口旁，男性尿道长而且又有三个狭窄处，当插管受阻时，应稍停片刻嘱患者深呼吸，减轻尿道括约肌紧张，再徐徐插入导尿管，切忌用力过猛而损伤尿道。

（10）用另一只血管钳夹持导尿管前端，对准尿道口轻轻插入20～22 cm，见尿液流出后，再插入约2 cm，将尿液引流入治疗碗（第一次放尿不超过1 000 mL，防止大量放尿，腹腔内压力急剧下降，血液大量滞留腹腔血管内，血压下降虚脱及膀胱内压突然降低，导致膀胱黏膜急剧充血，发生血尿）。

（11）治疗碗内尿液盛2/3满后，可用血管钳夹住导尿管末端，将尿液导入便器内，再打开导尿管继续放尿。注意询问患者的感觉，观察患者的反应。

（12）导尿毕，夹住导尿管末端，轻轻拔出导尿管，避免损伤尿道黏膜。撤下洞巾，擦净外阴，脱去手套置弯盘内，撤出臀部一次性橡胶单和治疗巾放置在治疗车下层。协助患者穿好裤子，整理床单位。

（13）整理用物。

（14）洗手，记录。

（二）女性患者导尿术操作步骤

（1）操作者位于患者右侧，帮助患者取仰卧屈膝位，脱去对侧裤腿，盖在近侧腿上，对侧下肢和上身用盖被盖好，两腿略外展，暴露外阴部。

（2）将一次性橡胶单和治疗巾垫于患者臀下，弯盘放于患者臀部，治疗碗内盛棉球若干个。

（3）左手戴手套，右手持血管钳夹取消毒棉球做外阴初步消毒，按由外向内，自上而下，依次消毒阴阜、两侧大阴唇。

（4）左手分开大阴唇，换另一把镊子按顺序消毒大小阴唇之间-小阴唇-尿道口-自尿道口至肛门,减少逆行感染的机会。污棉球置于弯盘内,消毒完毕,脱下手套置于治疗碗内,污物放置治疗车下层。

(5)在患者两腿间打开无菌导尿包,用持物钳夹浸消毒液的棉球于药杯内。

(6)戴无菌手套,铺洞巾,使洞巾与包布内面形成无菌区域。嘱患者勿移动肢体保持体位,以免污染无菌区。

(7)按操作顺序排列好用物,用镊子取液状石蜡棉球,润滑导尿管前端。

(8)左手拇指、示指分开并固定小阴唇,右手持弯持物钳夹取消毒棉球,按由内向外、自上而下顺序消毒尿道口、两侧小阴唇、尿道口,尿道口处要重复消毒一次,污棉球及弯血管钳置于弯盘内,右手将弯盘移至靠近床尾无菌区域边沿,便于操作。

(9)右手将无菌治疗碗移至洞巾旁,嘱患者张口呼吸,用另一只弯血管钳夹持导尿管对准导尿口轻轻插入尿道4~6 cm,见尿液后再插入1~2 cm。

(10)左手松开小阴唇,下移固定导尿管,将尿液引入治疗碗。注意询问患者的感觉,观察患者的反应。

(11)导尿毕,夹住导管末端,轻轻拔出导尿管,避免损伤尿道黏膜。撤下洞巾,擦净外阴,脱去手套置弯盘内,撤出臀部一次性橡胶单和治疗巾置治疗车下层。协助患者穿好裤子,整理床单位。

(12)整理用物。

(13)洗手,记录。

五、注意事项

(1)向患者及其家属解释留置导尿管的目的和护理方法,使其认识到预防泌尿系统感染的重要性,并主动参与护理。

(2)保持引流通畅,避免导尿管扭曲堵塞,造成引流不畅。

(3)防止泌尿系统逆行感染。

(4)患者每天摄入足够的液体,每天尿量维持在2 000 mL以上,达到自然冲洗尿路的目的,以减少泌尿系统感染和结石的发生。

(5)保持尿道口清洁,女患者用消毒棉球擦拭外阴及尿道口,如分泌物过多,可用0.02%高锰酸钾溶液冲洗,再用消毒棉球擦拭外阴及尿道口。男患者用消毒棉球擦拭尿道口、阴茎头及包皮,1~2次/天。

(6)每周定时更换集尿袋1次,定时排空集尿袋,并记录尿量。

(7)每月定时更换导尿管1次。

(8)采用间歇性夹管方式,训练膀胱反射功能。关闭导尿管,每4小时开放1次,使膀胱定时充盈和排空,促进膀胱功能的回复。

(9)离床活动时,应用胶布将导尿管远端固定在大腿上,集尿袋不得超过膀胱高度,防止尿液逆流。

(10)协助患者更换体位,倾听患者主诉,并观察尿液性状、颜色和量,尿常规每周检查一次,若发现尿液浑浊、沉淀、有结晶,应做膀胱冲洗。

(李丽婧)

第四节 清洁护理

清洁是患者的基本需求之一,是维持和获得健康的重要保证,清洁可以清除微生物及污垢,防止细菌繁殖,促进血液循环,有利于体内废物排泄,同时清洁使人感到愉快、舒适。

一、口腔护理

口腔护理的目的有以下几方面。①保持口腔的清洁、湿润,使患者舒适,预防口腔感染等并发症。②防止口臭、口垢,促进食欲,保持口腔的正常功能。③观察口腔黏膜和舌苔的变化、特殊的口腔气味,可提供病情的动态信息,如肝功能不全患者,出现肝臭,常是肝昏迷的先兆。

常用的漱口液有生理盐水、朵贝尔溶液(复方硼酸溶液)、1%～3%过氧化氢溶液、2%～3%硼酸溶液、1%～4%碳酸氢钠溶液、0.02%呋喃西林溶液、0.1%醋酸溶液。

(一)协助口腔冲洗

1.目的

协助口腔手术后使用固定器,或对有口腔病变的患者清洁口腔。

2.用物准备

治疗碗、治疗巾、弯盘、生理盐水、朵贝尔溶液、口镜、抽吸设备、压舌板、手电筒、20 mL 空针及冲洗针头。

3.操作步骤

(1)洗手。

(2)准备用物携至患者床旁。

(3)向患者解释。协助患者采取半坐位式,并于胸前铺治疗巾及放置弯盘。①装生理盐水及朵贝尔溶液于溶液盘内,并接上,用 20 mL 注射器抽吸并连接针头。②协助医师冲洗。③冲洗毕,擦干患者嘴巴。④整理用物后洗手。⑤记录。

4.注意事项

为了避免冲洗中弄湿患者,必要时给予手电筒照光,冲洗时需特别注意齿缝、前庭外,若有舌苔,可用压舌板外包纱布予以机械性刮除,冲洗中予以持续性的低压抽吸,必要时协助更换湿衣服。

(二)特殊口腔冲洗

1.用物准备

(1)治疗盘:治疗碗(内盛含有漱口液的棉球 12～16 个,棉球湿度以不能挤出液体为宜;弯血管钳、镊子)、压舌板、弯盘、吸水管、杯子、治疗巾、手电筒,需要时备张口器。

(2)外用药:按需准备,如液状石蜡、冰硼散、西瓜霜、金霉素甘油等,酌情使用。

2.操作步骤

(1)将用物携至床旁,向患者解释以取得合作。

(2)协助患者侧卧,面向护士,取治疗巾,围于颌下,置弯盘于口角边。

(3)先湿润口唇、口角,观察口腔黏膜有无出血、溃疡等现象。对长期应用抗生素、激素者应注意观察有无真菌感染。有活动义齿者,应取下。一般先取上面义齿,后取下面义齿,并放置容器内,用冷开水冲洗刷净,待患者漱口后戴上或浸入清水中备用(昏迷的患者的义齿应浸于清水中保存)。浸义齿的清水应每天更换。义齿不可浸在酒精或热水中,以免变色、变形和老化。

(4)协助患者用温开水漱口后,嘱患者咬合上下齿,用压舌板轻轻撑开一侧颊部,以弯血管钳夹有漱口液的棉球由内向门齿纵向擦洗。同法擦洗对侧。

(5)嘱患者张口,依次擦洗一侧牙齿上内侧面、上颌面、下内侧面、下颌面,再弧形擦洗一侧颊部。同法擦洗另一侧。洗舌面及硬腭部(勿触及咽部,以免引起恶心)。

(6)擦洗完毕,帮助患者用洗水管以漱口水漱口,漱口后用治疗巾拭去患者口角处水。

(7)口腔黏膜如有溃疡,酌情涂药于溃疡处。口唇干裂可涂擦液状石蜡。

(8)撤去治疗巾,清理用物,整理床单。

3.注意事项

(1)擦洗时动作要轻,特别是对凝血功能差的患者要防止碰伤黏膜及牙龈。

(2)昏迷患者禁忌漱口,需用张口器时,应从臼齿放入(牙关紧闭者不可用暴力张口),擦洗时须用血管钳夹紧棉球,每次一个,防止棉球遗留在口腔内,棉球蘸漱口水不可过湿,以防患者将溶液吸入呼吸道。

(3)传染病患者的用物按隔离消毒原则处理。

二、头发护理

(一)床上梳发

1.目的

梳发、按摩头皮,可促进血液循环,除去污垢和脱落的头发、头屑,使患者清洁舒适和美观。

2.用物准备

治疗巾、梳子、30%酒精溶液、纸袋(放脱落头发)。

3.操作步骤

(1)铺治疗巾于枕头上,协助患者把头转向一侧。

(2)将头发从中间梳向两边,左手握住一股头发,由发梢逐渐梳到发根。长发或遇有打结时,可将头发绕在示指上慢慢梳理。避免强行梳拉,造成患者疼痛。如头发成团,可用30%酒精湿润后,再小心梳理,同法梳理另一边。

(3)长发酌情编辫或扎成束,发型尽可能符合患者所好。

(4)将脱落头发置于纸袋中,撤下治疗巾。

(5)整理床单,清理用物。

(二)床上洗发(橡胶马蹄形垫法)

1.目的

同床上梳发、预防头虱及头皮感染。

2.用物准备

治疗车上备一只橡胶马蹄形垫,治疗盘内放小橡胶单、大、中毛巾各一条,眼罩或纱布、别针、棉球两只(以不吸水棉花为宜)、纸袋、洗发液或肥皂、梳子、小镜子、护肤霜,水壶内盛40～45℃热水,水桶(接污水)。必要时备电吹风。

3.操作步骤

(1)备齐用物携至床旁,向患者解释,以取得合作,根据季节关窗或开窗,室温以 24 ℃ 为宜。按需要给予便盆。移开床旁桌椅。

(2)垫小橡胶单及大毛巾于枕上,松开患者衣领向内反折,将中毛巾围于颈部,以别针固定。

(3)协助患者斜角仰卧,移枕于肩下,患者屈膝,可垫膝枕于两膝下,使患者体位安全舒适。

(4)置马蹄形垫垫于患者后颈部,使患者颈部枕于突起处,头在槽中,槽形下部接污水桶。

(5)用棉球塞两耳,用眼罩或纱布遮盖双眼或嘱患者闭上眼。

(6)洗发时先用两手掬少许水于患者头部试温,询问患者感觉,以确定水温是否合适,然后用水壶倒热水充分湿润头发,倒洗发液于手掌上,涂遍头发,用指尖揉搓头皮和头发,用力要适中,揉搓方向由发际向头顶部,使用梳子除去落发,置于纸袋中,用热水冲洗头发,直到冲净为止。观察患者的一般情况,注意保暖,洗发完毕,解下颈部毛巾,包住头发,一手托头,一手撤去橡胶马蹄垫。除去耳内棉球及眼罩,用患者自备的毛巾擦干脸部,酌情使用护肤霜。

(7)帮助患者卧于床正中,将枕、橡胶单、浴巾一起自肩下移至头部,用包头的毛巾揉搓头发,再用大毛巾擦干或电风吹干。梳理成患者习惯的发型,撤去上述用物。

(8)整理床单,清理用物。

4.注意事项

(1)要随时观察患者的病情变化,如脉搏、呼吸、血压有异常时应立即停止操作。

(2)注意室温和水温,及时擦干头发,防止患者受凉。

(3)防止水流入眼及耳内,避免沾湿衣服和床单。

(4)虚弱患者不宜洗发。

三、皮肤清洁与护理

(一)床上擦浴

1.用物准备

治疗车上备:面盆两只、水桶两只(一桶盛热水,水温在 50～52 ℃,并按年龄、季节、习惯,增减水温,另一桶接污水)、治疗盘(内置小毛巾两条、大毛巾、浴皂、梳子、小剪刀、50%酒精、爽身粉)、清洁衣裤、被服。另备便盆、便盆布和屏风。

2.操作步骤

(1)推治疗车至床边,向患者解释,以取得合作。

(2)将用物放在便于操作处,关好门窗调节室温,用屏风或拉布遮挡患者,按需给予便盆。

(3)将脸盆放于床边桌上,倒入热水 2/3 满,测试水温,根据病情放平床头及床尾支架,松开床尾盖被。

(4)将微湿小毛巾包在右手上,为患者洗脸及颈部,左手扶患者头顶部,先擦眼,然后像写"3"字样,依次擦洗一侧额部、颊部、鼻翼部、人中、耳后下颌,直至颈部。另一侧同法操作。用较干毛巾依次擦洗一遍,注意擦净耳郭,耳后及颈部皮肤。

(5)为患者脱下衣服,在擦洗部位下面铺上浴巾,按顺序擦洗两上肢、胸腹部。协助患者侧卧,背向护士依次擦洗后颈部、背臀部,为患者换上清洁裤子。擦洗中,根据情况更换热水,注意擦净腋窝及腹股沟等处。

(6)擦洗的方法为先用涂肥皂的小毛巾擦洗,再用湿毛巾擦去皂液。清洗毛巾后再擦洗,最

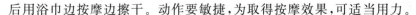

后用浴巾边按摩边擦干。动作要敏捷,为取得按摩效果,可适当用力。

(7)擦洗过程中,如患者出现寒战、面色苍白等病情变化时,应立即停止擦浴,给予适当的处理,同时注意观察皮肤有无异常。擦洗毕,可在骨突处用50%酒精做按摩,扑上爽身粉。

(8)整理床单,必要时梳发、剪指甲及更换床单。

(9)如有特殊情况,需做记录。

3.注意事项

护士操作时,要站在擦浴的一边,擦洗完一边后再转至另一边,站立时两脚要分开,重心应在身体中央或稍低处,拿水盆时,盆要靠近身边,减少体力消耗;操作时要体贴患者,保护患者自尊,动作要敏捷、轻柔,减少翻动和暴露,防止受凉。

(二)压疮的预防及护理

压疮是指机体局部组织由于长期受压,血液循环障碍,造成组织缺氧、缺血、营养不良而致的溃烂和坏死,也称压疮。导致活动受限的因素一般都会增加压疮的发生。常见的因素有压力、剪力、摩擦力、潮湿等。好发部位为枕部、耳郭、肩胛部、肘部、骶尾部、髋部、膝关节内外侧、外踝、足跟。

1.预防措施

预防压疮在于消除其发生的原因。因此,要求做到勤翻身、勤按摩、勤整理、勤更换。交班时要严格细致的交接局部皮肤情况及护理措施。

(1)避免局部长期受压:①鼓励和协助卧床患者经常更换卧位,使骨骼突出部位交替的受压,翻身间隔时间应根据病情及局部受压情况而定。一般2小时翻身1次,必要时1小时翻身1次,建立床头翻身记录卡。②保护骨隆突处和支持身体空隙处,将患者体位安置妥当后,可在身体空隙处垫软枕、海绵垫。需要时可垫海绵垫、气垫褥、水褥等,使支持体重的面积宽而均匀,作用于患者身上的正压及作用力分布在一个较大的面积上,从而降低在隆突部位皮肤上所受的压强。③对使用石膏、夹板、牵引的患者,衬垫应平整、松软适度,尤其要注意骨骼突起部位的衬垫,要仔细观察局部皮肤和肢端皮肤颜色改变的情况,认真听取患者反映,适当给予调节,如发现石膏绷带凹凸不平,应立即报告医师,及时修正。

(2)避免潮湿、摩擦及排泄物的刺激:①保持皮肤清洁干燥。大小便失禁、出汗及分泌物多的患者应及时擦干,以保护皮肤免受刺激。床铺要经常保持清洁干燥,平整无碎屑,被服污染要随时更换。不可让患者直接卧于橡胶单上。小儿要勤换尿布。②不可使用破损的便盆,以防擦伤皮肤。

(3)增进局部血液循环:对易发生压疮的患者,要常检查,用温水擦澡、擦背或用湿毛巾行局部按摩。手法按摩:①全背按摩,协助患者俯卧或侧卧,露出背部,先以热水进行擦洗,再以两手或一手沾上少许50%酒精按摩。按摩者斜站在患者右侧,左腿弯曲在前,右腿伸直在后,从患者骶尾部开始,沿脊柱两侧边缘向上按摩(力量要能够刺激肌肉组织)至肩部时用环状动作。按摩后,手再轻轻滑至尾骨处。此时,左腿伸直,右腿弯曲,如此有节奏按摩数次,再用拇指指腹由骶尾部开始沿脊柱按摩至第7颈椎。②受压处局部按摩:沾少许50%酒精,以手掌大、小鱼际紧贴皮肤,压力均匀向心方向按摩,由轻至重,由重至轻,每次3~5分钟。

电动按摩器按摩:电动按摩器是依靠电磁作用,引导治疗器头震动,以代替各种手法按摩,操作者持按摩器根据不同部位选择合适的按摩头,紧贴皮肤,进行按摩。

(4)增进营养的摄入:营养不良是导致压疮的内因之一,又可影响压疮的愈合。蛋白质是身体修补组织所必需的物质,维生素也可促进伤口愈合,因此在病情允许时可给予高蛋白、高维生素膳食,以增进机体抵抗力和组织修复能力。此外,适当补充矿物质,可促进慢性溃疡的愈合。

2.压疮的分期及护理

(1)淤血红润期:为压疮初期,局部皮肤受压或受到潮湿刺激后,开始出现红、肿、热、麻木或有触痛。此期要及时除去致病原因,加强预防措施,如增加翻身次数及防止局部继续受压、受潮。

(2)炎性浸润期:红肿部位如果继续受压,血液循环仍得不到改善,静脉回流受阻,局部静脉淤血,受压表面呈紫红色,皮下产生硬结,表面有水疱形成,对未破小水泡要减少摩擦,防破裂感染,让其自行吸收,大水疱用无菌注射器抽出泡内液体,涂以消毒液,用无菌敷料包扎。

(3)溃疡期:静脉血液回流受到严重障碍,局部淤血致血栓形成,组织缺血缺氧。轻者,浅层组织感染,脓液流出,溃疡形成;重者,坏死组织发黑,脓性分泌物增多,有臭味,感染向周围及深部扩展,可达骨骼,甚至可引起败血症。

四、会阴部清洁卫生的实施

(一)目的
保持清洁,清除异味,预防或减轻感染、增进舒适、促进伤口愈合。

(二)用物准备
便盆、屏风、橡胶单、中单、清洁棉球、大量杯、镊子、浴巾、毛巾、水壶(内盛 50~52 ℃的温水)、清洁剂或呋喃西林棉球。

(三)操作方法

1.男患者会阴的护理

(1)携用物至患者床旁,核对后解释。

(2)患者取仰卧位。为遮挡患者可将浴巾折成扇形盖在患者的会阴部及腿部。

(3)带上清洁手套,一手提起阴茎,一手取毛巾或用呋喃西林棉球擦洗阴茎头部、下部和阴囊。擦洗肛门时,患者可取侧卧位,护士一手将臀部分开,一手用浴巾将肛门擦洗干净。

(4)为患者穿好衣裤,根据情况更换衣、裤、床单。整理床单,患者取舒适卧位。

(5)整理用物,清洁整齐,记录。

2.女患者会阴部护理

(1)用物至患者床旁,核对后解释。

(2)患者取仰卧位。为遮挡患者可将浴巾折成扇形盖在患者的会阴部及腿部。

(3)先将橡胶单及中单置于患者臀下,再置便盆于患者臀下。

(4)护士一手持装有温水的量杯,一手持夹有棉球的大镊子,边冲水边用棉球擦洗。

(5)冲洗后擦干各部位。撤去便盆及橡胶单和中单。

(6)为患者穿好衣裤,根据情况更换衣、裤、床单。整理床单,患者取舒适卧位。

(7)整理用物,清洁整齐,记录。

(四)注意事项

(1)操作前应向患者说明目的,以取得患者的合作。

(2)在执行操作的原则上,尽可能尊重患者习惯。

(3)注意遮挡患者,保护患者隐私。

（4）冲洗时从上至下。

（5）操作完毕应及时记录所观察到的情况。

（孟　赛）

第五节　休息与睡眠护理

休息与睡眠是人类最基本的生理需要。良好的休息和睡眠如同充分的营养和适度的运动一样，对保持和促进健康起着重要作用。作为护士，必须了解睡眠的分期、影响睡眠的因素及患者的睡眠习惯，切实解决患者的睡眠问题，帮助患者达到可能的最佳睡眠状态。

一、休息

休息是指在一段时间内，通过相对地减少机体活动，使身心放松，处于一种没有紧张和焦虑的松弛状态。休息包括身体和心理两方面的放松，通过休息，可以减轻疲劳和缓解精神紧张。

（一）休息的意义和方式

1.休息的意义

对健康人来说，充足的休息是维持机体身心健康的必要条件；对患者来说，充足的休息是促进疾病康复的重要措施。休息对维护健康具有重要的意义，具体表现如下：①休息可以减轻或消除疲劳，缓解精神紧张和压力。②休息可以维持机体生理调节的规律性。③休息可以促进机体正常的生长发育。④休息可以减少能量的消耗。⑤休息可以促进蛋白质的合成及组织修复。

2.休息的方式

休息的方式是因人而异的，取决于个体的年龄、健康状况、工作性质和生活方式等因素。对不同的人而言，休息有着不同的含义。例如，对从事脑力劳动的人而言，他的休息方式可以是散步、打球、游泳等；而对于从事这些活动的运动员来讲，他的休息反而是读书、看报、听音乐。无论采取何种方式，只要达到缓解疲劳、减轻压力、促进身心舒适和精力恢复的目的，就是有效的休息。在休息的各种形式中，睡眠是最常见也是最重要的一种。

（二）休息的条件

要想得到充足的休息，应满足以下三个条件，即充足的睡眠、生理上的舒适和心理上的放松。

1.充足的睡眠

休息的最基本的先决条件是充足的睡眠。充足的睡眠可以促进个体精力和体力的恢复。虽然每个人所需要的睡眠时间有较大的区别，但都有最低限度的睡眠时数，满足了一定的睡眠时数，才能得到充足的休息。护理人员要尽量使患者有足够的睡眠时间和建立良好的睡眠习惯。

2.生理上的舒适

生理上的舒适也就是身体放松，是保证有效休息的前提。因此，在休息之前必须将患者身体上的不适降至最低程度。护理人员应为患者提供各种舒适服务，包括去除或控制疼痛、提供舒适的体位或姿势、协助患者搞好个人卫生、保持适宜的温湿度、调节睡眠时所需要的光线等。

3.心理上的放松

要得到良好的休息,必须有效地控制和减少紧张和焦虑,心理上才能得到放松。患者由于生病、住院时个体无法满足社会上、职业上或个人角色在义务上的需要,加之住院时对医院环境及医护人员感到陌生,对自身疾病的担忧等,患者常常会出现紧张和焦虑。因此,护理人员应耐心与患者沟通,恰当地运用其知识和技能,提供及时、准确的服务,尽量满足患者的各种需要,才能帮助患者减少紧张和焦虑。

二、睡眠

睡眠是各种休息中最自然、最重要的方式。人的一生中有 1/3 的时间要用在睡眠上。任何人都需要睡眠,通过睡眠可以使人的精力和体力得到恢复,可以保持良好的觉醒状态,这样人才能精力充沛地从事劳动或其他活动。睡眠对于维持人的健康,尤其是促进疾病的康复,具有重要的意义。

(一)睡眠的定义

现代医学界普遍认为睡眠是一种主动过程,是一种知觉的特殊状态。睡眠时,人脑并没有停止工作,只是换了模式,虽然对周围环境的反应能力降低,但并未完全消失。通过睡眠,人的精力和体力得到恢复,睡眠后可保持良好的觉醒状态。

由此,可将睡眠定义为周期性发生的持续一定时间的知觉的特殊状态,具有不同的时相,睡眠时可相对地不做出反应。

(二)睡眠原理

睡眠是与较长时间的觉醒交替循环的生理过程。目前认为,睡眠由睡眠中枢控制。睡眠中枢位于脑干尾端,它向上传导冲动,作用于大脑皮质(也称上行抑制系统),与控制觉醒状态的脑干网状结构上行激动系统的作用相拮抗,引起睡眠和脑电波同步化,从而调节睡眠与觉醒的相互转化。

(三)睡眠分期

通过脑电图(EEG)测量大脑皮质的电活动,眼电图(EOG)测量眼睛的运动,肌电图(EMG)测量肌肉的状况,发现睡眠的不同阶段脑、眼睛、肌肉的活动处于不同的水平。正常的睡眠周期可分为两个相互交替的不同时相状态,即慢波睡眠和快波睡眠。成人进入睡眠后,首先是慢波睡眠,持续 80~120 分钟后转入快波睡眠,维持 20~30 分钟后,又转入慢波睡眠。整个睡眠过程中有四或五次交替,越近睡眠的后期,快波睡眠持续时间越长。两种睡眠时相状态均可直接转为觉醒状态,但在觉醒状态下,一般只能进入慢波睡眠,而不能进入快波睡眠。

1.慢波睡眠

脑电波呈现同步化慢波时相,伴有慢眼球运动,肌肉松弛但仍有一定张力,也称正相睡眠或非快速眼球运动睡眠。在这段睡眠期间,大脑的活动下降到最低,使得人体能够得到完全的舒缓。此阶段又可分为四期。

(1)第Ⅰ期:为入睡期。是所有睡眠时相中睡得最浅的一期,常被认为是清醒与睡眠的过渡阶段,仅维持几分钟,很容易被唤醒。此期眼球有着缓慢的运动,生理活动开始减少,同时生命体征和新陈代谢逐渐减缓,在此阶段的人们仍然认为自己是清醒的。

(2)第Ⅱ期:为浅睡期。此阶段的人们已经进入无意识阶段,不过仍可听到声音,仍然容易被唤醒,此期持续 10~20 分钟,眼球不再运动,机体功能继续变慢,肌肉逐渐放松,脑电图偶尔会产生较快的宽大的梭状波。

(3)第Ⅲ期:为中度睡眠期。持续 15～30 分钟。此期肌肉完全放松,心搏缓慢,血压下降,但仍保持正常,难以唤醒并且身体很少移动,脑电图显示梭状波与 δ 波(大而低频的慢波)交替出现。

(4)第Ⅳ期:为深度睡眠期。持续 15～30 分钟。全身松弛,无任何活动,极难唤醒,生命体征比觉醒时明显下降,体内生长激素大量分泌,人体组织愈合加快,遗尿和梦游可能发生,脑电波为慢而高的 δ 波。

2.快波睡眠

快波睡眠也称异相睡眠或快速眼球运动睡眠(rapid eye movement sleep,REM sleep)。此期的睡眠特点是眼球转动很快,脑电波活跃,与觉醒时很难区分。其表现与慢波睡眠相比,是各种感觉功能进一步减退,唤醒阈值提高,极难唤醒,同时骨骼肌张力消失,肌肉几乎完全松弛。此外,这一阶段还会有间断的阵发性表现,如眼球快速运动、部分躯体抽动,同时有心排血量增加、血压上升、心率加快、呼吸加快而不规则等交感神经兴奋的表现。多数在醒来后能够回忆的生动、逼真的梦境都是在此期发生的。

睡眠中的一些时相对人体具有特殊的意义,如在 NREM 第Ⅳ期的睡眠中,机体会释放大量的生长激素来修复和更新上皮细胞和某些特殊细胞,如脑细胞,故慢波睡眠有利于促进生长和体力的恢复。而 REM 睡眠则对于学习记忆和精力恢复似乎很重要。因为在快波睡眠中,脑耗氧量增加,脑血流量增多,且脑内蛋白质合成加快,有利于建立新的突触联系,可加快幼儿神经系统成熟。同时快波睡眠对保持精神和情绪上的平衡最为重要。因为这一时期的梦境都是生动的、充满感情色彩的,此梦境可减轻、缓解精神压力,使人将忧虑的事情从记忆中消除。非快速眼球运动睡眠与快速眼球运动睡眠的比较见表 5-1。

表 5-1　非快速眼球运动睡眠与快速眼球运动睡眠的比较

项目	非快速眼球运动睡眠	快速眼球运动睡眠
脑电图	(1)第Ⅰ期:低电压 α 节律 8～12 次/秒 (2)第Ⅱ期:宽大的梭状波 14～16 次/秒 (3)第Ⅲ期:梭状波与 δ 波交替 (4)第Ⅳ期:慢而高的 δ 波 1～2 次/秒	同步化快波
眼球运动	慢的眼球转动或没有	阵发性的眼球快速运动
生理变化	(1)呼吸、心率减慢且规则 (2)血压、体温下降 (3)肌肉逐渐松弛 (4)感觉功能减退	(1)感觉功能进一步减退 (2)肌张力进一步减弱 (3)有间断的阵发性表现:心排血量增加,血压升高,呼吸加快且不规则,心率加快
合成代谢	人体组织愈合加快	脑内蛋白质合成加快
生长激素	分泌增加	分泌减少
其他	第Ⅳ期发生夜尿和梦游	做梦且梦为充满感情色彩、稀奇古怪的梦

(四)睡眠周期

对大多数成人而言,睡眠是每 24 小时循环一次的周期性程序。一旦入睡,成人平均每晚经历 4～6 个完整的睡眠周期,每个睡眠周期由不同的睡眠时相构成,分别是 NREM 睡眠的四个时相和 REM 睡眠,持续 60～120 分钟,平均为 90 分钟。睡眠周期各时相按一定的顺序重复出现。这一模式总是从 NREM 第 1 期开始,依次经过第Ⅱ期、第Ⅲ期、第Ⅳ期之后,返回 NREM 的第Ⅲ期然后到第Ⅱ期,再进入 REM 期,当 REM 期完成后,再回到 NREM 的第Ⅱ期(图 5-6),如此周而复始。在睡眠时相周期的任一阶段醒而复睡时,都需要从头开始依次经过各期。

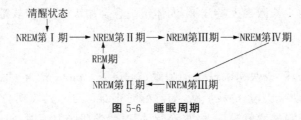

图 5-6　睡眠周期

在睡眠周期中,每一时相所占的时间比例随睡眠的进行而有所改变。一般刚入睡时,个体进入睡眠周期约 90 分钟后才进入 REM 睡眠,随睡眠周期的进展,NREM 第Ⅲ、Ⅳ时相缩短,REM 阶段时间延长。在最后一个睡眠周期中,REM 睡眠可达到 60 分钟。因此,大部分 NREM 睡眠发生在上半夜,REM 睡眠则多在下半夜。

(五)影响睡眠的因素

1.生理因素

(1)年龄:通常人睡眠的需要量与其年龄成反比,但有个体差异。新生儿期每天睡眠时间最长,可达 16～20 小时,成人 7～8 小时。

(2)疲劳:适度的疲劳,有助于入睡,但过度的精力耗竭反而会使入睡发生困难。

(3)昼夜节律:"睡眠-觉醒"周期具有生物钟式的节律性,如果长时间频繁地夜间工作或航空时差,就会造成该节律失调,从而影响入睡及睡眠质量。

(4)内分泌变化:妇女月经前期和月经期常出现嗜睡现象,绝经期妇女常失眠,与内分泌变化有关。

(5)寝前习惯:睡前的一些行为习惯,如看报纸杂志、听音乐、喝牛奶、洗热水澡或泡脚等,当这些习惯突然改变或被阻碍进行时,可能使睡眠发生障碍。

(6)食物因素:含有较多 L-色氨酸的食物,如肉类、乳制品和豆类都能促进入睡,缩短入睡时间,是天然的催眠剂;少量饮酒能促进放松和睡眠,但大量饮酒会干扰睡眠,使睡眠变浅;含有咖啡因的浓茶、咖啡及可乐饮用后使人兴奋,即使入睡也容易中途醒来,且总睡眠时间缩短。

2.病理因素

(1)疾病影响:几乎所有疾病都会影响睡眠。例如,各种原因引起的疼痛未能及时缓解时严重影响睡眠,精神分裂症、强迫性神经症等患者常处于过度觉醒状态。生病的人需要更多时间的睡眠来促进机体康复,却往往因为多种症状困扰或特殊的治疗限制而无法获得正常的睡眠。

(2)身体不适:身体的舒适是获得休息与安睡的先决条件,饥饿、腹胀、呼吸困难、憋闷、身体不洁、皮肤瘙痒、体位不适等都是常见的影响睡眠的原因。

3.环境因素

睡眠环境影响睡眠状况,适宜的温湿度、安静、整洁、舒适、空气清新的环境常可增进睡眠,反之则会对睡眠产生干扰。

4.心理因素

焦虑不安、强烈的情绪反应(如恐惧、悲哀、激动、喜悦)、家庭或人际关系紧张等常常影响患者的睡眠。

5.其他

食物摄入多少、体育锻炼情况、某些药物等也会影响睡眠形态。

(六)促进睡眠的护理措施

1.增进舒适

人们在感觉舒适和放松时才能入睡。为了使患者放松,对于一些遭受病痛折磨的患者采用有效镇痛的方法;做好就寝前的晚间护理,如协助患者洗漱、排便;帮助患者处于正确的睡眠姿势,妥善安置身体各部位的导管、引流管,以及牵引、固定等特殊治疗措施。

2.环境控制

人们睡眠时需要的环境条件包括适宜的室温和通风、最低限度的声音、舒适的床和适当的照明。一般冬季室温 18 ～22 ℃、夏季 25 ℃左右、相对湿度以 50%～60% 为宜;根据患者需要,睡前开窗通风,清除病房内异味,使空气清新;保持病区尽可能的安静,尽量减少晚间交谈;提供清洁、干燥的卧具和舒适的枕头、被服;夜间调节住院单元的灯光。

3.重视心理护理

多与患者沟通交流,找出影响患者休息与睡眠的心理社会因素,通过鼓励倾诉、正确指导,消除患者紧张和焦虑情绪,恢复平静、稳定的状态,提高休息和睡眠质量。

4.建立休息和睡眠周期

针对患者的不同情况,帮助患者建立适宜的休息和睡眠周期。患者入院后,原有的休息和睡眠规律被打乱,护士应在患者醒时进行评估、治疗和常规护理工作,避免因一些非必需任务而唤醒患者,同时鼓励患者合理安排日间活动,适当锻炼。

5.尊重患者的睡眠习惯

病情允许的情况下,护理人员应尽可能根据患者就寝前的一些个人习惯,选择如提供温热饮料,允许短时间的阅读、听音乐,协助沐浴或泡脚等方式促进睡眠。

6.健康教育

使患者了解睡眠对健康与康复的重要作用,身心放松的重要意义和一些促进睡眠的常用技巧。与患者一起讨论有关休息和睡眠的知识,分析困扰患者睡眠的因素,针对具体情况给予相应指导,帮助患者建立有规律的生活方式,养成良好的睡眠习惯。

(孙润英)

第六章 护理管理

第一节 护理岗位管理

医院应当实行护理岗位管理,按照科学管理、按需设岗、保障患者安全和临床护理质量的原则,合理设置护理岗位,明确岗位职责、任职条件,健全管理制度,提高管理效率。

一、护理岗位设置

《卫生健康委员会关于实施医院护士岗位管理的指导意见》中对改革护士管理方式、护理岗位设置等方面提出了明确的要求。

(一)护理岗位设置的原则

1.以改革护理服务模式为基础

实行"以患者为中心"的责任制整体护理工作模式,在责任护士全面履行专业照顾、病情观察、治疗处置、心理护理、健康教育和康复指导等职责的基础上,开展岗位管理相关工作。

2.以建立岗位管理制度为核心

医院根据功能任务、规模和服务量,将护士从按身份管理逐步转变为按岗位管理,科学设置护理岗位,实行按需设岗、按岗聘用、竞聘上岗,逐步建立激励性的用人机制。通过实施岗位管理,实现同工同酬、多劳多得、优绩优酬。

3.以促进护士队伍健康发展为目标

遵循公平、公正、公开的原则,建立和完善护理岗位管理制度,稳定临床一线护士队伍,使医院护士得到充分的待遇保障、晋升空间、培训支持和职业发展,促进护士队伍健康发展。

4.建立合理的岗位系列框架

运用科学的方法,收集、分析、整合工作岗位相关信息,对岗位的职责、权力、隶属关系、任职资质等作出书面规定并形成正式文件,制定出合格的岗位说明书。

(二)护理岗位的设置

医院护理岗位设置分为护理管理岗位、临床护理岗位和其他护理岗位。

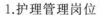

1.护理管理岗位

护理管理岗位是从事医院护理管理工作的岗位,包括护理部主任、副主任、科护士长、护士长和护理部干事。护理管理岗位的人员配置应当具有临床护理岗位的工作经验,具备护理管理的知识和能力。医院应当通过公开竞聘,选拔符合条件的护理人员从事护理管理岗位工作。

2.临床护理岗位

临床护理岗位是护士为患者提供直接护理服务的岗位,主要包括病房(含重症监护病房)、门诊、急诊科、手术部、产房、血液透析室、导管室、腔镜检查室、放射检查室、放射治疗室、医院体检中心等岗位。临床护理岗位含专科护士岗位和护理教学岗位。重症监护、急诊急救、手术部、血液净化等对专科护理技能要求较高的临床护理岗位宜设专科护理岗位。承担临床护理教学任务的医院,应设置临床护理教学岗位。教学老师应具备本科及以上学历、本专科5年及以上护理经验、主管护师及以上职称,经过教学岗位培训。

3.其他护理岗位

其他护理岗位是护士为患者提供非直接护理服务的岗位,主要包括消毒供应中心、医院感染管理部门、病案室等间接服务于患者的岗位。

(三)护士分层级管理

医院应当根据护士的临床护理服务能力和专业技术水平为主要指标,结合工作年限、职称和学历等,对护士进行合理分层。临床护理岗位的分级包括N0～N4,各层级护士按相应职责实施临床护理工作,并体现能级对应。

(1)医院层面依据护士学历、年资、岗位分类、工作职责、任职条件、技术职称和专业能力等综合因素,确定层级划分标准及准入条件。

(2)科室层面根据患者病情、护理难度和技术要求等要素,对责任护士进行合理分工、科学配置及分层级管理。N1～N4级护士比例原则为4∶3∶2∶1,在临床工作中可根据医院及科室的实际情况酌情调整。

专业能力培训重点是指各层级护士在承担相应级别护理工作期间,应接受高一层级护士的专业能力培训,以便在该层级期满以后顺利晋升到高一层级。如N0护士准备晋升N1时,应具备N1护士的资质要求及临床能力,符合晋级条件,并接受N1级别标准的专业能力培训考核合格,方能晋升为N1级护士。

(3)护理部建立考核指标,对各层级护士进行综合考评及评定,以日常工作情况及临床护理实践能力为主要考评因素,并与考核结果相结合,真正做到多劳多得、优绩优酬,护士薪酬向临床一线风险高、工作量大、技术性强的岗位倾斜,实现绩效考核的公开、公平、公正。

二、岗位职责

(一)护理管理岗位职责

1.护理部主任职责

(1)在院长及主管副院长的领导下,负责医院护理行政、护理质量及安全、护理教学、护理科研等管理工作。

(2)严格执行有关医疗护理的法律、法规及安全防范等制度。

(3)制定护理部的远期规划和近期计划并组织实施,定期检查总结。

(4)负责全院护理人员的调配,向主管副院长及人事部门提出聘用、奖惩、任免、晋升意见。

（5）教育各级护理人员培养良好的职业道德和业务素质，树立明确的服务理念，敬业爱岗，无私奉献。

（6）加强护理科学管理。以目标为导向，以循证为支持，以数据为依据。建立护理质量评价指标，不断完善结构-过程-结果质量评价体系。

（7）建立护士培训机制，提升专业素质能力。建立"以需求为导向，以岗位胜任力为核心"的护士培训制度。制定各级护理人员的培训目标和培训计划，采取多渠道、多种形式的业务技术培训及定期进行业务技术考核。

（8）负责护生、进修护士的教学工作，创造良好的教学条件和实习环境，督促教学计划的落实，确保护理持续质量改进。

（9）组织制定护理常规、技术操作规程、护理质量考核标准及各级护理人员的岗位职责。积极开展护理科研和技术革新，引进新业务、新技术。

（10）主持护理质量管理组的工作，使用现代质量管理工具、按照现有的护理程序，做好日常质量监管。

（11）深入临床，督导护理工作，完善追踪管理机制，做到持续监测、持续分析、持续改进。

（12）定期召开护士长会议，部署全院护理工作。定期总结分析护理不良事件，提出改进措施，确保护理持续质量改进。

（13）定期进行护理查房，组织护理会诊及疑难疾病讨论，不断提高护理业务水平及护理管理质量。

（14）制定护理突发事件的应急预案并组织实施。

2.护理部副主任职责

（1）在护理部主任的领导下，负责所分管的工作，定期向主任汇报。

（2）主任外出期间代理主任主持日常护理工作。

3.科护士长职责

（1）在护理部、科主任领导下全面负责所属科室的临床护理、教学、科研及在职教育的管理工作。

（2）根据护理部工作计划制定本科室的护理工作计划，按期督促检查、组织实施并总结。

（3）负责督促本科各病房认真执行各项规章制度、护理技术操作规程。

（4）负责督促检查本科各病房护理工作质量，加强护理质量评价指标监测，利用管理工具对问题进行根本原因分析，制定对策，达到持续质量改善的效果。

（5）有计划地组织科内护理查房，疑难病例讨论、会诊等。解决本科护理业务上的疑难问题，指导临床护理工作。

（6）有计划地组织安排全科业务学习。负责全科护士培训和在职教育工作。

（7）负责组织并指导本科护士护理科研、护理改革等工作。

（8）对科内发生的护理不良事件按要求及时上报护理部，并进行根本原因分析、制定改进对策，做好记录。

4.护士长职责

（1）门诊部护士长职责：①在护理部、门诊部或科护士长领导下，负责门诊部及其管辖各科室的护理行政及业务管理。督促检查护理人员及保洁人员的岗位责任制完成情况。②负责制定门诊护理质量控制标准，督促检查护理人员严格执行各项规章制度和操作技术标准规程，认真执行各项护理常规。③根据医院和护理部总体目标,制定本部门的护理工作目标、工作计划并组织落实,定期总结。④负责护理人员的分工、排班及调配工作。负责组织护士做好候诊服务。⑤组织专科业务培训和新技术的学习,不断提高门诊护理人员的业务技术水平。⑥负责对新上岗医师、护士和实习生,进修人员介绍门诊工作情况及各项规章制度,负责实习、进修护士的教学工作。⑦落实优质护理措施,持续改进服务质量。⑧负责督促检查抢救用物、毒麻精神药品和仪器管理工作。⑨负责计划、组织候诊患者进行健康教育和季节性疾病预防宣传。⑩严格执行传染病的预检分诊和报告制度,可疑传染病患者应及时采取隔离措施,防止医院感染。⑪制定门诊突发事件的应急预案,定期组织急救技能的培训及演练,保证安全救治。⑫加强医护、后勤及辅助科室的沟通,不断改进工作。⑬建立不良事件应急预案,加强不良事件的上报管理,并落实改进对策。

(2)急诊科护士长职责:①在护理部主任和科主任领导下,负责急诊科护理行政管理及护理部业务技术管理工作。②制定和修订急诊护理质量控制标准,督促检查护理人员严格执行各项规章制度和操作技术标准规程,认真执行各项护理常规。组织实施计划,定期评价效果,持续改进急诊科护理工作质量。③根据医院和护理部总体目标,制定本部门的护理工作目标、工作计划并组织落实,定期总结。④负责急诊科护理人员的分工和排班工作。⑤督促护理人员严格执行各项规章制度和操作技术规范,加强业务训练,提高护士急救的基本理论和基本技能水平。复杂的技术要亲自执行或指导护士操作,防止发生不良事件。⑥负责急诊科护士的业务训练和绩效考核,提出考核、晋升奖惩和培养使用意见。组织开展新业务、新技术及护理科研。⑦负责护生的临床见习、实习和护士进修的教学工作,并指定有经验、有教学能力的护师或护师职称以上的人员担任带教工作。⑧负责各类物资的管理。如药品、仪器、设备、医疗器材、被服和办公用品等,分别指定专人负责请领、保管、保养和定期检查。⑨组织护士准备各种急救药品、器械,定量、定点、定位放置,并定期检查、及时补充,保持急救器材物品完好率在100%。⑩加强护理质量评价指标监测及数据的分析、评价,建立反馈机制,达到持续改善的效果。⑪建立、完善和落实急诊"绿色通道"的各项规定和就诊流程,组织安排、督促检查护理人员配合医师完成急诊抢救任务。巡视观察患者,按医嘱进行治疗护理,并做好各种记录和交接班工作。⑫加强护理质量管理,及时完成疫情统计报告,检查监督消毒隔离,保证室内清洁、整齐、安静,防止医院感染。⑬建立不良事件应急预案,加强不良事件的上报管理,并落实改进对策。

(3)病房护士长职责:①在护理部主任及科主任的领导下,负责病房的护理行政及业务管理。②根据医院和护理部的工作目标,确定本部门的护理工作目标、计划并组织实施,定期总结。③科学分工,合理安排人力,督促检查各岗位工作完成情况。④随同科主任查房,参加科内会诊、大手术和新开展手术的术前讨论及疑难病例的讨论。⑤认真落实各项规章制度和技术操作规程,加强医护合作,严防不良事件的发生。⑥参加并指导危重、大手术患者的抢救工作,组织护理查房、护理会诊及疑难护理病例讨论。⑦组织护理人员的业务学习及技术训练,引进新业务、新技术,开展护理科研。组织并督促护士完成继续医学教育计划。⑧加强护理质量评价指标监测及数据的分析、评价,建立反馈机制,达到持续改善的效果。⑨经常对护理人员进行职业道德教育,不断提高护理人员的职业素质和服务质量。⑩组织安排护生和进修护士的临床实习,督促教学老师按照教学大纲制定教学计划并定期检查落实。⑪负责各类物品、药品的管理,做到计划领取。在保证抢救工作的前提下,做到合理使用,避免浪费。⑫各种仪器、抢救设备做到定期测试和维修,保证性能良好,便于应急使用。⑬保持病室环境,落实消毒隔离制度,防止医院感染。⑭制定病房突发事件的应急预案并组织实施。⑮协调沟通医护患、后勤及辅助科室的关系,经常听取意见,不断改进工作。⑯建立不良事件应急预案,加强不良事件的上报管理,并落实改进对策。

(4)夜班总护士长职责:①在护理部领导下,负责夜间全院护理工作的组织指导。②掌握全院危重、新入院、手术患者的病情、治疗及护理情况,解决夜间护理工作中的疑难问题。③检查夜间各病房护理工作,如环境的安静、安全、抢救物品及药品的准备,陪伴及作息制度的执行情况,值班护士的仪表、服务态度。④协助领导组织并参加夜间院内抢救工作。⑤负责解决临时缺勤的护理人员调配工作,协调科室间的关系。⑥督促检查护理人员岗位责任制落实情况。⑦督促检查护理人员认真执行操作规程。⑧书写交班报告,并上交护理部,重点问题还应做口头交班。

(二)护理人员技术职称及职责

1.主任/副主任护师职责

(1)在护理部主任或护士长的领导下,负责本专科护理、教学、科研等工作。

(2)指导制订本科疑难患者的护理计划,参加疑难病例讨论、护理会诊及危重患者抢救。

(3)经常了解国内、外护理发展新动态,及时传授新知识、新理论,引进新技术,以提高专科护理水平。

(4)组织护理查房,运用循证护理解决临床护理中的疑难问题。

(5)承担高等院校的护理授课及临床教学任务。

(6)参与编写教材,组织主管护师拟定教学计划。

(7)协助护理部主任培养教学、科研高级护理人才,组织开展新业务,参与护理查房。

(8)协助护理部主任对各级护理人员进行业务培训及考核。

(9)参与护理严重事故鉴定会,并提出鉴定意见。

(10)制订科研计划并组织实施,带领本科护理人员不断总结临床护理工作经验,撰写科研论文和译文。

(11)参与护理人员的业务、技术考核,审核、评审科研论文及科研课题,参与科研成果鉴定。

(12)参与护理技术职称的评定工作。

2.主管护师职责

(1)在本科护士长的领导及主任(副主任)护师的指导下,参与临床护理、教学、科研工作。

(2)完成护士长安排的各岗及各项工作。

(3)参与复杂、较新的技术操作及危重患者抢救。

(4)指导护师(护士)实施整体护理,制订危重、疑难患者的护理计划及正确书写护理记录。

(5)参加科主任查房,及时沟通治疗、护理情况。

(6)协助组织护理查房、护理会诊及疑难病例讨论,解决临床护理中的疑难问题。

(7)承担护生、进修护士的临床教学任务,制订教学计划,组织教学查房。

(8)承担护生的授课任务,指导护士及护生运用护理程序实施整体护理,做好健康教育。

(9)参与临床护理科研,不断总结临床护理经验,撰写护理论文。

(10)协助护士长对护师及护士进行业务培训和考核。

(11)学习新知识及先进护理技术,不断提高护理技术及专科水平。

3.护师职责

(1)在病房护士长的领导及主任护师、主管护师的指导下,进行临床护理及护理带教工作。

(2)参加病房临床护理实践,完成本岗任务,指导护士按照操作规程进行护理技术操作。

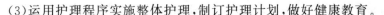

(3)运用护理程序实施整体护理,制订护理计划,做好健康教育。

(4)参与危重患者的抢救与护理,参加护理查房,协助解决临床护理问题。

(5)指导护生及进修护士的临床实践,参与临床讲课及教学查房。

(6)学习新知识及先进护理技术,不断提高护理业务技术水平。

(7)参加护理科研,总结临床护理经验,撰写护理论文。

4.护士职责

(1)在护士长的领导和上级护师的指导下进行工作。

(2)认真履行各岗职责,准确、及时地完成各项护理工作。

(3)严格遵守各项规章制度,认真执行各项护理常规及技术操作规程。

(4)在护师指导下运用护理程序实施整体护理及健康教育并写好护理记录。

(5)参与部分临床带教工作。

(6)学习新知识及先进护理技术,不断提高护理技术水平。

三、绩效考核

绩效考核是人力资源管理中的重要环节,是指按照一定标准,采用科学方法评定各级护理人员对其岗位职责履行的情况,以确定其工作业绩的一种有效管理方法,其考核结果可作为续聘、晋升、分配、奖惩的主要依据。建立科学的绩效评价体系是开展绩效管理的前提与基础,根据不同护理岗位的特点,使绩效考核结合护士护理患者的数量、质量、技术难度和患者满意度等要素,以充分调动广大护士提高工作水平的主动性和积极性。

(一)绩效考核重点环节

绩效考核的目的不是考核护士,而是通过"评估"与"反馈"提升护士工作表现,拓宽职业生涯发展空间。绩效考核包括 3 个重点环节。

1.工作内容和目标设定

护士长与护士就工作职责、岗位描述、工作标准等达成一致。

2.绩效评估

护士的实际绩效与设定标准(目标)比较、评分过程。

3.提供反馈信息

需要一个或多个信息反馈,与护士共同讨论工作表现,必要时共同制订改进计划。

(二)绩效考核步骤

绩效考核是一个动态循环的过程,是绩效管理中的一个环节。绩效考核的步骤如下。①绩效制度规划:包括明确绩效评估目标、构建具体评估指标、制定绩效评估标准、决定绩效评估方式;②绩效的执行:资料的收集与分析;③绩效考核与评价;④建立绩效检讨奖惩制度;⑤绩效更新修订与完善。

(三)绩效考核内容

绩效考核的内容包括德、能、勤、绩四个方面。

1.德

德即政治素质、思想品德、工作作风、职业道德等。

(1)事业心:具有强烈的事业心及进取精神,爱岗敬业、为人师表,模范地遵守各项规章制度,认真履行职责。

(2)职业道德:具有良好的职业道德,热心为患者服务,能认真履行医德、医风等各项规定。

(3)团结协作:能团结同志并能协调科室间、部门间、医护间的工作关系。

2.能

能即具备本职工作要求的知识技能和处理实际工作的能力。

(1)专业水平:精通本专业的护理理论,了解本专业国内护理现状和发展动态,有较强的解决实际问题能力和组织管理能力。

(2)专业技能:熟练掌握本岗技能,具有解决疑难问题的能力,并能指导护士的技术操作。

(3)科研能力:科研意识强,能独立承担科研课题的立项任务,开展或引进护理新技术、新业务。

(4)教学能力:具有带教或授课能力,能胜任院内、外授课任务及指导培养下级护士的能力。

3.勤

工作态度、岗位职责完成情况、出勤及劳动纪律等。

4.绩

工作效率和效益、成果、奖励及贡献等。绩能综合体现德、能、勤三方面,应以考绩为主。

(四)绩效考核类型

绩效考核不仅局限于管理者对下属绩效的评价,还应采取多种考核方式,以取得良好的评价效果。

1.按层次分类有以下五种

(1)上级考核:较理想的上级考核方式是每位护理人员由上一级管理人员来考核其表现,即逐级考核。这种方式便于评价护理人员的整体表现,反映评价的真实性和准确性。

(2)同级评价:同级的评价是最可靠的评价资料来源之一,因为同级间工作接触密切,对每个人的绩效彼此间能全面了解。通过同级评价可以增加护理人员之间的信任,提高交流技能,增加责任感。这种方式考评结果比较可信。

(3)下级评价:对管理者的评价可以直接由下级提供管理者的行为信息。为避免护理人员在评议上级时所产生的顾虑,可采取不记名的形式进行"民意测验",其结果比较客观、准确。

(4)自我评价:自我评价法是护理人员及管理人员根据医院或科室的要求定期对自己工作的各方面进行评价。这种方式有利于他们自觉提高自己的品德素质、临床业务水平和管理能力,增强工作的责任感。其结果还可用来作为上级对下级评价的参考,从而减少被考评者的不信任感。

(5)全方位评价:全方位评价是目前较常采用的一种评价方法,这种方法提供的绩效反馈资料比较全面。评价者可以是护理人员在日常工作中接触的所有人,如上级、下级、同事、患者、家属等,但实施起来比较困难。

2.按时间分类法有以下两种

(1)日常考核:护理人员个人和所在部门或科室均应建立日常考核手册。个人手册应随时记录个人业绩,包括业务活动、护理缺陷等情况。科室或部门应建立护理人员绩效考核手册,随时对员工的表现、护理质量、护理缺陷、突出的业绩予以记录。

(2)定期考核:定期考核为阶段性考核,可以按周、月、半年、年终等阶段进行考核,便于全面了解员工情况,激励员工的积极性。

(五)绩效考核方法

1.表格评定法

表格评定法是绩效考核中最常见的一种方法。此方法是把一系列的绩效因素罗列出来,如

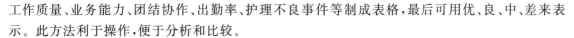

工作质量、业务能力、团结协作、出勤率、护理不良事件等制成表格,最后可用优、良、中、差来表示。此方法利于操作,便于分析和比较。

2.评分法

将考核内容按德、能、勤、绩的具体标准规定分值,以分值的多少计算考核结果。

3.评语法

评语法是一种传统的考绩方法。指管理者对护理人员的工作绩效用文字表达出来,其内容、形式不拘一格,便捷易行。但由于纯定性的评语难免带有评价者的主观印象,因此难以做到准确评价和对比分析。

4.专家评定法

专家评定法即外请专家与本单位的护理管理者共同考评,采用此方法护理专家既能检查、指导工作,又可交流工作经验且比较公正、专业。

(六)绩效考评反馈

绩效考评反馈是绩效考评的一种非常重要的环节,它的主要任务是让被考评者了解、认可考评结果,客观地认识自己的不足,以改进工作,提高护理质量。

1.书面反馈

书面反馈即对考核结果归纳、分析,以书面报告或表格的形式反馈给科室或当事人。

2.沟通反馈

沟通反馈即当面反馈,开始先对被评考人的工作成绩进行肯定,然后提出一些不足、改进意见及必要的鼓励。

(谭继平)

第二节 护理安全管理

一、护理风险管理与护理安全管理

医疗护理风险是一种职业风险。风险包括经济风险、政治风险、法律风险、人身风险。因此,现代医院管理者必须对风险因素进行安全管理及有效控制。

(一)护理风险管理与护理安全管理

1.护理风险与护理安全的概念

护理风险指患者在医疗护理过程中,由风险因素直接或间接地影响导致的可能发生的一切不安全事件。护理风险除具有一般风险的特征外,还具有风险水平高,存在客观性、不确定性、复杂性及风险后果严重等特征。

护理安全是指在医疗服务过程中,既要保证患者的人身安全不因医疗护理失误或过失而受到危害,又要避免发生事故和医源性纠纷而造成医院及当事人承受风险。

2.护理风险管理与护理安全管理的概念

(1)护理风险管理是指对患者、医护人员、医疗护理技术、药物、环境、设备、制度、程序等不安全因素进行管理的活动。采用护理风险管理程序的方法,有组织、有系统地消除或减少护理风险事件、风险对患者和医院的危害及经济损失,以保障患者和医护人员的安全。

(2)护理安全管理是指为保证患者的身心健康,对各种不安全因素进行有效控制。护理安全管理可以提高医护人员的安全保护意识,最大限度地降低不良事件的发生率,是护理质量管理中的重要组成部分。

护理安全管理强调的是减少事故及消除事故,而护理风险管理是为了最大限度地降低由各种风险因素造成的损失,其管理理念是提高护理风险防范意识,预防护理风险的发生。护理风险管理不但包含了预测和预防不安全事件,而且延伸到保险、投资甚至政治风险等领域,以此保证患者及医护人员的人身安全。由于护理风险管理与护理安全管理的着重点不同,它们的控制方法存在差异。

3.护理风险管理的理念

护理风险管理的理念即将发生不良事件后的消极管理变为事件发生前的前馈控制。瑞士奶酪模式已经用于临床风险的管控,其理论被称为"累积行为效应"。该理论认为在一个组织中,事件的发生有4个层面(4片奶酪)的因素,包括组织的影响、不安全监管、不安全行为先兆、不安全的操作行为。每一片奶酪代表一层防御体系,每片奶酪上的孔代表防御体系中存在的漏洞和缺陷。这些孔的位置和大小都在不断变化,当每片奶酪上的孔排列在一条直线上时,风险就会穿过所有防御屏障上的孔,导致风险事件的发生。如果每个层面的防御体系对漏洞可以拦截,系统就不会因为单一的不安全行为而发生风险事件。加强护理风险防范和管理则需要不断强化护理人员的风险防范意识,加强质量监管,以预防为主,及时发现安全问题,通过事前控制对可能发生的风险事件进行预警,防止风险事件的发生,保证患者的安全。

(二)护理风险管理程序

护理风险管理程序是指对患者、工作人员、探视者等可能产生伤害的潜在风险进行识别、评估,采取正确行动的过程。

1.护理风险的识别

护理风险的识别是对潜在的和客观存在的各种护理风险进行系统地、连续地识别和归类,并分析产生护理风险事件原因的过程。常用的护理风险识别方法有以下几种。

(1)鼓励护理人员及时上报风险事件,掌握可能发生风险事件的信息,以利于进一步监控全院风险事件的动态,制定回避风险的措施,以杜绝类似事件的发生。

(2)通过常年积累的资料及数据分析并掌握风险的规律,使管理者能抓住管理重点(如各类风险事件的高发部门、高发时间、高发人群),针对薄弱环节加强质量控制,规避风险事件。

(3)应用工作流程图(包括综合流程图及高风险部分的详细流程图),了解总体的医疗护理风险分布情况,全面、综合地分析各个环节的风险,以预测临床风险。

(4)采用调查法,通过设计专用调查表调查重点人员,以掌握可能发生风险事件的信息。

2.护理风险的评估

护理风险的评估是在护理风险识别的基础上进行的。评估的重点是识别可能导致不良事件的潜在危险因素。在明确可能出现的风险后,对风险发生的可能性及造成损失的严重性进行评估,对护理风险进行定量、定性地分析和描述并对风险的危险程度进行排序,确定危险等级,为采取相应的风险预防管理对策提供依据。

3.护理风险的控制

护理风险的控制是护理风险管理的核心,是经过风险的识别和评估之后,对风险问题所应采取的措施,主要包括风险预防及风险处置两方面内容。

(1)风险预防:在风险识别和评估的基础上,在风险事件出现前采取防范措施,例如,长期进行风险教育,加强新护士规范化培训,举办医疗纠纷及医疗事故防范专题讲座,强化护理人员的职业道德、风险意识及法律意识,进一步增强护理人员的责任感,加强护理风险监控。

(2)风险处置:包括风险滞留和风险转移两种方式。①风险滞留是将风险损伤的承担责任保留在医院内部,由医院自身承担风险。②风险转移是将风险责任转移给其他机构,最常见的方式是购买医疗风险保险,将风险转移至保险公司,达到保护医护人员利益的目的。

4.护理风险的监测

护理风险的监测是对风险管理手段的效益性和适用性进行分析、检查、评估和修正。例如,对通过调查问卷、护理质控检查、理论考试等方法获得的数据进行分析和总结,评价风险控制方案是否最佳,所达效果如何,以完善内控建设,进一步提高风险处理的能力并为下一个风险循环管理周期提供依据。

二、护理安全文化与护理行为风险管理

(一)安全文化概念

1.安全文化

早在 1986 年,国际原子能机构的国际和安全咨询组首次提出"安全文化",即实现安全的目标必须将安全文化渗透到所要进行的一切活动中,进一步树立了安全管理的新理念。

安全文化即借助一种文化氛围,将"以人为本"的理念渗透到安全管理的过程中,通过潜移默化的教育、影响塑造良好的安全素质,营造一种充满人性,互相尊重、关爱的人文氛围,形成一种安全、高效的工作环境,以建立起安全、可靠的保障体系。

2.护理安全文化

通过长期的安全文化教育和培养,进一步强化护理人员的质量意识、责任意识、法规意识、风险意识,并通过潜移默化的影响,使护理人员能够约束个人的思想和行为,以道德规范、价值观念为准则,将安全第一、预防为主的理念转化为自觉的行为,使其从"要我做"变为"我要做",保障护理安全。

(二)安全文化和安全法规在规范护理行为中的作用

2003 年,Singer 等提出:安全文化可以理解为将希波克拉底的格言"无损于患者为先"整合到组织的每一个单元,注入每一个操作规程,就是将安全提升到最优先地位的一种行为。

安全行为的建立受多种因素(包括内因及外因的作用)影响,其中安全文化和安全法规、规章对安全行为的影响非常重要。

1.安全文化对安全行为的影响

安全文化是无形的制度,它依赖于内在的约束机制。安全文化有助于员工建立并形成自觉的安全行为准则、安全目标及安全价值观,使护理人员在护理实践中,逐步认识到自己对社会所承担的责任,并将个人的价值观和维护生命与健康的重任统一起来,建立关爱患者、关爱生命的情感及良好的慎独修养,以高度的敬业精神不断完善行为,更好地履行安全法规、规范、操作规程,规避风险的发生。

2.安全法规、规章对安全行为的影响

安全法规、规章均为由国家制定并强制实施的行为规范。护理制度、护理常规均是在长期的

护理实践中总结的客观规律,是指导护理行为的准则。两者均为有型的、依赖外在约束而发挥作用的他律制度,逐步形成护理人员所遵循的工作规范,因此具有强制性的管理作用。

安全行为的产生既要依赖于安全、法规、规章、制度,又要依赖于安全文化。因为任何有形的安全制度都无法深入护理过程的细枝末节中,也无法完全调动护理人员的安全创造力,安全法规只有与安全文化相结合,才能达到规范安全护理行为的效果。

3.营造非惩罚性的安全文化

要想构建安全文化,护理管理者首先要更新观念,积极倡导安全文化,建立不良事件自愿报告系统。安全文化的重要标志之一是针对"系统＋无惩罚环境",调动护理人员的积极性,主动报告不良事件并不受惩罚,畅通护理缺陷的上报系统,使被动地事后分析转变为主动汇报潜在隐患,有利于尽早发现不安全因素,调动护理人员主动参与护理安全管理,从根源上分析原因,并对系统加以改进,使护理人员从发生的事件中得到启示,以有效预防护理风险的发生。

(三)护理行为风险的防范措施

(1)建立健全风险管理组织,使其风险管理活动有系统、有计划、有目的、有程序,以此形成长效、稳固的风险管理体系,保证有效监管临床护理工作及控制护理风险。

(2)护理管理者应根据行业标准要求,制定并及时修订相关的工作制度、操作规范、操作流程及各项护理风险预案,抓好安全管理的环节,并在制定预案的基础上,进一步完善事件发生后的应急处理措施,使护理风险降至最低水平。

(3)各级护理管理人员应加强质量改进意识,在牢固树立"预防为主、强化一线、持续改进"原则的基础上,充分运用现代护理安全管理工具和方法,针对临床质量问题建立院内护理质量评价体系,以此发现问题,聚焦重点,把握要因,落实对策,促进临床护理质量的持续改进。

(4)合理配置护理人力资源,使护理人员的数量与临床实际工作相匹配,并根据护理人员的资质、专业水平、工作经历等,合理构建人员梯队,使护理人员最大限度地发挥专长,进一步增强责任心和竞争意识,减少和避免护理不安全因素。

(5)加强护理专业技术培训和继续医学教育,护理管理者要有计划、有目的地结合专业需求,组织护士进行业务学习,选送护理骨干参加专科护士培训或外出进修,使其不断更新知识,以适应护理学科的发展。

(6)护理人员在工作中要建立良好的护患关系,加强与患者的沟通,及时将可能发生的风险因素告知患者及其家属,并在进行特殊治疗、检查、高风险的护理操作时,要认真履行告知义务,征得患者及其家属的同意,并执行知情同意制度,以将职业风险降到最低限度。

(7)构建安全文化,将安全文化视为一种管理思路,将其运用到护理管理工作中,使安全文化的理念不断渗透到护理行为中,影响护理人员的安全管理的态度及信念,使护理人员能够从法规的高度认识职业的责任、权利和义务,规范安全护理行为,以建立安全的保障体系。

三、患者安全目标管理规范

随着医疗领域高科技设备在临床广泛应用和药品的更新速度不断加快,医疗过程中的不安全因素日益凸显出来。患者安全和医疗护理过程中潜在的风险已成为世界各国医院质量管理关注的焦点。患者安全目标的制定对于进一步加强医疗安全管理、强化患者安全意识是至关重要的。

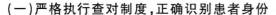

（一）严格执行查对制度，正确识别患者身份

患者身份确认是指医护人员在医疗护理活动中，通过严格执行查对制度对患者的身份进行核实，使所执行的诊疗活动准确无误，保证每一位患者的安全。

（1）对门诊就诊和住院患者执行唯一标识（医保卡、新型农村合作医疗卡编号、身份证、病案号等）管理，制定准确地确认患者身份的制度和规程，并在全院范围内统一实施。

（2）建立以腕带为识别标识的制度，作为操作前、用药前、输血前识别患者的一种有效手段。①住院患者应佩戴腕带，特别是对手术部、重症监护病房、急诊抢救室、新生儿科/室的患者，意识不清、要抢救、需要输血、语言不同、有交流障碍及无自主能力的重症患者使用腕带来识别患者身份。②腕带标识清楚，须注明患者的姓名、性别、出生日期、病案号等信息。有条件的医院可以使用带有可自动识别的条码的腕带识别患者身份。对于有传染病、药物过敏、有精神疾病等特殊患者，应有明显的识别标识（腕带、床头卡等）。③佩戴腕带前护士应根据病历填写腕带信息，双人核对后与患者或其家属再次核对，确认无误后方可给患者佩戴腕带。若腕带损坏或丢失，仍需要双人按以上方法核对，再给患者补戴。④患者佩戴腕带应松紧适宜，保持皮肤完整、无损伤，手部血供良好。⑤患者出院时，须将腕带取下。

（3）职能部门应落实其督导职能并有记录。

（二）强化手术安全核查、手术风险评估制度及工作流程

（1）多部门共同合作制定与执行手术部位识别标识制度、手术安全核查制度与手术风险评估制度及其工作流程。

（2）对择期手术患者在完成各项术前检查、病情和风险评估及履行知情同意手续后方可下达手术医嘱。

（3）手术医师应在术前对患者的手术部位进行体表标识，并主动请患者参与认定，避免错误手术的发生。

（4）接患者时将手术患者确认单与病历核对，确认后，手术室工作人员、病房护士与手术患者或其家属共同核对患者信息、手术部位及标识，三方核对无误后签字。确认手术所需物品及药品均已备妥，方可接患者。

（5）认真执行安全核查制度，手术医师、麻醉医师、手术室护士应共同合作实施三步安全核查流程，并进行三方确认签字。

1）第一步：实施麻醉前，由麻醉医师主持，三方根据手术安全核查单的内容，依次核对患者身份、手术方式、知情同意情况、手术部位与标识、麻醉安全检查、皮肤是否完整、术野皮肤准备、静脉通道建立情况、患者的过敏史、抗菌药物皮试结果、术前备血情况、假体、体内植入物、影像学资料等内容。若患者局部麻醉，由手术医师、巡回护士和患者本人共同核对。

2）第二步：手术开始前，由手术医师主持，三方共同核查患者身份、手术方式、手术部位与标识，并确认风险预警等内容。手术物品准备情况的核查由手术室护士执行，手术室护士向手术医师和麻醉医师报告。准备切开皮肤前，手术医师、麻醉医师、巡回护士共同遵照手术风险评估制度规定的流程，再次核对患者身份、手术部位、手术名称等，并根据手术切口的清洁程度、麻醉分级、手术持续时间判定手术风险分级并正确记录。

3）第三步：患者离开手术室前，由巡回护士主持，三方共同核查患者身份、实际手术方式，核查术中用药、输血的情况，清点手术用物，确认手术标本，检查皮肤的完整性、动静脉通路、引流管，确认患者去向。

(6)手术安全核查项目填写完整。

(三)加强医护人员之间有效沟通的程序,完善医疗环节交接制度

1.建立规范化信息沟通程序,加强医疗环节交接制度

它包括医疗护理交接班、患者转诊转运交接、跨专业团队协作等。

2.规范医嘱开具、审核、执行与监管程序及处理流程

(1)正确执行医嘱:①在诊疗活动中医护人员之间应进行有效沟通,正确执行医嘱。对有疑问的医嘱,护士应及时向医师查询,严防盲目执行。除抢救外不得使用口头医嘱或电话通知医嘱。②在对危重症患者紧急抢救的特殊情况下,对医师下达的口头医嘱护士应复诵,经医师确认后方可执行,并在执行时实施两人核对,操作后保留安瓿,经两人核对后方可弃去安瓿。抢救结束后督促医师即刻据实补记医嘱。③开具医嘱后,护士必须分别将医嘱打印或转抄至各类长期医嘱治疗单或执行单上,并由两人核对,核对无误后在医嘱执行单上签名。④执行医嘱后,执行护士在医嘱执行单上的执行栏内注明执行时间并签名。

(2)患者危急值的处理:护士在接获信息系统、电话或口头通知的患者危急值或其他重要的检验/检查结果时,必须规范、完整、准确地记录患者的识别信息、检验结果/检查结果和报告者的信息(如姓名与电话),进行复述,确认无误后及时向主管医师或值班医师报告,并做好记录。

3.严格执行护理查对制度

(1)严格执行服药、注射、输液查对制度:①执行药物治疗医嘱时要进行"三查七对",即操作前、操作中、操作后分别核对床号、姓名、药名、剂量、浓度、时间、用法。②清点药品时和使用药品前,要检查药品的质量、标签、有效期和批号,如不符合要求,不得使用。

③给药前注意询问患者有无过敏史;使用麻醉药品、精神药品时要经过反复核对;静脉给药要注意药品有无变质,瓶口有无松动、裂缝,给予多种药物时,要注意配伍禁忌。④摆药后必须经二人分次核对,无误,方可给药。

(2)严格执行输血查对制度:在取血时、输血前、输血时必须经两人核对,无误,方可输血。输血时须注意观察,保证安全。

(3)严格执行医嘱查对制度:①开医嘱、处方或进行治疗时,应查对患者的姓名、性别、床号、病案号。②医嘱下达后,办公室护士按要求处理并做到班班查对和签字。③对有疑问的医嘱必须与医师进行核实,确认无误后方可执行。④在紧急抢救的情况下,对医师下达的口头医嘱,护士应清晰复诵,经医师确认后方可执行,并在执行时实施两人核对,操作后保留安瓿,经两人核对后方可弃去安瓿。抢救结束后督促医师即刻据实补记医嘱。⑤整理医嘱单后,须经第二人查对。⑥办公室护士及夜班护士每天各查对一次医嘱。⑦护士长每天查对医嘱,每周组织大查对。⑧建立医嘱查对登记本,办公室护士、夜班护士每天查对医嘱、护士长每周查对医嘱后应在登记本上记录医嘱核实情况并注明查对时间,最后签名。

(四)减少医院感染的风险

(1)严格遵守手卫生规范,落实医院感染控制的基本要求。①按照手卫生规范正确配置有效、便捷的手卫生设备和设施,为执行手卫生提供必需的保障与有效的监管措施。②医护人员在临床诊疗活动中,应严格遵循手卫生相关要求,尽可能降低医院感染的风险。③对医护人员提供手卫生培训,要求医护人员严格掌握手卫生指征,提高手卫生的依从性,正确执行六步洗手法,确保临床操作的安全性。

(2)医护人员在无菌操作过程中,应严格遵循无菌操作规范,确保临床操作的安全性。

(3)各临床科室应使用在有效期内的、合格的无菌医疗器械(器具、耗材)。

(4)有创操作的环境消毒应当遵循医院感染控制的基本要求。

(5)各部门的医疗废物处理应当遵循医院感染控制的基本要求。

(五)提高用药安全

1.严格执行药品管理制度

(1)认真执行诊疗区药品管理制度。

(2)认真执行特殊药品管理制度。①必须单独存放高浓度电解质(如超过0.9％的氯化钠溶液)、氯化钾溶液、磷化钾溶液、肌肉松弛剂、细胞毒化疗药等特殊药品,要有醒目标识,禁止将其与其他药品混合存放。②有麻醉药品、精神药品、放射性药品、医疗用毒性药品及药品类易制毒化学品等特殊药品的存放区域、标识和贮存方法的相关规定。③对包装相似、听似、看似的药品、一品多规格或多剂型药品的存放要有明晰的警示标识,临床人员应具备识别能力。④药学部门应定期提供药物识别技能的培训与药品识别警示信息,规范药品名称与缩写标准。

2.严格执行服药、注射、输液安全用药原则

(1)转抄和执行医嘱均应严格执行核对程序,由转抄者或执行者签名。

(2)严格执行"三查七对"制度,保证患者身份识别的准确性。

(3)执行医嘱给药前认真评估患者的病情,如发现患者不宜使用该药物,应停止执行医嘱,保证患者安全,并告知医师。

(4)用药前仔细阅读药品说明书,开具与执行医嘱时要注意药物的配伍禁忌,熟悉常用药物的用量、给药途径、不良反应、处理方法等。

3.严格执行输液操作规程与安全管理制度

(1)护士应掌握配制药物的相关知识:静脉输液用药要合理,按照输液加药顺序,分组摆药,双人核对;静脉输液时不可将两瓶以上液体以串联形式同时输入;评估患者的情况,根据药物作用机制调节静脉输液速度,密切观察用药过程中的输液反应,并制定其应急预案。

(2)药师应为其他医护人员、患者提供合理用药的方法及用药不良反应的咨询。

(六)建立临床实验室危急值报告制度

某项危急值检验结果出现时,患者可能处于危险状态,此时临床医师如能及时得到检验信息,迅速给予患者有效的治疗措施,即可能挽救患者的生命,否则失去最佳的抢救时机。

(1)医院应制定出适合本单位的危急值报告制度、流程及项目表。

(2)危急值报告应有可靠途径且医技部门(含临床实验室、医学影像部门等)能为临床提供咨询服务。危急值报告重点对象是急诊科、手术室、重症监护病房及普通病房的急危重症患者。

(3)对危急值报告的项目实行严格的质量控制,尤其是分析前对标本的质量控制措施,如做出标本采集、储存、运送、交接、处理的规定并认真落实。

(4)危急值项目可根据医院实际情况认定,至少应包括血钙、血钾、血糖、血气、白细胞计数、血小板计数、凝血酶原时间、活化部分凝血活酶时间。

(七)防范与减少患者跌倒、坠床、压疮等事件

1.防范与减少患者跌倒、坠床等意外事件

(1)有防范患者跌倒、坠床的相关制度,并体现多部门协作。

(2)评估住院患者跌倒、坠床的风险,根据病情、用药变化再评估,并在病历中记录。

(3)主动告知患者跌倒、坠床的风险及防范措施,并有记录。

（4）医院环境中有防止跌倒的安全措施,如走廊有扶手,地面防滑。

（5）对特殊患者(如儿童患者、老年患者、孕妇),主动告知跌倒、坠床的危险,采取适当措施防止跌倒、坠床等意外,如贴警示标识、用语言提醒、搀扶、设床护栏。

（6）建立并执行患者跌倒/坠床报告与伤情认定制度和程序。

2.防范与减少患者的压疮

（1）建立压疮风险评估与报告制度和程序。

（2）认真实施有效的压疮防范制度与措施。

（3）制定压疮诊疗与护理规范,并对发生压疮案例进行分析及制定改进措施。

（4）护理部建立对上报压疮的追踪、评估及评价系统。

（八）加强全员急救培训,保障安全救治

（1）建立全员急救技能培训机制,确定必备急救技能项目,并有相关组织培训机构。

（2）对过敏性休克、火灾、地震、溺水、中暑、电梯事故、中毒等进行应急培训和演练,对相关人员进行高级生命支持的培训。

（3）医院建立院内抢救车及药品规范管理制度,在规定的地点部署并实施统一的管理。

（4）定期对员工的急救技能及应急能力进行考评,建立考评标准及反馈机制。

（5）加强对员工的自身防护意识及自身救护能力的评估,保障员工安全。

四、医疗事故的管理

（一）医疗事故分级

医疗事故是指医疗机构及其医护人员在医疗活动中,违反医疗卫生管理法律、行政法规、部门规章制度和诊疗护理规范,常规或发生过失造成患者人身损害的事故。根据对患者人身造成的损害程度,医疗事故分为四级。

（1）一级医疗事故:造成患者死亡、重度残疾者。

（2）二级医疗事故:造成患者中度残疾,器官组织损伤导致严重功能障碍者。

（3）三级医疗事故:造成患者轻度残疾,器官组织损伤导致一般功能障碍者。

（4）四级医疗事故:造成患者明显人身损害的其他后果者。

（二）医疗事故中医疗过失行为责任程度的标准

专家鉴定组综合分析医疗过失行为在导致医疗事故损害后果中的作用,患者原有疾病状况等因素,判定医疗过失行为的责任程度。医疗事故中医疗过失行为责任程度分为以下几方面。

1.完全责任

完全责任指医疗事故损害后果完全由医疗过失行为造成。

2.主要责任

主要责任指医疗事故损害后果主要由医疗过失行为造成,其他因素起次要作用。

3.次要责任

次要责任指绝大部分医疗事故损害后果由其他因素造成,医疗过失行为起次要作用。

4.轻微责任

轻微责任指绝大部分医疗事故损害后果由其他因素造成,医疗过失行为起轻微作用。

（三）医疗纠纷

患者、家属或其他亲友对医疗服务的过程、内容、结果、收费或服务态度不满而发生争执,或医患双方对同一医疗事件的原因、后果、处理方式或轻重程度产生分歧、发生争议,称为医疗纠纷。

(四)医疗事故、医疗纠纷上报及处理规定

对医疗事故、医疗纠纷的处理已逐渐向法制化、规范化发展,这对维护医患双方合法权益、保持社会稳定起到积极的作用。

1.医疗事故、医疗纠纷上报程序

(1)在医疗护理活动中,一旦发生或发现医疗事故及可能引起医疗事故或医疗纠纷的医疗过失行为,当事人或知情人应立即向科室负责人报告;科室负责人应当及时向本院负责医疗服务质量监控部门及护理部报告;护理部接到报告后应立即协同院内主管部门进行调查核实,迅速将有关情况如实向主管院领导汇报。

(2)一旦发生或发现医疗过失行为,医疗机构及护理人员应当立即采取有效抢救措施,避免或减轻对患者身体健康的损害,防止不良后果。

(3)如果发现下列重大医疗护理过失行为:导致患者死亡医疗事故者、导致可能二级以上医疗事故者、导致3人以上人身损害后果者,医院应将调查及处理情况报告上一级卫生行政部门。

2.医疗事故或医疗纠纷的处理途径

(1)处理医疗事故与医疗纠纷的首要途径是立足于化解矛盾,即经过医患双方交涉,多方联系沟通,进行院内协商解决,避免矛盾激化。

(2)院内协调无效时,可申请由上级机构(即医学会医疗事故技术鉴定专家组)进行医疗鉴定或人民调解机构解决医疗纠纷。

(3)通过法律诉讼程序解决。

3.医疗纠纷病历的管理规定

(1)病历资料的复印或复制:应当由负责医疗服务质量监控的部门负责受理复印或复制病历资料的申请。申请人按照下列要求提供有关证明。①申请人为患者本人,应提供其有效身份证明。②申请人为患者代理人,应提供患者及其代理人的有效身份证明、申请人与患者代理关系的法定证明材料。③申请人为死亡患者的近亲属,应当提供患者的死亡证明、申请人是死亡患者近亲属的法定证明材料。④申请人为死亡患者近亲属代理人,应提供患者的死亡证明、死亡患者近亲属及其代理人的有效身份证明、死亡患者与其近亲属关系的法定证明材料、申请人与死亡患者近亲属代理关系的法定证明材料。⑤申请人为保险机构,应当提供保险合同复印件、承办人员的有效身份证明、患者本人或者其代理人同意的法定证明材料。

(2)紧急封存病历程序:①患者家属提出申请后,护士应及时向科主任、护士长汇报,同时向医务部门或专职人员汇报;若事情发生在节假日或夜间,应直接通知医院行政值班人员。②在各种证件齐全的情况下,在医院管理人员或科室医护人员、患者家属双方在场的情况下封存病历(可封存复印件)。③封存的病历由医院负责医疗服务质量监控部门保管,护士不可直接将病历交给患者或家属。

(3)封存病历前护士应完善的工作:①完善护理记录,护理记录要完整、准确、填写及时,护理记录的内容与医疗记录一致。②检查体温单、医嘱单记录是否完整,医师的口头医嘱是否被及时记录。

(4)可复印的病历资料:包括门(急)诊病历和住院病历中的住院志(入院记录)、体温单、医嘱单、化验单、医学影像检查资料、特殊检查同意书、手术同意书、手术及麻醉记录单、病理报告、护

理记录、出院记录。

4.医疗纠纷实物的管理

(1)疑似输液、输血、注射药物等引起不良后果,医患双方应共同对现场实物进行封存和启封,封存的现场实物由医院保管;需要检验的,应当由双方共同指定的、依法具有检验资质的机构进行检验;双方无法共同指定检验机构时,由卫生行政部门决定。

(2)疑似输血引起不良后果,需要对血液进行封存保管的医院应当通知提供该血液的采供血机构,让其派专人到场。

五、护理不良事件的管理

护理不良事件是指在诊疗护理活动中,违反医疗卫生法律、规章和护理规范、常规等造成的任何可能影响患者的诊疗结果、增加患者痛苦和负担并可能引发护理纠纷或护理事故的事件。医院应积极倡导、鼓励护理人员主动报告护理不良事件,通过提高对错误的识别能力和防范能力,在质量管理与持续改进过程中,提升保障患者安全的能力。

(一)护理不良事件的分级

护理不良事件按照事件的严重程度分为4个等级。

(1)Ⅰ级(警讯事件):非预期死亡,或在非疾病自然进展过程中造成永久性功能丧失。

(2)Ⅱ级(不良后果事件):诊疗活动而非疾病本身造成患者的机体与功能损害。

(3)Ⅲ级(未造成后果事件):虽然发生了错误事件,但未给患者的机体与功能造成任何损害,或虽有轻微损害,但不需任何处理患者可完全康复。

(4)Ⅳ级(临界错误事件):由于及时发现,错误事件在对患者实施之前被发现并得到纠正。

(二)护理不良事件的分类

1.药物事件

药物事件即给药过程相关的不良事件,如医嘱开立、配液、输液过程相关的不良事件。

2.输血事件

输血事件是与输血过程相关的不良事件,如医嘱开立、备血、输血过程相关的不良事件。

3.手术事件

它是发生于术前、术中、术后的不良事件。

4.医疗处置事件

医疗处置事件是与医疗护理措施及治疗处置相关的不良事件。

5.院内非预期心跳、呼吸骤停事件

院内非预期心跳、呼吸骤停事件即发生在院内,非原疾病病程可预期的心脏、呼吸骤停事件。

6.管路事件

它包括任何管路滑脱、自拔、错接、阻塞、未正常开启等事件。

7.跌倒/坠床事件

它是意外跌倒/坠床造成的不良事件。

8.组织损伤事件

它包括手术、卧床等因素导致压疮、烫伤,静脉注射时药物外渗导致组织损伤等不良事件。

9.检查、检验病理标本事件

它是与检查、检验病理标本过程相关的不良事件。

10.其他事件

它是除上述类型以外的导致患者损伤的事件。

(三)护理不良事件报告系统

1.报告护理不良事件的原则

护理不良事件报告系统根据所报告事件的种类可分为强制性报告系统和自愿报告系统。

(1)强制性报告系统:针对Ⅰ级警讯事件、Ⅱ级不良后果事件,要求必须遵循主动、及时上报的原则。该系统有助于分析事件原因。

(2)自愿报告系统:针对Ⅲ级未造成后果事件、Ⅳ级临界错误事件,鼓励自愿报告不良事件,遵循保密、非惩罚、自愿上报原则。该系统充分体现了护理安全质量管理的人性化特点。

2.不良事件自愿报告系统的特点

(1)非惩罚性:报告者不用担心因为报告而受到责备和处罚。

(2)保密性:为患者、报告者和报告科室保密,不将有关上报信息泄露。

(3)独立性:报告系统应独立于任何有权处理报告者和组织的报告部门。

(4)时效性:临床专家及时分析上报事件,迅速提出改进建议,为临床反馈准确而有指导价值的信息,有助于借鉴和防范相关事件的发生。

(5)系统性:能够将上报的护理不良事件进行深入分析,例如,对工作流程、管理体系、仪器、人、环境等问题提出改进建议,以避免事件再次发生。

(四)护理不良事件的报告途径

1.匿名报告

发生事件的个人或他人通过电话、书面报告等形式报告至相关部门。

2.建立护理不良事件网络上报系统

通过网络上报系统使护理不良事件的上报更规范化、系统化,同时简化了上报流程。目前系统上报的护理不良事件主要包括药物事件、管路事件、跌倒/坠床事件、组织损伤事件、输血事件等,报告内容主要包括事件的名称、性质、发生时间、发生部门、涉及人员、事件结果、原因分析、采取对策等,内容简洁,便于上报及汇总分析。

(五)SHEL 模式在护理不良事件分析中的应用

国外学者认为个体犯错误的背后大多存在某种产生错误的条件和环境,个体犯错误主要由系统缺陷所造成,并非仅由个人的因素所致。个人仅是一系列环节中的最后一环,因此采用多角度的临床事件系统分析有助于安全体系的完善。本部分仅介绍 SHEL 模式事故分析法。

(1)S(soft)为软件部分:包括医护人员的业务素质和能力,具体包括医德素质、专业素质、技术素质、身体素质等。

(2)H(hard)为硬件部分:指与医护人员工作相关的设备、材料、工具等硬件。

(3)E(environment)为临床环境:是指医护人员工作的环境。

(4)L(litigant)为当事人及他人:从管理者及他人的因素(患者的违医行为等)分析,找出管理者存在的问题。

应用 SHEL 模式对护理不良事件分析发现,护理不良事件容易发生在以人为中心的与硬件、软件、环境等相关作用的界面上。护理不良事件是上述因素相互作用的结果,很少由单一因素引发。对于发生的护理不良事件,应分析管理者及他人因素,从而发现管理环节存在的问题及护理质量管理体系的缺陷并加以改善。

(谭继平)

第七章 急诊科护理

第一节 高血压急症

高血压急症是指短时间内(数小时或数天)血压明显升高,舒张压＞16.0 kPa(120 mmHg)和/或收缩压＞24.0 kPa(180 mmHg),伴有重要器官组织,如心脏、脑、肾、眼底、大动脉的严重功能障碍或不可逆性损害。高血压急症可以发生在高血压患者,表现为高血压危象或高血压脑病;也可发生在其他许多疾病过程中,主要在心、脑血管病急性阶段,如脑出血、蛛网膜下腔出血、缺血性脑卒中、急性左心衰竭伴肺水肿、不稳定型心绞痛、急性主动脉夹层和急、慢性肾衰竭等情况时。

单纯的血压升高并不构成高血压急症,血压的高低也不代表患者的危重程度;是否出现靶器官损害及哪个靶器官受累不仅是高血压急症诊断的关键,也直接决定治疗方案的选择。及时正确处理高血压急症,可在短时间内使病情缓解,预防进行性或不可逆性靶器官损害,降低死亡率。根据降压治疗的紧迫程度,高血压急症可分为紧急和次急两类。前者需要采用静脉途径给药,在几分钟到 1 小时内迅速降低血压;后者需要在几小时到 24 小时内降低血压,可使用快速起效的口服降压药。

一、发病机制

长期高血压及伴随的危险因素引起小动脉中层平滑肌细胞增生和纤维化,中动脉、大动脉粥样硬化,管壁增厚和管腔狭窄,导致重要靶器官,如心、脑、肾缺血。在此基础上或在其他许多疾病过程中,因紧张、疲劳、情绪激动、突然停服降压药、嗜铬细胞瘤阵发性高血压发作等诱因,小动脉发生强烈痉挛,血压急剧上升,使重要靶器官缺血加重而产生严重功能障碍或不可逆性损害;或由于过高的血压突破了脑血流自动调节范围,脑组织血流灌注过多引起脑水肿、脑功能障碍。

妊娠时子宫胎盘血流灌注减少,使前列腺素在子宫合成减少,从而促使肾素分泌增加,通过血管紧张素系统使血压升高。

二、临床表现

(一)高血压脑病

高血压脑病常见于急性肾小球肾炎,也可见于其他原因高血压,但醛固酮增多症和嗜铬细胞瘤者少见。常表现为剧烈头痛、烦躁、恶心、呕吐、抽搐、昏迷、暂时局部神经体征。舒张压≥18.7 kPa (130 mmHg),眼底几乎均能见到视网膜动脉强烈痉挛,脑脊液压力可高达 3.9 kPa(400 mmH$_2$O),蛋白增加。经有效的降压治疗,症状可迅速缓解,否则将导致不可逆脑损害。

(二)急进性或恶性高血压

此类多见于中青年,血压显著升高,舒张压持续≥18.7 kPa(130 mmHg),并有头痛、视力减退、眼底出血、渗出和视盘水肿;肾损害突出,持续蛋白尿、血尿与管型尿;若不积极降压治疗,预后很差,常死于肾衰竭、脑卒中、心力衰竭。病理上以肾小球纤维样坏死为特征。

(三)急性脑血管病

急性脑血管病包括脑出血、脑血栓形成和蛛网膜下腔出血。

(四)慢性肾疾病合并严重高血压

原发性高血压可以导致肾小球硬化、肾功能损害,在各种原发性或继发性肾实质疾病中,包括各种肾小球肾炎、糖尿病肾病、红斑狼疮肾炎、梗阻性肾病等,出现肾性高血压者可为80%~90%,是继发性高血压的主要原因。随着肾功能损害加重,高血压的出现率、严重程度和难治程度也加重。

(五)急性左心衰竭

高血压是急性心力衰竭最常见的原因之一。

(六)急性冠脉综合征

血压升高引起内膜受损而诱发血栓形成致急性冠脉综合征。

(七)主动脉夹层

主动脉内的血液经内膜撕裂口流入囊样变性的中层,形成血肿,随血流压力的驱动,逐渐在主动脉中层内扩展。临床特点为急性起病,突发剧烈胸、背部疼痛,休克和血肿压迫相应的主动脉分支血管时出现的脏器缺血症状。多见于中老年患者,约 3/4 的患者有高血压。超高速 CT 和 MRI 能明确诊断,必要时行主动脉造影。一旦诊断明确,立即进行解除疼痛、降低血压、减慢心率的治疗。

(八)子痫

先兆子痫是指以下三项中有两项者:血压>21.3/14.7 kPa(160/110 mmHg);尿蛋白≥3 g/24 h;伴水肿、头痛、头晕、视物不清、恶心、呕吐等自觉症状。子痫指妊娠高血压综合征的孕产妇发生抽搐。辅助检查时血液浓缩、血黏度升高、重者肌酐升高、凝血机制异常,眼底可见视网膜痉挛、水肿、出血。

(九)嗜铬细胞瘤

嗜铬细胞瘤可产生和释放大量去甲肾上腺素和肾上腺素,常见的肿瘤部位在肾上腺髓质,也可在其他具有嗜铬组织的部位,如主动脉分叉处、胸腹部交感神经节等。临床表现为血压急剧升高,伴心动过速、头痛、苍白、大汗、麻木、手足发冷。发作持续数分钟至数小时。通过发作时尿儿茶酚胺代谢产物香草基杏仁酸和血儿茶酚胺的测定可以确诊。

高血压次急症也称为高血压紧迫状态,指血压急剧升高而尚无靶器官损害。允许在数小时内将血压降低,不一定需要静脉用药。包括急进性或恶性高血压无心、肾和眼底损害,以及先兆子痫、围术期高血压等。

三、诊断与评估

(一)诊断依据

(1)原发性高血压病史。

(2)血压突然急剧升高。

(3)伴有心功能不全、高血压脑病、肾功能不全、视盘水肿、渗出、出血等靶器官严重损害。

(二)评估

发生高血压急症的患者基础条件不同,临床表现形式各异,要决定合适的治疗方案,有必要早期对患者进行评估,作出危险分层,针对患者的具体情况制订个体化的血压控制目标和用药方案。

在病情诊断及评估中,简洁但完整的病史收集有助于了解高血压的持续时间和严重性、并发症情况及药物使用情况;需要明确患者是否有心血管、肾、神经系统疾病病史,检查是否有靶器官损害的相关征象;进行必要的辅助检查,如血电解质、尿常规、心电图、检眼镜等。根据早期评估选择适当的急诊检查,如胸部 X 线片、脑 CT 等。一旦发现患者有靶器官急性受损的迹象,就应该进行紧急治疗,绝不能一味等待检查结果。

四、治疗原则

(一)迅速降低血压

选择适宜有效的降压药物静脉滴注,在监测下将血压迅速降至安全水平,以预防进行性或不可逆性靶器官损害,避免使血压下降过快或过低,导致局部或全身灌注不足。

(二)降压目标

高血压急症降压治疗的第一个目标是在 30~60 分钟将血压降到一个安全水平。由于患者基础血压水平各异,合并的靶器官损害不一,这一安全水平必须根据患者的具体情况决定。指南建议:①1 小时内使平均动脉血压迅速下降但不超过 25%。一般掌握在近期血压升高值的2/3 左右。但注意对于临床的一些特殊情况,如主动脉夹层和急性脑血管病患者等,血压控制另有要求。②在达到第一个目标后,应放慢降压速度,加用口服降压药,逐步减慢静脉给药的速度,逐渐将血压降低到第二个目标。在以后的 2~6 小时将血压降至 21.3/(13.3~14.7 kPa)[160/(100~110)mmHg],根据患者的具体病情适当调整。③如果这样的血压水平可耐受和临床情况稳定,在以后24~48 小时逐步降低血压达到正常水平,即高血压急症血压控制的第三步。

五、常见高血压急症的急诊处理

(一)高血压脑病

高血压脑病临床处理的关键一方面要考虑将血压降低到目标范围内,另一方面要保证脑血流灌注,尽量减少颅内压的波动。脑动脉阻力在一定范围内直接随血压变化而变化,慢性高血压时,该设定点也相应升高,迅速、过度降低血压可能降低脑血流量,造成不利影响。因而降压治疗以静脉给药为主,1 小时内将收缩压降低 20%~25%,血压下降幅度不可超过 50%,舒张压一般不低于 14.7 kPa(110 mmHg)。在治疗时要同时兼顾减轻脑水肿、降颅内压,避免使用降低脑血流量的药物。迅速降压过去首选硝普钠,起始量为20 μg/min,视血压和病情可逐渐增至200～300 μg/min。但硝普钠可能引起颅内压增高,并影响脑血流灌注,以及可能产生蓄积中毒,在用药时需对患者进行密切监护。现多用尼卡地平、拉贝洛尔等。其中尼卡地平不仅能够安全平稳地控制血压,同时还能较好的保证脑部、心脏、肾等重要脏器的血供。尼卡地平急诊应用于高血压急症时,以静脉泵入为主,剂量为每分钟0.5～6.0 μg/kg,起始量为每分钟0.5 μg/kg,达到目标血压后,根据血压调节滴注速度。拉贝洛尔50 mg缓慢静脉注射,以后每隔15分钟重复注射,总剂量不超过300 mg,或给初始量后以0.5～2.0 mg/min的速度静脉滴注。合并有冠心病、心功能不全者,可选用硝酸甘油。颅内压明显升高者应加用甘露醇、利尿剂。一般禁用单纯受体阻滞剂、可乐定和甲基多巴等。二氮嗪可反射性地使心率增快,并可增加每搏输出量和升高血糖,故有冠心病、心绞痛、糖尿病者慎用。

(二)急性脑血管病

高血压患者在出现急性脑血管病时,脑部血流的调节机制进一步紊乱,特别是急性缺血性脑卒中患者,几乎完全依靠平均动脉血压的增高来维持脑组织的血液灌注。因而在严重高血压合并急性脑血管病的治疗中,需首先把握的一个原则就是"无害原则",避免血流灌注不足。急性卒中期间迅速降低血压的风险和好处并不清楚,因此,一般不主张对急性脑卒中患者采用积极的降压治疗,在病情尚未稳定或改善的情况下,宜将血压控制在中等水平[约21.3/13.3 kPa(160/100 mmHg)],血压下降不要超过20%。治疗时避免使用减少脑血流灌注的药物,可选用尼卡地平、拉贝洛尔、卡托普利等。联合使用血管紧张素转化酶抑制剂和噻嗪类利尿剂有利于减少卒中发生率。

1.脑梗死

许多脑梗死患者在发病早期,其血压均有不同程度的升高,且其升高的程度与脑梗死病灶大小及是否患有高血压有关。脑梗死早期的高血压处理取决于血压升高的程度及患者的整体情况和基础血压。如收缩压在24.0～29.3 kPa(180～220 mmHg)或舒张压在14.7～16.0 kPa(110～120 mmHg),一般不急于降压治疗,但应严密观察血压变化;如血压>29.3/16.0 kPa(220/120 mmHg),或伴有心肌缺血、心力衰竭、肾功能不全及主动脉夹层等,或考虑溶栓治疗的患者,则应给予降压治疗。根据患者的具体情况选择合适的药物及合适剂量。如尼卡地平5 mg/h作为起始量静脉滴注,每5分钟增加2.5 mg/h至满意效果,最大15 mg/h。拉贝洛尔50 mg缓慢静脉注射,以后每隔15分钟重复注射,总剂量不超过300 mg,或给初始量后以0.5～2.0 mg/min的速度静脉滴注。效果不满意者可谨慎使用硝普钠。β受体阻滞剂可使脑血流量降低,急性期不宜用。

2.脑出血

脑出血时血压升高是颅内压增高情况下保持正常脑血流的脑血管自动调节机制,脑出血患者合并严重高血压的治疗方案目前仍有争论,降压可能影响脑血流量,导致低灌注或脑梗死,但持续高血压可使脑水肿恶化。一般认为,在保持呼吸道通畅、纠正缺氧、降低颅内压后,如血压≥26.7/14.7 kPa(200/110 mmHg)时,才考虑在严密血压监测下使用经静脉降压药物进行治疗,使血压维持在略高于发病前水平或24.0/14.0 kPa(180/105 mmHg)左右;收缩压在22.7～26.7 kPa(170～200 mmHg)或舒张压在13.3～14.7 kPa(100～110 mmHg),暂不必使用降压药,先脱水降颅内压,并严密观察血压情况,必要时再用降压药。可选择血管紧张素转化酶抑制剂、利尿剂、拉贝洛尔等。钙通道阻滞剂能扩张脑血管、增加脑血流,但可能增高颅内压,应慎重

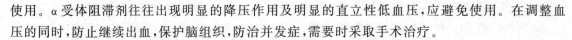

使用。α受体阻滞剂往往出现明显的降压作用及明显的直立性低血压,应避免使用。在调整血压的同时,防止继续出血,保护脑组织,防治并发症,需要时采取手术治疗。

(三)急性冠脉综合征

急性冠脉综合征包括不稳定型心绞痛和心肌梗死,其治疗目标在于降低血压、减少心肌耗氧量,但不可影响到冠脉灌注压,从而减少冠脉血流量。血压控制的目标是使其收缩压下降10%～15%。治疗时首选硝酸酯类药物,如硝酸甘油,开始时以5～10 μg/min速率静脉滴注,逐渐增加剂量,每5～10分钟增加5～10 μg/min。早期联合使用其他降血压药物治疗,如β受体阻滞剂、血管紧张素转化酶抑制剂、$α_1$受体阻滞剂,必要时还可配合使用利尿剂和钙通道阻滞剂。另外,配合使用镇痛、镇静药等。特别是尼卡地平能增加冠状动脉血流、保护缺血心肌,静脉滴注能发挥降压和保护心脏的双重效果。拉贝洛尔能同时阻断$α_1$和β受体,在降压的同时能减少心肌耗氧量,也可选用。心肌梗死后的患者可选用血管紧张素转化酶抑制剂、β受体阻滞剂和醛固酮拮抗剂。此外,原发病的治疗如溶栓、抗凝、血管再通等也非常重要,对ST段抬高的患者溶栓前应将血压控制在20.0/12.0 kPa(150/90 mmHg)以下。

(四)急性左心衰竭

急性左心衰竭主要是由收缩期高血压和缺血性心脏病导致的。严重高血压伴急性左心衰竭治疗的主要手段是通过静脉用药,迅速降低心脏的前、后负荷。在应用血管扩张药迅速降低血压的同时,配合使用强效利尿剂,尽快缓解患者的缺氧和高度呼吸困难。就心脏功能而言,应力求将血压降到正常水平。血压被控制的同时,心力衰竭也常得到控制。血管扩张药可选用硝普钠、硝酸甘油、酚妥拉明等,广泛心肌缺血引起的急性左心衰竭,首选硝酸甘油。在降压的同时以吗啡3～5 mg静脉缓注,必要时每隔15分钟重复1次,共2～3次,老年患者酌减剂量或改为肌内注射;呋塞米20～40 mg静脉注射,2分钟内推完,4小时后可重复1次;并给予吸氧、氨茶碱等。洋地黄仅在心脏扩大或心房颤动伴快速心室率时应用。

(五)急性主动脉夹层

3/4的主动脉夹层患者有高血压,血压增高是病情进展的重要诱因。治疗目标为通过扩张血管、减缓心动过速、抑制心脏收缩、降低血压及左心室射血速度、降低血流对动脉的剪切力,从而阻止夹层血肿的扩展。主动脉夹层在升主动脉及有并发症者尽快手术治疗;主动脉夹层病变局限在降主动脉者应积极内科治疗。患者应绝对卧床休息,严密监测生命体征和血管受累征象,给予有效止痛、迅速降压、镇静和吸氧,忌用抗凝或溶栓治疗。疼痛剧烈患者立即静脉使用较大剂量的吗啡或哌替啶。不论患者有无收缩期高血压,都应首先静脉应用β受体阻滞剂来减弱心肌收缩力、减慢心率、降低左心室射血速度。如普萘洛尔0.5 mg静脉注射,随后每3～5分钟注射1～2 mg,直至心率降至60～70次/分。心率控制后,如血压仍然很高,应加用血管扩张药。降压的原则是在保证脏器足够灌注的前提下,迅速将血压降低并维持在尽可能低的水平。一般要求在30分钟内将收缩压降至13.3 kPa(100 mmHg)左右。如果患者不能耐受或有心、脑、肾缺血情况,也应尽量将血压维持在16.0/10.7 kPa(120/80 mmHg)以下。治疗首选硝普钠或尼卡地平静脉滴注。其他常用药物有乌拉地尔、艾司洛尔、拉贝洛尔等。必要时加用血管紧张素Ⅱ受体阻滞剂、血管紧张素转化酶抑制剂或小剂量利尿剂,但要注意血管紧张素转化酶抑制剂可引起刺激性咳嗽,可能加重病情。肼苯达嗪和二氮嗪因有反射性增快心率、增加心排血量作用,不宜应用。主动脉大分支阻塞患者,因降压后使缺血加重,不宜采用降压治疗。

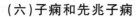

(六)子痫和先兆子痫

妊娠急诊患者的处理需非常小心,因为要同时顾及母亲和胎儿的安全。在加强母儿监测的同时,治疗时需把握三项原则:镇静防抽搐、止抽搐;积极降压;终止妊娠。①镇静防抽搐、止抽搐:常用药物为硫酸镁,肌内注射或静脉给药,用药时监测患者血压、尿量、腱反射、呼吸,避免发生中毒反应。镇静药可选用冬眠1号或地西泮。②积极降压:当血压升高＞22.7/14.7 kPa(170/110 mmHg)时,宜静脉给予降压药物,控制血压,以防脑卒中及子痫发生。究竟血压应降至多少合适,目前尚无一致意见。注意避免血压下降过快、幅度过大,影响胎儿血供。保证分娩前舒张压在 12.0 kPa(90 mmHg)以上,否则会增加胎儿死亡风险。紧急降压时可静脉滴注尼卡地平、拉贝洛尔或肼苯达嗪。尼卡地平是欧洲妊娠血压综合征治疗的首选药,它的胎盘转移率低,长时间使用对胎儿也无不良影响,能在有效降压的同时,延长妊娠,有利于改善胎儿结局,尤其适用于先兆子痫患者使用。另外,尼卡地平有针剂和口服制剂两种剂型,适合孕产妇灵活应用。但应注意其可能抑制子宫收缩而影响分娩,在与硫酸镁合用时应小心产生协同作用。肼苯达嗪常用剂量为 40 mg 加于 5％葡萄糖溶液 500 mL 静脉滴注,0.5～10.0 mg/h。血压稳定后改为口服药物维持。血管紧张素转化酶抑制剂、血管紧张素Ⅱ受体阻滞剂可能对胎儿产生不利影响,禁用;利尿剂可进一步减少血容量,加重胎儿缺氧,除非存在少尿情况,否则不宜使用利尿剂;硝普钠可致胎儿氰化物中毒,也为禁忌。③结合患者病情和产科情况,适时终止妊娠。

(七)特殊人群高血压急症的处理

1.老年性高血压急症

老年人患高血压比例较高,容易出现靶器官损害,甚至是多个靶器官损害,高血压急症的发展速度较快,危险度更高。降压治疗可减少老年患者的心脑血管病的发生率及死亡率。但是老年高血压患者血压波动大,控制效果差。另外,老年患者多有危险因素和复杂的基础疾病,因而在遵循一般处理原则的同时,需格外注意以下几点:①降压不要太快,尤其是对于体质较弱者。②脏器的低灌注对老年患者的危害更大,建议血压控制目标为收缩压降至 20.0 kPa(150 mmHg),如能耐受可进一步降低。舒张压若＜9.3 kPa(70 mmHg)可能产生不利影响。③大多数患者的药物初始剂量宜降低,注意药物不良反应。④常需要两种或更多药物控制血压。由于尼卡地平具有脏器保护功能的优势,对于老年人高血压急症,建议优先使用。⑤注意原有的和药物治疗后出现的直立性低血压。

2.肾功能不全患者

治疗原则为在强效控制血压的同时,避免对肾功能的进一步损害,通常需要联合用药,根据患者的具体情况选择合适的降压药物。血压一般以降至 20.0～21.3/12.0～13.3 kPa(150～160/90～100 mmHg)为宜,第 1 小时使平均动脉压下降 10％,第 2 小时下降 10％～15％,在12 小时内使平均动脉压下降约 25％。选用增加或不减少肾血流量的降压药,首选血管紧张素转化酶抑制剂和血管紧张素Ⅱ受体阻滞剂,常与钙通道阻滞剂、小剂量利尿剂、β受体阻滞剂联合应用;避免使用有肾毒性的药物;经肾排泄或代谢的降压药,剂量应控制在常规用量的1/3～1/2。病情稳定后建议长期联合使用降压药,将血压控制在＜17.3/10.7 kPa(130/80 mmHg)。

六、常用于高血压急症的药物评价

高血压急症的降压治疗除了选择起效迅速、作用持续时间短、停药后作用消失较快、不良反应小的静脉用药外,为增强降压作用、减少不良反应、保护重要脏器血流,以及出于特殊人群的需要,常需联合使用口服降压药,并且在血压控制后逐步减少静脉用药,转而用口服降压药物长期维持治疗。选择药物时应充分权衡血压与组织灌注、心脏负荷、血管损害、出血、凝血等的关系,合理控制降压的幅度与速度,考虑各种降压药物的作用和不良反应。

临床上用于降低血压的药物主要分为钙通道阻滞剂、血管紧张素转化酶抑制剂、血管紧张素Ⅱ受体阻滞剂、α受体阻滞剂、β受体阻滞剂、利尿剂及其他降压药7类,其中,常用于高血压急症的静脉注射药物为硝普钠、尼卡地平、乌拉地尔、二氮嗪、肼苯达嗪、拉贝洛尔、艾司洛尔、酚妥拉明等。其他药物则根据患者的具体情况酌情配合使用,如紧急处理时可选用硝酸甘油、卡托利等舌下含服;血管紧张素转化酶抑制剂、血管紧张素Ⅱ受体阻滞剂对肾功能不全的患者有很好的肾保护作用;α受体阻滞剂可用于前列腺增生的患者;在预防卒中和改善左心室肥厚方面,血管紧张素Ⅱ受体阻滞剂优于β受体阻滞剂;心力衰竭时需采用利尿剂联合使用血管紧张素转化酶抑制剂、β受体阻滞剂、血管紧张素Ⅱ受体阻滞剂等药物。

部分常用药物比较如下。

(一)硝普钠

硝普钠能直接扩张动脉和静脉,降压作用迅速,停药后效果持续时间短,可用于各种高血压急症。但是由于快速降低血压的同时也带来一系列不良反应,从而使硝普钠在临床的应用具有一定的局限性。如其控制血压呈剂量依赖性,同时还可以降低脑血流量,增加颅内压;对心肌供血的影响可引起冠脉缺血,增加急性心肌梗死早期的死亡率。静脉滴注时需密切观察血压,以免过度降压,造成器官组织血流灌注不足。长期或大剂量应用时可导致血中氰化物蓄积中毒,引起急性精神疾病和甲状腺功能低下等。小儿、冠状动脉或脑血管供血不足、肝和肾或甲状腺功能不全者禁用;代偿性高血压、动静脉并联、主动脉狭窄者和孕妇禁用。高血压急症伴急性冠状动脉综合征、高血压脑病、急性脑血管病或严重肾功能不全者使用时应谨慎。

(二)尼卡地平

尼卡地平为二氢吡啶类钙通道阻滞剂,是世界上第一个取得抗高血压适应证的钙通道阻滞剂。尼卡地平主要扩张动脉,降低心脏后负荷,对椎动脉、冠状动脉、肾动脉和末梢小动脉的选择性远高于心肌,在降低血压的同时,能改善脑、心脏、肾的血流量,并对缺血心肌具有保护作用。另外,它还具有利尿作用,也不影响肺部的气体交换。基于以上机制,尼卡地平在治疗高血压急症时具有以下特点:降压作用起效迅速、效果显著、血压控制过程平稳、血压波动性小;能有效保护靶器官;不易引起血压的过度降低,用量调节简单、方便;不良反应少且症状轻微,停药后不易出现反跳,长期用药也不会产生耐药性,安全性很好。与硝普钠相比降压效果上近似,而其安全性及对靶器官的保护作用明显优于硝普钠,因而尼卡地平不仅是治疗高血压的一线药物,也是急诊科在处理大多数高血压急症的理想选择。

(三)乌拉地尔

乌拉地尔为选择性α_1受体阻滞剂,具有外周和中枢双重降压作用,起效快,效果显著,不影响心率,无反跳现象,对嗜铬细胞瘤引起的高血压危象有特效。暂不提倡与血管紧张素转化酶抑制剂合用;主动脉峡部狭窄者、哺乳期妇女禁用;妊娠妇女仅在绝对必要的情况下方可使用;老年患者需慎用,初始剂量宜小,在脏器供血维持方面欠佳。

(四)拉贝洛尔

拉贝洛尔对α_1和β受体均有阻断作用,能减慢心率,减少心排血量,减小外周血管阻力。其降压作用温和,效果持续时间较长。特别适用于妊娠高血压患者。充血性心力衰竭、房室传导阻滞、心率过缓或心源性休克、肺气肿、支气管哮喘、脑出血患者禁用;肝、肾功能不全及甲状腺功能低下等患者慎用。

(五)艾司洛尔

艾司洛尔为选择性 β_1 受体阻滞剂,起效快,作用时间短。能减慢心率、减少心排血量、降低血压,特别是收缩压。支气管哮喘、严重慢性阻塞性肺疾病、窦性心动过缓、二度至三度房室传导阻滞、难治性心功能不全、心源性休克及对本品过敏者禁用。

七、急救护理

(一)保持安静

绝对卧床休息,半卧位。减少患者搬动,教会患者缓慢改变体位。避免一切不良刺激和不必要的活动。消除紧张恐惧心理、稳定情绪,必要时按医嘱使用镇静药。

(二)保持呼吸道通畅

吸氧 4~5 L/min,如呼吸道分泌物较多,患者呼吸功能较差,应用吸引器吸出。呕吐时头偏向一侧,防止误吸导致窒息。

(三)建立有效静脉通路

立即建立静脉通路,迅速按医嘱使用降压药及时降低血压。降低血管阻力,解除血管的痉挛状态。一般首选硝普钠,应避光静脉注射,以微量泵控制注入速度,缓慢降压。4~6 小时更换1 次,持续静脉注射一般不超过 72 小时,以免发生硫氰酸盐中毒,严重肝、肾疾病患者应慎用。

(四)密切监测病情变化

严密观察血压变化,尤其在更换药物或改变给药速度时;降压不宜过快或过低,应在短时间内把血压降至安全范围,并不要将血压降至完全正常水平,以免造成脑供血不足和肾血流量下降,如出现出汗、不安、头痛、心悸、胸骨后疼痛等血管过度扩张现象,应立即停止用药。也可选用硝酸甘油、硝苯地平舌下含服;制止抽搐用地西泮肌内注射或静脉注射;降低颅内压、减轻脑水肿用呋塞米或甘露醇快速静脉滴注。

严密观察脉搏、呼吸、心率、血压、神志、瞳孔、尿量变化,如发现异常,随时与医师联系。准确记录24 小时出入量。

(五)提供保护性护理

患者意识不清时应加床栏以防止坠床;发生抽搐时用牙垫置于上、下磨牙间防止唇舌咬伤;避免屏气用力呼气或用力排便;保持周围安静,减少噪声的刺激。

(六)饮食护理

合理饮食,给予低盐、低脂、低胆固醇、清淡饮食,少量多餐,避免过饱及食用刺激性食物。适当控制总热量,多食含维生素和蛋白质食物,增加蔬菜、水果、高膳食纤维食物的摄入,限烟酒,达到减轻心脏负荷、防止水钠潴留、预防便秘、降低血压的效果。

(七)心理护理

长期的抑郁或情绪激动、急剧而强烈的精神创伤可使交感-肾上腺素活性增强、血压升高,因此,保持良好的心理状态非常重要。可通过了解患者性格特征及有关心理社会因素进行心理疏导,说明本病需长期甚至终身治疗,取得患者的充分理解和配合,教会患者训练自我控制能力,消除紧张恐惧心理、安定情绪,保持最佳的心理状态。

(八)康复护理

指导并鼓励患者坚持非药物治疗,如给予低盐、低脂、低胆固醇和富含维生素食物,少量多餐,适当控制总热量;减肥、控制体重;合理安排休息和活动,保证充足的睡眠,参加适当的体育锻炼和劳动,避免重体力劳动、精神过度紧张和情绪激动等诱发因素。帮助患者建立长期治疗的思想准备,按时遵医嘱服药。定期门诊随访,教会患者及家属测量血压,病情变化时随时就医。

(赵晚红)

第二节 心源性猝死

一、疾病概述

(一)概念和特点

心源性猝死是指由心脏原因引起的急性症状发作后以意识突然丧失为特征的自然死亡。世界卫生组织将发病后立即或 24 小时以内的死亡定为猝死,2007 年美国心脏病学会会议上将发病 1 小时内死亡定为猝死。

据统计,全世界每年有数百万人因心源性猝死丧生,占死亡人数的 15%～20%。美国每年有约 30 万人发生心源性猝死,占全部心血管病死亡人数的 50% 以上,而且是 20～60 岁男性的首位死因。在我国,心源性猝死也居死亡原因的首位,虽然没有大规模的临床流行病学资料报道,但心源性猝死比例在逐年增高,且随年龄增加发病率也逐渐增高,老年人心源性猝死的概率为 80%～90%。

心源性猝死的发病率男性较女性高,美国 Framingham 20 年随访冠心病猝死发病率男性为女性的 3.8 倍;北京市的流行病学资料显示,心源性猝死的男性年平均发病率为 10.5/10.0 万,女性为 3.6/10.0 万。

(二)相关病理生理

冠状动脉粥样硬化是最常见的病理表现,病理研究显示心源性猝死患者急性冠状动脉内血栓形成的发生率为 15%～64%。陈旧性心梗也是心源性猝死的病理表现,这类患者也可见心肌肥厚、冠状动脉痉挛、心电不稳与传导障碍等病理改变。

心律失常是导致心源性猝死的重要原因,通常包括致命性快速心律失常、严重缓慢性心律失常和心室停顿。致命性快速心律失常导致冠状动脉血管事件、心肌损伤、心肌代谢异常和/或自主神经张力改变等因素相互作用,从而引起的一系列病理生理变化,引发心源性猝死,但其最终作用机制仍无定论。严重缓慢性心律失常和心室停顿的电生理机制是当窦房结和/或房室结功能异常时,次级自律细胞不能承担起心脏的起搏功能,常见于病变弥漫累及心内膜下浦肯野纤维的严重心脏疾病。

非心律失常导致的心源性猝死较少,常由心脏破裂、心脏流入和流出道的急性阻塞、急性心脏压塞等原因导致。心肌电-机械分离是指心肌细胞有电兴奋的节律活动,而无心肌细胞的机械收缩,是心源性猝死较少见的原因之一。

（三）病因与危险因素

1.基本病因

绝大多数心源性猝死发生在有器质性心脏病的患者。Braunward 认为心源性猝死的病因有 10 类：①冠状动脉疾病；②心肌肥厚；③心肌病和心力衰竭；④心肌炎症、浸润、肿瘤及退行性变；⑤瓣膜疾病；⑥先天性心脏病；⑦心电生理异常；⑧中枢神经及神经体液影响的心电不稳；⑨婴儿猝死及儿童猝死；⑩其他。

（1）冠状动脉疾病：主要包括冠心病及其引起的冠状动脉栓塞或痉挛等。另一些较少见的病因，如先天性冠状动脉异常、冠状动脉栓塞、冠状动脉炎、冠状动脉机械性阻塞等都是引起心源性猝死的原因。

（2）心肌问题和心力衰竭：心肌的问题引起的心源性猝死常在剧烈运动时发生，其机制认为是心肌电生理异常的作用。慢性心力衰竭患者由于其射血分数较低常常引发猝死。

（3）瓣膜疾病：在瓣膜疾病中最易引发猝死的是主动脉瓣狭窄，瓣膜狭窄引起心肌突发性、大面积的缺血而导致猝死。梅毒性主动脉炎、主动脉扩张引起主动脉瓣关闭不全时引起的猝死也不少见。

（4）电生理异常及传导系统的障碍：心传导系统异常、Q-T 间期延长、不明或未确定原因的心室颤动等都是引起心源性猝死的病因。

2.主要危险因素

（1）年龄：从年龄关系而言，心源性猝死有两个高峰期，即出生后至 6 个月内及 45～75 岁人群。成年人心源性猝死的发病率随着年龄增长而增长，而老年人是成年人心源性猝死的主要人群。随着年龄的增长，高血压、高血脂、心律失常、糖尿病、冠心病和肥胖的发生率增加，这些危险因素促进了心源性猝死的发生率。

（2）冠心病和高血压：在西方国家，心源性猝死约 80% 是由冠心病及其并发症引起。冠心病患者发生心肌梗死后，左心室射血分数降低是心源性猝死的主要因素。高血压是冠心病的主要危险因素，且在临床上两种疾病常常并存。高血压患者左心室肥厚，维持血压应激能力受损，交感神经控制能力下降易出现快速心律失常而导致猝死。

（3）急性心功能不全和心律失常：急性心功能不全患者心脏机械功能恶化时，可出现心肌电活动紊乱，引发心力衰竭患者发生猝死。临床上多种心脏病理类型几乎都是由心律失常恶化引发心源性猝死的。

（4）抑郁：其机制可能是抑郁患者交感或副交感神经调节失衡，导致心脏的电调节失调所致。

（5）时间：美国 Framingham 38 年随访资料显示，猝死发生以 7：00～10：00 和 16：00～20：00 为两个高峰期，这可能与此时生活、工作紧张，交感神经兴奋，诱发冠状动脉痉挛，导致心律失常有关。

（四）临床表现

心源性猝死可分为四个临床时期：前驱期、终末事件期、心脏骤停期与生物学死亡期。

1.前驱期

前驱症状表现形式多样，具有突发性和不可测性，如在猝死前数天或数月，有些患者可出现胸痛、气促、疲乏、心悸等非特异性症状，但也可无任何前驱症状，瞬间发生心脏骤停。

2.终末事件期

终末事件期是指心血管状态出现急剧变化到心搏骤停发生前的一段时间，时间从瞬间到

1 小时不等。心源性猝死所定义时间多指该时期持续的时间。其典型表现包括严重胸痛、急性呼吸困难、突发心悸或眩晕等。在猝死前常有心电活动改变,其中以致命性快速心律失常和室性异位搏动为主因心室颤动猝死者,常先有室性心动过速,少部分以循环衰竭为死亡原因。

3.心脏骤停期

心搏骤停后脑血流急剧减少,患者出现意识丧失,伴有局部或全身的抽搐。心搏骤停刚发生时可出现叹息样或短促痉挛性呼吸,随后呼吸停止,皮肤苍白或发绀,瞳孔散大,脉搏消失,大小便失禁。

4.生物学死亡期

从心搏骤停至生物学死亡的时间长短取决于原发病的性质和复苏开始时间。心搏骤停后4~6分钟脑部出现不可逆性损害,随后经数分钟发展至生物学死亡。心搏骤停后立即实施心肺复苏和除颤是避免发生生物学死亡的关键。

(五)急救方法

1.识别心搏骤停

在最短时间内判断患者是否发生心搏骤停。

2.呼救

在不影响实施救治的同时,设法通知急救医疗系统。

3.初级心肺复苏

初级心肺复苏即基础生命活动支持,包括人工胸外按压、开放气道和人工呼吸。如果具备自动电除颤仪,应联合应用心肺复苏和电除颤。

4.高级心肺复苏

高级心肺复苏即高级生命支持,是在基础生命支持的基础上,应用辅助设备、特殊技术等建立更为有效的通气和血运循环,主要措施包括气管插管、电除颤转复心律、建立静脉通道并给药维护循环等。在这一救治阶段应给予心电、血压、血氧饱和度及呼气末二氧化碳分压监测,必要时还需进行有创血流动力学监测,如动脉血气分析、动脉压、中心动脉压、肺动脉压、肺动脉楔压等。早期电除颤对于救治心搏骤停至关重要,如有条件越早进行越好。心肺复苏的首选药物是肾上腺素,每3~5分钟重复静脉推注 1 mg,可逐渐增加剂量到 5 mg。低血压时可使用去甲肾上腺素、多巴胺、多巴酚丁胺等,抗心律失常药物常用胺碘酮、利多卡因、β 受体阻滞剂等。

5.复苏后处理

处理原则是维护有效循环和呼吸功能,特别是维持脑灌注,预防再次发生心搏骤停,维护水、电解质和酸碱平衡,防治脑水肿、急性肾衰竭和继发感染等,其中重点是脑复苏提高营养补充。

(六)预防

1.识别高危人群、采用相应预防措施

对高危人群,针对其心脏基础疾病采用相应的预防措施能减少心源性猝死的发生率,如对冠心病患者采用减轻心肌缺血、预防心梗或缩小梗死范围等措施;对急性心梗、心梗后充血性心力衰竭的患者应用 β 受体阻滞剂;对充血性心力衰竭患者应用血管紧张素转化酶抑制剂。

2.抗心律失常

胺碘酮在心源性猝死的二级预防中优于传统的Ⅰ类抗心律失常药物。抗心律失常的外科手术治疗对部分药物治疗效果欠佳的患者有一定的预防心源性猝死的作用。近年来研究证明,埋藏式心脏复律除颤器能改善一些高危患者的预后。

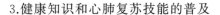

3.健康知识和心肺复苏技能的普及

高危人群尽量避免独居,对其及家属进行相关健康知识和心肺复苏技能普及。

二、护理评估

(一)一般评估

(1)识别心搏骤停:当发现无反应或突然倒地的患者时,首先观察其对刺激的反应,并判断有无呼吸和大动脉搏动。判断心搏骤停的指标为意识突然丧失或伴有短阵抽搐;呼吸断续,喘息,随后呼吸停止;皮肤苍白或明显发绀,瞳孔散大,大小便失禁;颈、股动脉搏动消失;心音消失。

(2)患者主诉:胸痛、气促、疲乏、心悸等前驱症状。

(3)相关记录:记录心搏骤停和复苏成功的时间。

(4)复苏过程中须持续监测血压、血氧饱和度,必要时进行有创血流动力学监测。

(二)身体评估

1.头颈部

轻拍肩部呼叫,观察患者反应、瞳孔变化情况,气道内是否有异物。手指于胸锁乳突肌内侧沟中检测颈总动脉搏动(耗时不超过 10 秒)。

2.胸部

视诊患者胸廓起伏,感受呼吸情况,听诊呼吸音判断自主呼吸恢复情况。

3.其他

观察全身皮肤颜色及肢体活动情况,触诊全身皮肤温湿度等。

(三)心理-社会评估

复苏后应评估患者的心理反应与需求,家庭及社会支持情况,引导患者正确配合疾病的治疗与护理。

(四)辅助检查结果评估

(1)心电图:显示心室颤动或心电停止。

(2)各项生化检查情况和动脉血气分析结果。

(五)常用药物治疗效果的评估

1.血管升压药的评估要点

(1)用药剂量和速度、用药的方法(静脉滴注、注射泵/输液泵泵入)的评估与记录。

(2)血压的评估:患者意识是否恢复,血压是否上升到目标值,尿量、肤色和肢端温度的改变等。

2.抗心律失常药的评估要点

(1)持续监测心电,观察心律和心率的变化,评估药物疗效。

(2)不良反应的评估:应观察用药后不良反应是否发生,如使用胺碘酮可能引起窦性心动过缓、低血压等现象,使用利多卡因可能引起感觉异常、窦房结抑制、房室传导阻滞等。

三、主要护理诊断/问题

(一)循环障碍

与心脏收缩障碍有关。

(二)清理呼吸道无效

与微循环障碍、缺氧和呼吸形态改变有关。

(三)潜在并发症

脑水肿、感染、胸骨骨折等。

四、护理措施

(一)快速识别心搏骤停,正确及时进行心肺复苏和除颤

心源性猝死抢救成功的关键是快速识别心搏骤停和启动急救系统,尽早进行心肺复苏和复律治疗。快速识别是进行心肺复苏的基础,而及时行心肺复苏和尽早除颤是避免发生生物学死亡的关键。

(二)合理饮食

多摄入水果、蔬菜和黑鱼等易消化的清淡食物,可通过改善心律变异性预防心源性猝死。

(三)用药护理

应严格按医嘱用药,并注意观察常用药的疗效和毒副作用,发现问题及时处理等。

(四)心理护理

复苏后部分患者会对曾发生的猝死产生明显的恐惧和焦虑心情,应帮助患者正确评估所面对情况,鼓励患者积极参与治疗和护理计划的制订,使之了解心源性猝死的高危因素和救治方法。帮助患者建立良好有效的社会支持系统,帮助患者克服恐惧和焦虑的情绪。

(五)健康教育

1.高危人群

对高危人群,如冠心病患者应教会患者及家属了解心源性猝死早期出现的症状和体征,做到早发现、早诊断、早干预。教会家属基本救治方法和技能,患者外出时随身携带急救物品和救助电话,以方便得到及时救助。

2.用药原则

按时、正确服用相关药物,让患者了解常用药物不良反应及自我观察要点。

五、急救效果的评估

(1)患者意识清醒。

(2)患者恢复自主呼吸和心跳。

(3)患者瞳孔缩小。

(4)患者大动脉搏动恢复。

(赵晚红)

第三节　急性心肌梗死

急性心肌梗死是急性心肌缺血性坏死。它是在冠状动脉病变的基础上,发生冠状动脉血供急剧减少或中断,使相应的心肌严重而持久的急性缺血所致。原因通常是在冠状动脉粥样硬化

病变的基础上继发血栓形成所致。非动脉粥样硬化所导致的心肌梗死可由感染性心内膜炎、血栓脱落、主动脉夹层形成、动脉炎等引起。

本病在欧美常见,20 世纪 50 年代美国本病死亡率>300/10 万,20 世纪 70 年代以后降到<200/10 万。美国 35～84 岁人群中年发病率男性为 71‰,女性为 22‰;每年约有 80 万人发生心肌梗死,45 万人再梗死。在我国本病远不如欧美多见,20 世纪 70～80 年代,北京、河北、哈尔滨、黑龙江、上海、广州等省市年发病率仅 0.2‰～0.6‰,其中以华北地区最高。

一、病因和发病机制

急性心肌梗死绝大多数(90％以上)是由于冠状动脉粥样硬化所致。由于冠状动脉有弥漫而广泛的粥样硬化病变,使管腔有>75％的狭窄。侧支循环尚未充分建立。一旦由于管腔内血栓形成、劳力、情绪激动、休克、外科手术或血压剧升等诱因而导致血供进一步急剧减少或中断,使心肌严重而持久急性缺血达 1 小时,即可发生心肌梗死。

冠状动脉闭塞后约半小时,心肌开始坏死,1 小时后心肌凝固性坏死,心肌间质充血、水肿、炎性细胞浸润。以后坏死心肌逐渐溶解,形成肌溶灶,随后逐渐有肉芽组织形成,坏死组织在1～2 周开始吸收,逐渐纤维化,在 6～8 周形成瘢痕而愈合,即为陈旧性心肌梗死。坏死心肌波及心包可引起心包炎。心肌全层坏死可产生心室壁破裂、游离壁破裂或室间隔穿孔,也可引起乳头肌断裂。若仅有心内膜下心肌坏死,在心室腔压力的冲击下,外膜下层向外膨出,形成室壁膨胀瘤,造成室壁运动障碍甚至矛盾运动,严重影响左心室射血功能。冠状动脉可有 1 支或几支闭塞而引起所供血区部位的梗死。

急性心肌梗死时,心脏收缩力减弱、顺应性减低、心肌收缩不协调、心排血量下降,严重时发生泵衰竭、心源性休克及各种心律失常,死亡率高。

二、病理生理

主要出现左心室舒张和收缩功能障碍的一些血流动力学变化,其严重度和持续时间取决于梗死的部位、程度和范围。心脏收缩力减弱、顺应性减低、心肌收缩不协调,左心室压力曲线最大上升速度减低,左心室舒张末期压增高、舒张和收缩末期容量增多。射血分数减低,每搏输出量和心排血量下降,心率增快或有心律失常,血压下降,静脉血氧含量降低。心室重构出现心壁厚度改变、心脏扩大和心力衰竭(先左心衰竭后全心衰竭),可发生心源性休克。右心室心肌梗死在心肌梗死患者中少见,其主要病理生理改变是右心衰竭的血流动力学变化,右心房压力增高,高于左心室舒张末期压,心排血量减低,血压下降。

急性心肌梗死引起的心力衰竭称为泵衰竭,按 Killip 分级法可分以下几级:①Ⅰ级,尚无明显心力衰竭;②Ⅱ级,有左心衰竭;③Ⅲ级,有急性肺水肿;Ⅳ级,有心源性休克等不同程度或阶段的血流动力学变化。心源性休克是泵衰竭的严重阶段。但如兼有肺水肿和心源性休克则情况最严重。

三、临床表现

(一)病史

发病前常有明显诱因,如精神紧张、情绪激动、过度体力活动、饱餐、高脂饮食、糖尿病未控制、感染、手术、大出血、休克等。少数在睡眠中发病。有半数以上的患者过去有高血压及心绞痛史。部分患者则无明确病史及先兆表现,首次发展即是急性心肌梗死。

(二)症状

1.先兆症状

急性心肌梗死多突然发病,少数患者起病症状轻微。1/2～2/3 的患者起病前 1～2 天至 1～2 周或更长时间有先兆症状,其中最常见的是稳定型心绞痛转变为不稳定型;或既往无心绞痛,突然出现心绞痛,且发作频繁,程度较重,用硝酸甘油难以缓解,持续时间较长。伴恶心、呕吐、血压剧烈波动。心电图显示 ST 段一时性明显上升或降低,T 波倒置或增高。这些先兆症状如诊断及时,治疗得当,半数以上患者可免于发生心肌梗死;即使发生,症状也较轻,预后较好。

2.胸痛

胸痛为最早出现而突出的症状。其性质和部位多与心绞痛相似,但程度更为剧烈,呈难以忍受的压榨、窒息,甚至濒死感,伴有大汗淋漓及烦躁不安。持续时间可长达 1～2 小时甚至 10 小时以上,或时重时轻达数天之久。用硝酸甘油无效,需用麻醉性镇痛药才能减轻。疼痛部位多在胸骨后,但范围较为广泛,常波及整个心前区,约 10% 的病例波及剑突下及上腹部或颈、背部,偶尔到下颌、咽部及牙齿处。约 25% 病例无明显的疼痛,多见于老年、糖尿病(由于感觉迟钝)或神志不清患者,或有急性循环衰竭者,疼痛被其他严重症状所掩盖。15%～20% 病例在急性期无症状。

3.心律失常

心律失常见于 75%～95% 的患者,多发生于起病后 1～2 周,而以 24 小时内最多见。经心电图观察可出现各种心律失常,可伴乏力、头晕、晕厥等症状,且为急性期引起死亡的主要原因之一。其中最严重的心律失常是室性异位心律(包括频发性期前收缩、阵发性心动过速和心室颤动)。频发(>5 次/分)、多源、成对出现,或 R 波落在 T 波上的室性期前收缩可能为心室颤动的先兆。房室传导阻滞和束支传导阻滞也较多见,严重者可出现完全性房室传导阻滞。室上性心律失常则较少见,多发生于心力衰竭患者。前壁心肌梗死易发生室性心律失常。下壁梗死易发生房室传导阻滞。

4.心力衰竭

主要是急性左心衰竭,为心肌梗死后收缩力减弱或不协调所致,可出现呼吸困难、咳嗽、烦躁及发绀等症状。严重时两肺满布湿啰音,形成肺水肿,进一步则导致右心衰竭。右心室心肌梗死者可一开始就出现右心衰竭。

5.低血压和休克

仅于疼痛剧烈时血压下降,未必是休克。但如疼痛缓解而收缩压仍低于 10.7 kPa(80 mmHg),伴有烦躁不安、大汗淋漓、脉搏细快、尿量减少(<20 mL/h)、神志恍惚甚至晕厥时,则为休克,主要为心源性,由于心肌广泛坏死、心排血量急剧下降所致。而神经反射引起的血管扩张尚属次要,有些患者还有血容量不足的因素参与。

6.胃肠道症状

疼痛剧烈时,伴有频繁的恶心、呕吐、上腹胀痛、肠胀气等,与迷走神经张力增高有关。

7.坏死物质吸收引起的症状

主要是发热,一般在发病后 1～3 天出现,体温 38 ℃左右,持续约 1 周。

(三)体征

(1)约半数患者心浊音界轻度至中度增大,有心力衰竭时较显著。

（2）心率多增快，少数可减慢。

（3）心尖区第一心音减弱，有时伴有奔马律。

（4）10％～20％的患者在病后2～3天出现心包摩擦音，多数在几天内又消失，是坏死波及心包面引起的反应性纤维蛋白性心包炎所致。

（5）心尖区可出现粗糙的收缩期杂音或收缩中晚期喀喇音，为二尖瓣乳头肌功能失调或断裂所致。

（6）可听到各种心律失常的心音改变。

（7）常见到血压下降到正常以下（病前高血压者血压可降至正常），且可能不再恢复到起病前水平。

（8）还可有休克、心力衰竭的相应体征。

（四）并发症

心肌梗死除可并发心力衰竭及心律失常外，还可有下列并发症。

1.动脉栓塞

主要为左心室壁血栓脱落所引起。根据栓塞的部位，可能产生脑部或其他部位的相应症状，常在起病后1～2周发生。

2.心室膨胀瘤

梗死部位在心脏内压的作用下，显著膨出。心电图常提示持久的ST段抬高。

3.心肌破裂

少见。可在发病1周内出现，患者常突然休克甚至造成死亡。

4.乳头肌功能不全

乳头肌功能不全的病变可分为坏死性与纤维性2种，在发生心肌梗死后，心尖区突然出现响亮的全收缩期杂音，第一心音减低。

5.心肌梗死后综合征

心肌梗死后综合征发生率约为10％，于心肌梗死后数周至数月内出现，可反复发生，表现为发热、胸痛、心包炎、胸膜炎或肺炎等症状、体征，可能为机体对坏死物质的变态反应。

四、诊断要点

（一）诊断标准

诊断急性心肌梗死必须至少具备以下标准中的两条。

（1）缺血性胸痛的临床病史，疼痛常持续30分钟以上。

（2）心电图的特征性改变和动态演变。

（3）心肌坏死的血清心肌标志物浓度升高和动态变化。

（二）诊断步骤

对怀疑为急性心肌梗死的患者，应争取在10分钟内完成。

（1）临床检查（问清缺血性胸痛病史，如疼痛性质、部位、持续时间、缓解方式、伴随症状；查明心、肺、血管等的体征）。

（2）描记18导联心电图（常规12导联加 V_7～V_9，V_{3R}～V_{5R}），并立即进行分析、判断。

（3）迅速进行简明的临床鉴别诊断后作出初步诊断（老年人突发原因不明的休克、心力衰竭、上腹部疼痛伴胃肠道症状、严重心律失常或较重而持续性胸痛或胸闷，应慎重考虑有无本病的可能)。

(4)对病情作出基本评价并确定即刻处理方案。

(5)继之尽快进行相关的诊断性检查和监测,如血清心肌标志物浓度的检测,结合缺血性胸痛的临床病史、心电图的特征性改变,作出急性心肌梗死的最终诊断。此外,尚应进行血常规、血脂、血糖、凝血时间、电解质等检测,以及二维超声心动图检查、床旁心电监护等。

(三)危险性评估

(1)伴下列任一项者,如高龄(>70岁)、既往有心肌梗死史、心房颤动、前壁心肌梗死、心源性休克、急性肺水肿或持续低血压等可确定为高危患者。

(2)死亡率随心电图 ST 段抬高的导联数的增加而增加。

(3)血清心肌标志物浓度与心肌损害范围呈正相关,可帮助估计梗死面积和患者预后。

五、鉴别诊断

(一)不稳定型心绞痛

疼痛的性质、部位与心肌梗死相似,但发作持续时间短、次数频繁、含服硝酸甘油有效。心电图的改变及酶学检查是与心肌梗死鉴别的主要依据。

(二)急性肺动脉栓塞

大块的栓塞可引起胸痛、呼吸困难、咯血、休克,但多出现右心负荷急剧增加的表现,如右心室增大、P_2 亢进和分裂、有心力衰竭体征。无心肌梗死时的典型心电图改变和血清心肌酶的变化。

(三)主动脉夹层

该病也具有剧烈的胸痛,有时出现休克,其疼痛常为撕裂样,一开始即达高峰,多放射至背部、腹部、腰部及下肢。两上肢的血压和脉搏常不一致是本病的重要体征。可出现主动脉瓣关闭不全的体征,心电图和血清心肌酶学检查无急性心肌梗死时的变化。X 线和超声检查可出现主动脉明显增宽。

(四)急腹症

急性胆囊炎、胆石症、急性坏死性胰腺炎、溃疡穿孔等常出现上腹痛及休克的表现,但应有相应的腹部体征,心电图及酶学检查有助于鉴别。

(五)急性心包炎

急性心包炎尤其是非特异性急性心包炎,也可出现严重胸痛、心电图 ST 段抬高,但该病发病前常有上呼吸道感染,呼吸和咳嗽时疼痛加重,早期即有心包摩擦音。无心电图的演变及酶学异常。

六、处理

(一)治疗原则

改善冠状动脉血液供给,减少心肌耗氧,保护心脏功能,挽救因缺血而濒死的心肌,防止梗死面积扩大,缩小心肌缺血范围,及时发现、处理、防治严重心律失常、泵衰竭和各种并发症,防止猝死。

(二)院前急救

流行病学调查发现,50%的患者发病后 1 小时在院外猝死,死因主要是可救治的心律失常。

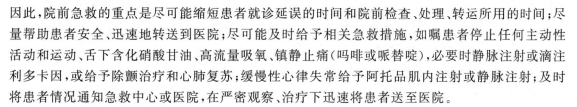

因此,院前急救的重点是尽可能缩短患者就诊延误的时间和院前检查、处理、转运所用的时间;尽量帮助患者安全、迅速地转送到医院;尽可能及时给予相关急救措施,如嘱患者停止任何主动性活动和运动、舌下含化硝酸甘油、高流量吸氧、镇静止痛(吗啡或哌替啶),必要时静脉注射或滴注利多卡因,或给予除颤治疗和心肺复苏;缓慢性心律失常给予阿托品肌内注射或静脉注射;及时将患者情况通知急救中心或医院,在严密观察、治疗下迅速将患者送至医院。

(三)住院治疗

急诊室医师应力争在 10～20 分钟完成病史、临床检查记录 18 导联心电图,尽快明确诊断。对 ST 段抬高者应在 30 分钟内收住冠心病监护病房并开始溶栓,或在 90 分钟内开始行经皮冠状动脉腔内成形术。

1.休息

患者应卧床休息,保持环境安静,减少探视,防止不良刺激。

2.监测

在冠心病监护室进行心电图、血压和呼吸的监测,需 5～7 天,必要时进行床旁血流动力学监测,以便于观察病情和指导治疗。

3.护理

第 1 周完全卧床,加强护理,患者进食、洗漱、大小便、翻身等,都需要别人帮助。第 2 周可从床上坐起,第 3～4 周可逐步离床和室内缓步走动。但病重或有并发症者,卧床时间宜适当延长。食物以易消化的流质或半流质饮食为主,病情稳定后逐渐改为软食。便秘 3 天者可服轻泻剂或用甘油栓等,必须防止用力大便造成病情突变。焦虑、不安患者可用地西泮等镇静药。禁止吸烟。

4.吸氧

在急性心肌梗死早期,即便未合并有左心衰竭或肺疾病,也常有不同程度的动脉低氧血症。其原因可能由于细支气管周围水肿,使小气道狭窄,增加小气道阻力,气流量降低,局部换气量减少,特别是两肺底部最为明显。有些患者虽未测出动脉低氧血症,由于增加肺间质液体,肺顺应性一过性降低,而有气短症状。因此,应给予吸氧,通常在发病早期用鼻塞给氧 24～48 小时,3～5 L/min。有利于氧气运送到心肌,可能减轻气短、疼痛或焦虑症状。在严重左心衰竭、肺水肿和并有机械并发症的患者,多伴有严重低氧血症,需面罩加压给氧或气管插管并机械通气。

5.补充血容量

心肌梗死患者,由于发病后出汗,呕吐或进食少,以及应用利尿剂等因素,引起血容量不足和血液浓缩,从而加重缺血和血栓形成,有导致心肌梗死面积扩大的危险。因此,如每天摄入量不足,应适当补液,以保持出入量的平衡。一般可用极化液。

6.缓解疼痛

急性心肌梗死时,剧烈胸痛使患者交感神经过度兴奋,产生心动过速、血压升高和心肌收缩力增强,从而增加心肌耗氧量。并易诱发快速性室性心律失常,应迅速给予有效镇痛药。本病早期疼痛是难以区分坏死心肌疼痛和可逆性心肌缺血疼痛,二者常混杂在一起。先予以含服硝酸甘油,随后静脉滴注硝酸甘油,如疼痛不能迅速缓解,应立即用强的镇痛药,吗啡和派替啶最为常用。吗啡是解除急性心肌梗死后疼痛最有效的药物。其作用于中枢阿片受体而发挥镇痛作用,并阻滞中枢交感神经冲动的传出,导致外周动、静脉扩张,从而降低心脏前后负荷及心肌耗氧量。通过镇痛,减轻疼痛引起的应激反应,使心率减慢。1 次给药后10～20分钟发挥镇痛作用,1～

2 小时作用最强,持续 4～6 小时。通常静脉注射吗啡 3 mg,必要时每 5 分钟重复 1 次,总量不宜超过 15 mg。吗啡治疗剂量时即可发生不良反应,随剂量增加,发生率增加。不良反应有恶心、呕吐、低血压和呼吸抑制。其他不良反应有眩晕、嗜睡、表情淡漠、注意力分散等。一旦出现呼吸抑制,可每隔 3 分钟静脉注射纳洛酮有拮抗吗啡的作用,剂量为 0.4 mg,总量不超过 1.2 mg。一般用药后呼吸抑制症状可很快消除,必要时采用人工辅助呼吸。哌替啶有消除迷走神经作用和镇痛作用,其血流动力学作用与吗啡相似,75 mg 哌替啶相当于 10 mg 吗啡,不良反应有致心动过速和呕吐作用,但较吗啡轻。可用阿托品 0.5 mg 对抗。临床上可肌内注射 25～75 mg,必要时 2～3 小时重复,过量出现麻醉作用和呼吸抑制,当引起呼吸抑制时,也可应用纳洛酮治疗。对重度烦躁者可应用冬眠疗法,经肌内注射哌替啶 25 mg、异丙嗪(非那根)12.5 mg,必要时 4～6 小时重复 1 次。

中药可用复方丹参滴丸,麝香保心丸口服,或复方丹参注射液 16 mL 加入 5% 葡萄糖液 250～500 mL 中静脉滴注。

(四)再灌注心肌

起病 3～6 小时内,使闭塞的冠状动脉再通,心肌得到再灌注,濒临坏死的心肌可能得以存活或使坏死范围缩小,预后改善,是一种积极的治疗措施。

1.急诊溶栓治疗

溶栓治疗是 20 世纪 80 年代初兴起的一项新技术,其治疗原理是针对急性心肌梗死发病的基础,即大部分穿壁性心肌梗死是由于冠状动脉血栓性闭塞引起的。血栓是由于凝血酶原在异常刺激下被激活,形成凝血酶,使纤维蛋白原转化为纤维蛋白,然后与其他有形成分如红细胞、血小板一起形成的。机体内存在一个纤维蛋白溶解系统,它是由纤维蛋白溶解原和内源性或外源性激活物组成的。在激活物的作用下,纤维蛋白溶酶原被激活,形成纤维蛋白溶酶,它可以溶解稳定的纤维蛋白血栓,还可以降解纤维蛋白原,促使纤维蛋白裂解、使血栓溶解。但是纤维蛋白溶酶的半衰期很短,要想获得持续的溶栓效果,只有依靠连续输入外源性补给激活物的办法。现在临床常用的纤溶激活物有两大类:一类为非选择性纤溶剂,如链激酶、尿激酶。它们除了激活与血栓相关的纤维蛋白溶酶原外,还激活循环中的纤溶酶原,导致全身的纤溶状态,因此可以引起出血并发症。另一类为选择性纤溶剂,有重组组织型纤溶酶原激活剂、单链尿激酶型纤溶酶原激活剂及乙酰化纤溶酶原-链激酶激活剂复合物。它们选择性的激活与血栓有关的纤溶酶原,而对循环中的纤溶酶原仅有中等度的作用。这样可以避免或减少出血并发症的发生。

(1)溶栓疗法的适应证:①持续性胸痛超过半小时,含服硝酸甘油片后症状不能缓解者。②相邻两个或更多导联 ST 段抬高＞0.2 mV 者。③发病 6 小时内,或虽超过 6 小时,患者仍有严重胸痛,并且 ST 段抬高的导联有 R 波者,也可考虑溶栓治疗。

(2)溶栓治疗的禁忌证:①近 10 天内施行过外科手术者,包括活检、胸腔或腹腔穿刺和心脏体外按压术等。②10 天内进行过动脉穿刺术者。③颅内病变者,包括出血、梗死或肿瘤等。④有明显出血或潜在的出血性病变者,如溃疡性结肠炎、胃十二指肠溃疡或有空洞形成的肺部病变。⑤有出血性或脑栓死倾向的疾病者,如各种出血性疾病、肝肾疾病、心房颤动、感染性心内膜炎、收缩压＞24.0 kPa(180 mmHg),舒张压＞14.7 kPa(110 mmHg)等。⑥妊娠期和分娩后头 10 天的妇女。⑦在半年至 1 年内进行过链激酶治疗者。⑧年龄＞65 岁者,因为高龄患者溶栓疗法引起颅内出血者多,而且冠脉再通率低于中年。

链激酶:链激酶是 C 类乙型链球菌产生的酶,在体内将前活化素转变为活化素,后者将纤溶酶原转变为纤溶酶。有抗原性,用前需做皮肤过敏试验。静脉滴注常用量为 500 000~1 000 000 U 加入 5% 葡萄糖液 100 mL 内,30~60 分钟滴完,后每小时给予 100 000 U,滴注 24 小时。治疗前半小时肌内注射异丙嗪 25 mg,加少量(2.5~5.0 mg)地塞米松同时滴注可减少变态反应的发生。用药前后进行凝血方面的化验检查,用量大时尤其应注意出血倾向。冠脉内注射时先做冠脉造影,经导管向闭塞的冠状动脉内注入硝酸甘油 0.2~0.5 mg,后注入链激酶 20 000 U,继之每分钟 2 000~4 000 U,共 30~90 分钟,再通后继用每分钟 2 000 U,共 30~60 分钟。患者胸痛突然消失,ST 段恢复正常,心肌酶峰值提前出现为再通征象,可每分钟注入 1 次造影剂观察是否再通。

尿激酶:作用于纤溶酶原使之转变为纤溶酶。本品无抗原性,作用较链激酶弱。500 000~1 000 000 U 静脉滴注,60 分钟滴完。冠状动脉内应用时每分钟 6 000 U 持续 1 小时以上至溶栓后再维持 0.5~1.0 小时。

重组组织型纤溶酶原激活剂:本品对血凝块有选择性,故疗效高于链激酶。冠脉内滴注 0.375 mg/kg,持续 45 分钟。静脉滴注用量为 0.75 mg/kg,持续 90 分钟。

其他制剂还有单链尿激酶型纤溶酶原激活剂、乙酰化纤溶酶原-链激酶激活剂复合物等。

(3)以上溶栓剂的选择:文献资料显示,用药 2~3 小时的开通率重组组织型纤溶酶原激活剂为 65%~80%,链激酶为 65%~75%,尿激酶为 50%~68%,乙酰化纤溶酶原-链激酶激活剂复合物为 68%~70%。究竟选用哪一种溶栓剂,不能根据以上的数据武断的选择,而应根据患者的病变范围、部位、年龄、起病时间的长短及经济情况等因素选择。比较而言,如患者年轻(年龄小于 45 岁)、大面积前壁急性心肌梗死、到达医院时间较早(2 小时内)、无高血压,应首选重组组织型纤溶酶原激活剂。如果年龄较大(大于 70 岁)、下壁急性心肌梗死、有高血压,应选链激酶或尿激酶。由于乙酰化纤溶酶原-链激酶激活剂复合物的半衰期最长(70~120 分钟),因此它可在患者家中或救护车上一次性快速静脉注射;重组组织型纤溶酶原激活剂的半衰期最短(3~4 分钟),需静脉持续滴注 90~180 分钟;链激酶的半衰期为 18 分钟,给药持续时间为 60 分钟;尿激酶半衰期为 40 分钟,给药时间为 30 分钟。链激酶与乙酰化纤溶酶原-链激酶激活剂复合物可引起低血压和变态反应,尿激酶与重组组织型纤溶酶原激活剂无这些不良反应。重组组织型纤溶酶原激活剂需要联合使用肝素,链激酶、尿激酶、乙酰化纤溶酶原-链激酶激活剂复合物除具有纤溶作用外,还有明显的抗凝作用,不需要积极使用静脉肝素。另外,重组组织型纤溶酶原激活剂价格较贵,链激酶、尿激酶较低廉。以上这些因素在临床选用溶栓剂时应予以考虑。

(4)溶栓治疗的并发症。

1)出血:①轻度出血。皮肤、黏膜、肉眼及显微镜下血尿,或少量咯血、呕血等(穿刺或注射部位少量瘀斑不作为并发症)。②重度出血。大量咯血或消化道大出血,腹膜后出血等引起失血性休克或低血压,需要输血者。③危及生命部位的出血。颅内、蛛网膜下腔、纵隔内或心包出血。

2)再灌注心律失常,注意其对血流动力学的影响。

3)一过性低血压及其他的变态反应。

溶栓治疗急性心梗的价值是肯定的。加速血管再通,减少和避免冠脉早期血栓性再堵塞,可望进一步增加疗效。已证实有效的抗凝治疗可加速血管再通和有助于保持血管通畅。今后研究应着重于改进治疗方法或使用特异性溶栓剂,以减少纤维蛋白分解,防止促凝血活动和纤溶酶原偷窃;研制合理的联合使用的药物和方法。如此,可使现已明显降低的急性心梗死亡率进一步下降。

2.经皮冠状动脉腔内成形术

(1)直接经皮冠状动脉腔内成形术:急性心肌梗死发病后直接做经皮冠状动脉腔内成形术。指征:静脉溶栓治疗有禁忌证者;合并心源性休克者(急诊经皮冠状动脉腔内成形术挽救生命是作为首选治疗);诊断不明患者,如急性心肌梗死病史不典型或左束支传导阻滞者,可从直接冠状动脉造影和经皮冠状动脉腔内成形术中受益;有条件在发病后数小时内行经皮冠状动脉腔内成形术者。

(2)补救性经皮冠状动脉腔内成形术:在发病24小时内,静脉溶栓治疗失败,患者胸痛症状不缓解时,行急诊经皮冠状动脉腔内成形术,以挽救存活的心肌,限制梗死面积进一步扩大。

(3)半择期经皮冠状动脉腔内成形术:溶栓成功患者在梗死后7～10天,有心肌缺血指征或冠脉再闭塞者。

(4)择期经皮冠状动脉腔内成形术:在急性心肌梗死后4～6周,用于再发心绞痛或有心肌缺血客观指征,如运动试验、动态心电图、^{201}Tl运动心肌断层显像等证实有心肌缺血。

(5)冠状动脉旁路移植术:适用于溶栓疗法及经皮冠状动脉腔内成形术无效,而仍有持续性心肌缺血;急性心肌梗死合并有左心房室瓣关闭不全或室间隔穿孔等机械性障碍需要手术矫正和修补,同时进行冠状动脉旁路移植术;多支冠状动脉狭窄或左冠状动脉主干狭窄。

(五)缩小梗死面积

急性心肌梗死是心肌氧供/氧需的严重失衡,纠正这种失衡,就能挽救濒死的心肌,限制梗死的扩大,有效地减少并发症和改善患者的预后。控制心律失常,适当补充血容量和治疗心力衰竭,均有利于减少梗死区。目前多主张采用以下几种药物。

1.扩血管药物

扩血管药物必须应用于梗死初期的发展阶段,即起病后4～6小时之内。一般首选硝酸甘油静脉滴注或异山梨酯舌下含化,也可在皮肤上用硝酸甘油贴片或软膏。使用时应注意:静脉给药时,最好有血流动力学监测,当肺动脉楔嵌压小于2.4 kPa(18 mmHg),动脉压正常或增高时,其疗效较好,反之,则可使病情恶化;应从小剂量开始,在应用过程中保持肺动脉楔嵌压不低于2.0 kPa(15 mmHg),且动脉压不低于正常低限,以保证必需的冠状动脉灌注。

2.β受体阻滞剂

大量临床资料表明,在急性心肌梗死发生后的4～12小时,给普萘洛尔或美托洛尔、阿普洛尔、阿替洛尔等药治疗(最好是早期静脉内给药),常能达到明显降低患者的最高血清酶水平,提示有限制梗死范围扩大的作用。但因这些药的负性肌力、负性频率作用,临床应用时,当心率低于每分钟60次,收缩压≤14.6 kPa,有心力衰竭及下壁心梗者应慎用。

3.右旋糖酐-40及复方丹参等活血化瘀药物

一般可选用右旋糖酐-40每天静脉滴注250～500 mL,7～14天为1个疗程。在右旋糖酐-40内加入活血化瘀药物如血栓通4～6 mL、川芎嗪80～160 mg或复方丹参注射液12～30 mL,疗效更佳。心功能不全者右旋糖酐-40者慎用。

4.极化液

可减少心肌坏死,加速缺血心肌的恢复。但近几年因其效果不显著,已趋向不用,仅用于急性心肌梗死伴有低血容量者。其他改善心肌代谢的药物有维生素C(3～4 g)、辅酶A(50～100 U)、肌苷(0.2～0.6 g)、维生素B$_6$(50～100 mg),每天1次静脉滴注。

5.其他

有人提出用大量激素(氢化可的松 150 mg/kg)或透明质酸酶(每次 500 U/kg,每 6 小时 1 次,天 4 次),或用钙通道阻滞剂(硝苯地平 20 mg,每 4 小时 1 次)治疗急性心肌梗死,但对此分歧较大,尚无统一结论。

(六)严密观察,及时处理并发症

1.左心功能不全

急性心肌梗死时左心功能不全因病理生理改变的程度不同,可表现轻度肺淤血、急性左心衰竭(肺水肿)、心源性休克。

(1)急性左心衰竭(肺水肿)的治疗:可选用吗啡、利尿剂(呋塞米等)、硝酸甘油(静脉滴注),尽早口服血管紧张素转化酶抑制剂(以短效制剂为宜)。肺水肿合并严重高血压时应静脉滴注硝普钠,由小剂量(10 μg/min)开始,据血压调整剂量。伴严重低氧血症者可行人工机械通气治疗。洋地黄制剂在急性心肌梗死发病 24 小时内不主张使用。

(2)心源性休克:在严重低血压时应静脉滴注多巴胺 5~15 μg/(kg·min),一旦血压升至 12.0 kPa(90 mmHg)以上,则可同时静脉滴注多巴酚丁胺 3~10 μg/(kg·min),以减少多巴胺用量。如血压不升应使用大剂量多巴胺[≥15 μg/(kg·min)]。大剂量多巴胺无效时,可静脉滴注去甲肾上腺素 2~8 μg/min。轻度低血压时,可用多巴胺或与多巴酚丁胺合用。药物治疗无效者,应使用主动脉内球囊反搏。急性心肌梗死合并心源性休克提倡经皮冠状动脉腔内成形术再灌注治疗。中药可酌情选用独参汤、参附汤、生脉散等。

2.抗心律失常

急性心肌梗死有 90%以上出现心律失常,绝大多数发生在梗死后 72 小时内,不论是快速性或缓慢性心律失常,对急性心肌梗死患者均可引起严重后果。因此,及早发现心律失常,特别是严重的心律失常前驱症状,并给予积极的治疗。

(1)对出现室性期前收缩的急性心肌梗死患者,应严密心电监护及处理。频发的室性期前收缩或室速,应以利多卡因 50~100 mg 静脉注射,无效时 5~10 分钟可重复,控制后以每分钟 1~3 mg 静脉滴注维持,情况稳定后可改为药物口服;美西律 150~200 mg,普鲁卡因胺 250~500 mg,溴苄胺 100~200 mg 等,6 小时 1 次维持。

(2)对已发生心室颤动者,应立即行心肺复苏术,在进行心脏按压和人工呼吸的同时争取尽快实行电除颤,一般首次即采取较大能量(200~300 J),争取 1 次成功。

(3)对窦性心动过缓,如心率小于每分钟 50 次,或心率在每分钟 50~60 次但合并低血压或室性心律失常者,可以阿托品每次 0.3~0.5 mg 静脉注射,无效时 5~10 分钟重复,但总量不超过 2 mg。也可以氨茶碱 0.25 g 或异丙基肾上腺素 1 mg 分别加入 300~500 mL 液体中静脉滴注,但这些药物有可能增加心肌氧耗或诱发室性心律失常,故均应慎用。以上治疗无效症状严重时可采用临时起搏措施。

(4)对房室传导阻滞一度和二度量型者,可应用肾上腺皮质激素、阿托品、异丙肾上腺素治疗,但应注意其不良反应。对三度及二度Ⅱ型者宜行临时心脏起搏。

(5)对室上性快速心律失常者可选用β受体阻滞剂、洋地黄类(24 小时内尽量不用)、维拉帕米、胺碘酮、奎尼丁、普鲁卡因胺等治疗,对阵发性室上性、心房颤动及心房扑动药物治疗无效可考虑直流同步电转复或人工心脏起搏器复律。

3.机械性并发症的处理

（1）心室游离壁破裂:可引起急性心包填塞致突然死亡,临床表现为电-机械分离或心脏停搏,常因难以即时救治而死亡。亚急性心脏破裂应积极争取冠状动脉造影后行手术修补及血管重建术。

（2）室间隔穿孔:伴血流动力学失代偿者,提倡在血管扩张剂和利尿剂治疗及主动脉内球囊反搏支持下,早期或急诊手术治疗。如穿孔较小,无充血性心力衰竭,血流动力学稳定,可保守治疗,6周后择期手术。

（3）急性二尖瓣关闭不全:急性乳头肌断裂时突发左心衰竭和/或低血压,主张用血管扩张剂、利尿剂及主动脉内球囊反搏治疗,在血流动力学稳定的情况下急诊手术。因左心室扩大或乳头肌功能不全者,应积极应用药物治疗心力衰竭,改善心肌缺血并行血管重建术。

（七）恢复期处理

住院3～4周后,如病情稳定,体力增进,可考虑出院。近年来主张出院前做症状限制性运动负荷心电图、放射性核素和/或超声显像检查,如显示心肌缺血或心功能较差,宜行冠状动脉造影检查考虑进一步处理。心室晚电位检查有助于预测发生严重室性心律失常的可能性。

七、护理

（一）护理评估

1.病史

发病前常有明显诱因,如精神紧张、情绪激动、过度体力活动、饱餐、高脂饮食、糖尿病未控制、感染、手术、大出血、休克等。少数在睡眠中发病。有半数以上的患者过去有高血压及心绞痛史。部分患者则无明确病史及先兆表现,首次发展即是急性心肌梗死。

2.身体状况

（1）先兆:半数以上患者在梗死前数天至数周,有乏力、胸部不适、活动时心悸、气急、心绞痛等,最突出为心绞痛发作频繁,持续时间较长,疼痛较剧烈,甚至伴恶心、呕吐、大汗、心动过缓,硝酸甘油疗效差等,特称为梗死先兆。应警惕近期内发生心肌梗死的可能,要及时住院治疗。

（2）症状:急性心肌梗死的临床表现与梗死的大小、部位、发展速度及原来心脏的功能情况等有关。①疼痛:是最常见的起始症状。典型的疼痛部位和性质与心绞痛相似,但疼痛更剧烈,诱因多不明显,持续时间较长,多在30分钟以上,也可达数小时或更长,休息和含服硝酸甘油多不能缓解。患者常烦躁不安、出汗、恐惧,或有濒死感。老年人、糖尿病患者,以及脱水、休克患者常无疼痛。少数患者以休克、急性心力衰竭、突然晕厥为始发症状。部分患者疼痛位于上腹部,或者疼痛放射至下颌、颈部、背部上方,易被误诊,应与相关疾病鉴别。②全身症状:有发热和心动过速等。发热由坏死物质吸收所引起,一般在疼痛后24～48小时出现,体温一般在38 ℃左右,持续约1周。③胃肠道症状:常伴有恶心、呕吐、肠胀气和消化不良,特别是下后壁梗死者。重症者可发生呃逆。④心律失常:见于75%～95%的患者,以发病24小时内最多见,可伴心悸、乏力、头晕、晕厥等症状。其中以室性心律失常居多,可出现室性期前收缩、室性心动过速、心室颤动或加速性心室自主心律。如出现频发的、成对的、多源的和R落在T的室性期前收缩,或室性心动过速,常为心室颤动的先兆。心室颤动是急性心肌梗死早期主要的死因。室上性心律失常则较少,多发生在心力衰竭者中。缓慢型心律失常中以房室传导阻滞最为常见,束支传导阻滞和窦性心动过缓也较多见。⑤低血压和休克:见于20%～30%的患者。疼痛期的血压下降未必是休克。如疼痛缓解后收缩压仍低于 10.7 kPa(80 mmHg),伴有烦躁不安、面色苍白、皮肤湿冷、大汗淋漓、脉细而快、少尿、精神迟钝甚至昏迷,则为休克表现。休克多在起病后数小时至 1 周内发生,主要是心源性,为心肌收缩力减弱、心排血量急剧下降所致,尚有血容量不足、严重心律失常、周围血管舒缩功能障碍和酸中毒等因素参与。⑥心力衰竭:主要为急性左心衰竭。可在发病最初的几天内发生,或在疼痛、休克好转阶段出现。这是因为心肌梗死后心脏收缩力显著减弱或不协调所致。患者可突然出现呼吸困难、咳泡沫痰、发绀等,严重时可发生急性肺水肿,也可继而出现全心衰竭。

(3)体征。①一般情况:患者常呈焦虑不安或恐惧,手抚胸部,面色苍白,皮肤潮湿,呼吸增快;如左心功能不全时呼吸困难,常采用半卧位或咳粉红色泡沫痰;发生休克时四肢厥冷,皮肤有蓝色斑纹。多数患者于发病第 2 天体温升高,一般在 38 ℃左右,1 周内退至正常。②心脏:心脏浊音界可轻至中度增大;心率增快或减慢;可有各种心律失常;心尖部第一心音常减弱,可出现第三心音或第四心音奔马律;一般听不到心脏杂音,二尖瓣乳头肌功能不全或腱索断裂时心尖部可听到明显的收缩期杂音;室间隔穿孔时,胸骨左缘可闻及响亮的全收缩期杂音;发生严重的左心衰竭时,心尖部也可闻及收缩期杂音;1%～20%的患者可在发病 1～3 天出现心包摩擦音,持续数天,少数可持续 1 周以上。③肺部:发病早期肺底可闻及少数湿啰音,常在 1～2 天消失,啰音持续存在或增多常提示左心衰竭。

3.实验室及其他检查

(1)心电图:可起到定性、定位、定期的作用。透壁性心肌梗死典型改变是出现异常、持久的 Q 波或 QS 波。损伤型 ST 段的抬高,弓背向上与 T 波融合形成单向曲线,起病数小时之后出现,数天至数周回到基线。起病数小时内异常增高,数天至 2 周左右变为平坦,继而倒置。但有 5%～15%病例心电图表现不典型,其原因为小灶梗死、多处或对应性梗死、再发梗死、心内膜下梗死及伴室内传导阻滞、心室肥厚或预激综合征等。以上情况可不出现坏死性Q波,只表现为 QRS 波群高度、ST 段、T 波的动态改变。另外,右侧心肌梗死、真后壁和局限性高侧壁心肌梗死,常规导联中不显示梗死图形,应加做特殊导联以明确诊断。

(2)心向量图:当心电图不能肯定诊断为心肌梗死时,往往可通过心向量图得到证实。

(3)超声心动图:超声心动图并不用来诊断急性心肌梗死,但对探查心肌梗死的各种并发症极有价值,尤其是室间隔穿孔破裂,乳头肌或腱索断裂或功能不全造成的二尖瓣关闭不全、脱垂、室壁瘤和心包积液。

(4)放射性核素检查:放射性核素心肌显影、心室造影^{99m}Tc 及^{131}I 等形成热点成像或^{201}Tl 及^{42}K 等冷点成像可判断梗死的部位和范围。用门电路控制 γ 闪烁照相法进行放射性核素血池显像,可观察壁动作及测定心室功能。

(5)心室晚电位:心肌梗死时心室晚电位阳性率 28%～58%,其出现不似陈旧性心梗稳定,但与室速与心室颤动有关,阳性者应进行心电监护及予以有效治疗。

(6)磁共振成像(MRI):易获得清晰的空间隔像,故对发现间隔段运动障碍、间隔心肌梗死并发症较其他方法优越。

(7)血常规:白细胞计数上升,达(10～20)×10^9/L,中性粒细胞增至 75%～90%。

(8)红细胞沉降率:增快,可持续 1～3 周。

(9)血清酶学检查:心肌细胞内含有大量的酶,受损时这些酶进入血液,测定血中心肌酶谱对诊断及估计心肌损害程度有十分重要的价值。常用的有以下几方面:①血清肌酸激酶:发病 4～

6小时在血中出现,24小时达峰值,后很快下降,2～3天消失。②乳酸脱氢酶在起病8～10小时后升高,达到高峰时间在2～3天,持续1～2周恢复正常。其中肌酸激酶的同工酶和乳酸脱氢酶的同工酶诊断的特异性最高,其增高程度还能准确地反映梗死的范围。

(10)肌红蛋白测定:血清肌红蛋白升高出现时间比肌酸激酶略早,在4小时左右,多数24小时即恢复正常;尿肌红蛋白在发病后5～40小时开始排泄,持续时间平均达83小时。

(二)护理目标

(1)患者疼痛减轻。

(2)患者能遵医嘱服药,说出治疗的重要性。

(3)患者的活动量增加、心率正常。

(4)生命体征维持在正常范围。

(5)患者看起来放松。

(三)护理措施

1.一般护理

(1)安置患者于冠心病监护病房,连续监测心电图、血压、呼吸5～7天,对行漂浮导管检查者做好相应护理,询问患者有无心悸、胸闷、胸痛、气短、乏力、头晕等不适。

(2)病室保持安静、舒适,限制探视,有计划地护理患者,减少对患者的干扰,保证患者充足的休息和睡眠时间,防止任何不良刺激。据病情安置患者于半卧位或平卧位。第1～3天绝对卧床休息,翻身、进食、洗漱、排便等均由护理人员帮助料理;第4～6天可在床上活动肢体,无并发症者可在床上坐起,逐渐过渡到坐在床边或椅子上,每次20分钟,每天3～5次,鼓励患者深呼吸;第1～2周开始在室内走动,逐步过渡到室外行走;第3～4周可试着上下楼梯或出院。病情严重或有并发症者应适当延长卧床时间。

(3)介绍本病知识和监护室的环境。关心、尊重、鼓励、安慰患者,以和善的态度回答患者提出的问题,帮助其树立战胜疾病的信心。

(4)给予低钠、低脂、低胆固醇、无刺激、易消化的饮食,少量多餐,避免进食过饱。

(5)心肌梗死患者由于卧床休息、消化功能减退、哌替啶或吗啡等止痛药物的应用,使胃肠功能和膀胱收缩无力抑制,易发生便秘和尿潴留。应予以足够的重视,酌情给予轻泻剂,嘱患者排便时勿屏气,避免增加心脏负担和导致附壁血栓脱落。排便不畅时宜加用开塞露,对5天无大便者可保留灌肠或给低压盐水灌肠。对排尿不畅者,可采用物理或诱导法,协助排尿,必要时行导尿。

(6)吸氧:氧治疗可提高改善低氧血症,有利于心肌梗死的康复。急性期给患者高流量吸氧,持续48小时。氧流量在每分钟3～5 L,病情变化可延长吸氧时间。待疼痛减轻,休克解除,可减低氧流量。注意鼻导管的通畅,24小时更换1次。如果合并急性左心衰竭,出现重度低氧血症时。死亡率较高,可采用加压吸氧或乙醇除泡沫吸氧。

(7)防止血栓性静脉炎或深部静脉血栓形成:血栓性静脉炎表现为受累静脉局部红、肿、痛,可延伸呈条索状,多因反复静脉穿刺输液和多种药物输注所致。所以行静脉穿刺时应严格无菌操作,患者感觉输液局部皮肤疼痛或红肿,应及时更换穿刺部位,并予以热敷或理疗。下肢静脉血栓形成一般在血栓较大引起阻塞时才出现患肢肤色改变,皮肤温度升高和可凹性水肿。应注意每天协助患者做被动下肢活动2～3次,注意下肢皮肤温度和颜色的变化避免选用下肢静脉输液。

2.病情观察与护理

急性心肌梗死为危重疾病,应早期发现危及患者生命的先兆表现,如能得到及时处理,可使

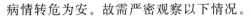

病情转危为安。故需严密观察以下情况。

(1)血压:始发病时应 0.5～1.0 小时测量 1 次血压,随血压恢复情况逐步减少测量次数为每天 4～6 次,基本稳定后每天 1～2 次。若收缩压在 12.0 kPa(90 mmHg)以下,脉压减小,且音调低落,要注意患者的神志状态、脉搏、面色、皮肤色泽及尿量等,是否有心源性休克的发生。此时,在通知医师的同时,对休克者采取抗休克措施,如补充血容量,应用升压药、血管扩张剂,以及纠正酸中毒,避免脑缺氧,保护肾功能等。有条件者应准备好中心静脉压测定装登或漂浮导管测定肺微血管楔嵌压设备,以正确应用输液量及调节液体滴速。

(2)心率、心律:在冠心病监护病房进行连续的心电、呼吸监测,在心电监测示波屏上,应注意观察心率及心律变化。及时检出可能作为恶性心动过速先兆的任何室性期前收缩,以及心室颤动或完全性房室传导阻滞、严重的窦性心动过缓、房性心律失常等,如发现室性期前收缩则表现如下:①每分钟 5 次以上;②呈二、三联律;③多源性期前收缩;④室性期前收缩的 R 波落在前一次主搏的 T 波之上,均为转变阵发性室性心动过速及心室颤动的先兆,易造成心搏骤停。遇有上述情况,在立即通知医师的同时,需应用相应的抗心律失常药物,并准备好除颤器和人工心脏起搏器,协同医师抢救处理。

(3)胸痛:急性心肌梗死患者常伴有持续剧烈的胸痛,因此,应注意观察患者的胸痛程度,因剧烈胸痛可导致低血压,加重心肌缺氧,扩大梗死面积,引起心力衰竭、休克及心律失常。常用的止痛剂有罂粟碱肌内注射或静脉滴注,硝酸甘油 0.6 mg 含服,疼痛较重者可用哌替啶或吗啡。在护理中应注意可能出现的药物不良反应,同时注意观察血压、尿量、呼吸及一般状态,确保用药的安全。

(4)呼吸急促:注意观察患者的呼吸状态,对有呼吸急促的患者应注意观察血压、皮肤黏膜的血液循环情况、肺部体征的变化及血流动力学和尿量的变化。发现患者有呼吸急促、不能平卧、烦躁不安、咳嗽、咳泡沫样血痰时,立即取半坐位,给予吸氧,准备好快速强心、利尿剂,配合医师按急性心力衰竭处理。

(5)体温:急性心肌梗死患者可有低热,体温在 37.0～38.5 ℃,多持续 3 天左右。如体温持续升高,1 周后仍不下降,应怀疑有继发肺部或其他部位感染,及时向医师报告。

(6)意识变化:如发现患者意识恍惚,烦躁不安,应注意观察血流动力学及尿量的变化。警惕心源性休克的发生。

(7)器官栓塞:在急性心肌梗死第 1、2 周内,注意观察组织或脏器有无发生栓塞现象。因左心室内附壁血栓可脱落,而引起脑、肾、四肢、肠系膜等动脉栓塞,应及时向医师报告。

(8)心室膨胀瘤:在心肌梗死恢复过程中,心电图表现虽有好转,但患者仍有顽固性心力衰竭或心绞痛发作,应疑有心室膨胀瘤的发生。这是由于在心肌梗死区愈合过程中,心肌被结缔组织所替代,成为无收缩力的薄弱纤维瘢痕区。该区内受心腔内的压力而向外呈囊状膨出,造成心室膨胀瘤。应配合医师进行 X 线检查以确诊。

(9)心肌梗死后综合征:需注意在急性心肌梗死后 2 周、数月甚至 2 年内,可并发心肌梗死后综合征。表现为肺炎、胸膜炎和心包炎征象,同时也有发热、胸痛、血沉和白细胞计数升高现象,酷似急性心肌梗死的再发。这是由于坏死心肌引起机体自身免疫变态反应所致。如心肌梗死的特征性心电图变化有好转现象又有上述表现时,应做好 X 线检查的准备,配合医师作出鉴别诊断。因本病应用激素治疗效果良好,若因误诊而用抗凝药物,可导致心腔内出血而发生急性心包填塞。故应严密观察病情,在确诊为本病后,应向患者及家属做好解释工作,解除顾虑,必要时给

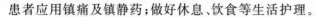

患者应用镇痛及镇静药;做好休息、饮食等生活护理。

(四)健康教育

(1)注意劳逸结合,根据心功能进行适当的康复锻炼。

(2)避免紧张、劳累、情绪激动、饱餐、便秘等诱发因素。

(3)节制饮食,禁忌烟酒、咖啡、酸辣刺激性食物,多吃蔬菜、蛋白质类食物,少食动物脂肪、胆固醇含量较高的食物。

(4)按医嘱服药,随身常备硝酸甘油等扩张冠状动脉药物,定期复查。

(5)指导患者及家属,病情突变时,采取简易应急措施。

(赵晚红)

第四节　急性肝衰竭

一、定义

急性肝衰竭是原来无肝病者肝脏受损后短时间内发生的严重临床综合征,死亡率高,最常见的病因是病毒性肝炎。

二、病因及发病机制

(一)病因

在中国引起肝衰竭的主要病因是肝炎病毒(主要是乙肝病毒),其次是药物及肝毒性物质(如乙醇、化学制剂等)。在欧美国家,药物是引起急性、亚急性肝衰竭的主要原因。

(二)发病机制

1.内毒素与肝损伤

内毒素使肝脏能量代谢发生障碍。还可诱导中性粒细胞向肝内聚集,并激活中性粒细胞,参与导致大块肝细胞坏死的炎症过程。内毒素作用于肝窦内皮细胞及微血管,引起肝微循环障碍,导致缺氧缺血性损伤。

2.细胞因子与肝损伤

细胞因子不仅是肝坏死过程的主要因素,还与肝衰竭时肝细胞再生抑制状态有关。

3.细胞凋亡

肝细胞凋亡在肝衰竭病理形成过程中也起着重要的作用。

4.多器官功能衰竭与肝衰竭

肝衰竭是多器官功能衰竭的主要起因,而多器官功能衰竭又可加重肝衰竭。

三、临床表现

(一)神经、精神症状

早期以性格和行为改变为主,如情绪激动、精神错乱、行为荒诞等,少数患者可被误诊为精神疾病。晚期出现肝性脑病、肝臭,各种反射迟钝或消失,肌张力改变,踝阵挛阳性。

（二）黄疸

典型病例先是尿色加深，2～3天皮肤巩膜出现黄疸，迅速加深，少数患者的黄疸可出现在神经、精神症状前，但较轻微，以后随病情恶化而加深。

（三）出血

因肝脏内凝血因子合成障碍，导致弥散性血管内凝血、血小板计数减少。

（四）肝脏缩小

多数急性肝衰竭肝脏呈进行性缩小，此为诊断本病的重要体征。

（五）腹水

多数患者迅速出现腹水，大多属于漏出液，少数为渗出液或血性。

（六）脑水肿、脑疝综合征

发生率为24％～82％，单纯脑水肿表现为呕吐、头痛、烦躁、血压轻度上升。合并脑疝则出现去大脑强直、抽搐、瞳孔对光反应减弱或消失、呼吸节律不齐、呼吸骤停等。

（七）肝肾综合征

表现为少尿或无尿、氮质血症、稀释性低血钠、低尿钠，尿中可无蛋白质及管型。

四、实验室及其他检查

肝炎病毒学检查：肝功能检查转氨酶升高或发生胆-酶分离现象；血生化检查凝血酶原时间延长。

五、紧急救护

（一）去除诱因

针对引起急性肝衰竭的不同诱因，给予治疗和护理。

（二）保肝治疗

(1)应用细胞活性药物，如ATP、辅酶A、肌苷、1,6-二磷酸果糖等。

(2)胰岛素-胰高血糖素疗法。

(3)促肝细胞生长素促使肝细胞再生。

(4)前列腺素E可扩张血管、改善肝微循环、稳定肝细胞膜、防止肝细胞坏死。

(5)适量补充新鲜血、新鲜血浆及清蛋白，有利于提高胶体渗透压，促进肝细胞的再生和补充凝血因子。

（三）对症处理

1.肝性脑病

避免使用麻醉、镇痛、催眠等中枢抑制药物，及时控制感染和上消化道出血，注意纠正水、电解质和酸碱平衡紊乱，降低血氨。可通过下列方法降低血氨。

(1)禁止经口摄入蛋白质，尤其动物蛋白，以减少氨的形成。

(2)抑制肠道产氨细菌生长，可口服或鼻饲新霉素1～2 g/d，甲硝唑0.2 g，每天4次。

(3)清除肠道积食、积血或其他含氨物质，应用乳果糖或拉克替醇，口服或高位灌肠，可酸化肠道，促进氨的排出，减少肠源性毒素吸收。

(4)视患者的电解质和酸碱平衡情况酌情选择谷氨酸钠、谷氨酸钾、精氨酸等降氨药。

(5)使用支链氨基酸或支链氨基酸与精氨酸混合制剂，以纠正氨基酸失衡。

2.出血

(1)预防胃应激性溃疡出血,可用 H_2 受体拮抗剂或质子泵抑制剂。

(2)凝血功能障碍者注射维生素 K,可促进凝血因子的合成。血小板减少或功能异常者可输注血小板悬液。

(3)胃肠道出血者可用冰盐水加血管收缩药物局部灌注止血。

(4)活动性出血或需接受损伤性操作者,应补充凝血因子,以输新鲜血浆为宜。

(5)一旦出现弥散性血管内凝血、颅内出血,须积极配合抢救。

(四)急性并发症的处理

1.肝肾综合征

(1)及时去除诱因,如避免强烈利尿及大量放腹水,不使用损害肾功能的药物。

(2)在改善肝功能的前提下,适当输注右旋糖酐-40、清蛋白等胶体溶液,以提高循环血容量。

(3)补充血容量的同时给予利尿剂,常用 20% 甘露醇,无效时可用呋塞米,可消除组织水肿、腹水,减轻心脏负荷,清除有害代谢产物。

(4)应用血管活性药,可选用多巴胺、酚妥拉明等药物,以扩张肾血管,增加肾血流量。

(5)经上述治疗无效时,宜尽早进行血液透析,清除血内有害物质,减轻氮质血症,纠正高钾血症和酸中毒。

2.感染

一旦出现感染,可单用或联合应用抗生素,但不应使用有肝、肾毒性的药物。

3.脑水肿

颅内压增高者给予高渗性脱水药。

(五)血液净化疗法

可清除因肝功能严重障碍而产生的各种有害物质,使血液得以净化,帮助患者度过危险期。血浆置换是较为成熟的血液净化方法,可以去除与血浆蛋白结合的毒物,补充血浆蛋白、凝血因子等人体所需物质,从而减轻急性肝衰竭患者的症状。

(六)肝替代治疗

(1)人工肝支持治疗:人工肝是指通过体外的机械、物理化学或生物装置,清除各种有害物质,补充必需物质,改善内环境,暂时替代衰竭肝的部分功能的治疗方法,能为肝细胞再生及肝功能恢复创造条件或等待机会进行肝移植。

(2)肝移植。

六、观察要点

(1)判断神志是否清醒,性格和行为有无异常,以便及时发现肝性脑病的先兆。

(2)密切观察生命体征变化,注意每天测量腹围、体重。

(3)黄疸:了解黄疸的程度,有无逐渐加重。

(4)出血:注意皮肤、黏膜及消化道等部位有无出血,抽血及穿刺后要长时间压迫穿刺点,防止渗血。

(5)监测中心静脉压、血气分析变化。

(6)监测肝功能、凝血功能变化。

(7)对接受胰高血糖素、胰岛素疗法的患者,用药期间随时监测血糖水平,以便随时调整药物的用量。

(8)应用谷氨酸钾时须监测钾、钠、氯含量,保持电解质平衡。

七、护理

(一)充分休息与心理护理

患者应绝对卧床休息,腹水患者采取半卧位。鼓励患者保持乐观情绪,以最佳心理状态配合治疗。

(二)饮食护理

给予低脂、低盐、高热量、清淡、易消化的食物。戒烟酒,忌辛辣刺激性食物,少量多餐可进食流质或半流质,以保证营养充分吸收,促进肝细胞再生和修复。有腹水者控制钠盐摄入,肝性脑病者忌食蛋白。

(三)口腔护理

饭前饭后可用5%碳酸氢钠漱口。

(四)皮肤护理

保持皮肤清洁干燥,黄疸较深、瘙痒严重者可给予抗组胺药物。

(五)并发症的护理

1.肝肾综合征

严格控制液体入量,避免使用损害肝、肾功能的药物。注意观察尿量的变化及尿的颜色和性状,准确记录每天出入液量。

2.感染

加强支持疗法,调整免疫功能。

3.大量腹水

(1)安置半卧位,限制钠盐和每天入水量。

(2)遵医嘱应用利尿剂,避免快速和大量利尿,用药后注意监测血电解质。

(3)每天称体重、测腹围、记录尿量,密切观察腹水增长及消退情况。④腹腔穿刺放腹水1次量不能超过3 000 mL,防止水、电解质紊乱和酸碱失衡。

4.脑水肿

密切观察患者有无头痛、呕吐、眼底视盘水肿及意识障碍等表现。一旦发生,应协助患者取平卧位,抬高床头15°~30°,以利颅内静脉回流,减轻脑水肿。使用脱水药、利尿剂后易出现电解质紊乱,应定时监测。

(六)安全防护

对于昏迷患者加护床挡,烦躁患者慎用镇静药,必要时可用水合氯醛灌肠。

(七)肠道护理

灌肠可清除肠内积血,使肠内保持酸性环境,减少氨的产生和吸收,协助患者采取左侧卧位,用37~38 ℃温水100 mL加食醋50 mL灌肠1~2次/天,或乳果糖500 mL加温水500 mL保留灌肠,使血氨降低。肝性脑病者禁用肥皂水灌肠。

(赵晚红)

第五节 急性呼吸衰竭

呼吸衰竭是指由于各种原因引起的肺通气和/或换气功能严重障碍,以致不能进行有效的气体交换,导致缺氧和/或二氧化碳潴留,从而引起一系列生理功能和代谢功能紊乱的临床综合征。一般认为在海平面、标准大气压、休息状态、呼吸空气条件下(FiO$_2$=21%),动脉血氧分压(PaO$_2$)<8.0 kPa(60 mmHg)和/或血二氧化碳分压(PaCO$_2$)>6.7 kPa(50 mmHg)时,作为呼吸衰竭的血气诊断标准。根据血气变化,将呼吸衰竭分为两型:①Ⅰ型(换气性)指 PaO$_2$ 下降而 PaCO$_2$ 正常或降低,多为急性呼吸衰竭的表现;②Ⅱ型(通气性)指 PaO$_2$ 下降伴有 PaCO$_2$ 升高,多为慢性呼吸衰竭或兼有急性发作的表现。急性呼吸衰竭是指由于某些突发的致病因素,使肺通气和/或换气功能迅速出现严重障碍,在短时间内引起呼吸衰竭。因机体不能很快代偿,若不及时抢救,会危及患者生命。

一、病因与发病机制

(一)病因

1.呼吸道及肺疾病

严重支气管哮喘、原发性或继发性肺炎、急性肺损伤、急性呼吸窘迫综合症(ARDS)、肺水肿、上呼吸道异物堵塞、喉头水肿、慢性支气管炎急性发作及肺气肿等。

2.中枢神经及传导系统疾病

急性脑炎、颅脑外伤、脑出血、脑梗死、脑肿瘤、安眠药中毒及吸入有害气体等。

3.周围神经传导系统及呼吸肌疾病

脊髓灰质炎、重症肌无力、颈椎外伤、有机磷农药中毒等。

4.胸部病变

胸廓狭窄、胸外伤、自发性气胸、手术损伤、急剧增加的胸腔积液等。

5.肺血管性疾病

急性肺栓塞、肺血管炎、多发性肺微血管栓塞等。

(二)发病机制

急性呼吸衰竭的发生主要有肺泡通气不足、通气/血流比例(V/Q)失调、气体弥散障碍、肺内分流四种机制。

1.肺泡通气不足

肺泡通气不足其结果引起低氧和高碳酸血症。机制主要有以下几点。

(1)呼吸驱动不足:如中枢神经系统病变或中枢神经抑制药过量抑制呼吸中枢,使呼吸驱动力减弱,导致肺容量减少和肺泡通气不足。

(2)呼吸负荷过重:胸廓或横膈机械性运动能力下降,致肺泡通气下降及气道阻力增加,胸肺顺应性下降。

(3)呼吸泵功能障碍:由于呼吸肌本身的病变导致呼吸运动受限,如呼吸肌疾病、有机磷农药中毒等。

2.通气/血流比例(V/Q)失调

正常人肺泡通气量(V)约为 4 L/min,流经肺泡的血流(Q)约为 5 L/min,V/Q 约为 0.8。有效的气体交换主要取决于 V/Q 保持在 0.8 水平。当 V/Q 低于 0.8 时,肺泡通气不足、血流过剩,肺动脉内混合静脉血未经充分氧合即进入肺静脉,引起低氧血症。当 V/Q 大于 0.8 时,肺泡过度通气,肺泡内气体不能与血液进行充分的气体交换而成为无效通气,结果也导致低氧血症。严重的通气/血流比例失调也可导致二氧化碳潴留。

3.气体弥散障碍

氧和二氧化碳可自由通过肺泡毛细血管膜进行气体交换,氧的弥散能力约为二氧化碳的 1/20。当肺不张、肺水肿、肺气肿、肺纤维化导致气体弥散面积减少、弥散距离加大时,往往影响氧的弥散,从而引起低氧血症。

4.肺内分流

肺动脉内的静脉血未经氧合直接流入肺静脉,引起低氧血症,是通气/血流比例失调的特例。常见于肺动脉-静脉瘘。

二、病情评估

(一)临床表现

急性呼吸衰竭患者除原发病表现外,还表现为低氧血症、高碳酸血症或两者兼有,可使机体各组织器官发生不同程度的功能改变。

1.呼吸系统改变

呼吸困难是临床最早出现的症状,表现为呼吸频率加快、呼吸费力、辅助呼吸肌活动增强、胸闷、发绀等。严重时表现为呼吸节律改变,如潮式呼吸、叹息样呼吸、陈-施呼吸。呼吸系统病变所致者,肺部有喘鸣音、湿啰音或呼吸音降低等原发病体征。

2.循环系统改变

早期心率加快,血压正常或轻度升高,严重时心率减慢、心律失常、血压下降。晚期由于严重缺氧和二氧化碳潴留可引起心肌损害,发生心力衰竭、休克、心搏骤停。

3.神经系统改变

大脑皮质对缺氧最敏感。轻度缺氧时出现头晕、注意力下降。明显缺氧时出现焦虑不安、躁动、定向力障碍和精神错乱。明显高碳酸血症时出现中枢神经系统抑制症状,如嗜睡、昏睡,严重缺氧和高碳酸血症均可导致昏迷。

4.其他系统改变

急性缺氧可造成凝血功能障碍、造血功能衰竭、弥散性血管内凝血。急性缺氧和二氧化碳潴留可致胃肠黏膜充血、水肿、糜烂而引起胃肠道出血。也可引起肾血管收缩、肾血流量减少、肾小球滤过率下降而致肾功能不全。

(二)辅助检查

1.实验室检查

尽早抽动脉血进行血气分析,PaO_2、$PaCO_2$ 和 pH 是最重要的血气参数。定时检查有助于判断呼吸衰竭的程度、类型、代偿情况及酸碱平衡紊乱程度和类型。

2.胸部 X 线检查

有助于明确病因、病变范围和程度。根据 X 线检查能了解心脏及血管的状态,分析气胸和血胸的存在及有无肺栓塞、肺炎、肺水肿等。

3.心电图检查

急性呼吸衰竭者可出现心动过速和其他各种心律失常。急性大块肺栓塞者,心电图检查可表现为心动过速,并有电轴右偏、完全性右束支传导阻滞和肺型 P 波。

三、急救护理

(一)紧急处理

1.保持气道通畅

患者缺氧与二氧化碳潴留,主要是由于通气功能障碍所致,而通气功能障碍主要原因是气道阻塞。因此及时清除气道分泌物,保持气道通畅,维持气道完整性,是纠正缺氧与二氧化碳潴留的前提。护理措施包括胸部物理治疗、气道吸引、必要时建立人工气道。

(1)胸部物理治疗:包括指导患者有效咳嗽、协助翻身、体位引流、背部叩击和振动,以促进痰液排出,有助于改善通气和血流灌注,促进某些肺段的痰液引流。

(2)气道吸引:吸引导管可经鼻或经口通过咽部到达呼吸道进行分泌物和痰液抽吸。吸痰时会造成短暂的缺氧,应注意心率、心律、血氧饱和度的变化。

(3)建立人工气道:对昏迷舌根后坠的患者,采用口咽通气管或鼻咽通气管支撑舌体,使其离开咽后壁,从而在短期内保持气道通畅。对需机械通气的患者,采用经鼻或经口气管内插管。经鼻气管插管易于固定,清醒患者易于耐受,用于需气管内插管时间较长者;经口气管插管操作简便,常用于紧急情况,但不易固定,易引起牙齿脱落与口腔黏膜破损。对需长期机械通气者,应行气管造口。气管造口包括气管切开术与经皮扩张气管导管留置术,均需严格无菌操作。

2.氧疗

缺氧是引起呼吸衰竭的直接原因,氧疗是急性呼吸衰竭的重要治疗措施。氧疗要根据缺氧原因和程度调整氧流量与氧浓度,严格掌握适应证,防止不良反应发生。Ⅰ型呼吸衰竭,原则上是按需给氧,根据血气分析结果及时调整氧浓度,一般为 50%～60%。Ⅱ型呼吸衰竭,应采用控制性氧疗,持续性低流量吸氧。一般氧流量为 1～3 L/min,浓度为 25%～30%。氧疗途径采用鼻塞法、面罩法等,对危重患者常规氧疗无效时,及早考虑机械通气给氧。

3.机械通气

机械通气是治疗急性呼吸衰竭重要而有效的措施。但因引起急性呼吸衰竭的病因各异,所造成的病理生理改变不同,故应根据具体病情特点来选择不同的通气模式。机械通气护理:保持呼吸机正常运行;保持各连接口紧密;了解通气量是否合适;及时解除报警原因;积极防治机械通气并发症;防止感染与交叉感染。

4.病因治疗

原发病治疗至关重要。有些病例在去除病因后可逆转呼吸衰竭,如急性上呼吸道阻塞时,治疗关键是建立人工气道;严重肺部感染或全身感染所致者,应尽早给予有效抗生素治疗;心源性肺水肿所致者,可给予硝酸甘油、利尿剂或正性肌力药治疗;气胸或大量胸腔积液所致者,应行胸膜腔穿刺或置导管引流。

(二)用药观察

1.呼吸兴奋剂

(1)尼可刹米:用于各种原因引起的中枢性呼吸抑制,特别是肺性脑病时常用。能兴奋脑干呼吸中枢或刺激颈动脉体的化学感受器,反射性兴奋呼吸中枢,提高呼吸中枢对二氧化碳的敏感性。静脉注射给药,每次 0.375 g,必要时每 1~2 小时重复 1 次,也可用 1.875~3.750 g 静脉微量注射泵维持。

(2)纳洛酮:主要用于解除外源性阿片(吗啡和美沙酮等)对中枢神经系统的抑制,对麻醉、镇静催眠药过量和酒精中毒也有效。能与脑干特异性阿片受体竞争性结合,阻断内源性和外源性阿片的呼吸抑制作用。推荐剂量为 0.4~0.8 mg,静脉注射,作用维持时间短。对长效呼吸抑制药如美沙酮过量者,首次静脉注射后,继续以 0.4~2.0 mg/h 速度静脉滴注,持续 12~24 小时。

应用呼吸兴奋剂时注意:①保持气道通畅。②有心功能不全或 ARDS 时不宜使用。③观察不良反应,如尼可刹米可致心动过速、血压升高、肌肉震颤或僵直、咳嗽、呕吐、出汗等症状。

2.糖皮质激素

严重支气管哮喘患者对支气管扩张药无效时,给予糖皮质激素治疗。氢化可的松 2 mg/kg,静脉注射,继而 0.5 mg/(kg·h),静脉滴注;或甲泼尼龙 40~125 mg 静脉注射,每 6 小时 1 次。吸入性糖皮质激素对严重支气管哮喘无效。ARDS 患者发病后 7~10 天应用糖皮质激素可减少肺纤维化。

应用糖皮质激素时注意:①用糖皮质激素期间应经常检测血糖,以便及时发现类固醇性糖尿病。②防止各种感染的发生,特别是防止多重感染的发生。③为减少对胃肠道的刺激,加用胃黏膜保护药物。

3.镇静药

预防呼吸衰竭患者的氧输送与氧消耗比例失常。

(1)丙泊酚:用于维持镇静,为短效静脉全身麻醉药,起效迅速,无明显蓄积,停药后苏醒快而完全。根据患者病情及所需镇静深度,可在静脉注射 0.2~0.7 mg/kg 负荷量后,以 0.3~4.0 mg/(kg·h)持续静脉微量注射泵输入,保持患者镇静,可使患者耐受机械通气。小儿禁用丙泊酚镇静。

(2)咪达唑仑:咪达唑仑为最新的苯二氮䓬类药物,起效和消除迅速。咪达唑仑 1~2 mg 静脉注射,根据病情需要也可持续静脉微量注射泵输入。

应用镇静药时注意:①应用镇静药时必须建立人工气道和机械通气。②定时评估患者精神状态,防止镇静过深。③丙泊酚可致血压下降需动态观察血压变化。

4.肌肉松弛药

应用于人机对抗时,消除自主呼吸;减少心肺功能不全者的氧消耗。常选用非去极化性肌肉松弛药。常用药物有潘库溴铵、阿曲库铵和维库溴铵。应用肌肉松弛药时注意:①必须在机械通气下使用。②必须先镇静后肌松。

5.祛痰药

呼吸系统感染常产生黏稠痰液。祛痰药能降低气道分泌物的黏滞性,有利于气道分泌物的清除。常用药物为氨溴索,可静脉注射,也可雾化吸入。应用祛痰药时注意与胸部物理治疗相结合。

(三)病情观察

1.观察生命体征

(1)呼吸:观察呼吸节律、频率、幅度。正常人呼吸频率为 16~20 次/分,新生儿为 30~40 次/分,呼吸幅度均匀,节律规则。成人自主呼吸频率超过 20 次/分,提示呼吸功能不全。超过 30 次/分,常需要机械辅助通气。呼吸节律改变提示脑干呼吸中枢病变或脑水肿。听诊两肺呼吸音是否对称,听诊顺序:肺尖—前胸—侧胸—背部,左右对比,有无痰鸣音、哮鸣音、湿啰音,是否伴咳嗽、咳痰,注意患者对治疗的反应。

(2)心率:观察心率、心律变化。缺氧早期心脏发生代偿作用,导致心率增快。严重缺氧可出现各种类型的心律失常如窦性心动过缓、期前收缩、心室颤动等。如进一步加重,可发展为周围循环衰竭甚至心搏停止。气道吸引时可引起短暂缺氧会诱发各种心律失常,需及时发现和纠正。

(3)体温:建立人工气道及应用机械通气期间,患者鼻、咽、喉自然防御屏障功能丧失、咳嗽咳痰能力减弱或丧失、气道吸引及全身抵抗力下降等增加感染机会,体温波动较大。观察体温变化,有助于判断感染控制情况。当体温升高超过 38.5 ℃时,积极做好降温处理,遵医嘱留取细菌培养标本。

(4)意识:意识反映脑血流灌注和脑组织氧供情况。氧供正常时,患者意识清楚,定向力、计算力良好,能配合治疗。轻度缺氧时,患者兴奋、焦虑和烦躁不安。严重缺氧时出现意识模糊、嗜睡甚至昏迷。当患者出现意识异常时,注意安全防护,适当约束肢体,防止坠床与意外拔管。

2.血氧饱和度

原理:通过红外光传感器来测量毛细血管内氧合血红蛋白的含量。通过氧饱和度估计氧分压,氧饱和度小于 95%,氧分压小于 10.7 kPa(80 mmHg),显示轻度缺氧;氧饱和度小于 90%,氧分压小于 8.0 kPa(60 mmHg),显示中度缺氧;氧饱和度小于 75%,氧分压小于 5.3 kPa(40 mmHg),显示重度缺氧。影响脉搏血氧饱和度测定结果的如下:末梢循环不良如低血压、血管收缩药、低温、动脉压迫等;指甲条件如灰指甲、涂抹指甲油等。对水肿或末梢循环较差的患者,应经常检查、更换检测部位。注意氧饱和度高低不能真正反映组织供氧情况,只能作为参考。

3.血气指标

动态测定血气指标有助于判断血液氧合及酸碱平衡状态,可作为诊断呼吸衰竭、指导机械通气参数调节、纠正酸碱失衡的重要依据。PaO_2 反映机体氧合情况,对诊断缺氧和判断缺氧程度有重要价值。$PaCO_2$ 是判断肺通气功能的重要参数。机械通气开始前及治疗后 30 分钟常规测定血气指标,以了解治疗效果。根据血气数据调整呼吸机参数。

(赵晚红)

第六节　急性肺栓塞

一、定义

急性肺栓塞是指内源性或外源性栓子堵塞肺动脉或其分支引起肺循环障碍的病理综合征。如发生肺出血或坏死则称为肺梗死。急性肺栓塞是世界上误诊率和死亡率较高的疾病之一,对人类的健康造成了严重的威胁。

二、临床表现

(一)症状

临床症状多种多样,但缺乏特异性。常见症状如下:①不明原因的呼吸困难及气促,尤以活动后明显,为肺栓塞最多见的症状。②胸痛包括胸膜炎性胸痛或心绞痛样胸痛。③晕厥可为肺栓塞的唯一或首发症状。④烦躁不安、惊恐甚至濒死感。⑤咯血常为小量咯血,大咯血少见。⑥咳嗽、心悸等。各病例可出现以上症状的不同组合。临床上有时出现所谓"三联征",即同时出现呼吸困难、胸痛及咯血,但仅见于约20%的患者。

(二)体征

1.呼吸系统

呼吸急促最常见,发绀,肺部有时可闻及哮鸣音和/或细湿啰音,肺野偶可闻及血管杂音,合并肺不张或胸腔积液时出现相应的体征。

2.循环系统

心动过速;血压变化,严重者可出现血压下降,甚至休克;颈静脉充盈或异常搏动;肺动脉瓣区第二心音亢进或分裂,三尖瓣区收缩期杂音。

3.其他

可伴发热,多为低热,少数患者体温达 38 ℃。

三、病因及发病机制

(一)病因

临床上常见的栓子包括深静脉血栓、感染性病灶、右心房或右心室附壁血栓、空气栓、羊水栓等。引起肺栓塞的基础疾病及诱因有深静脉血栓形成、创伤、肿瘤、制动、妊娠和分娩、口服避孕药、肥胖等。

(二)发病机制

急性肺栓塞所致病理生理改变及其严重程度受多种因素影响,包括栓子的大小和数量、多次栓塞的时间间隔、是否同时存在其他心肺疾病、个体反应的差异及血栓溶解的快慢等。其病理生理改变主要包括血流动力学改变、右心功能不全、心室间相互作用及呼吸生理变化等。轻者可无任何异常改变,重者肺循环阻力突然升高,肺动脉压突然升高,心排血量急骤下降,患者出现休克,甚至死亡。

四、辅助检查

(一)动脉血气分析

动脉血气分析显示低氧血症、低碳酸血症,肺泡-动脉血氧分压差增大。

(二)实验室检查

急性肺栓塞时,血浆 D-二聚体升高,但多种病因可导致其升高,故在临床中对肺栓塞有较大的排除价值,若其含量低于 500 $\mu g/L$,则可基本排除肺栓塞。

(三)影像学检查

肺动脉造影为过去诊断急性肺栓塞的"金标准",但属于有创检查。近年来,CT、MRI 的发展使急性肺栓塞的诊断率明显提高。

（四）心电图检查

心电图缺乏特异性表现,但若发现心电图动态性变化多较单一固定性异常,对肺栓塞有更大的临床意义。

（五）深静脉血栓的检查

静脉超声检查和静脉造影可辅助诊断深静脉血栓,后者是深静脉血栓诊断的"金标准"。

五、诊断要点

肺栓塞的临床表现多样,有时隐匿,缺乏特异性,确诊需特殊检查。检出肺栓塞的关键是提高诊断意识,对有疑似表现、特别是高危人群中出现疑似表现者,应及时安排相应检查。诊断程序一般包括疑诊、确诊、求因 3 个步骤。

（一）疑诊

如患者出现上述临床症状、体征,特别是存在前述危险因素的病例出现不明原因的呼吸困难、胸痛、晕厥、休克,或伴有单侧或双侧不对称性下肢肿胀、疼痛等,应进行如下检查:动脉血气分析、心电图、胸部 X 线片、超声心动图和血浆 D-二聚体检查。

（二）确诊

在临床表现和初步检查提示肺栓塞的情况下,应安排肺栓塞的确诊检查:放射性核素肺通气/灌注扫描、螺旋 CT 和电子束 CT、磁共振成像和肺动脉造影。

（三）求因

对怀疑肺栓塞的病例,无论其是否有深静脉血栓性成症状,均应进行体检,并行静脉超声、放射性核素或 X 线静脉造影、CT 静脉造影、MRI 静脉造影、肢体阻抗容积图等检查,以帮助明确是否存在深静脉血栓性成及栓子的来源。

六、治疗要点

（一）一般处理

对患者进行严密监护,监测呼吸、心率、血压、静脉压、心电图及动脉血气的变化;卧床休息,保持大便通畅,避免用力,以防血栓脱落;可适当使用镇静、止痛、镇咳等相应的对症治疗。

（二）呼吸循环支持治疗

纠正低氧血症。出现心功能不全但血压正常者,可使用多巴酚丁胺和多巴胺;若出现血压下降,可增大剂量或使用其他血管升压药物,如去甲肾上腺素等。

（三）抗凝治疗

可防止血栓的发展和再发。主要抗凝剂有肝素、华法林。

（四）溶栓治疗

可迅速溶解血栓、恢复肺组织的血液灌注,降低肺动脉压、改善右心室功能。常用的溶栓药物有尿激酶、链激酶和阿替普酶。

七、护理问题

（一）气体交换受损

与肺通气、换气功能障碍有关。

(二)疼痛

与肺栓塞有关。

(三)低效型呼吸形态

与肺的顺应性降低、气道阻力增加不能维持自主呼吸有关。

(四)焦虑/恐惧

与担心疾病预后有关。

(五)睡眠形态紊乱

与呼吸困难、咳嗽、咯血等有关。

(六)活动无耐力

与日常活动供氧不足、疲乏有关。

(七)体液不足

与痰液排出、出汗增加、摄入减少有关。

(八)营养失调

低于机体需要量与食欲下降、摄入不足、消耗增加有关。

(九)有皮肤完整性受损的危险

与长期卧床有关。

八、护理措施

(一)病情观察

评估患者的呼吸频率、节律和深度,呼吸困难程度,呼吸音的变化,患者意识状态、瞳孔、皮肤温度及颜色,询问患者胸闷、憋气、胸部疼痛等症状有无改善。严密监测患者的呼吸、血压、心率、血氧饱和度、心律失常的变化情况,如有异常,及时通知医师。昏迷患者应评估瞳孔、肌张力、腱反射及病理反射。观察痰液的量、颜色及性状,及时了解尿常规、血电解质检查结果。准确记录24小时出入量。

(二)抢救配合

急性肺栓塞属临床急症,抢救不及时可危及患者生命。应加强患者病情的观察和血流动力学的监测,严密观察心率、心律、血氧饱和度、血压、呼吸的变化,备好抢救物品和药品,如发现患者出现剧烈胸痛、呼吸困难、咯血、面色苍白、血压下降等,立即通知医师并协助抢救。

(三)一般护理

1.环境

提供安静、舒适、整洁的休息环境,限制探视,减少交叉感染。保持室温在20～22 ℃和相对湿度60%～70%;没有层流装置的病室,应注意经常通风换气,每天通风3次。装有层流装置的病室,应保持层流装置的有效。

2.体位

急性肺栓塞患者应绝对卧床休息、肢体制动。若肺栓塞的位置已经确定,应取健侧卧位。床上活动时应避免突然坐起、转身及改变体位,禁止搬动患者,防止栓子的脱落。下肢静脉血栓者应抬高患肢,并高于肺平面20～30 cm,密切观察患肢的皮肤有无发绀、肿胀、发冷、麻木等感觉障碍,发现异常及时通知医师给予处理,严禁挤压、热敷、按摩患肢,防止血栓脱落。

3.饮食护理

指导患者进食富含维生素、高蛋白、粗纤维、易消化的饮食,多饮水,保持大便通畅,避免便秘、咳嗽等,以免增加腹腔压力,影响下肢静脉血液回流。做好口腔护理,以增进食欲。

4.吸氧

及早给予氧气吸入,遵医嘱合理氧疗。采用鼻导管或鼻塞给氧,必要时面罩吸氧。氧流量控制在 4~6 L/min。注意及时根据血氧饱和度指数或血气分析结果来调整氧流量。必要时行机械通气。

5.疼痛护理

教会患者自我放松的技巧,如缓慢深呼吸、全身肌肉放松、听音乐、看书报等,以分散注意力,减轻疼痛。剧烈疼痛时,遵医嘱给予药物止痛,如吗啡、哌替啶、可待因等,及时评价止痛效果并观察可能出现的不良反应。

6.心理护理

胸闷、胸痛、呼吸困难,易给患者带来紧张、恐惧的情绪,甚至造成濒死感。尽量帮助患者适应环境,向患者讲解治疗的目的、要求、方法,减少其焦虑和恐惧心理。采取心理暗示和现身说教,帮助患者树立信心,使其积极配合治疗。情绪过于激动可诱发栓子脱落,应指导患者保持情绪稳定。启动家庭支持系统,帮助患者树立治疗的信心。

(四)溶栓及抗凝的护理

(1)使用抗凝剂时,应严格掌握药物的剂量、用法及速度,认真核对,严密观察用药后的反应,发现异常及时通知医师,调整剂量。

(2)进行溶栓、抗凝治疗期间,最主要的并发症是出血,因此应严密观察患者有无出血倾向。注意观察患者皮肤、黏膜、牙龈及穿刺部位有无出血,有无咯血、呕血、便血等现象。观察患者的意识状态、神志的变化,发现患者出现头痛、呕吐症状,要及时报告医师并给予处理,谨防颅内出血的发生。溶栓治疗期间应准备好各种抢救物品。

(3)用药期间应监测凝血时间及凝血酶原时间,避免各种侵入性的操作。指导患者预防出血的方法,如选用质软的牙刷,防止碰伤、抓伤,勿挖鼻、用力咳嗽、排便等。

(赵晚红)

第七节　急性呼吸窘迫综合征

急性呼吸窘迫综合征(acute respiratory distress syndrome,ARDS)是指严重感染、创伤、休克等非心源性疾病过程中,肺毛细血管内皮细胞和肺泡上皮细胞损伤造成弥漫性肺间质及肺泡水肿,导致的急性低氧性呼吸功能不全或衰竭,属于急性肺损伤(acute lung injury,ALI)的严重阶段。以肺容积减少、肺顺应性降低、严重的通气/血流比例失调为病理生理特征。临床上表现为进行性低氧血症和呼吸窘迫,肺部影像学表现为非均一性的渗出性病变。本病起病急、进展快、死亡率高。

ALI 和 ARDS 是同一疾病过程中的两个不同阶段,ALI 代表早期和病情相对较轻的阶段,而 ARDS 代表后期病情较为严重的阶段。发生 ARDS 时患者必然经历过 ALI,但并非所有的

ALI 都会发展为 ARDS。引起 ALI 和 ARDS 的原因和危险因素很多,根据肺部直接和间接损伤对危险因素进行分类,可分为肺内因素和肺外因素。肺内因素是指致病因素对肺的直接损伤,包括以下几方面因素:①化学性因素,如吸入毒气和烟尘、胃内容物及氧中毒等。②物理性因素,如肺挫伤、放射性损伤等。③生物性因素,如重症肺炎。肺外因素是指致病因素通过神经体液因素间接引起肺损伤,包括严重休克、感染中毒症、严重非胸部创伤、大面积烧伤、大量输血、急性胰腺炎、药物或麻醉品中毒等。ALI 和 ARDS 的发生机制非常复杂,目前尚不完全清楚。多数学者认为,ALI 和 ARDS 是由多种炎性细胞、细胞因子和炎性介质共同参与引起的广泛肺毛细血管急性炎症性损伤过程。

一、临床特点

ARDS 的临床表现可以有很大差别,取决于潜在疾病和受累器官的数目及类型。

(一)症状、体征

(1)发病迅速:ARDS 多发病迅速,通常在发病因素攻击(如严重创伤、休克、败血症、误吸)后12~48 小时发病,偶尔有长达 5 天者。

(2)呼吸窘迫:是 ARDS 最常见的症状,主要表现为气急和呼吸频率增快,呼吸频率大多在25~50 次/分。其严重程度与基础呼吸频率和肺损伤的严重程度有关。

(3)咳嗽、咳痰、烦躁和神志变化:ARDS 可有不同程度的咳嗽、咳痰,可咳出典型的血水样痰,可出现烦躁、神志恍惚。

(4)发绀:是未经治疗 ARDS 的常见体征。

(5)ARDS 患者也常出现呼吸类型的改变,主要为呼吸浅快或潮气量的变化。病变越严重,这一改变越明显,甚至伴有吸气时鼻翼翕动及三凹征。在早期自主呼吸能力强时,常表现为深快呼吸,当呼吸肌疲劳后,则表现为浅快呼吸。

(6)早期可无异常体征,或仅有少许湿啰音;后期多有水泡音,也可出现管状呼吸音。

(二)影像学表现

1.胸部 X 线片检查

早期病变以间质性为主,胸部 X 线片常无明显异常或仅见血管纹理增多,边缘模糊,双肺散在分布的小斑片状阴影。随着病情进展,上述的斑片状阴影进一步扩展,融合成大片状,或两肺均匀一致增加的毛玻璃样改变,伴有支气管充气征,心脏边缘不清或消失,称为"白肺"。

2.胸部 CT 检查

与胸部 X 线片检查相比,胸部 CT 检查尤其是高分辨 CT 检查可更为清晰地显示出肺部病变分布、范围和形态,为早期诊断提供帮助。由于肺毛细血管膜通透性一致性增高,引起血管内液体渗出,两肺斑片状阴影呈现重力依赖性现象,还可出现变换体位后的重力依赖性变化。在CT 中上表现为病变分布不均匀:①非重力依赖区(仰卧时主要在前胸部)正常或接近正常。②前部和中间区域呈毛玻璃样阴影。③重力依赖区呈现实变影。这些均提示肺实质的实变出现在受重力影响最明显的区域。无肺泡毛细血管膜损伤时,两肺斑片状阴影均匀分布,既不出现重力依赖现象,也无变换体位后的重力依赖性变化。这一特点有助于与感染性疾病鉴别。

(三)实验室检查

1.动脉血气分析

$PaO_2 < 8.0$ kPa(60 mmHg),有进行性下降趋势,在早期 $PaCO_2$ 多不升高,甚至可因过度通

气而低于正常;早期多为单纯呼吸性碱中毒;随病情进展可合并代谢性酸中毒,晚期可出现呼吸性酸中毒。氧合指数较动脉氧分压更能反映吸氧时呼吸功能的障碍,而且与肺内分流量有良好的相关性,计算简便。氧合指数参照范围为 $53.2 \sim 66.5$ kPa($400 \sim 500$ mmHg),在 ALI 时 $\leqslant 40.0$ kPa(300 mmHg),ARDS 时 $\leqslant 26.7$ kPa(200 mmHg)。

2.血流动力学监测

通过漂浮导管,可同时测定并计算肺动脉压、肺动脉楔压等,不仅对诊断、鉴别诊断有价值,而且对机械通气治疗也为重要的监测指标。肺动脉楔压一般 <1.6 kPa(12 mmHg),若 >2.4 kPa(18 mmHg),则支持左心衰竭的诊断。

3.肺功能检查

ARDS 发生后呼吸力学发生明显改变,包括肺顺应性降低和气道阻力增高,肺无效腔/潮气量是不断增加的,肺无效腔/潮气量增加是早期 ARDS 的一种特征。

二、诊断及鉴别诊断

1999 年,中华医学会呼吸病学分会制订的诊断标准如下。

(1)有 ALI 和/或 ARDS 的高危因素。

(2)急性起病、呼吸频数和/或呼吸窘迫。

(3)低氧血症:ALI 时氧合指数 $\leqslant 40.0$ kPa(300 mmHg);ARDS 时氧合指数 $\leqslant 26.7$ kPa(200 mmHg)。

(4)胸部 X 线检查显示两肺浸润阴影。

(5)肺动脉楔压 $\leqslant 2.4$ kPa(18 mmHg)或临床上能除外心源性肺水肿。

符合以上 5 项条件者,可以诊断 ALI 或 ARDS。必须指出,ARDS 的诊断标准并不具有特异性,诊断时必须排除大片肺不张、自发性气胸、重症肺炎、急性肺栓塞和心源性肺水肿(表 7-1)。

表 7-1　ARDS 与心源性肺水肿的鉴别

类别	ARDS	心源性肺水肿
特点	高渗透性	高静水压
病史	创伤、感染等	心脏疾病
双肺浸润阴影	+	+
重力依赖性分布现象	+	+
发热	+	可能
白细胞计数增多	+	可能
胸腔积液	−	+
吸纯氧后分流	较高	可较高
肺动脉楔压	正常	高
肺泡液体蛋白	高	低

三、急诊处理

ARDS 是呼吸系统的一个急症,必须在严密监护下进行合理治疗。治疗目标是改善肺的氧合功能、纠正缺氧、维护脏器功能和防治并发症。治疗措施如下。

(一)氧疗

应采取一切有效措施尽快提高 PaO_2,纠正缺氧。可给高浓度吸氧,使 $PaO_2 \geqslant 8.0$ kPa (60 mmHg)或 $SaO_2 \geqslant 90\%$。轻症患者可使用面罩给氧,但多数患者需采用机械通气。

(二)去除病因

病因治疗在 ARDS 的防治中占有重要地位,主要是针对涉及的基础疾病。感染是 ALI 和 ARDS 常见原因,也是首位高危因素,而 ALI 和 ARDS 又易并发感染。如果 ARDS 的基础疾病 是脓毒症,除了清除感染灶外,还应选择敏感抗生素,同时收集痰液或血液标本分离培养病原菌 和进行药物敏感试验,指导下一步抗生素的选择。一旦建立人工气道并进行机械通气,即应给予 广谱抗生素,以预防呼吸道感染。

(三)机械通气

机械通气是最重要的支持手段。如果没有机械通气,许多 ARDS 患者会因呼吸衰竭在数小 时至数天内死亡。机械通气的指征目前尚无统一标准,多数学者认为一旦诊断为 ARDS,就应进 行机械通气。在 ALI 阶段可试用无创正压通气,使用无创机械通气治疗时应严密监测患者的生 命体征及治疗反应。神志不清、休克、气道自洁能力障碍的 ALI 和 ARDS 患者不宜应用无创机 械通气。如无创机械通气治疗无效或病情继续加重,应尽快建立人工气道,行有创机械通气。

为了防止肺泡萎陷,保持肺泡开放,改善氧合功能,避免机械通气所致的肺损伤,目前常采用 肺保护性通气策略,主要措施包括以下两方面。

1.呼气末正压

适当加用呼气末正压可使呼气末肺泡内压增大,肺泡保持开放状态,从而达到防止肺泡萎 陷,减轻肺泡水肿,改善氧合功能和提高肺顺应性的目的。应用呼气末正压应首先保证有效循环 血容量足够,以免因胸内正压增加而降低心排血量,而减少实际的组织氧运输;呼气末正压先从 低水平 $0.29 \sim 0.49$ kPa($3 \sim 5$ cmH$_2$O)开始,逐渐增加,直到 $PaO_2 > 8.0$ kPa(60 mmHg)、SaO_2 $> 90\%$ 时的呼气末正压水平,一般呼气末正压水平为 $0.49 \sim 1.76$ kPa($5 \sim 18$ cmH$_2$O)。

2.小潮气量通气和允许性高碳酸血症

ARDS 患者采用小潮气量($6 \sim 8$ mL/kg)通气,使吸气平台压控制在 $2.94 \sim 34.3$ kPa($30 \sim$ 35 cmH$_2$O)以下,可有效防止因肺泡过度充气而引起的肺损伤。为保证小潮气量通气的进行, 可允许一定程度的 CO_2 潴留[$PaCO_2$ 一般不宜高于 13.3 kPa(100 mmHg)]和呼吸性酸中毒 (pH $7.25 \sim 7.30$)。

(四)控制液体入量

在维持血压稳定的前提下,适当限制液体入量,配合利尿剂,使出入量保持轻度负平衡(每天 500 mL 左右),使肺脏处于相对"干燥"状态,有利于肺水肿的消除。液体管理的目标是在最低 ($0.7 \sim 1.1$ kPa 或 $5 \sim 8$ mmHg)的肺动脉楔压下维持足够的心排血量及氧运输量。在早期可给 予高渗晶体液,一般不推荐使用胶体液。存在低蛋白血症的 ARDS 患者,可通过补充清蛋白等 胶体溶液和应用利尿剂,有助于实现液体负平衡,并改善氧合。若限液后血压偏低,可使用多巴 胺和多巴酚丁胺等血管活性药物。

(五)加强营养支持

营养支持的目的在于不但纠正现有的患者的营养不良,还应预防患者营养不良的恶化。营 养支持可经胃肠道或胃肠外途径实施。如有可能应尽早经胃肠补充部分营养,不但可以减少补 液量,而且可获得经胃肠营养的有益效果。

(六)加强护理、防治并发症

有条件时应在重症监护病房中动态监测患者的呼吸、心律、血压、尿量及动脉血气分析等,及时纠正酸碱失衡和电解质紊乱。注意预防呼吸机相关性肺炎的发生,尽量缩短病程和机械通气时间,加强物理治疗,包括体位、翻身、拍背、排痰和气道湿化等。积极防治应激性溃疡和多器官功能障碍综合征。

(七)其他治疗

糖皮质激素、肺泡表面活性物质替代治疗、吸入一氧化氮在 ALI 和 ARDS 的治疗中可能有一定价值,但疗效尚不肯定。不推荐常规应用糖皮质激素预防和治疗 ARDS。糖皮质激素既不能预防 ARDS 的发生,对早期 ARDS 也没有治疗作用。ARDS 发病>14 天应用糖皮质激素会明显增加死亡率。感染性休克并发 ARDS 的患者,如合并肾上腺皮质功能不全,可考虑应用替代剂量的糖皮质激素。肺表面活性物质有助于改善氧合,但是还不能将其作为 ARDS 的常规治疗手段。

四、急救护理

在救治 ARDS 过程中,精心护理是抢救成功的重要环节。护士应做到及早发现病情,迅速协助医师采取有力的抢救措施。密切观察患者生命体征,做好各项记录,准确完成各种治疗,备齐抢救器械和药品,防止机械通气和气管切开的并发症。

(一)护理目标

(1)及早发现 ARDS 的迹象,及早有效地协助抢救。维持生命体征稳定,挽救患者生命。

(2)做好人工气道的管理,维持患者最佳气体交换,改善低氧血症,减少机械通气并发症。

(3)采取俯卧位通气护理,缓解肺部压迫,改善心脏的灌注。

(4)积极预防感染等各种并发症,提高救治成功率。

(5)加强基础护理,增加患者舒适感。

(6)减轻患者心理不适,使其合作、平静。

(二)护理措施

(1)及早发现病情变化,ARDS 通常在疾病或严重损伤的最初 24~48 小时后发生。首先出现呼吸困难,通常呼吸浅快。吸气时可存在肋间隙和胸骨上窝凹陷。皮肤可出现发绀和斑纹,吸氧不能使之改善。

护士发现上述情况要高度警惕,及时报告医师,进行动脉血气和胸部 X 线等相关检查。一旦诊断考虑 ARDS,立即积极治疗。若没有机械通气的相应措施,应尽早转至有条件的医院。患者转运过程中应有专职医师和护士陪同,并准备必要的抢救设备,氧气必不可少。若有指征行机械通气治疗,可以先行气管插管后转运。

(2)迅速连接监测仪,密切监护心率、心律、血压等生命体征,尤其是呼吸的频率、节律、深度及血氧饱和度等。观察患者意识、发绀情况、末梢温度等。注意有无呕血、黑便等消化道出血的表现。

(3)氧疗和机械通气的护理:治疗 ARDS 最紧迫问题在于纠正顽固性低氧、改善呼吸困难,为治疗基础疾病赢得时间。需要对患者实施氧疗甚至机械通气。

严密监测患者呼吸情况及缺氧症状。若单纯面罩吸氧不能维持满意的血氧饱和度,应予以辅助通气。首先可尝试采用经面罩持续气道正压吸氧等无创通气,但大多需要机械通气吸入氧气。遵医嘱给予高浓度氧气吸入或使用呼气末正压通气(positive end expiratory pressure,PEEP)并根据动脉血气分析值的变化调节氧浓度。

使用 PEEP 时应严密观察,防止患者出现气压伤。PEEP 是在呼气终末时给予气道以一恒定正压使之不能回复到大气压的水平。可以增加肺泡内压和功能残气量改善氧合,防止呼气使肺泡萎陷,增加气体分布和交换,减少肺内分流,从而提高 PaO₂。由于 PEEP 使胸腔内压升高,静脉回流受阻,致心搏减少、血压下降,严重者可引起循环衰竭,另外正压过高,肺泡过度膨胀、破裂有导致气胸的危险。所以在监护过程中,注意 PEEP 观察有无心率增快、突然胸痛、呼吸困难加重等相关症状,发现异常立即调节 PEEP 压力并报告医师处理。

帮助患者采取有利于呼吸的体位,如端坐位或高枕卧位。

人工气道的管理有以下几方面:①妥善固定气管插管,观察气道是否通畅,定时对比听诊双肺呼吸音。经口插管者要固定好牙垫,防止阻塞气道。每班检查并记录导管刻度,观察有无脱出或误入一侧主支气管。套管固定松紧适宜,以能放入一指为准。②气囊充气适量。充气过少易产生漏气,充气过多可压迫气管黏膜导致气管食管瘘,可以采用最小漏气技术,用来减少并发症发生。用 10 mL 注射器将气体缓慢注入,直至在喉及气管部位听不到漏气声,每次向外抽出气体 0.25~0.50 mL,至吸气压力到达峰值时出现少量漏气为止,再注入 0.25~0.50 mL 气体,此时气囊容积为最小封闭容积,气囊压力为最小封闭压力,记录注气量。观察呼吸机上气道峰压是否下降及患者能否发音说话,长期机械通气患者要观察气囊有无破损、漏气现象。③保持气道通畅。严格无菌操作,按需适时吸痰。过多反复抽吸会刺激黏膜,使分泌物增加。先吸气道再吸口、鼻腔,吸痰前给予充分气道湿化、翻身叩背、吸纯氧 3 分钟,吸痰管最大外径不超过气管导管内径的 1/2,迅速插吸痰管至气管插管,感到阻力后撤回吸痰管 1~2 cm,打开负压边后退边旋转吸痰管,吸痰时间不应超过 15 秒。吸痰后密切观察痰液的颜色、性状、量及患者心率、心律、血压和血氧饱和度的变化,一旦出现心律失常和呼吸窘迫,立即停止吸痰,给予吸氧。④用加温湿化器对吸入气体进行湿化,根据病情需要可加入盐酸氨溴索、异丙托溴铵等,每天 3 次雾化吸入。湿化满意标准为痰液稀薄、无泡沫、不附壁能顺利吸出。

呼吸机使用过程中注意电源插头要牢固,不要与其他仪器共用一个插座;机器外部要保持清洁,上端不可放置液体;开机使用期间定时倒掉管道及集水瓶内的积水,集水瓶安装要牢固;定时检查管道是否漏气、有无打折、压缩机工作是否正常。

(4)维持有效循环,维持出入液量轻度负平衡。循环支持治疗的目的是恢复和提供充分的全身灌注,保证组织的灌流和氧供,促进受损组织的恢复。在能保持酸碱平衡和肾功能前提下达到最低水平的血管内容量。①护士应迅速帮助完成该治疗目标。选择大血管,建立 2 个以上的静脉通道,正确补液,改善循环血容量不足。②严格记录出入量、每小时尿量。出入量管理的目标是在保证血容量、血压稳定前提下,24 小时出量大于入量 500~1 000 mL,利于肺内水肿液的消退。充分补充血容量后,护士遵医嘱给予利尿剂,消除肺水肿。观察患者对治疗的反应。

(5)俯卧位通气护理:由仰卧位改变为俯卧位,可使 75% ARDS 患者的氧合改善。可能与血流重新分布,改善背侧肺泡的通气,使部分萎陷肺泡再膨胀达到"开放肺"的效果有关。随着通气/血流比例的改善进而改善了氧合。但存在血流动力学不稳定、颅内压增高、脊柱外伤、急性出血、骨科手术、近期腹部手术、妊娠等禁忌实施俯卧位。①患者发病 24~36 小时后取俯卧位,翻身前给予纯氧吸入 3 分钟。预留足够的管路长度,注意防止气管插管过度牵拉致脱出。②为减少特殊体位给患者带来的不适,用软枕垫高头部 15°~30°,嘱患者双手放在枕上,并在髋、膝、踝部放软枕,每1~2小时更换1次软枕的位置,每4小时更换1次体位,同时考虑患者的耐受程度。③注意血压变化,因俯卧位时支撑物放置不当,可使腹压增加,下腔静脉回流受阻而引起低血压,必要时在翻身前提高吸氧浓度。④注意安全、防坠床。

(6)预防感染的护理:①注意严格无菌操作,每天更换气管插管切口敷料,保持局部清洁干燥,预防或消除继发感染。②加强口腔及皮肤护理,以防护理不当而加重呼吸道感染及发生压疮。③密切观察体温变化,注意呼吸道分泌物的情况。

(7)心理护理,减轻恐惧,增加心理舒适度:①评估患者的焦虑程度,指导患者学会自我调整心理状态,调控不良情绪。主动向患者介绍环境,解释治疗原则,解释机械通气、监测及呼吸机的报警系统,尽量消除患者的紧张感。②耐心向患者解释病情,对患者提出的问题要给予明确、有效和积极的信息,消除心理紧张和顾虑。③护理患者时保持冷静和耐心,表现出自信和镇静。④如果患者由于呼吸困难或人工通气不能讲话,可提供纸笔或以手势与患者交流。⑤加强巡视,了解患者的需要,帮助患者解决问题。⑥帮助并指导患者及家属应用松弛疗法、按摩等。

(8)营养护理:ARDS患者处于高代谢状态,应及时补充热量和高蛋白、高脂肪营养物质。能量的摄取既应满足代谢的需要,又应避免糖类的摄取过多,蛋白摄取量一般为每天1.2~1.5 g/kg。

尽早采用肠内营养,协助患者取半卧位,充盈气囊,证实胃管在胃内后,用加温器和输液泵匀速泵入营养液。若有肠鸣音消失或胃潴留,暂停鼻饲,给予胃肠减压。一般留置5~7天拔除,更换到对侧鼻孔,以减少鼻窦炎的发生。

(三)健康指导

在疾病的不同阶段,根据患者的文化程度做好有关知识的宣传和教育,让患者了解病情的变化过程。

(1)提供舒适安静的环境以利于患者休息,指导患者正确卧位休息,讲解由仰卧位改变为俯卧位的意义,尽可能减少特殊体位给患者带来的不适。

(2)向患者解释咳嗽、咳痰的重要性,指导患者掌握有效咳痰的方法,鼓励并协助患者咳嗽,排痰。

(3)指导患者自己观察病情变化,如有不适及时通知医护人员。

(4)嘱患者严格按医嘱用药,按时服药,不要随意增减药物剂量及种类。服药过程中,需密切观察患者用药后反应,以指导用药剂量。

(5)出院指导指导患者出院后仍以休息为主,活动量要循序渐进,注意劳逸结合。此外,患者病后生活方式的改变需要家人的积极配合和支持,应指导患者家属给患者创造一个良好的身心休养环境。出院后1个月内来院复查1~2次,出现情况随时来院复查。

(赵晚红)

第八节　急性阑尾炎

急性阑尾炎是外科最常见的急腹症之一,多发生于青年人,男性发病率高于女性。

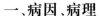

一、病因、病理

(一)病因

1.阑尾管腔梗阻

阑尾管腔梗阻是引起急性阑尾炎最常见的病因。阑尾管腔细长,开口较小,容易被食物残渣、粪石、蛔虫等阻塞而引起管腔梗阻。

2.细菌入侵

阑尾内存有大量大肠埃希菌和厌氧菌,当阑尾管腔阻塞后,细菌繁殖并产生毒素,损伤黏膜上皮,细菌经溃疡面侵入阑尾引起感染。

3.胃肠道疾病的影响

急性肠炎、血吸虫病等可直接蔓延至阑尾或引起阑尾管壁肌肉痉挛,使管壁血运障碍而致炎症。

(二)病理

根据急性阑尾炎发病过程的病理解剖学变化,可分为急性单纯性阑尾炎、急性化脓性阑尾炎、坏疽性及穿孔性阑尾炎、阑尾周围脓肿四种病理类型。

急性阑尾炎的转归取决于机体的抵抗力和治疗是否及时,可有炎症消退、炎症局限化、炎症扩散三种转归。

二、临床表现

(一)症状

1.腹痛

典型症状是转移性右下腹痛。因初期炎症仅限于阑尾黏膜或黏膜下层,由内脏神经反射引起上腹或脐部周围疼痛,范围较弥散。当炎症波及浆膜层和壁腹膜时,刺激了躯体神经,疼痛固定于右下腹。单纯性阑尾炎的腹痛程度较轻,化脓性及坏疽性阑尾炎的腹痛程度较重。当阑尾穿孔时,腹痛可减轻,因阑尾管腔内的压力骤减,但随着腹膜炎的出现,腹痛可继续加重。

2.胃肠道症状

早期可有轻度恶心、呕吐,部分患者可发生腹泻或便秘。盆腔阑尾炎时,炎症刺激直肠和膀胱,引起里急后重和排尿痛。

3.全身症状

早期有乏力、头痛,炎症发展时,可出现脉快、发热等,体温多在 38 ℃内。坏疽性阑尾炎时,出现寒战、体温明显升高。若发生门静脉炎,可出现寒战、高热和轻度黄疸。

(二)体征

1.右下腹固定压痛

右下腹固定压痛是急性阑尾炎最重要的体征。腹部压痛点常位于麦氏点。

2.反跳痛和腹肌紧张

提示阑尾已化脓、坏死或即将穿孔。

三、辅助检查

(一)腰大肌试验

若为阳性,提示阑尾位于盲肠后位贴近腰大肌。

(二)结肠充气试验

若为阳性,表示阑尾已有急性炎症。

(三)闭孔内肌试验

若为阳性,提示阑尾位置靠近闭孔内肌。

(四)直肠指诊

直肠右前方有触痛者,提示盆腔位置阑尾炎。若触及痛性肿块,提示盆腔脓肿。

四、治疗原则

急性阑尾炎诊断明确后应尽早行阑尾切除术。部分急性单纯性阑尾炎,可经非手术治疗而获得痊愈;阑尾周围脓肿,先行非手术治疗,待肿块缩小局限、体温正常,3个月后再行阑尾切除术。

五、护理诊断/问题

(一)疼痛

与阑尾炎症、手术创伤有关。

(二)体温过高

与化脓性感染有关。

(三)潜在并发症

急性腹膜炎、感染性休克、腹腔脓肿、门静脉炎。

(四)潜在术后并发症

腹腔出血、切口感染、腹腔脓肿、粘连性肠梗阻。

六、护理措施

(一)非手术治疗的护理

(1)取半卧位。

(2)饮食和输液:流质饮食或禁食,禁食期间做好静脉输液的护理。

(3)控制感染:应用抗生素。

(4)严密观察病情:观察患者的生命体征、精神状态、腹部症状和体征、白细胞计数及中性粒细胞比例的变化。

(二)术后护理

1.体位

血压平稳后取半卧位。

2.饮食

术后1~2天胃肠蠕动恢复、肛门排气后可进流食,如无不适可改半流食,术后3~4天可进软质普食。

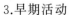

3.早期活动

轻症患者术后当天麻醉反应消失后,即可下床活动,以促进肠蠕动的恢复,防止肠粘连的发生。重症患者应在床上多翻身、活动四肢,待病情稳定后,及早下床活动。

4.并发症的观察和护理。

(1)腹腔内出血:常发生在术后 24 小时内,表现为腹痛、腹胀、面色苍白、脉搏细速、血压下降等内出血表现或腹腔引流管有血性液引出。应嘱患者立即平卧,快速静脉输液、输血,并做好紧急手术止血的准备。

(2)切口感染:是术后最常见的并发症,表现为术后 2～3 天体温升高,切口胀痛、红肿、压痛等。可给予抗生素、理疗等,如已化脓应拆线引流脓液。

(3)腹腔脓肿:多见于化脓性或坏疽性阑尾炎术后。表现为术后5～7 天体温升高或下降后又升高,有腹痛、腹胀、腹部压痛、腹肌紧张或腹部包块,常发生于盆腔、膈下、肠间隙等处,可出现直肠膀胱刺激症状及全身中毒症状。

(4)粘连性肠梗阻:常为不完全性肠梗阻,以非手术治疗为主,完全性肠梗阻者应手术治疗。

(5)粪瘘:少见;一般经非手术治疗后粪瘘可自行闭合。

七、特殊类型阑尾炎

(一)小儿急性阑尾炎

小儿大网膜发育不全,难以包裹发炎的阑尾。其临床特点如下:①病情发展快且重,早期出现高热、呕吐等胃肠道症状。②右下腹体征不明显。③小儿阑尾管壁薄,极易发生穿孔,并发症和死亡率较高。

(二)妊娠期急性阑尾炎

较常见,发病多在妊娠前 6 个月。其临床特点如下:①妊娠期盲肠和阑尾被增大的子宫推压上移,压痛点也随之上移。②腹膜刺激征不明显。③大网膜不易包裹炎症的阑尾,炎症易扩散。④炎症刺激子宫收缩,易引起流产或早产,威胁母子安全。

(三)老年人急性阑尾炎

老年人对疼痛反应迟钝,防御功能减退,其临床特点如下:①主诉不强烈,体征不典型,易延误诊断和治疗。②阑尾动脉多硬化,易致阑尾缺血坏死或穿孔。③常伴有心血管病、糖尿病等,使病情复杂严重。

(田培培)

第九节 中 暑

一、中暑的病因、发病机制与分类

中暑广义上类似于热病,泛指高温高湿环境对人体的损伤。按严重程度递增顺序可细分为热昏厥、热痉挛、热衰竭和热射病(也就是狭义的中暑概念)。其他还有先兆中暑、轻症中暑等概念,因较含糊或与许多夏季感染性疾病的早期表现难以鉴别,仅用热昏厥、热痉挛、热衰竭和热射病等诊断已可描述各种中暑类型,故本节不做介绍。

民间喜欢将暑天发生的大部分疾病往中暑上套,事实上很多仅为病毒或细菌感染的早期表现(如感冒、胃肠炎等),需注意鉴别。同时民间还盛传中暑不能静脉补液的谬论,需注意与患者沟通解释。2010 年 7 月,中暑已被列入了国家法定职业病目录。

(一)病因及发病机制

下丘脑通过调节渴感、肌张力、血管张力、汗腺来平衡产热与散热。

1.散热受限

散热机制有三种:出汗、传导对流、辐射。辐射为通过红外线散射,正常时占散热的 65%,其与传导对流方式相比优点在于基本不耗能,但在高温环境下失效。出汗在正常时占散热的 20%,在高温环境下则成为主要散热方式,但需消耗水、电解质与能量,并在高湿环境性能下降,100% 相对湿度时完全失效。

(1)环境因素:高温、高湿环境如日晒、锅炉房及厚重、不透气的衣物。一般温度>32 ℃或湿度>70%就有可能发生。

(2)自身体温调节功能下降:①自身出汗功能下降。肥胖、皮肤病如痂皮过厚、汗腺缺乏、皮肤血供不足、脱水、低血压、心脏病导致的心排血量下降如充血性心力衰竭导致皮肤水肿散热不良及老年人或体弱者等。②抑制出汗。酗酒、抗胆碱药如阿托品等、抗精神疾病药物、三环抗抑郁药、抗组胺药、单胺氧化酶抑制剂、缩血管药和 β 受体阻滞剂等。③脱水。饮水不足、利尿剂、泻药等。④电解质补充不足。

2.产热过多

强体力活动时多见于青壮年或健康人,或药物如苯环利定、麦角酸二乙酰胺、苯异丙胺、可卡因、麻黄素类和碳酸锂等的使用。

3.脱水、电解质紊乱

中暑时因大量出汗、呼吸道水分蒸发和摄入水分不足造成大量失水,同时电解质丢失。但是往往丢水大于丢钠造成高渗性脱水。不同类型的脱水之间也可相互转化,如若伤员单纯补充饮用淡水会导致低渗性脱水。

(二)不同的中暑类型

1.热昏厥

脑血供不足。皮肤血管扩张及血容量不足导致突然低血压,脑及全身血供不足而意识丧失,多为体力活动后。此时皮肤湿冷,脉弱。收缩压低于 13.3 kPa(100 mmHg)。

2.热痉挛

低钠血症。为大量出汗而脱水、电解质损失,血液浓缩,然后单纯饮淡水导致稀释性低钠血症,引起骨骼肌缓慢的、痛性痉挛、颤搐,一般持续 1～3 分钟。由于体温调节、口渴机制正常,此时血容量尚未明显不足,生命体征一般尚稳定,如体温多正常或稍升高,皮肤多湿冷。

3.热衰竭

脱水、电解质缺乏。脱水、电解质缺乏造成发热、头晕、恶心、头痛、极度乏力,但体温调节系统尚能工作,治疗不及时会转变为热射病。与热射病在表现上的主要区别在于没有严重的中枢神经系统紊乱。此时口渴明显,肛温>37.8 ℃,皮肤湿,大量出汗,脉细速,可有轻度的中枢神经症状(头痛、乏力、焦虑、感觉错乱、歇斯底里),高通气(为了排出热量)而导致呼吸性碱中毒。其他症状还有恶心、呕吐、头晕、眼花、低血压等及热晕厥、热痉挛的症状。治疗关键是补液。

4.热射病

体温调节功能失调。为在热衰竭基础上再进一步发展,体温调节功能失调而引起的高热及中枢神经系统症状在内的一系列症状体征,在热衰竭的症状基础上会有典型的热射病症状:超高热、标志性特点、肛温＞41 ℃。意识改变是标志性特点,神志恍惚并继发突发的癫痫、谵妄或昏迷;无汗,在早期可能有汗,但很快会进展到无汗。除以上3点外还有以下表现:血压先升后降,高通气导致呼吸性碱中毒,伴随心、肝、凝血、肾等损伤。热射病可分为两型:经典型以上症状在数天时间内慢慢递增,多见于湿热环境或老年、慢性病伤员,此型无汗;劳累型以上症状可迅速发生,多为青壮年,伴有体力活动,但可能还会继续出汗。治疗关键是降温补液并处理并发症。

二、现场评估与救护

(一)病史、查体

了解发病原因:①环境包括环境温度与湿度、通风情况、持续时间、动作强度、身体状况及个体适应力等。②症状:如口干、乏力、恶心、呕吐、头晕、眼花、神志恍惚等。③查体:测量生命体征,如肛温、脉搏和血压等。

(二)评估体温

接诊可能为中暑的伤员后首先评估体温,如体温是否39 ℃以上。

(1)若否,并考虑可能为热晕厥时。通过平卧位、降温、补充水分(肠内,必要时静脉)可恢复,必要时需观察监护以发现某些潜在的疾病。

体位治疗:平卧位,可将腿抬高,保证脑血供。

(2)若否,并考虑可能为热痉挛时。通过阴凉处休息、补充含电解质及糖分的饮料可恢复,在恢复工作前一般需休息1～3天并持续补充含钠饮料直到症状完全缓解。同时可通过被动伸展运动、冰敷或按摩来缓解痉挛。

口服补液方法:神志清时,饮用冷的含电解质及糖分的饮料(稀释的果汁、牛奶、市场上卖的运动饮料或稀盐汤等)来补充。

(3)若是,则可能为热衰竭或热射病。

(三)评估意识状态

若意识改变,可能为热射病,否则为热衰竭。

(四)热衰竭救护

若为热衰竭,马上开始静脉补液。

补液方法:严重时需要静脉输液来补充等张盐水,0.9%生理盐水、5%葡萄糖或林格液均可。2～4小时可补充1 000～2 000 mL液体;并根据病情判断脱水的类型,判断后续补液种类。严重的低钠血症可静脉滴注最高3%的高张盐水。有横纹肌溶解风险时可加用甘露醇或碱化尿液,监测出入量,留置导尿管,维持尿量50 mL/h以上,来预防肾衰竭。神志清时也可口服补液。

(五)热射病救护

若为热射病,在气道管理、维持呼吸、维持循环的基础上马上降温到39 ℃(蒸发降温),处理并发症。

1.评估气道、保持呼吸道通畅,维持呼吸

注意气道的开放,必要时气管插管;置鼻胃管,可用于神志不清时补液及预防误吸。给氧,高流量给氧如100%氧气吸入直到体温降到39 ℃。

2.降温方法

脱离湿热环境,防止病情加重。置于凉快、通风的地点(室内、树荫下);松开去除衣物,尽量多的暴露皮肤。

(1)蒸发法降温:用冷水(15 ℃)喷到全身,并用大风量风扇对着伤员吹。其他方法还有腋窝、颈部、腹股沟、腘窝等浅表动脉处放置降温物品如冰袋等,以及冷水洗胃或灌肠,但效果不及蒸发法。有条件的使用降温毯。必要时可将身体下巴以下或仅四肢浸入冷水,直到体温降到39 ℃就停止浸泡,这对降温非常有效,但很可能会导致低血压及寒战,甚至可考虑使用肌肉松弛药来辅助降温。

(2)寒战的控制:氯丙嗪25~50 mg静脉注射或静脉滴注,或地西泮5~10 mg静脉注射,减少产热,注意血压呼吸监护。目标是迅速(1小时内)控制体温。

非甾体抗炎药应禁用(如阿司匹林、吲哚美辛、对乙酰氨基酚等),因中暑时非甾体抗炎药已无法通过控制体温调节中枢来达到降温效果,反而会延误其他有效治疗措施的使用。但可考虑使用糖皮质激素。

3.补液方法

在神志障碍时口服补液要慎用,防止误吸。

三、进一步评估与救护

(一)辅助检查

辅助检查主要用来了解电解质及评估脏器损伤。血电解质(热痉挛:低钠;热射病:高钠、低钠、低钾、低钙、低磷均可能)、肾功能(肌酐、血尿素氮升高,高尿酸)、血气分析(呼吸性碱中毒、代谢性酸中毒、乳酸酸中毒)、尿常规(比重)、血常规(白细胞计数增多,血小板计数减少)、心肌酶学、转氨酶、出血和凝血时间(凝血酶原时间延长,弥散性血管内凝血)、心电图(心肌缺血,ST-T改变),必要时血培养。评估肾衰竭、心力衰竭、呼吸窘迫、低血压、血液浓缩、电解质平衡、凝血异常的可能。

(二)评估脱水的类型

根据病情判断是等渗、高渗还是低渗性脱水。中暑时多为高渗性脱水,但若伤员单纯饮用淡水会导致低渗性脱水。

(三)鉴别是否为药物或其他疾病引起

比如恶性综合征,如抗精神疾病药物引起的高烧、强直及昏迷;恶性高热,如麻醉药引起;血清素综合征,如 5-羟色胺选择性重摄取抑制剂与单胺氧化酶抑制剂合用引起;抗胆碱药、三环抗抑郁药、抗组胺药、吸毒、甲状腺功能亢进毒症、持续长时间的癫痫、感染性疾病引起的发热。

(四)注意病情进展

热衰竭伤员体温进一步升高并出汗,停止时会转为热射病。

(五)各种并发症的处理

呼吸衰竭如低氧、气道阻力增加时若考虑 ARDS,需呼吸机 PEEP 模式支持人工呼吸。监测血容量及心源性休克的可能,血流动力学监测如必要时漂浮导管测肺动脉楔压、中心静脉压等,低血压、心力衰竭时补液、使用血管活性药物如多巴酚丁胺。持续的昏迷癫痫需进一步查头颅CT、腰穿、气管插管、呼吸机支持。凝血异常如紫癜、鼻出血、呕血或弥散性血管内凝血等,监测出血和凝血血小板等,考虑输注血小板及凝血因子,若考虑弥散性血管内凝血早期给予肝素。

少尿、无尿、肌酐升高、肌红蛋白尿等肾衰竭表现;补液维持足够尿量,必要时透析治疗。

若在急性期得到恰当及时治疗,没有意识障碍或血清酶学升高的伤员多数能在1～2天恢复。

四、健康教育

最重要的是预防。教育公众,中暑是可预防的。避免长时间暴露于湿热环境,使用遮阳设备,多休息。在进入湿热环境前及期间多饮含电解质及糖分的冷饮如稀释的果汁、市场上卖的运动饮料或1‰稀盐汤、非碳酸饮料来补充水分电解质。特别是告知一些老年人不要过分限制食盐摄入。避免含咖啡因的饮料,因其会兴奋导致产热增多。教育高危人群:体力劳动者、运动员、老年、幼儿、孕妇、肥胖、糖尿病、酗酒、心脏病等,以及使用吩噻嗪类、抗胆碱能类等药时的人都是高危人群,不要穿厚重紧身衣物,认识中暑的早期症状体征。告知中暑伤员,曾经中暑过,以后也容易中暑,如对热过敏,起码4周内避免再暴露。暑天有条件地使用空调降温。在暑天不能把儿童单独留在车内。

(赵晚红)

第十节 淹 溺

一、疾病概论

淹溺又称溺水,是指人淹没于水中,水和水中污泥、杂草堵塞呼吸道或反射性喉、支气管痉挛引起通气障碍而窒息。如跌入粪池、污水池和化学物品池中,可引起皮肤和黏膜损伤及全身中毒。

(一)病因及发病机制

1.病因

淹溺最常见的原因是溺水,造成淹溺的主要因素包括以下几点。

(1)游泳时或意外事件时落入水中,可发生淹溺。如游泳中换气过度,体内CO_2排出过多,引起呼吸性碱中毒,导致手足抽搐;疲劳过度、水温过低等原因可引起腓肠肌痉挛而发生淹溺。

(2)水下作业时潜水用具发生故障,发生潜水病,或潜水时间过长、过度疲劳,而使体内血氧饱和度过低,引起意识障碍而发生淹溺。

(3)人不慎跌入粪池、污水池、化学物质储存池中,造成淹溺,并引起皮肤和黏膜损伤及全身中毒。

2.发病机制

(1)人淹没于水中,多因紧张、惊恐、寒冷等因素的强烈刺激,反射性地引起喉头和支气管痉挛,声门紧闭,造成缺氧。

(2)由于缺氧,淹溺者被迫进行深呼吸。吸入的水愈多,肺顺应下降愈明显,最终出现呼吸衰竭,产生低氧血症、高碳酸血症及呼吸性酸中毒,并可伴有代谢性酸中毒。低氧血症及组织缺氧最终导致肺水肿甚至脑水肿。

(3)如呼吸道吸入淡水,水可迅速经肺泡被吸收入血液循环,使血容量增加,血液稀释而发生血、电解质平衡失常,红细胞破裂引起血管内溶血,血钾浓度增高,血钠、血钙、血氯浓度降低,血浆蛋白减少。如海水进入呼吸道和肺泡,引起血容量减少,造成血液浓缩,血钠、血氯、血钙、血镁浓度增加。高钙血症可引起心动过缓和传导阻滞,甚至心脏停搏;高镁血症可抑制中枢神经和周围神经,扩张血管,而血容量减少又使血压下降,动脉血氧分压降低,机体缺氧,引起脑水肿、代谢性酸中毒,最终导致心力衰竭、循环障碍。两者的病理特点比较见表7-2。

表 7-2　淡水淹溺与海水淹溺病理特点比较

项目	淡水淹溺	海水淹溺
血液总量	增加	减少
血液渗透压	降低	增加
电解质变化	钾离子增加,钠离子、钙离子、镁离子减少	钠离子、钙离子、镁离子、氯离子增加
心室颤动发生率	常见	少见
主要死因	急性肺水肿、脑水肿、心力衰竭、心室颤动	急性肺水肿、脑水肿、心力衰竭

(二)临床表现

患者从水中被救上岸后,主要表现如下:①神志不清。②皮肤发绀、四肢冰冷。③呼吸、心跳微弱或已停止,血压测不到。④口旁、鼻内充满泡沫状液体。⑤胃扩张。

(三)救治原则

(1)立即清理口、鼻中的污泥、水草等杂物,保持呼吸道畅通。若呼吸道被水阻塞,要立即取俯卧位,头偏向一侧,腹下垫高,救护者用手按压其背部;或救护者一腿跪地一腿屈膝,将淹溺者腹部置于救护者屈膝的腿上,头部向下并偏向一侧,救护者用手按压其背部,可使呼吸道和胃部的积水倒出;也可将淹溺者扛在救护者的肩上,肩顶住淹溺者的腹部,上下抖动以达到排水的目的。注意排水时间不可过长,倒出口、咽、气管内的水分即可,以免延误抢救的时机。如为海水淹溺,高渗性液体使血浆渗入肺部,此时应取低头仰卧位,以利水分引流。

(2)呼吸、心脏停搏者立即行心肺脑复苏。

(3)输氧:几乎所有的患者都存在低氧血症。可吸入高浓度氧或进行高压氧治疗,如有条件可使用人工呼吸机。

(4)复温:如患者体温过低,根据情况做好体外或体内复温措施。

(5)维持水、电解质平衡:淡水淹溺者,适当限制入水量,并积极补充氯化钠溶液;海水淹溺者,因血容量低,不宜过分限制入水量,并注意补液,纠正低血容量;根据患者病情,酌情补充碳酸氢钠。以纠正代谢性酸中毒。

(6)防治并发症:如肾上腺糖皮质激素可防治肺水肿、脑水肿、ARDS 及溶血等。如合并急性肾功能不全、心律失常、心功能不全、弥散性血管内凝血等,应及时做出相应处理。

二、护理评估

(一)病史

淹溺最常见于儿童、青少年。应详细了解淹水的时间、水温、被救起的方式、现场处理情况等。

(二)身心状况

1.症状与体征

患者常有意识障碍,牙关紧闭,呼吸、心脏搏动微弱或停止。皮肤黏膜苍白或发绀,四肢发

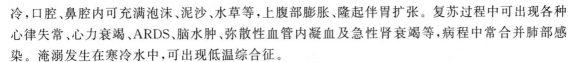

冷,口腔、鼻腔内可充满泡沫、泥沙、水草等,上腹部膨胀、隆起伴胃扩张。复苏过程中可出现各种心律失常、心力衰竭、ARDS、脑水肿、弥散性血管内凝血及急性肾衰竭等,病程中常合并肺部感染。淹溺发生在寒冷水中,可出现低温综合征。

2.心理与社会

患者苏醒后,常可出现焦虑、恐惧、失眠,甚至出现短时记忆丧失。

(三)辅助检查

1.血常规

淡水淹溺者可出现血红蛋白下降。

2.血气分析

可出现低氧血症、高碳酸血症、呼吸性酸中毒合并代谢性酸中毒。

3.电解质

淡水淹溺者可出现血清钠、血清氯降低,血清钾增高;海水淹溺者,血清钠、血清氯、血清镁、血清钙可增高。

4.胸部 X 线片检查

可见肺不张或肺水肿,肺野可见大片絮状炎性渗出物。

三、护理诊断

(一)液体量过多

与淹溺者吸入的水可迅速经肺泡进入血液循环,使血容量增加有关。

(二)意识障碍

与低氧血症、脑组织缺氧、肺水肿、脑水肿有关。

(三)潜在并发症

与心肌严重缺氧、电解质紊乱、心律失常有关。

四、护理目标

(1)清除患者体内过多体液,恢复正常呼吸。

(2)患者意识清楚,反应正常,生活自理。

(3)患者未发生心脏停搏,或心脏停搏经心肺脑复苏后恢复正常。

五、护理措施

(一)一般护理

(1)迅速清除呼吸道异物。

(2)吸氧:对于心肺复苏有效者,给予高流量氧气吸入。

(3)迅速建立静脉通道,并保持输液畅通。

(4)加强基础护理:对昏迷患者要注意皮肤护理,定时翻身,以预防压疮;呼吸道分泌物较多者,应吸痰、翻身、拍背,以利排痰;定时清洁口腔。可留置胃管,用于胃肠减压和防止呕吐。

(二)急救护理

(1)立即行心肺脑复苏,直至出现自主呼吸和心律。如心脏搏动、呼吸未恢复者,继续行人工呼吸和胸外心脏按压,边转运边抢救。

（2）注意患者的神志变化，昏迷患者要观察瞳孔的大小、对光反射，注意有无散大、固定。

（3）监测每小时尿量。出入量相差过多时应通知医师，便于及时发现肾脏损害和心力衰竭。

（4）严密观察生命体征的变化。随时采取应急措施，做好观察记录。

（5）对于神志已经清醒，肺部检查正常，但还存在缺氧、酸中毒或低温者，应注意保温，并继续留在观察室，以防止病情反复和恶化。对于淹溺的危重患者，呼吸、心脏搏动没有恢复或已恢复但不稳定者，应送重症监护病房抢救。对于心电监护的心律、血压、血氧饱和度的变化，随时通知医师，及时处理。

（6）对复苏成功者，要观察 24～48 小时，防止患者出现病情反复。

（三）心理护理

患者清醒后，精神可能受到极大刺激和创伤，甚至留下遗忘症、惊恐等精神症状。针对患者的具体情况，护士应针对患者的具体情况，给予患者精心的心理护理。培养患者的自理能力，使心理重新康复。

六、护理评价

（1）患者肺水肿消退，呼吸频率、节律正常，低氧血症被纠正。

（2）患者神志清楚，思维敏捷，恐怖心理消除。

（3）未发生心脏停搏，或经复苏术后心律恢复正常，生命体征平稳。

（赵晚红）

第十一节 休 克

休克是人体在各种病因打击下引起的以有效循环血量急剧减少、组织器官的氧和血液灌流不足、末梢循环障碍为特点的一种病理综合征。

目前休克分为失血性休克、感染性休克、创伤性休克、心源性休克、神经源性休克和过敏性休克。在外科中常见的是失血性休克、感染性休克和创伤性休克。

一、特级护理

对休克患者 24 小时专人护理，制订护理计划，在实施过程中根据患者休克的不同阶段和病情变化，及时修改护理计划。随时做好重症护理记录。

二、严密观察病情变化

除每 15～30 分钟为患者测量脉搏、呼吸、血压外，还应观察以下变化。

（一）意识和表情

休克患者的神态改变如烦躁、淡漠、恐惧，昏迷是全身组织器官血液灌注不足的一种表现，应将患者仰卧位，头及躯干部抬高 20°～30°，下肢抬高 15°～20°，防止膈肌及腹腔脏器上移，影响心肺功能，并可增加回心血量，改善脑血流灌注量。

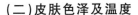

(二)皮肤色泽及温度

休克时患者面色及口唇苍白,皮肤湿冷,四肢发凉,皮肤出现出血点或瘀斑,可能为休克已进入弥散性血管内凝血阶段。

(三)血压、脉压及中心静脉压

休克时一般血压常低于 10.6/6.6 kPa(80/50 mmHg),脉压<4.0 kPa(<30 mmHg)。因其是反应血容量最可靠的方法,对心功能差的患者,可放置 Swan-Ganz 导管,监测右心房压、肺动脉压、肺毛细血管嵌压及心排血量,以了解患者的血容量及心功能情况。

(四)脉搏及心率

休克患者脉搏增快,随着病情发展,脉搏减速或出现心律不齐,甚至脉搏摸不到。

(五)呼吸频率和深度

注意呼吸的次数和节律,如呼吸增快、变浅,不规则为病情恶化,当呼吸每分钟增至 30 次以上或下降至 8 次以下,为病情危重。

(六)体温

休克患者体温一般偏低,感染性休克的患者,体温可突然升高至 40 ℃以上,或骤降至常温以下,均反映病情危重。

(七)瞳孔

观察双侧瞳孔的大小、对光反射情况,如双侧瞳孔散大、对光反射消失,说明脑缺氧和患者病情严重。

(八)尿量及尿比重

休克患者应留置导尿管,每小时测尿量 1 次,如尿量每小时少于 30 mL,尿比重增高,说明血容量不足;每小时尿量在 30 mL 以上,说明休克有好转。若输入一定量的液体后尿量仍不足平均每小时 30 mL,则应监测尿比重和血肌酐,同时注意尿沉渣的血细胞、球型等。怀疑有急性肾小球坏死者,更应监测血钠、尿钠和尿肌酐,以便了解肾脏的损害情况。

三、补充血容量注意输液速度

休克主要是全身组织、器官血液灌注不足引起。护士应在血压及血流动力学监测下调节输液速度。当中心静脉压低于正常值时,应加快输液速度;高于正常值时,说明液体输入过多、过快,应减慢输液速度,防止肺水肿及心、肺功能衰竭。

四、保持呼吸道通畅

休克(尤其是创伤性休克)有呼吸反常现象,应随时注意清除患者口腔及鼻腔的分泌物,以保持呼吸道通畅,同时给予氧吸入。昏迷患者口腔内应放置通气管,并注意听诊肺部,监测动脉血气分析,以便及时发现缺氧或通气不足。吸氧浓度一般为 40%～50%,每分钟 6～8 L 的流量。

五、应用血管活性药物的护理

(一)从低浓度慢速开始

休克患者应用血管活性药,应从低浓度慢速开始,每 5 分钟监测血压 1 次,待血压平稳后改为每 15～30 分钟监测 1 次。并按等量浓度严格掌握输液滴数,使血压维持在稳定状态。

(二)严防液体外渗

静脉滴入升压药时,严防液体外渗,造成局部组织坏死。出现液体外渗时,应立即更换输液部位,外渗部位应用 0.25% 普鲁卡因做血管周围组织封闭。

六、预防并发症的护理

(一)防止坠床

对神志不清、烦躁不安的患者,应固定输液肢体,并加床挡防止坠床,必要时将四肢以约束带固定于床旁。

(二)口腔感染

休克、神志不清的患者,由于唾液分泌少容易发生口腔感染,床旁应备口腔护理包。根据口腔 pH 选择口腔护理液,每天做 4 次口腔护理,保持口腔清洁,神志不清的患者做口腔护理时,要认真检查黏膜有无异常。

(三)肺部感染

休克、神志不清的患者由于平卧位,活动受限,易发生坠积性肺炎。因此,应每天 4 次雾化吸入,定时听诊双肺部以了解肺部情况,必要时给予吸痰。

(四)压疮

休克患者由于血液在组织灌注不足,加之受压部位循环不良,极易发生压疮。因此,应保持皮肤护理,保持皮肤清洁、干燥、卧位舒适,定时翻身,按摩受压部位及骨突处,检查皮肤有无损伤,并严格接班。

(田培培)

第十二节　昏　迷

昏迷是一种严重的意识障碍、随意运动丧失、对体内外(如语言、声音、光、疼痛等)一切刺激均无反应并出现病理反射活动的一种临床表现。在临床上,可由多种原因引起,并且是病情危重的表现之一。因此,如遇到昏迷的患者,应及时判断其原因,选择正确的措施,争分夺秒地抢救,以挽救患者生命。

昏迷的原因分为颅内、颅外因素。①颅内因素:中枢神经系统炎症(脑膜炎、脑脓肿、脑炎等),脑血管意外(脑出血、脑梗死、蛛网膜下腔出血),占位性病变(脑肿瘤、颅内血肿),脑外伤、癫痫。②颅外病因素:严重感染(败血症、伤寒、中毒性肺炎等),心血管疾病(休克、高血压脑病、阿-斯综合征等),内分泌与代谢性疾病(糖尿病酮症酸中毒、低血糖、高渗性昏迷、肝昏迷、尿毒症等),药物及化学物品中毒(有机磷农药、一氧化碳、安眠药、麻醉剂、乙醚等),物理因素(中暑、触电)。

一、昏迷的临床表现

昏迷是病情危重的标志,病因不同其临床表现也各异。

(1)伴有抽搐者,见于癫痫、高血压脑病、脑水肿、尿毒症、脑缺氧、脑缺血等。

（2）伴有颅内压增高者，见于脑水肿、脑炎、脑肿瘤、蛛网膜下腔出血等。

（3）伴有高血压者，见于高血压脑病、脑卒中、嗜铬细胞瘤危象。

（4）伴有浅弱呼吸者，见于肺功能不全、药物中毒、中枢神经损害。

（5）患者呼出气体的气味对诊断很有帮助，如尿毒症患者呼出气体有氨气味，酮症酸中毒有烂苹果味，肝昏迷有肝臭味。

二、护理评估

(一)健康史

应向患者的家属或有关人员详细询问患者以往有无癫痫发作、高血压病、糖尿病及严重的心、肝、肾和肺部等疾病。了解患者发作现场情况，发病之前有无外伤或其他意外事故（如服用毒物、高热环境下长期工作、接触剧毒化学药物和煤气中毒等），最近患者的精神状态和与周围人的关系。

(二)身体状况

1.主要表现

应向患者家属或有关人员详细询问患者的发病过程、起病时有无诱因、发病的急缓、持续的时间、演变经过；昏迷是首发症状还是由其他疾病缓慢发展而来的，昏迷前有无其他表现（指原发病的表现：如有无剧烈头痛、喷射样呕吐；有无心前区疼痛；有无剧烈的咳嗽、咳粉红色痰液、严重的呼吸困难、发绀；有无烦躁不安、胡言乱语；有无全身抽搐；有无烦渴、多尿、烦躁、呼吸深大、呼气呈烂苹果味等），以往有无类似发作史，昏迷后有无其他的表现。

2.体格检查

（1）观察检查生命体征。①体温：高热提示有感染性或炎症性疾病。过高可能为中暑或中枢性高热（脑干或下丘脑损害）。过低提示为休克、甲状腺功能低下、低血糖、冻伤或镇静安眠药过量。②脉搏：不齐可能为心脏病。微弱无力提示休克或内出血等。过速可能为休克、心力衰竭、高热或甲状腺功能亢进危象。过缓可能为房室传导阻滞或阿-斯综合征。缓慢而有力提示颅内压增高。③呼吸：深而快的规律性呼吸常见于糖尿病酸中毒，称为 Kussmual 呼吸；浅而快速的规律性呼吸见于休克、心肺疾病或安眠药中毒引起的呼吸衰竭；脑的不同部位损害可出现特殊的呼吸类型，如潮式呼吸提示大脑半球广泛损害，中枢性过度呼吸提示病变位于中脑被盖部，长吸式呼吸为脑桥上部损害所致，丛集式呼吸系脑桥下部病变所致，失调式呼吸是延髓特别是其下部损害的特征性表现。④血压：过高提示颅内压增高、高血压脑病或脑出血。过低可能为脱水、休克、心肌梗死、镇静安眠药中毒、深昏迷状态等。昏迷时不同水平脑组织受损的表现见表7-3。

表 7-3 昏迷对不同水平脑组织受损的表现

脑受损部位	意识	呼吸	瞳孔	眼球运动	运动功能
大脑	嗜睡、昏睡、昏迷、去皮质状态	潮式呼吸	正常	游动、向病灶侧凝视	偏瘫、去皮质强直
间脑	昏睡、昏迷、无动性缄默	潮式呼吸	小	游动、向病灶侧凝视	偏瘫、去皮质强直
中脑	昏睡、昏迷、无动性缄默	过度换气	大、光反应消失	向上或向下偏斜	交叉偏、去大脑强直
脑桥	昏睡、昏迷、无动性缄默	吸气性、喘息性	小如针尖样	浮动向病灶对侧凝视	交叉偏、去大脑强直较轻
延髓	昏睡、昏迷、无动性缄默	失调性、丛集性呼吸	小或大	眼-脑反射消失	交叉性瘫呈迟缓状态

(2)神经系统检查。①瞳孔：正常瞳孔直径为 2.5～4 mm，小于 2 mm 为瞳孔缩小，大于 5 mm 为瞳孔散大。双侧瞳孔缩小见于吗啡中毒、有机磷杀虫药中毒、巴比妥类药物中毒、中枢神经系统病变等，如瞳孔针尖样缩小（小于 1 mm），常为脑桥病变的特征，1.5～2.0 mm 常为丘脑或其下部病变。双侧瞳孔散大见于阿托品、山莨菪碱、多巴胺等药物中毒，中枢神经病变见于中脑功能受损；双侧瞳孔散大且对光反射消失表示病情危重。两侧瞳孔大小若相差 0.5 mm 以上，常见于小脑天幕病及霍纳综合征。②肢体瘫痪：可通过自发活动的减少及病理征的出现来判断昏迷患者的瘫痪肢体。昏迷程度深的患者可重压其眶上缘，疼痛可刺激健侧上肢出现防御反应，患侧则无；可观察患者面部疼痛的表情判断有无面瘫；也可将患者双上肢同时托举后突然放开任其坠落，瘫痪侧上肢坠落较快，即坠落试验阳性；偏瘫侧下肢常呈外旋位，且足底的疼痛刺激下肢回缩反应差或消失，病理征可为阳性。③脑膜刺激征：伴有发热者常提示中枢神经系统感染；不伴发热者多为蛛网膜下腔出血。如有颈项强直应考虑有无中枢神经系统感染、颅内血肿或其他造成颅内压升高的原因。④神经反射：昏迷患者若没有局限性的脑部病变，各种生理反射均呈对称性减弱或消失，但深反射也可亢进。昏迷伴有偏瘫时，急性期患侧肢体的深、浅反射减退。单侧病理反射阳性，常提示对侧脑组织存在局灶性病变，如果同时出现双侧的病理反射阳性，表明存在弥漫性颅内损害或脑干病变。⑤姿势反射：观察昏迷患者全身的姿势也很重要，临床上常见两种类型：一种为去大脑强直，表现为肘、腕关节伸直，上臂内旋和下肢处于伸展内旋位。提示两大脑半球受损且中脑及间脑末端受损。另一种为去皮质强直，表现为肘、腕处于屈曲位，前臂外翻和下肢呈伸展内旋位。提示中脑以上大脑半球受到严重损害。这两种姿势反射，可为全身性，也可为一侧性。

(3)检查患者有无原发病的体征：有无大小便失禁，呼气有无特殊气味，皮肤颜色有无异常，肢端是否厥冷，肺部听诊有无湿啰音，听诊心脏的心音有无低钝，有无心脏杂音，腹肌有无紧张，四肢肌肉有无松弛，四肢肌力有无减退，眼球偏向哪侧，眼底检查有无视盘水肿。

（三）心理状况

由于患者病情发展快、病情危重，以及抢救中紧张的气氛、繁多的抢救设施，常引起患者家属的焦虑，而病情的缓解需要时间，家属常因关心患者而产生对治疗效果不满意。

（四）实验室检查

(1)CT 或 MRI 检查：怀疑脑血管意外的患者可采取本项目，可显示病变的性质、部位和范围。

(2)脑脊液检查：怀疑脑膜炎、脑炎、蛛网膜下腔出血的患者可选择，可提示病变的原因。

(3)血糖、尿酮测定：怀疑糖尿病酮症酸中毒、高渗性昏迷、低血糖的患者可选择本项目，能及时诊断，并在治疗中监测病情变化。此外，根据昏迷患者的其他病因选择相应的检查项目，以尽快作出诊断，为挽救患者生命争取时间。

（五）判断昏迷程度

由于昏迷患者无法沟通，导致询问病史困难，因此，护士能够正确地进行病情观察和判断就显得非常重要，首先应先确认呼吸和循环系统是否稳定，而详细完整的护理体检应等到对患者昏迷的性质和程度判断后再进行。

1.临床分级法

主要是给予言语和各种刺激，观察患者反应情况，加以判断，如呼叫姓名、推摇肩臂、压迫眶上切迹、针刺皮肤、与之对话和嘱其执行有目的的动作等。注意区别意识障碍的不同程度：①嗜睡，是程度最浅的一种意识障碍，患者经常处于睡眠状态，唤醒后定向力基本完整，但注意力不集中,记忆稍差,如不继续对答,很快又入睡。②昏睡,处于较深睡眠状态,不易唤醒,醒时睁眼,但缺乏表情,对反复问话仅能做简单回答,回答时含混不清,常答非所问,各种反射活动存在。③昏迷,意识活动丧失,对外界各种刺激或自身内部的需要不能感知。按刺激反应及反射活动等可分三度(表7-4)。

表7-4 昏迷的临床分级

昏迷分级	疼痛刺激反应	无意识自发动作	腱反射	瞳孔对光反射	生命体征
浅昏迷	有反应	可有	存在	存在	无反应
中昏迷	重刺激可有	很少	减弱或消失	迟钝	轻度变化
深昏迷	无反应	无	消失	消失	明显变化

2.昏迷量表评估法

(1)格拉斯哥昏迷量表(GCS):是在1974年英国Teasdale和Jennett制定的。以睁眼(觉醒水平)、言语(意识内容)和运动反应(病损平面)三项指标的15项检查结果来判断患者昏迷和意识障碍的程度。以上三项检查共计15分,凡积分低于8分,预后不良;5~7分预后恶劣;积分小于4分者罕有存活。即以GCS分值愈低,脑损害的程度愈重,预后也愈差。而意识状态正常者应为满分(15分)。

此评分简单易行,比较实用。但临床发现:3岁以下小孩不能合作;老年人反应迟钝,评分偏低;语言不通、聋哑人、精神障碍患者等使用受到限制;眼外伤影响判断;有偏瘫的患者应根据健侧作为判断依据。此外,有人提出,GCS用于评估患者意识障碍的程度,不能反映出极为重要的脑干功能状态(表7-5)。

表7-5 GCS计分法

记分项目	反应	计分
Ⅰ.睁眼反应	自动睁眼	4
	呼唤睁眼	3
	刺激睁眼	2
	任何刺激不睁眼	1
Ⅱ.语言反应	对人物、时间、地点定向准确	5
	不能准确回答以上问题	4
	胡言乱语、用词不当	3
	散发出无法理解的声音	2
	无语言能力	1
Ⅲ.运动反应	能按指令动作	6
	对刺痛能定位	5
	对刺痛能躲避	4
	刺痛时肢体屈曲(去皮质强直)	3
	刺痛时肢体过伸(去大脑强直)	2
	对刺痛无任何反应	1
总分		

(2)Glasgow-Pittsburgh 昏迷观察表:在 GCS 的临床应用过程中,有人提出尚需综合临床检查结果进行全面分析,同时又强调脑干反射检查的重要性。为此,Pittsburgh 又加以改进补充了另外四个昏迷观察项目,即对光反射、脑干反射、抽搐情况和呼吸状态,称之 Glasgow-Pittsburgh 昏迷观察表,见表 7-6。合计为七项 35 级,最高为 35 分,最低为 7 分。在颅脑损伤中,35~28 分为轻型,27~21 分为中型,20~15 分为重型,14~7 分为特重型颅脑损伤。该观察表即可判定昏迷程度,也反映了脑功能受损水平。

表 7-6　Glasgow-Pittsburgh 昏迷观察表

项目		评分	项目		评分
Ⅰ.睁眼反应	自动睁眼	4		大小不等	2
	呼之睁眼	3		无反应	1
	疼痛引起睁眼	2	Ⅴ.脑干反射	全部存在	5
	不睁眼	1		睫毛反射消失	4
Ⅱ.语言反应	言语正常(回答正确)	5		角膜反射消失	3
	言语不当(回答错误)	4		眼脑及眼前庭反射消失	2
	言语错乱	3		上述反射皆消失	1
	言语难辨	2	Ⅵ.抽搐情况	无抽搐	5
	不语	1		局限性抽搐	4
Ⅲ.运动反应	能按吩咐动作	6		阵发性大发作	3
	对刺激能定位	5		连续大发作	2
	对刺痛能躲避	4		松弛状态	1
	刺痛肢体屈曲反应	3	Ⅶ.呼吸状态	正常	5
	刺痛肢体过伸反应	2		周期性	4
	无反应(不能运动)	1		中枢过度换气	3
Ⅳ.对光反应	正常	5		不规则或低换气	2
	迟钝	4		呼吸停止	1
	两侧反应不同	3			

三、护理诊断

(一)意识障碍
与各种原因引起的大脑皮质和中脑的网状结构发生抑制有关。

(二)清理呼吸道无效
与患者意识丧失不能正常咳嗽有关。

(三)有感染的危险
与昏迷患者的机体抵抗力下降、呼吸道分泌物排出不畅有关。

(四)有皮肤完整性受损的危险
与患者意识丧失而不能自主调节体位、长期卧床有关。

四、护理目标

（1）患者的昏迷减轻或消失。

（2）患者的皮肤保持完整，无压疮发生。

（3）患者无感染的发生。

五、昏迷的救治原则

昏迷患者的处理原则：主要是维持基本生命体征，避免脏器功能的进一步损害，积极寻找和治疗病因。具体包括以下内容。

（1）积极寻找和治疗病因。

（2）维持呼吸道通畅，保证充足氧供，应用呼吸兴奋剂，必要时进行插管行辅助呼吸。

（3）维持循环功能，强心、升压、抗休克。

（4）维持水、电解质和酸碱平衡。对颅内压升高者，应迅速给予脱水治疗。每天补液量1 500～2 000 mL。

（5）补充葡萄糖，减轻脑水肿，纠正低血糖。用法是每次50％葡萄糖溶液60～100 mL静脉滴注，每4～6小时1次。但怀疑为高渗性非酮症糖尿病昏迷者，最好等血糖结果回报后再给葡萄糖。

（6）对症处理。防治感染，控制高血压、高热和抽搐，注意补充营养。注意口腔呼吸道、泌尿道和皮肤护理。

（7）给予脑代谢促进剂。

六、护理措施

（一）急救护理

（1）迅速使患者安静平卧，下颌抬高以使呼吸通畅。

（2）松解腰带、领扣，随时清除口咽中的分泌物。

（3）呼吸暂停者立即给氧或口对口人工呼吸。

（4）注意保暖，尽量少搬动患者。

（5）血压低者注意抗休克。

（6）有条件尽快输液。

（7）尽快呼叫急救站或送医院救治。

（二）密切观察病情

（1）密切观察患者的生命指征，神志、瞳孔的变化，神经生理反射有无异常，注意患者的抽搐、肺部的啰音、心音、四肢肢端温度、尿量、眼底视神经、脑膜刺激征、病理反射等，并及时、详细记录，随时对病情作出正确的判断，以便及时通知医师并及时进行相应的护理，并预测病情变化的趋势，采取措施预防病情的恶化。

（2）如患者出现呼吸不规则（潮式呼吸或间停呼吸）、脉搏减慢变弱、血压明显波动（迅速升高或下降）、体温骤然升高、瞳孔散大、对光反射消失，提示患者病情恶化，须及时通知医师，并配合医师进行抢救。

(三)呼吸道护理

协助昏迷患者取平卧位,头偏向一侧,防止呕吐物误吸造成窒息(图 7-1)。帮助患者肩下垫高,使颈部舒展,防止舌后坠阻塞呼吸道,保持呼吸道通畅。立即检查口腔、喉部和气管有无梗阻,及时吸引口、鼻内分泌物,痰黏稠时给予雾化吸入。用鼻管或面罩吸氧,必要时需插入气管套管,机械通气。一般应使 PaO_2 至少高于 10.7 kPa(80 mmHg),$PaCO_2$ 在 4.0～4.7 kPa(30～35 mmHg)。

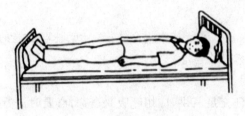

图 7-1　昏迷患者的卧位

(四)基础护理

1.预防感染

每 2～3 小时翻身拍背 1 次,并刺激患者咳嗽,及时吸痰。口腔护理 3～4 次/天,为防止口鼻干燥,可用 0.9%氯化钠水溶液纱布覆盖口鼻。患者眼睑不能闭合时,涂抗生素眼膏加盖纱布。做好会阴护理,防止泌尿系统感染。

2.预防压疮

昏迷患者由于不能自主调整体位,肢体长期受压容易发生压疮,护理人员应每天观察患者的骶尾部、股骨大转子、肩背部、足跟、外踝等部位,保持床单柔软、清洁、平整,勤翻身,勤擦洗,骨突处做定时按摩,协助患者被动活动肢体,并保持功能位,有条件者可使用气垫床。

3.控制抽搐

可镇静止痉,目前首选药物是地西泮,10～20 mg 静脉滴注,抽搐停止后再静脉滴注苯妥英钠 0.5～1.0 g,可在 4～6 小时内重复给药。

4.营养支持

给昏迷患者插胃管,采取管喂补充营养,应保证患者每天摄入高热量、高蛋白、高维生素、易消化的流质饮食,如牛奶、豆浆或混合奶、菜汤、肉汤等。B 族维生素有营养神经的作用,应予以补充。鼻饲管应每周清洗、消毒 1 次。

5.清洁卫生

(1)每天帮患者清洁皮肤,及时更换衣服,保持床铺的清洁干燥;如患者出现大小便失禁,应及时清除脏衣服,用清水清洁会阴部皮肤,迅速更换干净的衣服,长期尿失禁或尿潴留的患者,可留置导尿管,定期开放(每 4 小时 1 次),每天更换 1 次尿袋,每周更换 1 次导尿管,每天记录尿量和观察尿液颜色,如患者意识转清醒后,应及时拔出导尿管,鼓励和锻炼患者自主排尿;如患者出汗,应及时抹干净,防止患者受凉。

(2)每天对患者进行口腔清洁,观察口腔和咽部有无痰液或其他分泌物、呕吐物积聚,如发现有,应及时清理口咽部和气管,防止患者误吸造成窒息。

(五)协助医师查明和去除病因

(1)遵医嘱采取血液、尿液、脑脊液、呕吐物等标本进行相应的检查,以查明患者昏迷的病因。

(2)及时建立静脉通道,为临床静脉用药提供方便。

(3)针对不同病因,遵照医嘱采取相应的医疗措施进行抢救。如有开放性伤口应及时止血、缝合、包扎;如消化道中毒者,及时进行催吐、洗胃、注射解毒剂;如糖尿病酮症酸中毒患者,及时应用胰岛素治疗并迅速补充液体;如癫痫持续状态患者,应及时应用苯妥英钠等药物。

(4)遵照医嘱维持患者的循环和脑灌注压,对直接病因已经去除的患者,可行脑复苏治疗(应用营养脑细胞的药物)以促进神经功能的恢复。

(六)健康教育

应向患者家属介绍如何照顾昏迷的患者,应注意哪些事项,如病情恶化,应保持镇静,及时与医师和护士联系。患者意识清醒后,应向患者和家属宣传疾病的知识,指导他们如何避免诱发原发病病情恶化的因素,并指导患者学会观察病情,及时发现恶化征象,及时就诊,以防止昏迷的再次发生。

七、护理评价

(1)患者的意识是否转清醒。

(2)患者的痰液是否有效排出。

(3)呼吸道是否保持通畅。

(4)皮肤是否保持完整,有无压疮,肺部有无感染发生。

(赵晚红)

第八章　血液科护理

第一节　紫　癜

紫癜约占出血性疾病总数的1/3,包括血管性紫癜和血小板性紫癜。前者由血管壁结构或功能异常所致,后者由血小板疾病所致。临床上以皮肤、黏膜出血为主要表现。

一、过敏性紫癜

过敏性紫癜又称 Schonlein-Henoch 综合征,为一种常见的血管变态反应性出血性疾病,因机体对某些致敏物质产生变态反应,导致毛细血管脆性及通透性增加,血液外渗,产生紫癜、黏膜及某些器官出血。可同时伴发血管神经性水肿、荨麻疹等其他过敏表现。本病多见于儿童及青少年,男性发病略多于女性,春、秋季节发病较多。

(一)病因与发病机制

1.病因

与感染、食物(如虾、蛋、牛奶等)、药物(抗生素类、解热镇痛类、磺胺类等)、花粉、尘埃、菌苗或疫苗接种、虫咬、受凉及寒冷刺激等有关。

2.发病机制

蛋白质及其他大分子致敏原作为抗原,小分子致敏原作为半抗原。

(二)临床表现

多数患者发病前1~3周有全身不适、低热、乏力及上呼吸道感染等前驱症状,随之出现典型临床表现。

1.单纯型(紫癜型)

最常见的临床类型,主要表现为皮肤紫癜,局限于四肢,尤其下肢及臀部。紫癜常成批反复发生、对称分布。

2.腹型(Henoch 型)

最具潜在危险和最易误诊的类型。除皮肤紫癜外,产生一系列消化道症状及体征,如恶心、便血等。其中腹痛最为常见,常为阵发性绞痛,多位于脐周、下腹或全腹。

3.关节型

除皮肤紫癜外,出现关节肿胀、疼痛、压痛及功能障碍等表现。

4.肾型

肾型是病情最为严重且预后相对较差的临床类型。在皮肤紫癜的基础上,出现血尿、蛋白尿及管型尿,偶见水肿、高血压及肾衰竭等表现。

5.混合型

皮肤紫癜合并上述两种以上临床表现。

6.其他

少数患者还可出现视神经萎缩、虹膜炎及中枢神经系统相关症状、体征。

(三)辅助检查

1.尿常规检查

肾型或混合型可有血尿、蛋白尿、管型尿。

2.血小板计数、功能及凝血相关检查

除出血时间可能延长外,其他均正常。

3.肾功能检查

肾型及合并肾型表现的混合型,可有不同程度的肾功能损害,如血尿素氮升高、内生肌酐清除率下降等。

(四)治疗要点

1.病因防治

如防治感染,清除局部病灶(扁桃体炎等),驱除肠道寄生虫,避免可能致敏的食物及药物等。

2.一般治疗

(1)抗组胺药:盐酸异丙嗪,氯苯那敏、阿司咪唑等。

(2)改善血管通透性药物:维生素 C、曲克芦丁等。

3.糖皮质激素

具有抑制抗原抗体反应、减轻炎性渗出、改善血管通透性等作用。一般用泼尼松,重者可用氢化可的松或地塞米松,静脉滴注。

4.对症治疗

腹痛较重者可皮下注射解痉剂,如阿托品或山莨菪碱(654-2);关节痛可酌情用镇痛药;呕吐严重者可用止吐药;上消化道出血者可禁食、制酸、止血。

5.其他

如上述治疗效果不佳或近期内反复发作者,可酌情使用:①免疫抑制剂,如环磷酰胺等。②抗凝疗法,适用于肾型患者。

(五)护理措施

1.一般护理

(1)饮食:避免过敏性食物的摄取。发作期可选择清淡、少刺激、易消化的软食,不宜过热、过硬、过量,有消化道出血时禁食。

(2)运动与休息:增加卧床休息时间,保持环境安静,避免过早或过多的行走活动。

2.病情观察

密切观察患者的出血进展与变化,了解有无缓解,患者的自觉症状,皮肤瘀点或紫癜的分布等;对于腹痛的患者,注意评估疼痛的部位、性质、严重程度及其持续时间、有无伴随症状,如恶心、呕吐等;注意腹部的体格检查,包括腹壁紧张度、有无压痛等;对于关节痛的患者,应评估受累关节的部位、数目、局部有无水肿等。对于肾型紫癜应注意观察尿色、尿量及尿液检查结果,有无水肿等。

3.对症护理

腹痛者宜取屈膝平卧位;关节肿痛者应注意局部关节的制动和保暖。腹泻患者应注意肛周护理,保持肛周清洁干燥。

4.用药护理

若使用糖皮质激素,应加强护理,预防感染;若使用环磷酰胺时,嘱患者多饮水,注意观察尿量及尿色的变化;若使用抗组胺药物容易引起发困,应告知患者注意休息。

5.健康指导

向患者及家属讲解疾病相关知识,积极寻找变应原,避免再次接触与发病有关的食物及药物等。养成良好的卫生习惯,饭前便后洗手,避免食用不洁食物。加强锻炼,增强体质,保持心情愉悦。有花粉的季节,过敏体质者尽量减少外出,必要时戴口罩。教会患者对出血情况及伴随症状或体征的自我监测,病情复发或加重时,应及时就医。

二、特发性血小板减少性紫癜

特发性血小板减少性紫癜(ITP)是一种复杂的多种机制共同参与的获得性自身免疫性疾病。该病的发生是由于患者对自身血小板抗原的免疫失耐受,导致体液免疫和细胞免疫介导的血小板过度破坏和血小板生成受抑,出现血小板计数减少,伴或不伴皮肤黏膜出血的临床表现。ITP的发病率为$(5\sim10)/10$万,60岁以上人群的发病率为60岁以下人群的两倍。

(一)病因与发病机制

ITP的病因迄今未明。发病机制如下。

(1)体液免疫和细胞免疫介导的血小板过度破坏。

(2)体液免疫和细胞免疫介导的巨核细胞数量和质量异常,血小板生成不足。

(二)临床表现

1.急性型

多见于儿童。病程多为自限性,常在数周内恢复,少数病程超过半年可转为慢性。

(1)起病形式:多数患者起病前1~2周有呼吸道感染史,特别是病毒感染史。起病急,常有畏寒、寒战、发热。

(2)出血表现:全身皮肤瘀点、紫癜及大小不等的瘀斑,常先出现于四肢,尤以下肢为多;鼻腔、牙龈及口腔黏膜出血也较常见。当血小板计数低于$20\times10^9/L$时可发生内脏出血。颅内出血可致剧烈头痛、意识障碍、抽搐,是本病致死的主要原因。

(3)其他:出血量过大,可出现程度不等的贫血、血压降低甚至失血性休克。

2.慢性型

常见于40岁以下的成年女性。常可反复发作,少有自行缓解。

(1)起病形式:起病隐匿或缓慢。

(2)出血表现:相对较轻,主要表现为反复出现四肢皮肤散在的瘀点、瘀斑,牙龈出血或鼻出血,女性患者月经过多较常见,甚至是唯一症状。部分患者出现广泛且严重的内脏出血甚至颅内出血。

(3)其他:长期月经过多可出现与出血严重程度相一致的贫血。反复发作者常有轻度脾大。

(三)辅助检查

1.血常规

急性型发作期血小板计数$<20\times10^9/L$,慢性型多为$(30\sim80)\times10^9/L$,白细胞计数多正常,反复出血或短期内失血过多者,红细胞和血红蛋白可出现不同程度的下降。

2.骨髓常规

巨核细胞增加或正常。急性型幼稚巨核细胞比例升高,胞体大小不一,以小型多见;慢性型颗粒型巨核细胞增多,胞体大小基本正常。有血小板形成的巨核细胞显著减少($<30\%$),巨核细胞呈现成熟障碍。

3.其他

束臂试验阳性、出血时间延长、血块收缩不良,90%以上患者血小板生存时间明显缩短。

(四)治疗要点

1.一般治疗

注意休息,避免外伤,给予足量液体和易消化饮食。

2.病情观察

ITP患者如无明显出血倾向,血小板计数$>30\times10^9/L$,无手术、创伤,且不从事增加患者出血危险性的工作或活动,发生出血的风险较小,可临床观察暂不进行药物治疗。

3.首次诊断ITP的一线治疗

(1)糖皮质激素:首选治疗。常用泼尼松口服,病情严重者用等效量地塞米松或甲泼尼龙静脉滴注,好转后改口服。待血小板计数升至正常或接近正常后,逐步减量,持续3~6个月。

(2)静脉输注丙种球蛋白(IVIG)。主要用于以下情况:①ITP的急症处理。②不能耐受糖皮质激素或者脾切除术前准备。③合并妊娠或分娩前。

4.ITP的二线治疗

(1)脾切除:可减少血小板抗体的产生及减轻血小板的破坏。

(2)药物治疗。①抗CD20单克隆抗体:可有效清除体内B淋巴细胞,减少自身抗体产生。②促血小板生成药物:主要包括重组人血小板生成素(rhTPO)等。③免疫抑制剂:不宜作为首选。主要药物有长春新碱(VCR);环磷酰胺(CTX);硫唑嘌呤(AZT);环孢素;霉酚酸酯(MMF)。

5.急症的处理

适用以下情况:①血小板计数$<20\times10^9/L$者。②出血严重而广泛者。③疑有或已发生颅内出血者。④近期将实施手术或分娩者。

(1)血小板输注:成人用量为每次10~20单位,反复输注血小板可产生血小板抗体,因此不宜多次输注血小板。

(2)大剂量甲泼尼龙:1 g/d,静脉注射,3~5天为1个疗程。

(3)大剂量免疫球蛋白:400 mg/(kg·d),静脉注射,5天为1个疗程。

(4)血浆置换:可有效清除血浆中的血小板抗体,每天置换3 L,连续3~5天。

(五)护理措施

1.一般护理

(1)饮食:高热量、高蛋白、高维生素,清淡、易消化的饮食,禁食过硬、刺激性食物,消化道出血者禁食,情况好转后逐步改为少渣半流质、软饭、普食。

(2)运动与休息:保证充足的睡眠,注意休息。根据血小板计数适当活动,避免跌倒、碰撞等外伤发生。

2.病情观察

观察患者出血的发生、发展或消退情况,特别是出血部位、范围和出血量。注意患者自觉症状、情绪反应、生命体征、神志等。

3.用药护理

(1)长期使用糖皮质激素可引起身体外形的变化、胃肠道反应、诱发感染、骨质疏松等,应向患者做必要的解释和指导,说明在减药、停药后可以逐渐消失,宜饭后服药,必要时可加用胃黏膜保护剂或制酸剂,预防感染,监测骨密度,用药期间定期监测血压、血糖、电解质等,发现异常及时通知医师。

(2)静脉注射免疫抑制剂、大剂量免疫球蛋白时,要注意保护血管,一旦发生静脉炎要及时处理。

4.健康指导

向家属及患者介绍疾病相关知识。保持情绪稳定,大便通畅,睡眠充足。避免服用可能引起血小板减少或抑制血小板功能的药物,特别是非甾体抗炎药,如阿司匹林等。遵医嘱按时、按剂量、按疗程用药,不可自行减量或停药。定期复查血常规,学会自我监测皮肤出血情况如瘀点、瘀斑等;内脏出血表现如呕血、便血等,一旦出现及时就医。

(朱群卉)

第二节　缺铁性贫血

缺铁性贫血(iron deficient anemia,IDA)是指体内可用来制造血红蛋白的贮存铁缺乏,血红蛋白合成减少而引起的一种小细胞、低色素性贫血,是最常见的一种贫血,以生育年龄的妇女(特别是孕妇)和婴幼儿发病率较高。

一、临床表现

(一)贫血表现
常见乏力、易倦、头昏、头痛、耳鸣、心悸、气促、食欲缺乏等,伴苍白、心率增快。

(二)组织缺铁表现
精神行为异常,如烦躁、易怒、注意力不集中、异食癖;体力、耐力下降;易感染;儿童生长发育迟缓、智力低下;口腔炎、舌炎、舌乳头萎缩、口角炎、缺铁性吞咽困难(称 Plummer-Vinson 征);毛发干枯、脱落;皮肤干燥、皱缩;指(趾)甲缺乏光泽、脆薄易裂,重者指(趾)甲变平,甚至凹下呈勺状(匙状甲)。

(三)缺铁原发病表现
如消化性溃疡、肿瘤或痔疮导致的黑便、血便、腹部不适,肠道寄生虫感染导致的腹痛或大便性状改变,妇女月经过多,肿瘤性疾病的消瘦,血管内溶血的血红蛋白尿等。

二、诊断

(1)患者具有缺铁性贫血的症状及体征:乏力、易倦、气促、食欲缺乏等,注意患者是否存在精神行为异常和缺铁原发病表现。

(2)根据国内的诊断标准,缺铁性贫血的诊断标准符合以下 3 条:①贫血为小细胞低色素性。男性 Hb$<$120 g/L,女性 Hb$<$110 g/L,孕妇 Hb$<$100 g/L;MCV$<$80 fl,MCH$<$27 pg,MCHC$<$32%。②有缺铁的依据:符合贮铁耗尽(ID)或缺铁性红细胞生成(IDE)的诊断。

ID 符合下列任一条即可诊断。①血清铁蛋白$<$12 μg/L。②骨髓铁染色显示骨髓小粒可染铁消失,铁粒幼红细胞少于 15%。

IDE:①符合 ID 诊断标准。②血清铁低于 8.95 μmol/L,总铁结合力升高$>$64.44 μmol/L,转铁蛋白饱和度$<$15%。③FEP/Hb$>$4.5 μg/g。

(3)存在铁缺乏的病因,铁剂治疗有效。

三、治疗

(一)病因治疗

IDA 的病因诊断是治疗 IDA 的前提,只有明确诊断后方有可能去除病因。如婴幼儿、青少年和妊娠妇女营养不足引起的 IDA,应改善饮食;胃、十二指肠溃疡伴慢性失血或胃癌术后残胃癌所致的 IDA,应多次检查大便潜血,做胃肠道 X 线或内镜检查,必要时手术根治。月经过多引起的 IDA,应调理月经;寄生虫感染者应驱虫治疗等。

(二)补铁治疗

首选口服铁剂,如琥珀酸亚铁 0.1 g,3 次/天。餐后服用胃肠道反应小且易耐受。应注意,进食谷类、乳类和茶等会抑制铁剂的吸收,鱼、肉类、维生素 C 可加强铁剂的吸收。口服铁剂后,先是外周血网织红细胞增多,高峰在开始服药 5~10 天,2 周后血红蛋白浓度上升,一般 2 个月左右恢复正常。铁剂治疗在血红蛋白恢复正常至少持续 4~6 个月,待铁蛋白正常后停药。若口服铁剂不能耐受或吸收障碍,可用右旋糖酐铁肌内注射,每次 50 mg,每天或隔天 1 次,缓慢注射,注意变态反应。注射用铁的总需量(mg)=(需达到的血红蛋白浓度-患者的血红蛋白浓度)×0.33×患者体重(kg)。

四、护理措施

(一)一般护理措施

1.休息活动

轻度的缺铁性贫血症可适当活动,一般生活基本能自理,但不宜进行剧烈运动和重体力劳动;严重的缺铁性贫血多存在慢性出血性疾病,体质虚弱,活动无耐力,应卧床休息,给予生活协助。患者调整变换体位时要缓慢并给予扶持,防止因体位突变发生晕厥、摔伤。

2.皮肤毛发

保持皮肤、毛发的清洁,除日常洗漱,如洗脸、洗手、泡足、洗外阴、刷牙漱口之外,定时周身洗浴、洗头、更衣,夏日每天 1~2 次洗澡,春秋每周 1~2 次,冬日每周 1 次,每月理发 1 次。重度卧床患者可在床上洗头、擦浴、更衣、换被单。长期卧床者要有预防压疮的措施,如定时翻身、变换卧位,同时对受压部位给予温水擦拭及压疮贴贴敷,保持床位平整、清洁、干燥、舒适。

3.营养

给予高蛋白、富含铁的饮食,纠正偏食不良习惯。除谷物主食外,多选用动物肝、肾、瘦肉、蛋类、鱼类、菌藻类,增加维生素 C 含量,食用新鲜蔬菜和水果,以利于铁的吸收。

4.心理

主动关心、体贴患者,做好有关疾病及其自我护理知识的宣传教育。多与患者沟通交谈,了解和掌握其心理状态,特别是久病的重症者,要及时发现其情绪上的波动,并给予有针对性的帮助,疏导解除其不良心态使之安心疗养。

(二)重点护理措施

1.疲乏、无力、心悸、气短者

应卧床休息以减少耗氧量,必要时给予吸氧疗法。

2.皮肤干皱,指(趾)甲脆薄者

注意保护,应用维生素 A 软膏或润肤霜涂擦,滋润皮肤防止干裂出血、疼痛;不留长指(趾)甲,定时修剪,防止折断损伤;选用中性无刺激性洗涤剂,不用碱性皂类。

3.口腔炎、舌炎疼痛者

给予漱口液漱口,餐后定时进行特殊口腔护理,有溃疡时可用1%龙胆紫涂抹创面或贴敷溃疡药膜。

4.出现与缺铁有关的异常行为者

及时与医师联系给予合理的处理。

5.药物护理

按医嘱给患者服用铁剂,并向患者说明服用铁剂时的注意事项:①为避免胃肠道反应,铁剂应进餐后服用,并从小剂量开始。②服用铁剂时忌饮茶,避免与牛奶同服,以免影响铁的吸收。③可同服维生素 C 以增加铁的吸收。④口服液体铁剂时,患者必须使用吸管,避免牙齿染黑。⑤要告诉患者对口服铁剂疗效的观察及坚持用药的重要性。治疗后网织红细胞数开始上升,1 周左右达高峰,血红蛋白于 2 周后逐渐上升,1～2 个月后可恢复正常。在血红蛋白完全正常后,仍需继续补铁 3～6 个月,待血清铁蛋白＞50 μg/L 后才能停药。

(三)治疗过程中可能出现的情况及应急措施

1.贫血性心脏病

心率增加,心前区可闻及收缩期杂音,心脏扩大,心功能不全。向家属讲解引起贫血性心脏病的原因及如何预防其发生。保持病室安静、舒适,尽量减少不必要的刺激。卧床休息,减轻心脏负担。密切观察心率、呼吸、血压及贫血的改善状况。必要时吸氧。控制输液速度及输液的总量,必要时记录 24 小时出入水量。

2.活动无耐力

活动后乏力、虚弱、气喘、出汗,头晕,眼前发黑,耳鸣。注意休息,适量活动,贫血程度轻的可参加日常活动,无须卧床休息。对严重贫血者,应根据其活动耐力下降程度制订休息方式、活动强度及每次活动持续时间。增加患者的营养,提供高蛋白、高维生素、易消化饮食,必要时静脉输血、血浆、清蛋白。

3.有感染的危险

体温高于正常范围。病室每天通风换气,限制探视人员,白细胞过低者给予单独隔离房间。医护人员严格执行无菌操作规程。保持床单清洁、整齐,衣被平整、柔软。保持口腔卫生,指导年长、儿童晨起、饭后、睡前漱口,避免用硬毛牙刷。气候变化,要及时添减衣服,预防呼吸道感染。向患者及家属讲解导致感染发生的危险因素,指导家属掌握预防感染的方法与措施。

4.胃肠道反应

服用铁剂的护理,铁剂对胃肠道的刺激可引起胃肠不适、疼痛、恶心、呕吐及便秘或腹泻。

口服铁剂从小剂量开始,在两餐之间服药,可与维生素C同服,以利吸收;服铁剂后,牙往往黑染,大便呈黑色,停药后恢复正常,应向家属说明其原因,消除顾虑。铁剂治疗有效者,于服药3~4天网织红细胞上升,1周后可见血红蛋白逐渐上升。如服药3~4周无效,应查找原因。注射铁剂时应精确计算剂量,分次深部肌内注射,更换注射部位,以免引起组织坏死。

5.营养失调的护理

及时添加含铁丰富的食物,帮助纠正不良饮食习惯。合理搭配患者的膳食,让患者了解动物血、黄豆、肉类含铁较丰富,是防治缺铁的理想食品;维生素C、肉类、氨基酸、果糖、脂肪酸可促进铁吸收,茶、咖啡、牛奶等抑制铁吸收,应避免与含铁多的食物同时食用。

6.局部疼痛及静脉炎

肌内注射铁剂时,因其吸收缓慢且疼痛,应在不同部位轮流深部注射。治疗中应密切观察可能出现注射铁剂部位的疼痛、发热、头痛、头昏、皮疹,甚至过敏性休克等不良反应,应及时到医院进行对症处理。在注射铁剂时,应常规备好肾上腺素。有肝肾功能严重受损者禁用。静脉滴注铁剂反应多而严重者一般不用。一旦静脉注射铁剂时,应避免外渗,以免引起局部疼痛及静脉炎。注射时不可与其他药物混合配伍,以免发生沉淀而影响疗效。

(四)健康教育

1.介绍疾病知识

缺铁性贫血是指由于各种原因使机体内贮存铁缺乏,导致血红蛋白合成不足,红细胞的成熟受到影响而发生的贫血。红细胞的主要功能是借助所含的血红蛋白把氧运输到各组织器官,所以缺铁性贫血主要表现是与组织缺氧有关的系列症状和体征。血红蛋白又是血液红色来源,故贫血患者可有不同程度的外观皮肤黏膜苍白、毛发干枯无华,同时可有疲乏、无力、心慌、气短等症状,个别的有异食癖。如果患者存在原发疾病,还应介绍相关的疾病知识,令其了解缺铁性贫血是继发引起,应积极配合诊治原发疾病。一般的缺铁性贫血通过合理的治疗是可以缓解和治愈的。

2.心理指导

缺铁性贫血病程长,患者多有焦虑情绪,应鼓励患者安心疗养。对于可能继发某种疾病引起的缺铁性贫血患者,在原发性疾病未查清之前患者疑虑重的,给予安慰和必要的解释,使之减少顾虑,指导其积极配合检查以明确诊断,有利于更合理的治疗。

3.检查治疗指导

常用检查项目有血液化验和骨髓穿刺检查,以确定是否为缺铁引起的贫血。检查操作前向患者做解释,如检查目的、方法、采血或采骨髓的部位、体位及所需的时间等。在接受治疗的过程中,有些检查要重复做,以观察疗效或确诊,这一点需向患者做详细说明,减少患者顾虑,使之愿意配合。对于缺铁原因不明的还须进行其他检查,如胃肠内窥镜、X线、粪潜血检验等,也要向患者说明查前、查中如何配合医护技人员及检查后的注意事项。治疗过程中,尤其铁剂治疗,要向患者说明用药方法和可能的不良反应,让患者有心理准备,一旦出现不良反应能主动及时地向医护反映,尽早得到处置。

4.饮食指导

(1)选用高蛋白含铁丰富的食物:谷类,如小米、糯米、高粱、面粉等;肉禽蛋类,如羊肝、羊肾、牛肾、猪肝、鸡肝、鸡肫、鸭蛋、鸡蛋等;水产类,如黑鱼、咸带鱼、蛤蜊、海蜇、虾米、虾子、虾皮、鲫鱼等;蔬菜,如豌豆苗、芹菜、小白菜、芥菜、香菜、金花菜、太古菜、苋菜、辣椒、丝瓜等;豆类及其制品,如黄豆、黑豆、芝麻、豇豆、蚕豆、毛豆、红腐乳、豆腐、腐竹、豆腐干、豆浆等;菌藻类(含铁非常丰富),如黑木耳、海带、紫菜、蘑菇等;水果,如红果(大山楂)、橄榄、海棠、桃、草莓、葡萄、樱桃等;硬果类,如西瓜子、南瓜子、松子仁、葵花子、核桃仁、花生仁等;调味品,如芝麻酱、豆瓣酱、酱油等。其中动物性食物铁的吸收率较高,故当首选动物性食物。

(2)多食含维生素 C 的食物有利于铁的吸收:新鲜蔬菜和水果含维生素 C 丰富,应多选用。茶叶含鞣酸能使铁沉淀而影响铁的吸收,故纠正贫血阶段忌用浓茶。

(3)克服偏食:从多种食物中获取全面的营养,制订食谱,有计划地将饮食多样化;改进烹调技巧,促进食欲。

(4)用铁锅烹调。

5.休息、活动指导

病情危重者绝对卧床休息,避免活动时突然变换体位而致直立性低血压头晕而摔倒损伤。生活规律、睡眠充足、休养环境安静、舒适,病情许可的可适当娱乐,如看电视,听广播,读书,看报。根据病情设定活动强度,病情好转过程中逐渐加大活动量。

(朱群卉)

第三节　溶血性贫血

溶血性贫血(HA)是指红细胞寿命缩短,其破坏速度超过骨髓造血代偿功能时所引起的一组贫血。若溶血发生而骨髓造血功能能够代偿时可以不出现贫血,称为溶血性疾病。临床上以贫血、黄疸、脾大、网织红细胞增高及骨髓幼红细胞增生为主要特征。我国溶血性贫血的发病率占贫血的 10%~15%。

一、临床分类

溶血性贫血根据红细胞破坏的原因分为遗传性和获得性两大类;根据溶血发生的场所可分为血管内溶血和血管外溶血;根据发病机制可分为红细胞内在缺陷和红细胞外环境所致的溶血性贫血。

二、病因与发病机制

正常情况下,红细胞形态呈双凹圆盘形,具有很大的可塑性及变形能力,保证了红细胞通过狭小的微循环管道而不被破坏。红细胞的这种特性,依赖于红细胞膜、酶和血红蛋白的正常,三者中有一项异常均可使红细胞膜遭受破坏而溶血。此外,红细胞也可受到抗体、补体、物理、机械及化学毒物侵袭破坏而溶血。溶血性贫血的病因学分类见表 8-1。

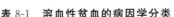

表 8-1 溶血性贫血的病因学分类

	红细胞内在缺陷性溶血性贫血	红细胞内在因素性溶血性贫血
遗传性	1.红细胞膜异常 遗传性红细胞膜结构与功能缺陷:遗传性球形红细胞增多症、遗传性椭圆红细胞增多症等 2.红细胞酶异常 (1)红细胞糖无氧酵解中酶缺乏:酮酸激酶缺乏等 (2)红细胞磷酸己糖旁路中酶缺乏:葡萄糖-6-磷酸脱氢酶缺乏等 3.珠蛋白、血红素异常 (1)血红蛋白病 1)肽链结构异常:异常血红蛋白病 2)肽链量异常:地中海贫血 (2)血红素异常:红细胞生成性卟啉病	1.免疫因素 (1)同种免疫性溶血性贫血、血型不合输血后溶血性贫血 (2)自身免疫性溶血性贫血:温抗体、冷抗体型 (3)药物性免疫溶血性贫血:奎尼丁、青霉素 2.化学因素:苯、苯肼、铅、氢氧化砷、磺胺类等 3.生物因素:蛇毒、毒蕈中毒、细菌、病毒等 4.物理和机械因素:大面积烧伤、人造心脏瓣膜等
获得性	阵发性睡眠性血红蛋白尿	

三、临床表现

(一)急性溶血性贫血

可在短期内大量血管内溶血。如异型输血时起病急骤,可有严重的腰背及四肢酸痛,伴头痛、呕吐、黄疸、寒战,随后高热、面色苍白和血红蛋白尿,小便呈酱油色。严重者出现周围循环衰竭和急性肾衰竭。

(二)慢性溶血性贫血

以血管外溶血多见,有贫血、脾大、黄疸三大特征。长期高胆红素血症可并发胆石症和肝功能损害。婴幼儿期起病者可有骨骼改变。

四、辅助检查

通过实验室检查可以确定溶血的病因及溶血的部位,其一般实验室检查见表 8-2。

表 8-2 溶血性贫血的一般实验室检查

提示发生溶血的检查		提示骨髓代偿增生的检查	提示红细胞有缺陷、寿命缩短的检查
血管外溶血	血管内溶血		
高胆红素血症	血红蛋白血症	网织红细胞增多	红细胞形态改变
粪胆原排出增多	血清结合珠蛋白降低	周围血中出现幼稚红细胞	吞噬红细胞现象及自身凝集反应
尿胆原排除增多	血红蛋白尿含铁血黄素尿	骨髓幼红细胞增多	海因小体红细胞渗透性增加,红细胞寿命缩短

五、诊断

根据临床表现,如贫血、黄疸、脾大或血红蛋白尿,辅助检查提示有红细胞破坏、红细胞代偿增生、红细胞寿命缩短的证据,即可明确溶血性贫血的诊断。

六、治疗

(一)去除病因

最合理的治疗方法。如药物引起的溶血性贫血,停药后病情很快缓解;感染引起的溶血应积极行抗感染治疗;因异型输血引起的溶血应立即停止输血。

(二)糖皮质激素及免疫抑制剂

主要治疗免疫性溶血性贫血,常用药物有泼尼松、氢化可的松,免疫抑制剂有环磷酰胺、硫唑嘌呤、环孢素等。

(三)输血

可改善患者的一般情况,但可能加重自身免疫性溶血性贫血的病情或诱发阵发性睡眠性血红蛋白尿发作,因此应严格掌握输血的指征。

(四)脾切除

对遗传性球形红细胞增多症最有价值,贫血可能永久改善。对于需较大剂量糖皮质激素维持治疗的自身免疫性溶血性贫血、丙酮酸激酶缺乏所致的贫血及部分海洋性贫血等,脾切除后红细胞寿命延长,贫血将有所减轻。

七、护理诊断

(一)活动无耐力

与溶血性贫血引起全身组织缺氧有关。

(二)潜在并发症

休克、急性肾衰竭。

八、护理目标

溶血得到控制,活动耐力增强,无休克和急性肾衰竭的发生。

九、护理措施

(一)病情观察

注意患者贫血、黄疸、尿色的变化;观察糖皮质激素及免疫抑制剂使用后的不良反应;定期测量血压;观察有无便血、感染征象,发现异常情况及时报告医师。

(二)一般护理

急性溶血性贫血的患者应卧床休息,慢性溶血性贫血的患者可适当活动,但应避免劳累和感染。

(三)心理护理

向患者介绍有关溶血性贫血疾病的常识,特别是对拟行脾切除的患者,应耐心解释,消除其紧张心理,积极主动配合治疗。

(四)输血护理

对确实需要输血的患者,认真核对姓名、床号、血型等。输血后严密观察有无不良反应,如畏寒、发热、恶心、腹痛等,重者出现酱油色尿、休克、肾衰竭。一旦出现,立即停止输血,同时报告医师,配合抢救。

（五）健康指导

为患者讲解疾病常识：①如对葡萄糖-6-磷酸脱氢酶缺血患者及家属介绍蚕豆病常识，嘱患者不吃蚕豆、豆制品及氧化性药物；②对脾功能亢进和白细胞计数减少者，应注意个人卫生和预防感冒，自身免疫性溶血应注意避免受凉；③阵发性睡眠性血红蛋白尿应忌食酸性食物和药物；④告诉患者应保持心情舒畅，避免精神紧张、感染、疲劳、输血等诱因；⑤教会患者及家属如何判断观察巩膜是否黄染和尿色的改变；⑥指导患者进食高蛋白、高维生素食物；⑦重视婚前检查，减少溶血性贫血的发生。

（朱群卉）

第四节　再生障碍性贫血

再生障碍性贫血（aplastic anemia，AA）简称再障，又称骨髓造血功能衰竭症，是由多种原因导致造血干细胞的数量减少、功能障碍引起的一类贫血。其临床主要表现为骨髓造血功能低下、进行性贫血、感染、出血和全血细胞减少。再障的年发病率在我国为 7.4/100.0 万人口，欧美为（4.7～13.7）/100.0 万人口，日本为（14.7～24.0）/100.0 万人口，可发生于各年龄段，老年人发病率较高；男、女发病率无明显差异。

一、临床表现

（一）重型再生障碍性贫血

起病急，进展快，病情重（国内以往称为急性再障）；少数可由非重型进展而来。

1.贫血

多呈进行性加重，苍白、乏力、头昏、心悸和气短等症状明显。

2.感染

多数患者有发热，体温＞39 ℃，个别患者自发病到死亡均处于难以控制的高热之中。以呼吸道感染最常见，其次有消化道、泌尿生殖道及皮肤、黏膜感染等。感染菌种以革兰阴性杆菌、金黄色葡萄球菌和真菌为主，常合并败血症。

3.出血

均有不同程度的皮肤、黏膜及内脏出血。皮肤表现为出血点或大片瘀斑，口腔黏膜有血疱，有鼻出血、牙龈出血、眼结膜出血等。深部脏器出血时可见呕血、咯血、便血、血尿、阴道出血、眼底出血和颅内出血，后者常危及患者的生命。

（二）非重型再生障碍性贫血

起病和进展较缓慢，病情较重型轻（国内以往称为慢性再障），也较易控制。

1.贫血

慢性过程，常见苍白、乏力、头晕、心悸、活动后气短等。输血后症状改善，但不持久。

2.感染

高热比重型少见，感染相对易控制，很少持续 1 周以上。上呼吸道感染常见，其次为牙龈炎、支气管炎、扁桃腺炎，而肺炎、败血症等重症感染少见。常见感染菌种为革兰阴性杆菌和

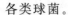

各类球菌。

3.出血

出血倾向较轻,以皮肤、黏膜出血为主,内脏出血少见。多表现为皮肤出血点、牙龈出血,女性患者有阴道出血。出血较易控制。久治无效者可发生颅内出血。

二、辅助检查

(一)血常规

其特点是全血细胞减少,多数患者就诊时呈三系细胞减少。少数患者表现为二系细胞减少,但无血小板减少时再障的诊断宜慎重。网织红细胞计数降低。贫血一般为正细胞正色素性,但大细胞性者并非少见。淋巴细胞计数无明显变化,但因髓系细胞减少,其比例相对升高。血涂片人工镜检对诊断和鉴别诊断均有所帮助。

(二)骨髓常规

骨髓常规为确诊再障的主要依据。骨髓涂片肉眼观察有较多脂肪滴。重型再生障碍性贫血多部位骨髓增生重度减低,粒、红系及巨核细胞比例明显减少且形态大致正常,淋巴细胞及非造血细胞比例明显增高,骨髓小粒皆空虚。非重型再生障碍性贫血多部位骨髓增生减低,可见较多脂肪滴,粒、红系及巨核细胞减少,淋巴细胞及网状细胞、浆细胞比例增高,多数骨髓小粒空虚。骨髓活检显示造血组织均匀减少,脂肪组织增加。

(三)其他检查

对疑难病例,为明确诊断和鉴别诊断,有时还需要以下内容。

1.细胞遗传学检查

细胞遗传学检查包括染色体分析和荧光原位杂交,有助于发现异常克隆。

2.骨髓核素扫描

选用不同放射性核素,可直接或间接判断骨髓的整体造血功能。

3.流式细胞术分析

计数 $CD34^+$ 造血干/祖细胞,检测膜锚连蛋白。有助于区别 MDS 和发现血细胞膜锚连蛋白阴性细胞群体。

4.体外造血干/祖细胞培养

细胞集落明显减少或缺如。

三、治疗

(一)支持治疗

适用于所有再障患者。应加强保护措施,注意饮食及个人环境卫生,减少感染机会。对有发热(>38.5 ℃)和感染征象者,应及时经验性应用广谱抗生素治疗,然后再根据微生物学证据加以调整,同时应注意系统性真菌感染的预防和治疗。粒细胞缺乏患者的感染危险度明显增加,对粒细胞计数 $<0.5\times10^9/L$ 者可预防性采用广谱抗生素和抗真菌药物。输血或成分输血是支持治疗的重要内容,严重贫血者给予红细胞输注。提倡采用去白细胞成分血,长期输血依赖者应注意铁过载,必要时进行去铁治疗。血小板计数 $<20\times10^9/L$ 或有明显出血倾向者应预防性输注血小板浓缩制剂,以减少致命性出血(颅内出血)的危险。排卵型月经过多可试用雄激素或炔诺酮控制,如拟行干细胞移植,则应尽可能减少术前输血,以提高植入成功率。

(二)非重型再生障碍性贫血的治疗

1.雄激素

适用于全部 AA。为目前治疗非重型再障的常用药。其作用机制是刺激肾脏产生促红细胞生成素,并直接作用于骨髓,促进红细胞生成。长期应用还可促进粒细胞系统和巨核细胞系统细胞的增生。常用 4 种药物:司坦唑醇(康力龙)2 mg,每天 3 次;十一酸睾酮(安雄)40～80 mg,每天 3 次;达那唑 0.2 g,每天 3 次;丙酸睾酮 100 mg/d 肌内注射。疗程及剂量应视药物的作用效果和不良反应(如男性化、肝功能损害等)调整。

2.造血生长因子

适用于全部 AA,特别是重型再生障碍性贫血。单用无效,多作为辅助性药物,在免疫抑制治疗时或之后应用,有促进骨髓恢复的作用。常用粒-单系集落刺激因子或粒系集落刺激因子,剂量为 5 μg/(kg·d);红细胞生成素,常用 50～100 U/(kg·d)。一般在免疫抑制治疗重型再生障碍性贫血后使用,剂量可酌减,维持 3 个月以上为宜。

(三)重型再生障碍性贫血的治疗

1.造血干细胞移植

对 40 岁以下、无感染及其他并发症、有合适供体的重型再生障碍性贫血患者,可考虑造血干细胞移植。

2.免疫抑制治疗

抗淋巴/胸腺细胞球蛋白(ALG/ATG)主要用于重型再生障碍性贫血。马 ALG 10～15 mg/(kg·d)连用 5 天,兔 ATC 3～5 mg/(kg·d)连用 5 天;用药前需做过敏试验;用药过程中用糖皮质激素防治变态反应;静脉滴注 ATG 不宜过快,每天剂量应维持滴注 12～16 小时;可与环孢素组成强化免疫抑制方案。

环孢素适用于全部 AA 3～5 mg/(kg·d),疗程一般长于 1 年。使用时应个体化,应参照患者造血功能和 T 细胞免疫恢复情况、药物不良反应(如肝、肾功能损害、牙龈增生及消化道反应)、血药浓度等调整用药剂量和疗程。

3.其他

有学者使用 CD3 单克隆抗体、麦考酚吗乙酯、环磷酰胺、甲泼尼龙等治疗重型再生障碍性贫血。

四、护理措施

(一)病情监测

(1)密切观察患者的体温变化,若出现发热,应及时报告医师,准确、及时地给予抗生素治疗,并配合医师做好血液、痰液、尿液及大便等标本的采集工作。

(2)密切观察患者生命体征及病情,皮肤、黏膜、消化道及内脏器官有无出血倾向。

(二)一般护理

(1)轻度贫血和血小板计数(20～50)×10^9/L 时减少活动,卧床休息。重度贫血血红蛋白(Hb)<50 g/L 及血小板计数<20×10^9/L 时应绝对卧床休息。

(2)病房保持空气流通,限制陪伴探视,避免交叉感染。医护人员严格无菌操作,避免医源性感染。

(3)由于高热状态下唾液分泌较少及长期使用抗生素等,易造成细菌在口腔内滋长,因此必须注意口腔清洁,饭前、饭后、睡前、晨起时漱口。

(4)保持皮肤的清洁干燥,勤换衣裤,勤剪指甲,避免造成皮肤黏膜的损伤,睡前用1∶5 000的高锰酸钾溶液坐浴,每次15~20分钟,保持大便的通畅,避免用力排便、咳嗽,女性患者同时要注意会阴部的清洁。

(三)饮食护理

嘱患者进食高热量、高维生素、高蛋白、易消化的饮食,避免食物过烫、过硬、刺激性强,以免引起口腔及消化道的出血。对于发热的患者应鼓励多饮水。

(四)输血的护理

重度贫血 Hb<50 g/L 伴头晕、乏力、心悸时,遵医嘱输注红细胞悬液。输血前,向患者讲解输血的目的、注意事项及不良反应,经两人三查八对无误后方可输注。输血中密切观察患者有无输血反应。输血前30分钟,输血后15分钟及输血完成后分别记录患者生命体征。输血时记录脉搏和呼吸,并记录血型和输血量。

(五)发热的护理

定时测量体温,保持皮肤清洁干燥,及时更换汗湿的衣物、床单、被套。给予物理降温如温热水擦浴,冰袋放置大动脉处;一般不用酒精擦浴,以免引起皮肤出血。协助患者多饮水,遵医嘱使用降温药和抗生素。

(六)出血的预防及护理

嘱患者避免外伤及碰撞,预防皮肤损伤。使用软毛牙刷刷牙,勿剔牙,避免损伤牙龈,引起牙龈出血,勿挖鼻孔,使用清鱼肝油滴鼻,避免鼻腔干燥出血。保持排便通畅,勿用力排便,预防颅内出血的发生。护理操作时,动作轻柔,避免反复多次穿刺造成皮肤损伤,拔针后延长按压时间。血小板计数<5×10^9/L 时尽量避免肌内注射。颅内出血的患者应平卧位休息,头部制动,有呕吐时及时清理呕吐物,保持呼吸道通畅。密切观察患者的生命体征、意识状态、瞳孔大小变化,准确记录24小时出入量。遵医嘱静脉输入止血药、脱水剂及血小板。

(七)药物指导及护理

向患者讲解应用雄激素、环孢素的治疗作用及不良反应(向心性肥胖、水肿、毛发增多、女性男性化等)。长期肌内注射丙酸睾酮可引起局部硬结,注射部位要交替进行,可进行局部热敷,避免硬结产生。使用 ATG/ALG 时首次要做皮试,输注速度不宜过快,输注过程中密切观察有无不良反应。

(八)心理护理

向患者及家属讲解疾病的病因,临床表现及预后,取得患者及家属的信任。增加与患者的沟通与交流,了解患者的真实想法。介绍一些治疗效果及心态良好的患者与其交谈,使患者正确面对疾病,树立战胜疾病的信心,积极配合治疗护理。

五、健康教育

(一)疾病预防指导

尽可能避免或减少接触与再障发病相关的药物和理化物质。针对危险品的职业性接触者,如油漆工/喷漆工、从事橡胶与制鞋、传统印刷与彩印、室内装修的工人等,除了要加强生产车间或工厂的室内通风之外,必须严格遵守操作规程,做好个人防护,定期体检,检查血常规。使用绿色环保装修材料,新近进行室内装修的家居,要监测室内的甲醛水平,不宜即时入住或使用。使

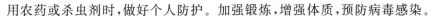

用农药或杀虫剂时,做好个人防护。加强锻炼,增强体质,预防病毒感染。

(二)疾病知识指导

简介疾病的可能原因、临床表现及目前的主要诊疗方法,增强患者及其家属的信心,以积极配合治疗和护理。饮食方面注意加强营养,增进食欲,避免对消化道黏膜有刺激性的食物,避免病从口入。避免服用对造血系统有害的药物,如氯霉素、磺胺药、保泰松、安乃近、阿司匹林等。避免感染和加重出血。

(三)休息与活动指导

充足的睡眠与休息可减少机体的耗氧量;适当的活动可调节身心状况,提高患者的活动耐力,但过度运动会增加机体耗氧量,甚至诱发心力衰竭。睡眠不足、情绪激动则易于诱发颅内出血。因此,必须指导患者根据病情做好休息与活动的自我调节。

(四)用药指导

主要包括免疫抑制剂、雄激素类药物与抗生素的使用。为保证药物疗效的正常发挥,减少药物不良反应,需向患者及家属详细介绍药物的名称、用量、用法、疗程及其不良反应,应叮嘱其必须在医师指导下按时、按量、按疗程用药,不可自行更改或停用药物,定期复查血常规。

(五)心理指导

再障患者常可出现焦虑、抑郁甚至绝望等负性情绪,这些负性情绪可影响患者康复的信心及配合诊疗与护理的态度和行为,从而影响疾病康复、治疗效果和预后。因此,必须使患者及家属认识负性情绪的危害,指导患者学会自我调整,学会倾诉;家属要善于理解和支持患者,学会倾听;必要时应寻求专业人士的帮助,避免发生意外。

(六)病情监测指导

主要是贫血、出血、感染的症状体征和药物不良反应的自我监测。具体包括头晕、头痛、心悸、气促等症状,生命体征(特别是体温与脉搏)、皮肤黏膜(苍白与出血)、常见感染灶的症状(咽痛、咳嗽、咳痰、尿路刺激征、肛周疼痛等)、内脏出血的表现(黑便与便血、血尿、阴道出血等)。若有上述症状或体征出现或加重,提示有病情恶化的可能,应及时向医护人员汇报或及时就医。

(朱群卉)

第五节　急性白血病

急性白血病(AL)是造血干祖细胞的恶性克隆性疾病,发病时骨髓中异常的原始细胞及幼稚细胞(白血病细胞)大量增殖并抑制正常造血,可广泛浸润肝、脾、淋巴结等各种脏器。表现为贫血、出血、感染和浸润等征象。可分为急性淋巴细胞白血病(ALL)和急性髓细胞白血病(AML)。

一、临床表现

(一)正常骨髓造血功能受抑制

1.贫血

常为首发症状,呈进行性加重,部分患者因病程短,可无贫血。半数患者就诊时已有重度贫血,尤其是继发于 MDS 者。

2.发热

持续发热是急性白血病最常见的症状和就诊的主要原因之一,半数患者以发热为早期表现。可低热,也可高达 39 ℃,伴有畏寒、出汗等。虽然白血病本身可以发热,但高热往往提示有继发感染。感染可发生在各个部位,以口腔炎、牙龈炎、咽峡炎最常见,可发生溃疡或坏死;肺部感染、肛周炎、肛旁脓肿也常见,严重时可有血液感染。最常见的致病菌为革兰阴性杆菌,如肺炎克雷伯杆菌、铜绿假单胞菌、大肠埃希菌、硝酸盐不动杆菌等;革兰阳性球菌的发病率有所上升,如金黄色葡萄球菌、表皮葡萄球菌、肠球菌等。长期应用抗生素及粒细胞缺乏者,可出现真菌感染,如念珠菌、曲霉菌、隐球菌等。因患者伴有免疫功能缺陷,可发生病毒感染,如单纯疱疹病毒、带状疱疹病毒、巨细胞病毒感染等。偶见卡氏肺孢子菌病。

3.出血

几乎所有的患者在整个病程中都有不同程度的出血,以出血为早期表现者近40%。出血可发生在全身各部位,以皮肤瘀点、瘀斑、鼻出血、牙龈出血、月经过多为多见。眼底出血可致视力障碍。急性早幼粒细胞白血病易并发凝血异常而出现全身广泛性出血。颅内出血时会发生头痛、呕吐、瞳孔大小不对称,甚至昏迷、死亡。有资料表明 AL 死于出血者占 62.24%,其中 87% 为颅内出血。大量白血病细胞在血管中淤滞及浸润、血小板计数减少、凝血异常及感染是出血的主要原因。

(二)白血病细胞增殖浸润

1.淋巴结肿大和肝、脾大

淋巴结肿大以 ALL 较多见。纵隔淋巴结肿大常见于 T 细胞白血病。肝、脾大多为轻至中度,除慢性髓细胞白血病急性变外,巨脾罕见。

2.骨骼和关节

骨骼、关节疼痛是白血病常见的症状,常有胸骨下段局部压痛。尤以儿童多见。发生骨髓坏死时,可引起骨骼剧痛。

3.眼部

部分 AML 可伴粒细胞肉瘤,或称绿色瘤,常累及骨膜,以眼眶部位最常见,可引起眼球突出、复视或失明。

4.口腔和皮肤

AL 尤其是 M_4(急性粒-单核细胞白血病)和 M_5(急性单核细胞白血病),由于白血病细胞浸润可使牙龈增生、肿胀;皮肤可出现蓝灰色斑丘疹(局部皮肤隆起、变硬,呈紫蓝色结节状)、皮下结节、多形红斑、结节性红斑等。

5.中枢神经系统

中枢神经系统是白血病最常见的髓外浸润部位,多数化疗药物难以通过血-脑屏障,不能有效杀灭隐藏在中枢神经系统的白血病细胞,因而引起中枢神经系统白血病(CNSL)。轻者表现为头痛、头晕,重者有呕吐、颈项强直,甚至抽搐、昏迷。CNSL 可发生在疾病各个时期,尤其是治疗后缓解期,以 ALL 最常见,儿童尤甚,其次为 M_4(急性粒-单核细胞白血病)、M_5(急性单核细胞白血病)和 M_2(急性粒细胞白血病部分分化型)。

6.睾丸

多为一侧睾丸无痛性肿大,另一侧虽无肿大,但在活检时往往也发现有白血病细胞浸润。睾丸白血病多见于 ALL 化疗缓解后的幼儿和青年,是仅次于 CNSL 的白血病髓外复发的部位。

二、辅助检查

(一)血常规

大多数患者白细胞计数增多,>10×10^9/L 者称为白细胞增多性白血病。也有白细胞计数正常或减少,低者可<1.0×10^9/L,称为白细胞不增多性白血病。血涂片分类检查可见数量不等的原始和幼稚细胞,但白细胞不增多型病例血片上很难找到原始细胞。患者常有不同程度的正常细胞性贫血,少数患者血片上红细胞大小不等,可找到幼红细胞。约 50% 的患者血小板计数低于 60×10^9/L,晚期血小板计数往往极度减少。

(二)骨髓常规

骨髓常规是诊断 AL 的主要依据和必做检查。FAB 分型将原始细胞≥骨髓有核细胞(ANC)的 30% 定义为 AL 的诊断标准,世界卫生组织分型则将这一比例下降至≥20%,并提出原始细胞比例<20%但伴有 t(15;17)、t(8;21)或 inv(16)/t(16;16)者也应诊断为 AML。多数 AL 骨髓常规有核细胞显著增生,以原始细胞为主;少数 AL 骨髓常规增生低下,称为低增生性 AL。Auer 小体仅见于急性非淋巴细胞白血病,有独立诊断的意义。

(三)细胞化学

主要用于急淋、急粒及急单白血病的诊断与鉴别诊断。常用方法有过氧化物酶染色、糖原染色、非特异性酯酶及中性粒细胞碱性磷酸酶测定等。

(四)免疫学

根据白血病细胞表达的系列相关抗原,确定其来源。造血干/祖细胞表达 CD34,APL 细胞通常表达 CD13、CD33 和 CD117,不表达 HLA-DR 和 CD34,还可表达 CD9。急性混合细胞白血病包括急性双表型(白血病细胞同时表达髓系和淋系抗原)和双克隆(两群来源于各自干细胞的白血病细胞分别表达髓系和淋系抗原)白血病,其髓系和一个淋系积分均>2 分。

(五)染色体和分子生物学

白血病常伴有特异的染色体和基因改变。如 99% 的 M_3(急性早幼粒细胞白血病)有 t(15;17)(q22;q12),该易位使 15 号染色体上的 *PML*(早幼粒白血病基因)与 17 号染色体上 *RARA*(维 A 酸受体基因)形成 *PML-RARA* 融合基因。这是 M_3 发病及用全反式维 A 酸及砷剂治疗有效的分子基础。

(六)血液生化改变

血清尿酸浓度增高,特别在化疗期间。尿酸排泄量增加,甚至出现尿酸结晶。患者发生 DIC 时可出现凝血常规异常。血清乳酸脱氢酶(LDH)可增高。

三、治疗

(一)一般治疗

1.紧急处理高白细胞血症

当循环血液中白细胞计数>200×10^9/L,患者可产生白细胞淤滞,表现为呼吸困难、低氧血症、反应迟钝、言语不清、颅内出血等。病理学显示白血病血栓栓塞与出血并存。高白细胞不仅会增加患者早期病死率,也增加髓外白血病的发病率和复发率。因此当血中白细胞计数>100×10^9/L 时,就应紧急使用血细胞分离机,单采清除过高的白细胞(M_3型一般不推荐),同时给以水化和化疗。可根据白血病类型给予相应的方案化疗,也可先用所谓化疗前短期预处理:ALL 用地塞米松 10 mg/m² 静脉注射;AML 每 6 小时用羟基脲 1.5~2.5 g,总共约 36 小时,总量 6~10 g/d,然后进行联合化疗。需预防白血病细胞溶解诱发的高尿酸血症、酸中毒、电解质紊乱、凝血异常等并发症。

2.防治感染

防治感染是保证急性白血病患者争取有效化疗或骨髓移植,降低病死率的关键措施之一。白血病患者常伴有粒细胞减少或缺乏,特别在化疗、放疗后粒细胞缺乏将持续相当长时间,此时患者宜住层流病房或消毒隔离病房。重组人粒细胞集落刺激因子(G-CSF)可缩短粒细胞缺乏期,用于 ALL,老年、强化疗或伴感染的 AML。发热应做细菌培养和药物敏感试验,并迅速进行经验性抗生素治疗。

3.成分输血支持

严重贫血可吸氧、输浓缩红细胞,维持 Hb>80 g/L,但白细胞淤滞时不宜马上输红细胞以免进一步增加血黏度。血小板计数过低会引起出血,需输注单采血小板悬液。为防止异体免疫反应所致无效输注和发热反应,输血时可采用白细胞滤器去除成分血中的白细胞。为预防输血相关移植物抗宿主病,输血前应将含细胞成分的血液辐照 25~30 Gy,以灭活其中的淋巴细胞。

4.防治高尿酸血症肾病

由于白血病细胞大量破坏,特别在化疗时更甚,血清和尿中尿酸浓度增高,积聚在肾小管,引起阻塞而发生高尿酸血症肾病。因此应鼓励患者多饮水。最好 24 小时持续静脉补液,使每小时尿量>150 mL/m² 并保持碱性尿。在化疗同时给予别嘌醇每次 100 mg,每天 3 次,以抑制尿酸合成。少数患者对别嘌醇会出现严重皮肤过敏,应予注意。当患者出现少尿、无尿、肾功能不全时,应按急性肾衰竭处理。

5.维持营养

白血病为严重消耗性疾病,特别是化疗、放疗引起患者消化道黏膜炎及功能紊乱时。应注意补充营养,维持水、电解质平衡,给患者高蛋白、高热量、易消化食物,必要时经静脉补充营养。

(二)抗白血病治疗

1.第一阶段

诱导缓解治疗,主要方法是联合化疗,其目标是患者迅速获得完全缓解(CR)。所谓 CR,即白血病的症状和体征消失,外周血中性粒细胞计数≥1.5×10^9/L,血小板计数≥100×10^9/L,白细胞分类中没有白血病细胞;骨髓中的原始粒Ⅰ型+Ⅱ型(原单+幼单或原淋+幼淋)≤5%,M_3 型原粒+早幼粒≤5%,无 Auer 小体,红细胞及巨核细胞系正常;无髓外白血病。理想的 CR 为初诊时免疫学、细胞遗传学和分子生物学异常标志均消失。

2.第二阶段

达到 CR 后进入抗白血病治疗的第二阶段,即缓解后治疗,主要方法为化疗和造血干细胞移植。诱导缓解获 CR 后,体内的白血病细胞由发病时的 $10^{10} \sim 10^{12}$ 降至 $10^8 \sim 10^9$,这些残留的白血病细胞称为微小残留病灶(MRD)。必须进一步降低 MRD,以防止复发、争取长期无病生存(DFS)甚至治愈(DFS持续10年以上)。

四、护理措施

(一)病情观察

(1)观察体温及血压变化,发热时,注意有无伴随症状如畏寒、寒战、咽痛、肛周不适等,体温

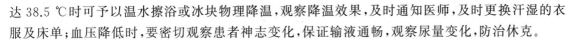

达 38.5 ℃时可予以温水擦浴或冰块物理降温,观察降温效果,及时通知医师,及时更换汗湿的衣服及床单;血压降低时,要密切观察患者神志变化,保证输液通畅,观察尿量变化,防治休克。

（2）观察患者营养状况、活动情况、排便情况等。

（3）定期检测血常规变化,以便了解病情的发展及药物治疗的效果,随时调整药物剂量。

（4）观察化疗的不良反应。

（二）贫血的护理

（1）保证充足的休息及睡眠,减少活动。贫血严重的患者改变体位,如坐起或起立时动作应缓慢,由人扶持协助,防止突然体位改变发生晕厥而摔伤。

（2）严重贫血、血红蛋白<60 g/L 时应尽量卧床休息,必要时予氧气吸入,并做好生活护理,遵医嘱输注红细胞悬液。

（3）老年患者、耐受力较差的患者或贫血较重需要长期输血治疗的患者,有时患者的血红蛋白>60 g/L,但已出现明显的气促、头晕、耳鸣、面色苍白等贫血症状,也应积极采取输血治疗,以提高患者的生活质量。

（三）出血的护理

（1）密切观察患者有无出血倾向,如皮肤出血点、瘀斑、鼻出血、牙龈及眼底出血等。指导患者避免外伤。少量的鼻出血可用干棉球或蘸 1∶1 000 肾上腺素棉球填塞压迫止血并局部冷敷;大量鼻出血时应配合医师实施止血术。眼底出血者注意不能揉擦眼球,防止出血加重。牙龈出血者应用冷去甲肾上腺素盐水漱口,出血不止者可用吸收性明胶海绵贴敷。

（2）监测生命体征及血常规:当血小板计数<$50×10^9$/L 时,要采取预防出血的措施;血小板计数<$20×10^9$/L 时,患者应卧床休息。并观察有无头晕、头痛、视物模糊、心慌等症状。警惕内出血相关征象,如呕血、便血、咯血、血尿或头痛、恶心、呕吐、视物模糊、颈项强直、意识障碍等,及时报告医师做好抢救准备。

（3）护理动作轻柔,避免不必要的穿刺。

（4）关节腔出血给予冷敷,抬高患肢,减少活动。

（5）对服用类固醇的患者,给予抗酸治疗。

（6）必要时输注血小板、凝血因子、新鲜冷冻血浆。

（7）指导患者预防出血:用软毛牙刷刷牙,勿用牙签剔牙,以防牙龈损伤。禁用手挖鼻孔。勿用手搔抓皮肤,保持排便通畅,勿用力排便。每天饮水 3 000 mL 以上。

（8）避免使用含阿司匹林的制品。

（四）感染的护理

（1）保持病室整洁,定时通风,保持空气流通,温度在 18～22 ℃,湿度在 60%。定时空气和地面消毒,维持环境清洁。避免或减少探视。工作人员及探视者在接触患者之前要认真洗手。定期进行室内空气及患者常用器具的细菌培养,监测环境的洁净度。定时洗澡更衣及更换床上罩单,重患者行床上擦浴,保持皮肤清洁,必须外出检查时,戴口罩预防呼吸道感染。根据气温变化,随时增减衣物,防止受凉感冒。对于接受超大剂量化疗、免疫抑制剂治疗、干细胞移植治疗期间患者,必要时采用保护性隔离护理,移居单间或空气层流洁净病房,实施全环境保护。

（2）保持口腔及皮肤清洁卫生,预防感染。于进餐前后,睡前晨起用生理盐水漱口,睡前晨起应用软毛刷刷牙;粒细胞缺乏时予口泰含漱液、制霉菌素液漱口。定期洗澡更衣,勤剪指甲;女性患者应注意会阴部清洁,经期应增加清洗次数;保持大便通畅,便秘者可给轻泻剂,如蜂蜜、番泻叶等,防止发生肛裂。便后用温水、盐水、艾力克稀释液或 1:5 000 高锰酸钾溶液坐浴,预防肛周感染。

(3)除体温观察外,注意咽、鼻腔、腋下、外阴、肛门等部位隐匿感染发现.

(4)实施各种注射、穿刺检查治疗技术应严格遵守无菌技术操作原则,皮肤消毒要彻底,操作后局部以无菌敷料保护不少于 24 小时。

(五)药物护理

(1)向患者讲解药物的作用、不良反应及有关的注意事项。

(2)化疗药物一般需新鲜配制,根据不同药物药理特点在相应时间内用完,以免影响疗效。确保剂量准确。如蒽环类化疗药物、长春碱类宜较快输注;而阿糖胞苷、高三尖杉酯碱宜缓慢滴注。

(3)化疗药物输注时应选择血流丰富的静脉,避开关节、反复穿刺及有瘢痕静脉,先用生理盐水建立输液通道,确保无误后再进行化疗药物的输注。注意保护血管。由于化疗药物刺激性强,疗程长,所以要由远端至近端有次序的选择和保留静脉,每次更换注射部位。静脉穿刺应一针见血,不拍打静脉,不挤压皮肤,以避免皮下出血。防止药物外渗,减轻局部刺激。化疗过程中加强巡视,并做好患者的相关教育,如发现化疗药物有外渗、外漏,应立即停止滴注,并回抽 2～3 mL 血液,以吸除部分药液,然后拔出针头更换注射部位。外渗局部冷敷后再用 25% 硫酸镁溶液湿敷,也可用 2% 利多卡因溶液＋地塞米松局部做环形封闭,观察局部的变化。必要时选用中心静脉或深静脉留置导管。

(4)对症处理化疗不良反应。如使用甲氧氯普胺、恩丹西酮等药,最大限度地减少恶心、呕吐的发生。预防尿酸性肾病。根据心脏功能等因素,化疗过程适当补液,保证每天尿量在 3 000 mL 以上,对入量够而尿仍少者,给予利尿剂。

(5)鞘内注射药物后应去枕平卧位 4～6 小时,以免头痛。

(六)输血的护理

严格输血制度。一般先慢速滴注观察 15 分钟,若无不良反应,再按患者年龄、心肺功能、急慢性贫血及贫血程度调整滴速。输血过程中应密切观察输血引起的不良反应。

(七)饮食护理

(1)给予高蛋白、高维生素、高热量、营养丰富、易消化的饮食。注意饮食卫生,忌生冷及刺激性食物,防止发生肠道感染。口腔溃疡疼痛明显时可予利多卡因漱口液含漱(0.9% 生理盐水 250 mL＋2% 利多卡因溶液 10～20 mL),以减轻疼痛。

(2)化疗期间鼓励患者多饮水,每天 2 000～3 000 mL,并遵医嘱给予别嘌呤醇及碳酸氢钠口服,以碱化、水化尿液,防止化疗期间细胞破坏引起的尿酸性肾病。

(3)化疗期间由于药物影响,患者进食少,应给予清淡合乎口味的饮食,注意食物的色、香、味,鼓励患者进食。

(4)血小板计数减少时,应指导患者进食少渣的软食,禁辛辣、生硬、刺激性食物,以防口腔黏膜损伤引起出血。

(八)安全护理

病区地面应防滑,走廊、厕所墙壁应安装扶手,带轮子的病床应有固定装置,使用期间固定牢靠。床边、桌上不要放置暖水瓶,防止被打翻而烫伤。

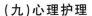

(九)心理护理

(1)急性白血病是一种恶性程度高的疾病,病死率高,治愈率低,治疗成本高。因此患者容易产生紧张、恐惧和忧虑,甚至产生悲观绝望的情绪,这样常常会影响疾病的治疗和恢复。部分患者甚至出现自杀、自伤行为。

(2)了解患者的性格,对疾病的了解程度,注意患者的情绪变化,随时予以有针对性的心理疏导,克服消极情绪。理解、关心患者,向患者及家属介绍本病的相关知识、国内外治疗此病的最新进展及成功病例,鼓励患者正视疾病使其安心配合治疗与护理。

(3)治疗前向患者解释放、化疗中可能出现的不良反应,消除顾虑,取得配合。

(4)了解患者的社会支持情况,嘱家属、亲友给予支持和鼓励,建立社会支持网。

五、健康教育

(一)疾病预防指导

避免接触对造血系统有损害的理化因素如电离辐射,亚硝胺类物质,染发剂、油漆等含苯物质,保泰松及其衍生物、氯霉素等药物。如应用某些细胞毒药物如氮芥、环磷酰胺、丙卡巴肼、依托泊苷等,应定期查血常规及骨髓常规。

(二)疾病知识指导

指导患者饮食宜富含高蛋白、高热量、高维生素,清淡、易消化少渣软食,避免辛辣刺激,防止口腔黏膜损伤。多饮水,多食蔬菜、水果,以保持大便通畅。保证充足的休息和睡眠,适当加强健身活动,如散步、打太极拳、练剑等,以提高机体的抵抗力。避免损伤皮肤,沐浴时水温以 37～40 ℃为宜,以防水温过高促进血管扩张,加重皮肤出血。

(三)用药指导

向患者说明急性白血病缓解后仍应坚持定期巩固强化治疗,以延长疾病缓解期和生存期。

(四)预防感染和出血指导

注意保暖,避免受凉;讲究个人卫生,少去人群拥挤的地方;经常检查口腔、咽部有无感染,学会自测体温。勿用牙签剔牙,刷牙用软毛刷;勿用手挖鼻孔,天气干燥可涂金霉素眼膏或用薄荷油滴鼻;避免创伤。定期门诊复查血常规,发现出血、发热及骨、关节疼痛应及时就医。

(五)心理指导

向患者及其家属说明白血病是造血系统肿瘤性疾病,虽然难治,但目前治疗进展快、效果好,应树立信心。家属应为患者创造一个安全、安静、舒适和愉悦宽松的环境,使患者保持良好的情绪状态,有利于疾病的康复。化疗间歇期,患者可做力所能及的家务,以增强自信心。

(朱群卉)

第九章　神经内科护理

第一节　癫　痫

癫痫是多种原因导致的脑部神经元高度同步化异常放电所引起的临床综合征,临床表现具有发作性、短暂性、重复性和刻板性的特点。临床上每次发作或每种发作的过程称为痫性发作。

一、病因与发病机制

(一)病因

癫痫不是独立的疾病,而是一组疾病或综合征。引起癫痫的病因非常复杂,根据病因学不同,癫痫可分为三大类。

1.症状性癫痫

由各种明确的中枢神经系统结构损伤和功能异常引起,如脑肿瘤、脑外伤、脑血管病、中枢神经系统感染、寄生虫、遗传代谢性疾病、神经系统变性疾病等。

2.特发性癫痫

病因不明,未发现脑部有足以引起癫痫发作的结构性损伤或功能异常,可能与遗传因素密切相关。

3.隐源性癫痫

病因不明,但临床表现提示为症状性癫痫,现有的检查手段不能发现明确的病因。其占全部癫痫的 $60\%\sim70\%$。

(二)发病机制

癫痫的发病机制非常复杂,至今尚未能完全了解其全部机制,但发病的一些重要环节已被探知。

1.痫性放电的起始

神经元异常放电是癫痫发病的电生理基础。

2.痫性放电的传播

异常高频放电反复通过突触联系和强化后的易化作用诱发周边及远处的神经元的同步放

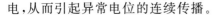

电,从而引起异常电位的连续传播。

3.痫性放电的终止

目前机制尚未完全明了。

二、临床表现

(一)痫性发作

1.部分性发作

(1)单纯部分性发作:常以发作性一侧肢体、局部肌肉节律性抽动或感觉障碍为特征,发作时程短。

(2)复杂部分性发作:表现为意识障碍,多有精神症状和自动症。

(3)部分性发作继发全面性发作:上述部分性发作后出现全身性发作。

2.全面性发作

这类发作起源于双侧脑部,发作初期即有意识丧失,根据其临床表现的不同,可分为以下几种。

(1)全面强直-阵挛发作:以意识丧失、全身抽搐为主要临床特征。早期出现意识丧失、跌倒,随后的发作过程分为强直期、阵挛期和发作后期。发作过程可有喉部痉挛、尖叫、心率增快、血压升高、瞳孔散大、呼吸暂停等症状,发作后各项体征逐渐恢复正常。

(2)失神发作:典型表现为正常活动中突然发生短暂的意识丧失,两眼凝视且呼之不应,发作停止后立即清醒,继续原来的活动,对发作没有丝毫记忆。

(3)强直性发作:多在睡眠中发作,表现为全身骨骼肌强直性阵挛,常伴面色潮红或苍白、瞳孔散大等症状。

(4)阵挛性发作:表现为全身骨骼肌阵挛伴意识丧失,见于婴幼儿。

(5)肌阵挛发作:表现为短暂、快速、触电样肌肉收缩,一般无意识障碍。

(6)失张力发作:表现为全身或部分肌肉张力突然下降,造成张口、垂颈、肢体下垂甚至跌倒。

3.癫痫持续状态

癫痫持续状态指一次癫痫发作持续30分钟以上,或连续多次发作使发作间期意识或神经功能未恢复至通常水平。可见于各种类型的癫痫,但通常是指全面强直-阵挛发作持续状态。可因不适当地停用抗癫痫药物或治疗不规范、感染、精神刺激、过度劳累、饮酒等诱发。

(二)癫痫综合征

特定病因引发的由特定症状和体征组成的癫痫。

三、辅助检查

(一)脑电图检查

脑电图检查是诊断癫痫最有价值的辅助检查方法,典型表现是尖波、棘波、棘-慢或尖-慢复合波。

(二)血液检查

通过血糖、血常规、血寄生虫等检查,可了解有无低血糖、贫血、寄生虫病。

(三)影像学检查

应用数字减影血管造影、CT、MRI等检查可发现脑部器质性病变,为癫痫的诊断提供依据。

四、治疗要点

目前癫痫治疗仍以药物治疗为主,药物治疗应达到3个目的:①控制发作或最大限度地减少发作次数;②长期治疗无明显不良反应;③使患者保持或恢复其原有的生理、心理和社会功能状态。

(一)病因治疗

祛除病因,避免诱因。如全身代谢性疾病导致癫痫的应先纠正代谢紊乱,睡眠不足诱发癫痫的要保证充足的睡眠,对于颅内占位性病变引起者首先考虑手术治疗,对于脑寄生虫病行驱虫治疗。

(二)发作时治疗

立即让患者就地平卧,保持呼吸道通畅,及时给氧;防止外伤,预防并发症;应用药物预防再次发作,如地西泮、苯妥英钠等。

(三)发作间歇期治疗

合理应用抗癫痫药物,常用的抗癫痫药物有地西泮、氯硝西泮、卡马西平、丙戊酸、苯妥英钠、苯巴比妥、扑痫酮、拉莫三嗪、奥卡西平、左乙拉西坦、加巴喷丁等。强直性发作、部分性发作和部分性发作继发全面性发作首选卡马西平;全面强直-阵挛发作、典型失神、肌阵挛发作、阵挛性发作首选丙戊酸。

(四)癫痫持续状态的治疗

保持稳定的生命体征和进行性心肺功能支持;终止呈持续状态的癫痫发作,减少癫痫发作对脑部神经元的损害;寻找并尽可能根除病因及诱因;处理并发症。可依次选用地西泮、异戊巴比妥钠、苯妥英钠和水合氯醛等药物。及时纠正血酸碱度和电解质失衡,发生脑水肿时给予甘露醇和呋塞米注射,注意预防和控制感染。

(五)其他治疗

对于药物难治性、有确定癫痫灶的癫痫可采用手术治疗,针灸治疗对某些癫痫也有一定疗效。

五、护理

(一)一般护理

(1)饮食:为患者提供充足的营养,癫痫持续状态的患者可给予鼻饲,嘱发作间歇期的患者进食清淡、无刺激、富于营养的食物。

(2)休息与运动:癫痫发作后宜卧床休息,平时应劳逸结合,保证充足的睡眠,生活规律,避免不良刺激。

(3)纠正水、电解质及酸碱平衡紊乱,预防并发症。

(二)病情观察

密切观察生命体征、意识状态、瞳孔变化、大小便等情况;观察并记录发作的类型、频率和持续时间;观察发作停止后意识恢复的时间,有无疲乏、头痛及行为异常。

(三)安全护理

告知患者有发作先兆时立即平卧。活动中发作时,立即将患者置于平卧位,避免摔伤。摘下眼镜、手表、义齿等硬物,用软垫保护患者关节及头部,必要时用约束带适当约束,避免外伤。用

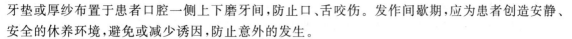

牙垫或厚纱布置于患者口腔一侧上下磨牙间,防止口、舌咬伤。发作间歇期,应为患者创造安静、安全的休养环境,避免或减少诱因,防止意外的发生。

(四)保持呼吸道通畅

发作时立即解开患者领扣、腰带以减少呼吸道受压,及时清除口腔内食物、呕吐物和分泌物,防止呼吸道阻塞。让患者平卧、头偏向一侧,必要时用舌钳拉出舌头,避免舌后坠阻塞呼吸道。必要时可行床旁吸引和气管切开。

(五)用药护理

有效的抗癫痫药物治疗可使80%的患者发作得到控制。告诉患者抗癫痫药物治疗的原则及药物疗效与不良反应的观察,指导患者遵医嘱坚持长期正确服药。

1.服药注意事项

服药注意事项如下:①根据发作类型选择药物。②药物一般从小剂量开始,逐渐加量,以尽可能控制发作,又不致引起毒性反应的最小有效剂量为宜。③坚持长期规律服药,完全不发作后还需根据发作类型、频率,再继续服药2~3年,然后逐渐减量至停药,切忌服药控制发作后就自行停药。④间断不规则服药不利于癫痫控制,易导致癫痫持续状态发生。

2.常用抗癫痫药物不良反应

每种抗癫痫药物均有多种不良反应。不良反应轻者一般无须停药,从小剂量开始逐渐加量或与食物同服可以减轻,严重反应时应减量或停药、换药。服药前应做血、尿常规和肝、肾功能检查,服药期间定期监测血药浓度,复查血常规和生化检查。

(六)避免促发因素

1.癫痫的诱因

疲劳、饥饿、缺睡、便秘、经期、饮酒、感情冲动、一过性代谢紊乱和变态反应。过度换气对于失神发作、过度饮水对于强直性阵挛发作、闪光对于肌阵挛发作也有诱发作用。有些反射性癫痫还应避免如声光刺激、惊吓、心算、阅读、书写、下棋、玩牌、刷牙、起步、外耳道刺激等特定因素。

2.癫痫持续状态的诱发因素

常为突然停药、减药、漏服药及换药不当;其次为发热、感冒、劳累、饮酒、妊娠与分娩;使用异烟肼、利多卡因、氨茶碱或抗抑郁药也可诱发。

(七)手术的护理

对于手术治疗癫痫的患者,术前应做好心理护理以减少恐惧和紧张。密切观察意识、瞳孔、肢体活动和生命体征等情况,并按医嘱做好术前检查和准备;术后麻醉清醒后应采取头高脚低位,以减轻脑水肿的发生。严密监测病情,做好术后常规护理、用药护理和安全护理。

(八)心理护理

病情反复发作、长期服药常会给患者带来沉重的精神负担,易产生焦虑、恐惧、抑郁等不良心理状态。护士应多关心患者,随时关注其心理状态并给予安慰和疏导,缓解患者的心理负担,使其更好地配合治疗。

(九)健康指导

(1)向患者及家属介绍疾病治疗和预防的相关知识,教会其癫痫的基本护理方法,安静的环境、规律的生活、合理的饮食、充足的睡眠、远离不良刺激等均有利于患者的康复。

(2)告知患者及家属遵医嘱长期、规律用药,不可突然减药甚至停药,定期复查,病情变化立即就诊。

(3)应尽量避免患者单独外出,不参与蹦极、游泳等可能危及生命的活动,避免紧张、劳累。

(4)特发性癫痫且有家族史的女性患者,婚后不宜生育,双方均有癫痫,或一方患病,另一方有家族史者不宜婚配。

(孟　赛)

第二节　三叉神经痛

三叉神经痛是指三叉神经分布范围内反复发作短暂性剧烈疼痛,分为原发性及继发性两种。前者病因未明,可能是某些致病因素使三叉神经脱髓鞘而产生异位冲动或假突触传递,近年来由于显微血管减压术的开展,多数认为主要原因是邻近血管压迫三叉神经根所致。继发性三叉神经痛常见原因有鼻咽癌颅底转移、颅中窝脑膜瘤、听神经瘤、半月节肿瘤、动脉瘤压迫、颅底骨折、脑膜炎、颅底蛛网膜炎、三叉神经节带状疱疹病毒感染等。

一、病因与发病机制

近年来由于显微血管减压术的开展,认为三叉神经痛的病因是邻近血管压迫了三叉神经根所致。绝大部分为小脑上动脉从三叉神经根的上方或内上方压迫了神经根,少数为小脑前下动脉从三叉神经根的下方压迫了神经根。血管对神经的压迫,使神经纤维挤压在一起,逐渐使其发生脱髓鞘改变,从而引起相邻纤维之间的短路现象,轻微的刺激即可形成一系列的冲动通过短路传入中枢,引起一阵阵剧烈的疼痛。

二、临床表现

多发生于40岁以上,女略多于男,多为单侧发病。突发闪电样、刀割样、钻顶样、烧灼样剧痛,严格限三叉神经感觉支配区内,伴有面部抽搐,又称"痛性抽搐",每次发作持续数秒钟至1～2分钟即骤然停止,间歇期无任何疼痛。在疲劳或紧张时发作较频。

三、治疗原则

三叉神经痛,无论原发性或继发性,在未明确病因或难以查出病因的情况下均可用药物治疗或封闭治疗,以缓解症状,倘若一旦确诊病因,应针对病因治疗,除非因高龄、身患严重疾病等因素难以接受者或病因去除治疗后仍疼痛发作,可继续采用药物治疗或封闭疗法。若服药不良反应大者也可先选择封闭疗法。

四、治疗

(一)药物治疗

三叉神经痛的药物治疗,主要用于患者发病初期或症状较轻者。经过一段时间的药物治疗,部分患者可达到完全治愈或症状得到缓解,表现在发作程度减轻、发作次数减少。

目前应用最广泛的、最有效的药物是抗癫痫药。在用药方面应根据患者的具体情况进行具体分析,各药可单独使用,也可互相联合应用。在采用药物治疗过程中,应特别注意各种药物的

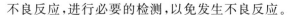

不良反应,进行必要的检测,以免发生不良反应。

1.卡马西平

该药对三叉神经脊束核及丘脑中央内侧核部位的突触传导有显著的抑制作用。用药达到有效治疗量后多数患者于 24 小时内发作性疼痛即消失或明显减轻,文献报道,卡马西平可使 70% 以上的患者完全止痛,20% 患者疼痛缓解,此药需长期服用才能维持疗效,多数停药后疼痛再现。不少患者服药后疗效有时会逐渐下降,需加大剂量。此药不能根治三叉神经痛,复发者再次服用仍有效。

口服开始时一次 0.1～0.2 g,每天 1～2 次,然后逐天增加 0.1 g。每天最大剂量不超过 1.6 g,取得疗效后,可逐日逐次地减量,维持在最小有效量。如最大剂量应用 2 周后疼痛仍不消失或减轻时,则应停止服用,改用其他药物或治疗方法。

不良反应有眩晕、嗜睡、步态不稳、恶心,数天后消失,偶有白细胞减少、皮疹,可停药。

2.苯妥英钠

苯妥英钠为一种抗癫痫药,在未开始应用卡马西平之前,该药曾被认为是治疗三叉神经痛的首选药物,本药疗效不如卡马西平,止痛效果不完全,长期使用止痛效果减弱,因此,目前已列为第二位选用药物。

本品主要通过增高周围神经对电刺激的兴奋阈值及抑制脑干三叉神经脊髓束的突触间传导而起作用。其疗效仅次于卡马西平,文献报道有效率为 88%～96%,但需长期用药,停药后易复发。

成人开始时每次 0.1 g,每天 3 次口服。如用药后疼痛不缓解,可加大剂量到每天 0.2 g,每天 3 次,但最大剂量每天不超过 0.8 g。取得疗效后再逐渐递减剂量,以最小量维持。肌内注射或静脉注射:一次 0.125～0.250 g,每天总量不超过 0.5 g。临用时用等渗盐水溶解后方可使用。

不良反应为长期服用该药或剂量过大,可出现头痛、头晕、嗜睡、共济失调及神经性震颤等。一般减量或停药后可自行恢复。本品对胃有刺激性,易引起厌食、恶心、呕吐及上腹痛等症状。饭后服用可减轻上述症状。长期服用可出现黏膜溃疡,多见于口腔及生殖器,并可引起牙龈增生,同时服用钙盐及抗过敏药可减轻症状。苯妥英钠可引起白细胞计数减少、视力减退等。大剂量静脉注射,可引起心肌收缩力减弱、血管扩张、血压下降,严重时可引起心脏传导阻滞,心脏骤停。

3.氯硝西泮

本品为抗癫痫药物,对三叉神经痛也有一定疗效。服药 4～12 天,血浆药浓度达到稳定水平,为 30～60 μg/mL。口服氯硝西泮后,30～60 分钟作用逐渐显著,维持 6～8 小时,一般在最初 2 周内可达最大效应,其效果次于卡马西平和苯妥英钠。

氯硝西泮药效强,开始每天 1 mg,分 3 次服,即可产生治疗效果。而后每 3 天调整药量 0.5～1.0 mg,直至达到满意的治疗效果,至维持剂量为每天 3～12 mg。最大剂量为每天 20 mg。

不良反应有嗜睡、行为障碍、共济失调、眩晕、言语不清、肌张力低下等,对肝肾功能也有一定的损害,有明显肝脏疾病者禁用。

4.山莨菪碱(654-2)

山莨菪碱为从我国特产茄科植物山莨菪中提取的一种生物碱,其作用与阿托品相似,可使平滑肌松弛,解除血管痉挛(尤其是微血管),同时具有镇痛作用。本药对治疗三叉神经痛有一定疗效,近期效果满意,据文献报道有效率为76.1%～78.4%,止痛时间一般为2～6个月,个别达5年之久。

口服,每次5～10 mg,每天3次,或每次20～30 mg,每天1次。肌内注射,每次10 mg,每天2～3次,待疼痛减轻或疼痛发作次数减少后改为每次10 mg,每天一次。

不良反应有口干、面红、轻度扩瞳、排尿困难、视近物模糊及心率增快等反应。以上反应多在1～3小时内消失,长期用药不会蓄积中毒。有青光眼和心脏病患者忌用。

5.巴氯芬

巴氯芬化学名[β-(P-氯苯基)γ-氨基丁酸]是抑制性神经递质γ氨基丁酸的类似物,临床试验研究表明本品能缓解三叉神经痛。巴氯芬开始每次10 mg,每天3次,隔天增加每天10 mg,直到治疗的第2周结束时,将用量递增至每天60～80 mg。每天平均维持量:单用者为50～60 mg,与卡马西平或苯妥英钠合用者为30～40 mg。文献报道,治疗三叉神经痛的近期疗效,巴氯芬与卡马西平几乎相同,但远期疗效不如卡马西平,巴氯芬与卡马西平或苯妥英钠均具有协同作用,且比卡马西平更安全,这一特点使巴氯芬在治疗三叉神经痛方面颇受欢迎。

6.麻黄碱

本品可以兴奋脑啡肽系统,因而具有镇痛作用,其镇痛程度为吗啡的1/12～1/7。每次30 mg,肌内注射,每天2次。甲亢、高血压、动脉硬化、心绞痛等患者禁用。

7.硫酸镁

本品在眶上孔或眶下孔注射可治疗三叉神经痛。

8.维生素 B_{12}

文献报道,用大剂量维生素 B_{12},对治疗三叉神经痛确有较好疗效。方法:维生素 B_{12} 4 000 μg加维生素 B_1 200 mg加2%普鲁卡因4 mL对准扳机点做深浅上下左右四点式注药,对放射的始端做深层肌下进药,放射的终点做浅层四点式进药,药量可根据疼痛轻重适量进入。但由于药物作用扳机点可能变位,治疗时可酌情根据变位更换进药部位。

9.哌咪清(匹莫齐特)

文献报道,用其他药物治疗无效的顽固性三叉神经痛患者使用本品有效,且其疗效明显优于卡马西平。开始剂量为每天4 mg,逐渐增加至每天12～14 mg,分2次服用。不良反应以锥体外系反应较常见,也可有口干、无力、失眠等。

10.维生素 B_1

在神经组织蛋白合成过程中起辅酶作用,参与胆碱代谢,其止痛效果差,只能作为辅助药物。用法与用量:①肌内注射每天1 mg,每天1次,10天后改为每周2～3次,持续3周为1个疗程。②三叉神经分支注射:根据疼痛部位可作眶上神经、眶下神经、上颌神经和下颌神经注射。剂量为每次500～1 000 μg,每周2～3次。③穴位注射:每次25～100 μg,每周2～3次。常用颊车、下关、四白及阿是穴等。

11.激素

原发性三叉神经痛和继发性三叉神经痛的病例,其病理改变在光镜和电镜下都表现为三叉神经后根有脱髓鞘改变。在临床治疗中发现,许多用卡马西平、苯妥英钠等治疗无效的患者,改用泼尼松、地塞米松等治疗有效。这种激素治疗的原理与治疗脱髓鞘疾病相同,利用激素的免疫抑制作用达到治疗三叉神经痛的目的。由于各学者报道的病例少,只是对一部分卡马西平、苯妥英钠治疗无效者应用有效,其长期效果和机制有待进一步观察。剂量与用量:①泼尼松每次5 mg,

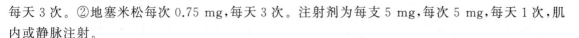

每天 3 次。②地塞米松每次 0.75 mg,每天 3 次。注射剂为每支 5 mg,每次 5 mg,每天 1 次,肌内或静脉注射。

(二)神经封闭法

神经封闭法主要包括三叉神经半月节及其周围支酒精封闭术和半月节射频热凝法,其原理是通过酒精的化学作用或热凝的物理作用于三叉神经纤维,使其发生坏变,从而阻断神经传导达到止痛目的。

1.三叉神经酒精封闭法

封闭用酒精浓度 80% 左右(因封闭前注入局部麻醉(简称局麻),故常用 98% 浓度)。

(1)眶上神经封闭:适用于三叉神经第 1 支痛。患者取坐或卧位,位于眶上缘中内 1/3 交界处触及切迹,皮肤消毒及局麻后,用短细针头自切迹刺入皮肤直达骨面,找到骨孔后刺入,待患者出现放射痛时,先注入 2% 利多卡因 0.5~1.0 mL,待眶上神经分布区针感消失,再缓慢注入酒精 0.5 mL 左右。

(2)眶下神经封闭:在眶下孔封闭三叉神经上颌支的眶下神经。适用于三叉神经第 2 支痛(主要疼痛局限在鼻旁、卜眼睑、上唇等部位)。患者取坐或卧位,位于距眶下缘约 1 cm,距鼻中线 3 cm,触及眶下孔,该孔走向与矢状面成 40°~45°角,长约 1 cm,故穿刺时针头由眶下孔做 40°~45°角向外上、后进针,深度不超过 1 cm,患者出现放射痛时,以下操作同眶上神经封闭。

(3)后上齿槽神经封闭:在上颌结节的后上齿槽孔处进行。其适用于三叉神经第 2 支痛(痛区局限在上磨牙及其外侧黏膜者)。患者取坐或卧位,头转向健侧,穿刺点在颧弓下缘与齿槽嵴成角处,即相当于过眼眶外缘的垂线与颧骨下缘相交点,局部消毒后,先用左手指将附近皮肤向下前方拉紧,继之以 4~5 cm 长穿刺针自穿刺点稍向后上方刺入直达齿槽嵴的后侧骨面,然后紧贴骨面缓慢深入 2 cm 左右,即达后上齿槽孔处,先注入 2% 利多卡因,后再注入酒精。

(4)颏神经封闭:在下颌骨的颏孔处进行,适用于三叉神经第 3 支痛(主要局限在颏部、下唇)。在下颌骨上、下缘间之中点相当于咬肌前缘和颏正中线之间中点找到颏孔,然后自后上方并与皮肤成 45°角向前下进针刺入骨面,插入颏孔,以下操作同眶上神经封闭。

(5)上颌神经封闭:用于三叉神经第二支痛(痛区广泛及眶下神经封闭失效者)。上颌神经主干自圆孔穿出颅腔至翼腭窝。穿刺点位于眼眶外缘至耳道间连线中点下方,穿刺针自该点垂直刺入深约 4 cm,触及翼突板,继之退针 2 cm 左右稍改向前方 15°角重新刺入,滑过翼板前缘,再深入 0.5 cm 即入翼腭窝内,患者有放射痛时,回抽无血后,先注入 2% 利多卡因,待上颌部感觉麻后,注入酒精 1 mL。

(6)下颌神经封闭:用于三叉神经第 3 支痛(痛区广泛及眶下神经封闭失效者)。下颌神经主干自卵圆孔穿出。常用侧入法,穿刺点同上颌神经穿刺点,垂直进针达翼突板后,退针 2 cm 再改向上后方 15°角进针,患者出现放射痛后,注药同上颌神经封闭。

(7)半月神经节封闭:用于三叉神经第 2、3 支痛或第 1、2、3 支痛,常用前入法:穿刺点在口角上方及外侧约 3 cm 处,自该点进针,方向后、上、内即正面看应对准向前直视的瞳孔,从侧面看朝颧弓中点,约进针 5 cm 处达颅底触及试探,当刺入卵圆孔时,患者即出现放射痛(下颌区),则再推进 0.5 cm,上颌部也出现剧痛即确入半月节内。回抽无血、无脑脊液,先注入 2% 利多卡因 0.5 mL 同侧面部麻木后,再缓慢注入酒精 0.5 mL。

2.三叉神经半月节射频热凝法

该法首先由 Sweat 提出,它通过穿刺半月节插入电极后用电刺激确定电极位置,从而有选择地用射频温控定量灶性破坏法,达到止痛目的。方法如下。

(1)半月节穿刺:同半月节封闭术。

(2)电刺激:穿入成功后,插入电极通入 0.2～0.3 V,用 50～75 w/s 的方波电流,这时患者感觉有刺激区的蚁行感。

(3)射频温探破坏:电刺激准确定位后,打开射频发生器,产生射频电场,此时为进一步了解电极位置,可将温度控制在 42～44 ℃,这种电流可造成可逆性损伤并刺激产生疼痛,一旦电极位置无误,则可将温度增高,每次 5 ℃,增高至 60～80 ℃,每次 30～60 秒,在破坏第 1 支时,则稍缓慢加热并检查角膜反射。此方法有效率为 85% 左右,但仍复发而不能根治。

3.三叉神经痛的 γ 刀放射疗法

1991 年,有学者利用 MRI 定位像输入 HP-9 000 计算机,使用 Gamma plan 进行定位和定量计算,选择三叉神经感觉根进脑干区为靶点照射,达到缓解症状的目的,其疗效尚不明确。

五、护理

(一)护理评估

1.健康史评估

(1)原发性三叉神经痛是一种病因尚不明确的疾病。但三叉神经痛可继发于脑桥、小脑脚占位病变压迫三叉神经及多发硬化等所致。因此,应询问患者是否患有多发硬化,检查有无占位性病变,每次面部疼痛有无诱因。

(2)评估患者年龄。此病多发生于中老年人。40 岁以上起病者占 70%～80%,女略多于男,比例为 3∶1。

2.临床观察与评估

(1)评估疼痛的部位、性质、程度、时间。通常疼痛无预兆,大多数人单侧,开始和停止都很突然,间歇期可完全正常。发作表现为电击样、针刺样、刀割样或撕裂样的剧烈疼痛,每次数秒至 2 分钟。疼痛以面颊、上下颌及舌部最为明显;口角、鼻翼、颊部和舌部为敏感区。轻触即可诱发,称为扳机点;当碰及触发点如洗脸、刷牙时疼痛发作。或当因咀嚼、呵欠和讲话等引起疼痛。以致患者不敢做这些动作。表现为面色憔悴、精神抑郁和情绪低落。

(2)严重者伴有面部肌肉的反复性抽搐、口角牵向患侧,称为痛性抽搐。并可伴有面部发红、皮温增高、结膜充血和流泪等。严重者可昼夜发作,夜不成眠或睡后痛醒。

(3)病程可呈周期性。每次发作期可为数天、数周或数月不等;缓解期也可数天至数年不等。病程愈长,发作愈频繁愈重。神经系统检查一般无阳性体征。

(4)心理评估。使用焦虑量表评估患者的焦虑程度。

(二)患者问题

1.疼痛

疼痛主要由于三叉神经受损引起面颊、上下颌及舌疼痛。

2.焦虑

与疼痛反复、频繁发作有关。

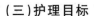

(三)护理目标

(1)患者自感疼痛减轻或缓解。

(2)患者述舒适感增加,焦虑症状减轻。

(四)护理措施

1.治疗护理

(1)药物治疗:原发性三叉神经痛首选卡马西平治疗。其不良反应为头晕、嗜睡、口干、恶心、皮疹、再生障碍性贫血、肝功能损害、智力和体力衰弱等。护理者必须注意观察,每1～2个月复查肝功能和血常规。偶有皮疹、肝功能损害和白细胞数减少,需停药;也可按医师建议单独或联合使用苯妥英钠、氯硝西泮、巴氯芬、野木瓜等治疗。

(2)封闭治疗:三叉神经封闭是注射药物于三叉神经分支或三叉神经半月节上,阻断其传导,导致面部感觉丧失,获得一段时间的止痛效果。注射药物有无水乙醇、甘油等。封闭术的止痛效果往往不够满意,远期疗效较差,还有可能引起角膜溃疡、失明、颅神经损害、动脉损伤等并发症。且对三叉神经第一支疼痛不适用。但对全身状况差不能耐受手术的患者、鉴别诊断及为手术创造条件的过渡性治疗仍有一定的价值。

(3)经皮选择性半月神经节射频电凝治疗:在 X 线监视下或经 CT 导向将射频电极针经皮插入半月神经节,通电加热至 65～75 ℃维持 1 分钟,可选择性地破坏节后无髓鞘的传导痛温觉的 Aβ 和 C 细纤维,保留有髓鞘的传导触觉的 Aα 和粗纤维,疗效可达 90%,但有面部感觉异常、角膜炎、咀嚼无力、复视和带状疱疹等并发症。长期随访复发率为 21%～28%,但重复应用仍有效。本方法尤其适用于年老体弱不适合手术治疗的患者、手术治疗后复发者及不愿意接受手术治疗的患者。

射频电凝治疗后并发症的观察护理:观察患者的恶心、呕吐反应,随时处理污物,遵医嘱补液补钾;询问患者有无局部皮肤感觉减退,观察其是否有同侧角膜反射迟钝、咀嚼无力、面部异样不适感觉。并注意给患者进餐软食,洗脸水温要适宜。如有术中穿刺方向偏内、偏深误伤视神经引起视力减退、复视等并发症,应积极遵医嘱给予治疗并防止患者活动摔伤、碰伤。

(4)外科治疗:①三叉神经周围支切除及抽除术,两者手术较简单,因神经再生而容易复发,故有效时间短,目前较少采用,仅限于第一支疼痛者姑息使用。②三叉神经感觉根切断术:经枕下入路三叉神经感觉根切断术,三叉神经痛均适用此种入路,手术操作较复杂,危险性大,术后反应较多,但常可发现病因,可很好保护运动根及保留部分面部和角膜触觉,复发率低,至今仍广泛使用。③三叉神经脊束切断术:此手术危险性太大,术后并发症严重,现很少采用。④微血管减压术:已知有 85%～96% 的三叉神经痛患者是由于三叉神经根存在血管压迫所致,用手术方法将压迫神经的血管从三叉神经根部移开,疼痛则会消失,这就是微血管减压术,因为微血管减压术是针对三叉神经痛的主要病因进行治疗,去除血管对神经的压迫后,约 90% 的患者疼痛可以完全消失,面部感觉完全保留,而达到根治的目的,微血管减压术可以保留三叉神经功能,运用显微外科技术进行手术,减小了手术创伤,很少遗留永久性神经功能障碍,术中手术探查可以发现引起三叉神经痛的少见病因,如影像学未发现的小肿瘤、蛛网膜增厚及粘连等,因而成为原发性三叉神经痛的首选手术治疗方法。

三叉神经微血管减压术的手术适应证:正规药物治疗一段时间后,药物效果不明显或疗效明显减退的患者;药物过敏或严重不良反应不能耐受;疼痛严重,影响工作、生活和休息者。

微血管减压术治疗三叉神经痛的临床有效率为 90%～98%,影响其疗效的因素很多,其中压迫血管的类型、神经受压的程度及减压方式的不同对其临床治疗和预后的判断有着重要的意义。微血管减压术治疗三叉神经痛也存在 5％～10％ 的复发率,不同术者和手术方法的不同差异很大。研究表明,患者的性别、年龄、疼痛的支数、疼痛部位、病程、近期疗效及压迫血管的类型可能与复发存在一定的联系。导致三叉神经痛术后复发的主要原因如下:①病程大于 8 年;②静脉为压迫因素;③术后无即刻症状消失者。三叉神经痛复发最多见于术后 2 年内,2 年后复发率明显降低。

2.心理支持

由于本病为突然发作的反复的阵发性剧痛,易出现精神抑郁和情绪低落等表现,护士应关心、理解、体谅患者,帮助其减轻心理压力,增强战胜疾病的信心。

3.健康教育

指导患者生活有规律,合理休息、娱乐;鼓励患者运用指导式想象、听音乐、阅读报刊等分散注意力,消除紧张情绪。

(孟　赛)

第三节　面　神　经　炎

面神经炎又称 Bell 麻痹,为面神经在茎乳孔以上面神经管内段的急性非化脓性炎症。

一、病因

病因不明,一般认为面部受冷风吹袭、病毒感染、自主神经功能紊乱造成面神经的营养微血管痉挛,引起局部组织缺血、缺氧所致。近年来也有认为可能是一种免疫反应。膝状神经节综合征则系带状疱疹病毒感染,使膝状神经节及面神经发生炎症所致。

二、临床表现

无年龄和性别差异,多为单侧,偶见双侧,多为格林-巴利综合征。发病与季节无关,通常急性起病,数小时至 3 天达到高峰。病前 1～3 天患侧乳突区可有疼痛。同侧额纹消失,眼裂增大,闭眼时,眼睑闭合不全,眼球向外上方转动并露出白色巩膜,称 Bell 现象。病侧鼻唇沟变浅,口角下垂。不能做噘嘴和吹口哨动作,鼓腮时病侧口角漏气,食物常滞留于齿颊之间。

若病变波及鼓索神经,尚可有同侧舌前 2/3 味觉减退或消失。镫骨肌支以上部位受累时,出现同侧听觉过敏。膝状神经节受累时除面瘫、味觉障碍和听觉过敏外,还有同侧唾液、泪腺分泌障碍,耳内及耳后疼痛,外耳道及耳郭部位带状疱疹,称膝状神经节综合征。一般预后良好,通常于起病 1～2 周后开始恢复,2～3 个月内痊愈。发病时伴有乳突疼痛、老年、患有糖尿病和动脉硬化者预后差。可遗有面肌痉挛或面肌抽搐。可根据肌电图检查及面神经传导功能测定判断面神经受损的程度和预后。

三、诊断与鉴别诊断

根据急性起病的周围性面瘫即可诊断。但需与以下疾病鉴别。

（1）格林-巴利综合征：可有周围面瘫，多为双侧性，并伴有对称性肢体瘫痪和脑脊液蛋白-细胞分离。

（2）中耳炎迷路炎乳突炎等并发的耳源性面神经麻痹，以及腮腺炎肿瘤下颌化脓性淋巴结炎等所致者多有原发病的特殊症状及病史。

（3）颅后窝肿瘤或脑膜炎引起的周围性面瘫：起病较慢，且有原发病及其他脑神经受损表现。

四、治疗

（一）急性期治疗

以改善局部血液循环，消除面神经的炎症和水肿为主。如系带状疱疹所致的 Hunt 综合征，可口服阿昔洛韦 5 mg/(kg·d)，每天 3 次，连服 7～10 天。①类固醇皮质激素：泼尼松 20～30 mg，每天 1 次，口服，连续 7～10 天。②改善微循环，减轻水肿：706 代血浆（羟乙基淀粉）或右旋糖酐-40 250～500 mL，静脉滴注每天 1 次，连续 7～10 天，也可加用脱水利尿剂。③神经营养代谢药物的应用：维生素 B_1 50～100 mg，维生素 B_{12} 500 μg，胞磷胆碱 250 mg，辅酶 Q_{10} 5～10 mg 等，肌内注射，每天 1 次。④理疗：茎乳孔附近超短波透热疗法，红外线照射。

（二）恢复期治疗

以促进神经功能恢复为主。①口服维生素 B_1、维生素 B_{12} 各 1～2 片，每天 3 次；地巴唑 10～20 mg，每天 3 次。也可用加兰他敏 2.5～5.0 mg，肌内注射，每天 1 次。②中药，针灸，理疗。③采用眼罩，滴眼药水，涂眼药膏等方法保护暴露的角膜。④病后 2 年仍不恢复者，可考虑行神经移植治疗。

五、护理

（一）一般护理

（1）病后 2 周内应注意休息，减少外出。

（2）本病一般预后良好，约 80% 患者可在 3～6 周痊愈，因此应向患者说明病情，使其积极配合治疗，解除心理压力，尤其年轻患者，应保持健康心态。

（3）给予易消化、高热能的半流饮食，保证机体足够营养代谢，增加身体抵抗力。

（二）观察要点

面神经炎是神经科常见病之一，在护理观察中主要注意以下两方面的鉴别。

1.分清面瘫属中枢性还是周围性瘫痪

中枢性面瘫系由对侧皮质延髓束受损引起的，故只产生对侧下部面肌瘫痪，表现为鼻唇沟浅、口角下坠、露齿、鼓腮、吹口哨时出现肌肉瘫痪，而皱额、闭眼仍正常或稍差。哭笑等情感运动时，面肌仍能收缩。周围性面瘫所有表情肌均瘫痪，不论随意或情感活动，肌肉均无收缩。

2.正确判断患病一侧

面肌挛缩时病侧鼻唇沟加深，眼裂缩小，易误认健侧为病侧。如让患者露齿时可见挛缩侧面肌不收缩，而健侧面肌收缩正常。

（三）保护暴露的角膜及防止结膜炎

由于患者不能闭眼，因此必须注意眼的清洁卫生。①外出必须戴眼罩，避免尘沙进入眼内；②每天抗生素眼药水滴眼，入睡前用眼药膏，以防止角膜炎或暴露性角结膜炎；③擦拭眼泪的正确方法是向上，以防止加重外翻；④注意用眼卫生，养成良好习惯，不能用脏手、脏手帕擦泪。

(四)保持口腔清洁防止牙周炎

由于患侧面肌瘫痪,进食时食物残渣常停留于患侧颊齿间,故应注意口腔卫生。①经常漱口,必要时使用消毒漱口液;②正确使用刷牙方法,应采用"短横法或竖转动法"两种方法,以去除菌斑及食物残片;③牙齿的邻面与间隙容易堆积菌斑而发生牙周炎,可用牙线紧贴牙齿颈部,然后在邻面做上下移动,每个牙齿 4～6 次,直至刮净;④牙龈乳头萎缩和齿间空隙大的情况下可用牙签沿着牙龈的形态线平行插入,不宜垂直插入,以免影响美观和功能。

(五)家庭护理

1.注意面部保暖

夏天避免在窗下睡觉,冬天迎风乘车要戴口罩,在野外作业时注意面部及耳后的保护。耳后及病侧面部给予温热敷。

2.平时加强身体锻炼

增强抗风寒侵袭的能力,积极治疗其他炎性疾病。

3.瘫痪面肌锻炼

因面肌瘫痪后常松弛无力,患者自己可对着镜用手掌贴于瘫痪的面肌上做环形按摩,每天 3～4次,每次 15 分钟,以促进血液循环,并可减轻患者面肌受健侧的过度牵拉。当神经功能开始恢复时,鼓励患者练习病侧的各单个面肌的随意运动,以促进瘫痪肌的早日康复。

(孟　赛)

第四节　结核性脑膜炎

结核性脑膜炎是神经系统结核病最常见的类型。发病特点如下。①儿童发病高于成人:这是由于儿童抵抗力相对较低,防御功能薄弱,增加了感染的概率。②农村高于城市:这是由于农村卫生条件差,诊断、治疗和预防条件差。③北方高于南方:这是由于北方气候寒冷,人们为了保持室内温度居室很少开窗通风换气,造成相对密闭状态。如果家中有一传染源患者存在,则被感染的危险性很大。又因冬季长,阳光不足,结核菌易于生存,导致结核性脑膜炎发病。

一、感染途径与发病机制

(1)结核菌侵入血流,经脑膜动脉到达脑膜称为真性血行感染,多见乳幼儿。由于肺内原发灶恶化,发生干酪样坏死、液化形成原发空洞,或肺门淋巴结发生干酪样坏死,干酪物破溃使大量结核菌随着侵入血流内,开成结核菌血症,经血液循环播散至脑膜。

(2)结核菌经血行播散到脉络丛形成结核病灶,以后病灶破入脑室,累及脑室室管膜系统,引起室管膜炎、脉络丛炎导致脑脊液分泌增多,故结核性脑膜炎通常并发交通性脑积水。

(3)全身粟粒性结核,通过血液循环直接播散到脑膜上。结核菌一旦在大脑皮质停留便有两种可能,一是不繁殖,故不产生活动性结核病变;二是繁殖,形成干酪样病变,侵犯脑室和蛛网膜下腔。该病变可突然排出干酪样物质和结核菌,引起急性结核性脑膜炎,而较多的情况是缓慢排出结核菌,引起亚急性或慢性结核性脑膜炎,临床以后者居多。

(4)颅外感染灶以肺、纵隔内淋巴结为主,其次则为脊柱结核或椎旁脓肿、盆腔结核、肠系膜淋巴结结核及泌尿生殖系结核并发结核性脑膜炎为多见。这是因为人的机体所有部位的活动性或干酪性结核病变都可借助淋巴、血行播散而发生结核性脑膜炎。上述各部位只是发生的概率多少有所不同。肺内任何类型的病变都可并发结核性脑膜炎,但是慢性纤维空洞型肺结核、肺硬化、肺结核瘤、已钙化的局灶型结核等并发结核性脑膜炎的概率明显减少。全身急性肺结核并发结核性脑膜炎概率最多,其次为原发复合征后期。

脊柱结核、椎旁脓肿、慢性结核性脓胸、盆腔及泌尿生殖系统结核病灶中的结核菌都可借椎动脉系统进入脑底动脉环,从而形成脑底脑膜炎。而椎静脉无静脉瓣且又与肋间静脉相通,胸腔内的长期炎症与充血,使肋间静脉长期充盈扩张,血流量增加,由于阵咳肺急剧收缩与扩张,不论肺或胸壁来的结核菌或干酪样物质,都易于通过肋间静脉沿椎静脉系统逆行感染形成脑底脑膜炎。

腹腔脏器结核处的结核菌及干酪物质,可因病变侵蚀门静脉系统与下腔静脉,结核菌进入肺血液循环,从而形成周身粟粒结核与结核性脑膜炎。

脑附近组织如中耳、乳突窦、颈椎或颅骨的结核病灶可能直接侵犯脑膜,但引起发病者为数较少。

二、病理改变

结核性脑膜炎是在血管屏障受到破坏,结核菌经血液循环侵入脑膜的基础上发生的。以脑膜病变为最突出,但实际上炎症常同时侵犯到脑实质或同时伴有结核瘤、结核性脑动脉炎并引起脑梗死,或脑血管炎坏死而破裂出血等病变。也可侵犯脊髓蛛网膜。现将主要病理分述如下。

(一)脑膜病变

结核菌侵入血管,由脑膜动脉弥散而发生。因此最早期表现为血管的病变,血管的病理特点是以渗出和浸润性改变为主。脑膜血管充血、水肿,脑膜浑浊、粗糙、失去光泽、大量白色或灰黄色渗出物沿着脑基底、延髓、脑桥、脚间池、大脑外侧裂、视交叉等处蔓延,以底部与脑外侧裂最为显著。脑膜上有多数散在的粟粒样灰黄色或灰白色小结节。显微镜下见到软脑膜及蛛网膜下腔有弥散性细胞浸润。主要为单核细胞、淋巴细胞及少量中性白细胞。血管周围也有单核细胞及淋巴细胞浸润。此时期如能得到及时治疗,脑膜渗出性病变可全部被吸收。如治疗不规则,病变可呈慢性经过,以增生性病变为主。此时颅底渗出物粘连、增厚、机化,出现较多的肉芽组织及干酪样坏死灶。

(二)脑实质病变

脑膜因炎症而产生渗出物,脑实质浅层可因脑膜炎而有脑炎改变,并发程度不等的脑水肿及脑肿胀。脑膜病变越重,在相近的脑实质病变越重。脑实质发生充血及不同程度的水肿。外观表现脑沟变浅,脑回变宽。严重者脑沟回消失而连成一片。在脑实质有结核结节、结核瘤的形成。显微镜下见到血管周围淋巴细胞炎性浸润,神经细胞有不同程度的退行性变及胶质细胞增生,还有髓鞘脱失。脑实质可见出血性病变,多数为点状出血,少数呈弥漫甚至大片出血。

(三)脑血管病变

结核性脑膜炎时,由于炎症的渗出和增生,可产生动脉内膜炎或全动脉炎。在脑膜动脉的外膜、中层及在血管内膜都有炎症改变。这些血管的炎症变化可发展成类纤维性坏死或完全干酪样化,结果导致血栓形成梗死。这些情况在未经抗结核治疗的患者表现更为明显。梗死可以是表浅的,但当动脉被累及时,基底节动脉也往往发生梗死,从而导致脑组织软化。

(四)脑脊液通路阻塞及脑积水

结核性脑膜炎时,大量灰黄色或灰白色黏稠的渗出物蔓延到延髓、脑桥、脚间池、大脑外侧裂、视交叉等处蛛网膜。这些渗出物及水肿液包围、挤压颅底血管及神经引起第Ⅱ、Ⅲ、Ⅵ、Ⅶ对颅神经损害。随着病情迁延,聚集在脑底部的渗出物进而发生干酪样坏死及纤维蛋白增生机化,形成又硬又厚的结核肉芽组织,阻碍脑脊液的循环,继而发生交通性脑积水。

当结核性脑膜炎急性期,结核炎症侵及脑室内脉络丛及室管膜时,使之充血、水肿、浑浊、增厚,有结核结节和干酪坏死。当脑脊液循环通路发生阻塞时,如一侧或双侧室间孔狭窄,阻塞可出现一侧或双侧侧脑室扩张,如导水管狭窄或阻塞时可发生第三脑室以上的扩张。当第四脑室正中孔或外侧孔开口处被大量干酪物阻塞,可发生整个脑室扩张,称之为非交通性脑积水。在结核性脑膜炎晚期或慢性期因脑室极度扩大或结核瘤压迫脑血液循环使回流受阻,或蛛网膜回吸收障碍,或因颅底渗出物机化,粘连堵塞,脑脊液部分或全部不能流入蛛网膜下腔,而形成慢性脑积水。

(五)脊髓和脊膜病变

结核性脑膜炎常伴有脊髓蛛网膜炎,脊髓早期以炎性渗出为主,脊髓各段脊膜肿胀、充血、水肿、粘连增厚,可见大量结核结节和干酪样坏死。粘连脊膜可以包绕成囊肿,或形成瘢痕将蛛网膜下腔完全闭塞。其病变可以弥散而不规则分布在颈、胸、腰段,也可只局限于1~2脊髓节段。如粘连严重,病变范围广泛,影响了脊髓腔脑脊液循环,或使脊髓的血管受压,脊髓发生软化或退化性变化;脊髓实质在显微镜下可见单核细胞浸润、髓鞘脱失,神经细胞出现退行性变和坏死。

(六)脑结核瘤的形成

脑结核瘤来自血行播散,在脑内或脊髓内形成块状结核肉芽肿,多见于脑内,好发于小脑、大脑半球、脑皮质等各部位。少见于脊髓内。大小不一,一般以0.5 cm以上的结核结节称为结核瘤。其小如黄豆,大如栗子,可单个孤立存在,也有多个融合成团或串状。一旦结核瘤液化破溃入脑部或脊髓血管或直接侵入脑室及蛛网膜下腔则发生结核性脑膜炎或结核性脊膜炎。

三、临床表现

(一)临床症状与体征

1.一般症状

发病年龄多为儿童及少年,但成人也不少见,儿童以3岁以下居多,成人以18~30岁发病较多。男女发病无差异。四季均可发病,以春季较多。起病多缓慢或呈亚急性,但也有呈急性的。起病时有发冷发热,全身过敏,畏光,周身疼痛,食欲减低,精神差,便秘,头痛,呕吐。有的呼吸道症状较为突出,如咳嗽、喘憋、缺氧等;有的消化道症状突出,以腹泻多见,便秘较少。

2.神经系统症状

(1)脑膜刺激征:颈和腰骶神经根受炎症渗出物刺激,多数患者出现颈部伸肌收缩,颈项强直,克氏征阳性,布氏征阳性。但少数患者没有或仅晚期出现。婴儿及老年患者此征不甚典型。

(2)脑神经损害症状:结核性脑膜炎的病理变化主要为颅底炎症。脑神经通过颅底受到炎症渗出物的刺激、包裹、压迫;或结核性栓塞性动脉内膜炎,使脑实质缺血、软化;或脑结核瘤侵及脑神经核及其通路;以及颅内高压的影响均可导致脑神经损害。临床多见于面神经,次为外展神经、动眼神经、视神经,可以是部分的或完全的,也可以是一侧的或双侧的,可以是结核性脑膜炎的首发症状,但多数于病象明显时出现。

（3）颅内压增高的症状。①头痛：由于颅内压增高，引起脑血管张力增高及脑膜紧张，或脑膜炎症刺激脑神经末梢而产生头痛。为结核性脑膜炎首发症状，常较剧烈而持久，以枕后痛多见，因结核性脑膜炎的病变部位大多以脑底为主，不少也可出现额颞部痛。②呕吐：由于脑室内压力增高或结核炎症刺激迷走神经核及延髓网状结构导致呕吐，是颅内压增高、脑膜受刺激的一个常见症状，多发生于头痛剧烈时，有的呈喷射性呕吐，可伴或不伴恶心，若在晨间空腹出现，且无恶心先兆，则更有意义。③视盘水肿：由于颅内压增高，压迫其内通过的视网膜中央血管，妨碍来自视网膜中央血管周围与视神经周围间歇的液体流通，发生视盘水肿，进而萎缩而失明。④意识障碍：颅内压增高，炎症刺激引起脑皮质缺血、缺氧及脑干网状结构受损，导致意识障碍，可表现为嗜睡、昏睡、意识模糊、谵妄，甚至昏迷。⑤脑疝：颅内压进一步增高，脑组织向压力小的地方移动，形成脑疝。临床上常见小脑幕切迹疝（颞叶钩回疝）及枕骨大孔疝（小脑扁桃体疝）。小脑幕切迹疝表现为昏迷、一侧瞳孔散大、光反射消失、对侧肢体瘫痪、全身抽搐及生命体征改变。枕骨大孔疝表现为急性发生、突然呼吸停止、深昏迷、双侧瞳孔散大、光反射消失、四肢弛缓、血压下降、迅速死亡。

（4）脑实质损害症状：由于结核性脑膜炎可同时侵犯脑实质，或合并脑血管病变，脑组织缺血、缺氧、软化，导致脑实质损害，临床表现多种多样，常见有以下几种。①瘫痪：可出现偏瘫、单瘫、截瘫、四肢瘫，以偏瘫多见。②去大脑强直：临床呈现牙关紧闭，向后伸仰，双侧上下肢伸直，常伴呼吸不规则，肌肉颤搐。系中脑红核水平以下和脑桥上部的神经结构破坏或功能中断所致，常见于小脑幕切迹疝。③去皮质强直：表现为双上肢屈曲，双下肢强直性伸直。系中脑红核水平以上的双侧内囊及皮质损害所致。强痛刺激可诱发出去大脑皮质强直反应。④四肢手足徐动、震颤，为基底神经损害所致。⑤舞蹈样运动：表现为极快的不规则和无意义的不自主运动如挤眉、弄眼、吐舌、耸肩等，系基底节、小脑、黑质病损所致。

（5）自主神经受损症状：表现为皮质-内脏联合损害如呼吸异常、循环障碍、胃肠紊乱、体温调节障碍。还可表现为肥胖、尿崩症和脑性失盐综合征等。

（6）脊髓受损症状：结核性脑膜炎随病情的进展，病变可蔓延至脊髓膜、脊髓神经根和脊髓实质，临床上表现为脊神经受刺激和脊髓受压迫症状，椎管不通畅，脑脊液呈结核性脑膜炎改变等。结核性脊髓蛛网膜炎、椎管内结核瘤及脊柱结核均可伴发不同程度的脊髓损害。

（二）临床分型

目前国内大致把结核性脑膜炎分为以下几型。

1.单纯型结核性脑膜炎

这是临床上较常见的一种类型。病变主要限于脑膜，临床表现具有脑膜刺激症状和体征，以及典型的结核性脑膜炎脑脊液改变，无意识障碍、昏迷、抽搐等脑实质受损症状，若能早期诊断，及时治疗，预后较好。

2.脑膜脑炎型

除脑膜炎症状外，同时出现脑实质弥散性或局限性受损表现如精神症状（精神运动性兴奋、幻觉）；不同程度的意识障碍，严重时昏迷、瘫痪抽搐、失语；少数可出现异常运动如偏侧舞蹈、手足徐动、震颤等及自主神经功能紊乱症状如尿崩症、过度睡眠等。此型临床症状严重，一般预后较差。

3.结核性脑膜炎并发缺血性脑血管病

临床上也常见，表现为在清醒的发展过程中较快地（1～3天）出现或突然出现单瘫或偏瘫，以及其他神经系统局灶性症状和体征。如损害优势半球可伴有失语,此为大脑中动脉或颈内动脉发生闭塞。若四肢瘫伴小脑共济失调则为基底动脉闭塞。脑血管造影常显示管径变细、局部狭窄或闭塞。

4.浆液型结核性脑膜炎

婴幼儿、儿童较成人多见,常伴有活动性结核病灶,多由于结核病的中毒反应所致。浆液渗出物只限于脑底部,视交叉附近,临床表现脑膜刺激征轻微,脑脊液压力增高,细胞(以淋巴细胞为主)和蛋白轻度增高或正常。可出现头痛、发热、盗汗、感觉过敏等结核中毒症状。经过治疗,可以很快恢复,预后良好。

5.脊髓型

幼儿及儿童多见,结核炎症侵犯脊髓导致脊髓压迫和软化。临床表现除脑膜刺激征外,还合并脊髓横贯性完全性或部分性损害,表现病灶水平以下运动障碍,深浅感觉障碍及二便障碍。脑脊液可黄变,蛋白细胞分离,脑脊液动力学试验可不通或半通。此型恢复很慢,预后不良。

6.结核性慢性蛛网膜炎

不多见,主要是由于结核性脑膜炎病变局限于部分脑膜或脊膜,呈一种慢性炎症经过,引起软膜、蛛网膜增厚,形成粘连。粘连的脑膜或脊膜可以包绕形成囊肿或形成瘢痕将脑或脊髓的蛛网膜下腔部分压闭。前者如阻碍了脑脊液循环可出现严重的颅内压增高症状;后者如影响了脊髓的脑脊液循环或供应脊髓的血管受压,脊髓发生软化,则临床出现脊髓受损症状。脊髓碘油造影见低动缓慢,分散呈点滴状或索条状,或出现不规则充盈缺损。

(三)临床分期

结核性脑膜炎发病过程一般比较缓慢,临床上可以分为早期、中期、晚期。此三期是结核性脑膜炎在无化疗前自然发展的临床表现。

1.早期(前驱期)

一般见于起病的1～2周,起病缓慢,多表现一般结核的中毒症状如发热、食欲缺乏、消瘦、精神差、感觉过敏。由于脑膜刺激征缺乏,造成早期诊断的困难。

2.中期(脑膜刺激期)

1～2周,表现为头痛、呕吐、颈项强直,此期可出现颅内压增高症状及脑实质受损症状,脊髓受损症状及自主神经功能障碍。腰穿脑脊液呈典型结核性脑膜炎变化。

3.晚期(昏迷期)

1～3周,以上症状加重,意识障碍加深进入昏迷,临床出现频繁抽搐,弛张高热,呼吸不整,去脑或去皮质强直,可出现脑疝危象,多因呼吸和循环中枢麻痹而死亡。

4.慢性期(迁延期)

结核性脑膜炎经化疗后,特别是经不规则化疗后,使病情迁延达数月之久。头痛、呕吐轻微可间断出现,意识可以清楚,脑膜刺激征轻微或缺如,脑脊液基本正常或变化不大。这样既不能定为晚期,又不是早期或中期。属慢性迁延期即病程超过1个月而病情又不符合晚期者。如今在化疗时代,此型在临床上颇为多见。

四、实验室及辅助检查

(一)血液检查

少数伴有轻度贫血,与长期低热、食欲缺乏、呕吐及营养不良有关。白细胞数大都正常或轻度升高,少数严重病例可有明显的中性粒细胞升高,个别可出现类白血病反应。血沉多升高,临床上一直将血沉升高作为判断结核病活动性的依据之一,但血沉并不能把结核病变的活动性部位反映出来。

(二)脑脊液检查

结核性脑膜炎脑脊液的变化出现较早,是诊断和鉴别诊断之一。

1.压力

一般都升高到 1.765~1.961 kPa(180~200 mmH$_2$O)。外观:可为清亮或呈淡黄色,甚至呈草黄色,或稍浑浊或毛玻璃状。有时因纤维蛋白原含量过多,脑脊液放出后可立即凝固于试管内。有的静置数小时至 24 小时后液面可形成薄膜,对诊断结核性脑膜炎很有价值,但此现象并非结核性脑膜炎所特有。

2.脑脊液细胞学检查

结核性脑膜炎的脑脊液,绝大多数白细胞数升高到(300~500)×10^6/L,甚至少数可达 1.5×10^9/L,嗜中性粒细胞的比例较高(60%~80%)。

3.脑脊液生化改变

(1)糖含量降低:一般常低于 4.5 mmol/L。病程早期糖量可以不低。随着病程的进展出现糖降低。糖越低越有诊断价值。其机制在于炎症时,细菌及白细胞对葡萄糖的利用增加;细菌毒素引起神经系统代谢改变;脑膜炎症细胞的代谢产物抑制了膜携带运转功能,致使糖由血向脑脊液运转发生障碍,脑脊液内糖量减少。但单独糖量降低一项指标不能作为诊断结核性脑膜炎的依据。因为影响糖量降低的因素很多,如脑脊液置放过久、呕吐、进食过少及化脓性脑膜炎、隐球菌性脑膜炎等都可以影响脑脊液中糖的含量,而使糖量降低。

(2)氯化物降低:一般低于 120 mmol/L。氯化物含量降低,比糖的指标灵敏,其诊断意义比糖量降低更大,可作为结核性脑膜炎诊断的重要参考。病程越长,氯化物含量越低,诊断价值越大。特别在氯化物含量降低与糖含量平行降低时,更有诊断价值。其机制与葡萄糖降低相同。也有人认为由于结核性脑膜炎患者频发呕吐,大量出汗,服盐过少,与血浆氯化物减少有直接关系。

(3)蛋白质含量增高:对诊断、处理和预后观察具有重要作用。一般在 450 mg/L 以上。后期若发生椎管内蛛网膜粘连,蛋白质可增至 10 000 mg/L 以上。但脑脊液蛋白变化没有葡萄糖、氯化物和细胞学检查敏感。如果结核性脑膜炎在治疗过程中,脑脊液蛋白持续增高或长期不能下降,则有可能成为慢性的危险,预后十分不良。同时,脑脊液蛋白增高不是结核性脑膜炎特有,只要脑膜及脉络丛有炎性改变或腰穿时外伤性出血,脑脊液蛋白含量就会增加甚至很高,且能持续很久不能吸收,故须结合葡萄糖及氯化物的变化综合分析判断。

4.脑脊液细菌学检查

细菌学检查为结核性脑膜炎的重要诊断依据,可用直接涂片或用薄膜法找细菌,或培养结核菌生长。但目前无论集菌或培养阳性率均不很高,近年报道脑脊液 TB-PCR 及 TB-Ab 阳性率较高,对诊断有较高的意义。

5.脑脊液的实验室检查

近年来,许多学者努力在免疫学方面进行研究,探索新的有效诊断方法,以解决结核性脑膜炎早期实验室诊断的问题。脑脊液中免疫球蛋白测定及淋巴细胞转化试验对结核性脑膜炎的诊断、鉴别诊断及预后判定上有一定意义。脑脊液中醛缩酶活性在结核性脑膜炎初期即显示升高,可作为早期诊断参考。溶菌酶的测定可作为结核性脑膜炎诊断及判定预后的参考。利用结核菌特异性免疫反应来检测脑脊液中结核菌可溶性抗原或特异性抗体,无疑会对确定诊断提供更有力的证据。此外,其他方法,如荧光素钠试验和溴化测定有助于结核性脑膜炎的早期诊断。色氨酸试验对结核性脑膜炎的诊断也有一定意义。脑脊液中乳酸含量测定,可用于结核性脑膜炎的诊断和鉴别诊断的辅助方法。脑脊液中氨基酸的分析可作为早期诊断的参考。色谱仪的应用为近来诊断结核性脑膜炎提供了线索。

(三)CT 扫描

结核性脑膜炎 CT 扫描虽无特异性,但有其规律性变化。一般在 CT 扫描上可显示直接及间接两方面的变化。直接变化主要有结核瘤、基底池渗出物及脑实质粟粒性结核;间接变化主要有脑积水、脑水肿及脑梗死等。CT 的主要表现如下。

1.脑实质粟粒性病灶

脑实质粟粒性病灶是结核性脑膜炎早期组织内形成的粟粒样肉芽肿。CT 表现为广泛分布于大脑皮质或脑组织内细小的密度均等的结节,强化扫描时密度增加。

2.脑膜密度增强

当位于大脑皮质或脑膜的粟粒样肉芽肿破入蛛网膜下腔后,脑膜产生大量渗出物,积聚于脑底各脑池内。早期病理变化以浆液性为主,此时 CT 扫描无变化;当浆液渗出被纤维素性渗出代替,并有结核性肉芽肿形成时,CT 扫描在脑底部可显示已有改变的各脑池轮廓及脑膜广泛密度增强。最常见的部位是鞍上池、环池、大脑外侧裂等。

3.环状、盘状、团块状和点状阴影

环状、盘状、团块状和点状阴影是结核瘤的 CT 表现。结核瘤可发生于大脑或小脑的任何部位,多位于小脑幕上,分布在额叶、颞叶、顶叶;小脑幕下多在小脑半球或蚓部。结核性脑膜炎早期有较多的炎性反应,边缘胶原组织较少,周围为程度不等的炎性水肿区,此时 CT 平扫表现为高密度、等密度或低密度区,一般呈盘状或不规则团块状。等密度结核瘤平扫时仅可见一环形低密度带,即周围脑水肿区,如果没有周围脑水肿区,则等密度的结核瘤在平扫时不能辨认。平扫呈低密度的结核瘤不能与脑梗死鉴别,但强化扫描后结核瘤密度增强,脑梗死则不能增强。因此,强化扫描应视为确定结核瘤的必不可少的 CT 检查步骤。随病程延长,结核瘤边缘渐形成胶原组织,内部物质干酪化,周围组织水肿消失,平扫一般呈高密度盘状阴影,强化扫描表现中心密度较低,周边密度明显增强的环形影,少数可呈串珠样影,这是一种特征性表现。

4.脑室扩张和缩小

脑底部的渗出物阻塞脑脊液流通,导致脑脊液循环障碍,因而各脑室出现积水而扩张。CT扫描即可见各脑室有不同程度的扩张积水,其程度可随病程延长而加重,随抗结核治疗而减轻,直至恢复正常大小。但如脑池或其他梗阻部位形成纤维粘连时,则脑积水不能减轻甚至加重。在结核性脑膜炎的 CT 扫描中,脑积水发生率最高,出现时间也早,国内报道阳性率占 52.38%。此外尚见有脑室缩小,为急性广泛性脑实质水肿或为低颅内压综合征所致。

5.脑室周围密度减低

为沿脑室周围分布的低密度带,强化扫描影像不增强,脑室周围密度减低与脑积水有密切关系。

6.局部或广泛低密度水肿区

结核性脑膜炎时因脑水肿程度不同,CT 检查可有局部或广泛性低密度影或伴随中线移位。

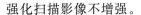

强化扫描影像不增强。

7.脑实质密度减低梗死区

这是脑软化的 CT 表现。是由结核性脑膜炎时结核性动脉炎或动脉周围炎导致局部脑组织缺血、软化而形成,多见为大脑中动脉支配区受累。CT 扫描所见为脑实质局部或广泛性低密度区,形状不规则,范围大小不一,强化扫描不增强。

8.索状、结节状高密度影像

索状密度增高影像是由结核性炎症累及动脉内膜及外壁所形成,强化扫描密度增强;结节状高密度影像是由结节性小肉芽肿所构成,强化扫描后密度增强。索状与结节混合高密度影像表明脑动脉、脑实质同时具有结核性改变强化,扫描后密度增强。索状与结节混合高密度影像表明脑动脉、脑实质同时具有结核性改变,强化扫描后密度增强。索状影像为早期结核性脑膜炎特征性表现,具有诊断上的意义。

此外,对于结核性脑膜炎各型,CT 能显示的病变部位与临床表现基本一致,因此 CT 扫描还可协助判断病变的部位和范围。为结核性脑膜炎的诊断提供了一种重要的检测手段。

五、诊断与鉴别诊断

(一)诊断

诊断结核性脑膜炎除脑脊液内结核菌检出阳性外,还没有其他特异性检查方法,从而在诊断方面还存在着一定的困难。但结核性脑膜炎脑脊液内结核菌的阳性率很低,因此单靠脑脊液结核菌检出以确定诊断是不明智的。综合判断是必需的,如症状的特征、颅内压高低;脑脊液氯化物、糖减低及蛋白含量的增多,脑脊液细胞学呈混合细胞反应;意识障碍与麻痹的出现;与临床表现一致的规律性 CT 变化等迄今是惯用的诊断手段,其中动态观察脑脊液的生化及细胞学检查具有重要诊断价值,特别强调如下数值界限:①颅内压增高在 1.961 kPa(200 mmH$_2$O)以上。②脑脊液氯化物下降到 65 mmol/L 以下时,且有逐渐递减或持续之趋势。③脑脊液糖含量下降到 4.5 mmol/L 以下时,且有逐渐递减或持续之趋势。④脑脊液蛋白含量增高到 450 mg/L 以上,且有逐渐递增之趋势。⑤脑脊液白细胞总数局限于(300～500)×10^6/L 之间,持续时间较长的以淋巴细胞、激活淋巴细胞为主混合细胞反应。⑥用玻片离心沉淀法收集脑脊液标本,发现结核菌,对诊断有重要意义。1～5 项均超出正常数值对诊断有肯定意义;其中有 4 项异常对诊断有重要意义;②～③项异常仅具有参考意义。

为做到早期诊断,凡有以下情况者应高度怀疑结核性脑膜炎:①微热一周以上伴无症状者。②未查明原因的烦躁、嗜睡或哭闹、失眠等脑症状。③出现不明原因的神经定位症状。④癫痫样抽搐伴发热者。⑤呕吐伴有微热查不到原因者。⑥持续 2 周以上头痛查不到原因者。此时,需及时反复腰穿行脑脊液检查。

(二)鉴别诊断

典型的结核性脑膜炎临床诊断并不困难,但在结核性脑膜炎的早期或不典型病例,诊断不十分容易,常与结核性脑膜炎发生混淆而难于鉴别的疾病如下。

1.化脓性脑膜炎

起病急,除发热外很快出现呕吐、抽风、嗜睡、昏迷,早期即有脑膜刺激征,可伴感染性休克或全身败血症表现及硬膜下积液;血白细胞高,中性粒细胞高,有核左移现象及中毒性颗粒;胸片可有肺炎、肺脓肿、脓胸;结核菌素试验多为阴性;脑脊液检查最为重要,化脓性脑膜炎时脑脊液外观早期仍清亮,稍后显浑浊或呈脓性。细胞数每立方毫米可达数千至数万;氯化物降低不如结核性脑膜炎明显,但糖降低更著,蛋白升高相似。离心后的脑脊液涂片及培养可找到化脓细菌。脑脊液细胞学检查在渗出期,以嗜中性粒细胞反应为主。由于致病因素的持续作用,有些嗜中性粒细胞胞体变小,染色变灰,核染色质浓密呈块状,胞质浑浊,颗粒消失,胞体破碎或轮廓模糊,而成为脓细胞,感染严重时嗜中性粒细胞胞质内可见中毒性颗粒及相应的致病菌;增生期以单核-吞噬细胞反应为主,嗜中性粒细胞急剧减少;修复期以淋巴细胞反应为主,直至嗜中性粒细胞完全消失,小淋巴细胞和单核细胞比例正常化。

2.病毒性脑膜炎

发热、呕吐、抽风、意识障碍、精神症状发展较快,伴有各种病毒感染的特殊症状,有些显示季节性,结核菌素试验多阴性,胸片多正常,血常规白细胞总数及中性粒细胞可正常或偏高,脑积水罕见。脑脊液检查对鉴别极其重要。外观五色透明,白细胞计数为$(50\sim500)\times10^6/L$,糖及氯化物含量正常,蛋白正常或轻度增高。脑脊液细胞学检查早期可有明显的嗜中性粒细胞反应,但因持续时间短(可仅数小时,一般为24~48小时),又因患者往往来诊较迟,致使化验检查很难见到病毒性脑膜炎时脑脊液的嗜中性粒细胞反应。而由淋巴细胞、激活淋巴细胞和浆细胞的增加所代替,形成病毒性脑膜炎的典型的脑脊液细胞学图像——淋巴样细胞反应。随着病情发展而进入修复阶段时,可出现单核细胞反应。在单纯疱疹病毒性脑膜炎的淋巴样细胞中常可见到特征性的胞质内包涵体。国内已有学者用单克隆抗体(McAb)酶联免疫吸附试验(ELISA)和免疫荧光快速诊断法检测脑脊液单纯病毒抗原和抗体,使早期诊断成为可能。

3.新型隐球菌性脑膜炎

与结核性脑膜炎的临床表现和脑脊液改变很相似,唯一可靠的鉴别方法,是脑脊液经细胞玻片离心后,对所收集物行MGG染色,常可在脑脊液标本中直接发现隐球菌,菌体圆形,直径5~15μm,MGG染色呈蓝色,无核,常于圆形菌体上长出有较小的芽孢,菌体中心折光性较强;或做墨汁染色黑底映光法可见圆形,具有厚荚膜折光之隐球菌孢子;脑脊液培养也可发现隐球菌。脑脊液细胞学变化以激活淋巴细胞和单核-吞噬细胞反应为主,后者常可吞噬隐球菌,类似脂肪吞噬细胞和红细胞吞噬细胞。

4.癌性脑膜炎

有一些中枢神经系统转移癌为脑软膜的弥散性癌转移,而脑内并无肿块,称为癌性脑膜炎,多见于中年以上患者,系由肺癌或身体其他器官的恶性肿瘤转移到脑膜而引起,发病急,病程进展快,迅速恶化死亡。如为肺癌转移时,X线检查可显示癌性病灶,且无临床结核病中毒症状。脑脊液细胞学检查常常发现有癌细胞。而对部分此类患者采用CT扫描也常常难以发现。

5.淋巴细胞脉络丛脑膜炎

结核性脑膜炎的脑脊液除了细胞数增加外,还有糖、氯化物的减少。而本病脑脊液糖和氯化物含量一般少有改变;淋巴细胞增多并占绝对优势,无粒细胞反应期;预后良好。

六、治疗

结核性脑膜炎应采取综合治疗,治疗必须及时和彻底。

(一)抗结核药物治疗

结核性脑膜炎的抗结核药物治疗原则同肺结核一样,即早期、适量、联合、规律及全程用药。为了提高疗效,结核性脑膜炎化疗药物选择应考虑脑膜的结构,从药物动力学和药物的通透性来决定。此外,一般有炎症的脑膜,其血管的通透性是增加的,有利于抗生素及化疗药物进入脑脊液。

以药物通透性及总体有效性的标准选择结核性脑膜炎系统治疗的药物,首选五化治疗,强化期治疗方案为 INH、RFP、SM、PZA、EMB(PAS)使用 3~4 个月,在此期脑脊液基本恢复正常,然后转入巩固期治疗,INH、RFP、PZA 或 INH、RFP、EMB 使用 5~6 个月。脊髓型或部分危重者疗程适当延长到 12 个月。一般经 9~12 个月的治疗可取得良好的效果。

用药剂量:成人每天 INH 0.6~0.9 g,SM 0.75~1 g,PZA 1.5 g,PAS 8~12 g,EMB 0.75~1.00 g,RFP 0.45~0.60 g,儿童每天每千克体重 INH 15~30 mg,SM 15~30 mg,RFP 10~20 mg,PZA 20~30 mg,PAS 200~300 mg。

近年来,国内外有关耐药菌逐年增加的报道,如从患儿接触史中提示有原发耐药或通过治疗发生继发耐药时,应及时改用其他抗结核药,如氧氟沙星、卷曲霉素、利福喷汀、阿米卡星、力排肺疾等。

对有下列情况之一者应考虑耐药的可能:①脑脊液培养出结核菌,并证实为耐药菌株。②不规则治疗超过 3 个月或中途自行停药者。③不规则化疗 6 个月疗效不佳者。④传染源是久治不愈的结核患者或不规则治疗者,复发的结核性脑膜炎患者。⑤肺结核或肺外结核合并结核性脑膜炎者。可根据药物敏感试验,治疗反应,必要时再改动治疗方案。

(二)激素治疗

激素具有抗炎、抗感染、抗纤维化、抗过敏及抑制海士曼反应的作用。激素与抗结核药物合用可提高结核性脑膜炎之疗效,对此目前认识基本一致。

1.应用激素的作用

减少脑膜的炎性渗出,促进脑和脑膜的炎症的消散和吸收,对防止纤维组织增生有良好的效果。减轻继发的动脉内膜炎和脑软化及神经根炎;减轻炎症反应,抑制结缔组织增生。

激素能抑制海士曼反应,防止患者在急性期死亡,有人解释这种现象是由于大量结核菌死亡,释放出大量结核蛋白引起反应所致;改善机体的应激能力和一般状态,促进食欲,增加消化液的分泌,有利于疾病的恢复,使患者较顺利地度过危险期;激素尚可补充某些严重的结核患者存在的肾上腺皮质功能不全,并可减少抗结核药物的毒性反应。

2.激素使用原则

(1)使用激素应有明确目的,一般是促使脑和脑膜的炎症消散和吸收,防止纤维组织增生和动脉炎等,它主要对渗出性病变疗效最好,因此,在急性期越早应用越好,急性期使用激素的剂量应该充分,以求迅速控制急性渗出性炎症。

(2)对于不同类型使用激素的原则也不尽相同,对脑膜炎型开始可用短期突击性的大剂量激素,以后维持时间也要长。此型不仅全身应用激素,还要积极配合鞘内注入激素,才能收到良好的效果。

(3)使用激素的具体剂量和时限根据机体的反应、病变的性质和轻重、体重大小等因素来确定,以达到上述临床效果为目的,经巩固一个阶段后应考虑及时减少激素的剂量和逐步停药的问题。

(4)对晚期患者虽疗效较差也可适当应用。因晚期者以增生的干酪性病变占优势,但仍有渗出性病变,其临床征象主要是由于脑水肿和脑膜渗出性病变引起的。

(5)使用激素静脉输注比口服效果好。

3.应用剂量及疗程

对急性期患者多用短期突击大剂量的激素,以求迅速控制炎性反应。因患者多有呕吐,服药后不能保证吸收,所以对重症患者常采用静脉输注给药。

用法:氢化可的松(也可用地塞米松)静脉输注,成人剂量为 150～200 mg/d,小儿 5～7 mg/(kg·d),情况好转后改用口服泼尼松,成人口服 30 mg/d,儿童口服 15 mg/d。临床症状和脑脊液检查明显好转,病情稳定时开始减量,一般首次减量在用药后第 3～5 周,以后每7～10 天减量一次,每次减量为 5 mg。总疗程为 8～12 周(早期及部分患者 8～10 周即可),总疗程不宜超过 3 个月,若病情实属需要而难以停药时,也可适当延长至半年,但用药时间超过 3 个月患者尸检证实,肾上腺皮质萎缩程度与激素应用时间长短成正比。

激素减量的时间不应呆板地确定,主要根据具体情况而定。在激素减量过程中,由于减量过快脑膜炎症状未得到控制或由于患者对激素形成了依赖,此时可重新出现脑膜刺激征或颅高压的症状,脑脊液化验又出现反跳现象。这种情况观察数天后,如仍未消退,应增加激素的用量至最低有效量,待上述症状完全消失,脑脊液基本变到原来水平再缓慢减量。

(三)抗脑水肿治疗

无论急性期或慢性期出现颅内压增高时,采取适当措施来降低颅内压,控制脑水肿是结核性脑膜炎治疗极其重要的环节。

脱水疗法主要作用是利用高渗溶液提高血浆渗透压,使血与脑脊液和脑组织内不同浓度所造成的渗透压差异进行脱水,使脑组织及脑脊液中的部分液体通过血液循环经肾脏排出,从而达到减轻脑水肿,降低颅内压的目的。

1.甘露醇

甘露醇是临床最常用的脱水药,广泛使用于结核性脑膜炎伴有颅内压增高的患者。甘露醇通过血与脑和血与脑脊液间渗透压差而产生脱水作用。一般配成 20% 过饱和溶液,同时须加温使其溶解,否则可发生休克。每次 1～2 g/kg,于 15 分钟内静脉滴注。静脉给药后 20 分钟开始起作用,2～3 小时作用最强,维持 4～6 小时,一般每天用 2～4 次。不良反应甚少,偶可引起一时性头痛和心律失常。

2.甘油

复方甘油注射液,系由甘油和氯化钠配制而成的灭菌水溶液。使脑脊液同血液间形成暂时性渗透压梯度,从而将细胞间及组织间隙中的水分吸入血中,使组织发生脱水状态。其优点是:①降低颅内压迅速,且因进入脑组织的量不多,并参与代谢,故一般不伴"反跳"。②选择性地脱去脑组织中的水分,对身体其他组织中的水分影响不大。③不引起过多的水及电解质的丢失,可较长时间使用。④能改善脑代谢及脑血流量,可提供热量。成人,一次 500 mL,每天 1～2 次,静脉滴注。也可口服,配成 50% 甘油盐水 60 mL,每天 4 次,适用于结核性脑膜炎所致慢性脑积水时,或甘露醇脱水后维持脱水。该药毒副作用甚少,偶出现血红蛋白尿,其发生率与滴注速度过快有关,故应严格控制滴注速度,以每分钟 2 mL 为宜。一旦发生血红蛋白尿,应及时停药,很快即可消失,恢复后可继续使用。

3.葡萄糖

能提高血浆渗透压,具有脱水利尿作用,使颅内压迅速降低,血容量改善,提高血糖,供给能量,促进神经细胞的氧化过程,改善脑细胞代谢,有利于脑功能的恢复,且无不良反应,故常用于不需强烈脱水或适用于其他脱水剂的 2 次用药之间,以防止"反跳"出现,一般用 50% 葡萄糖

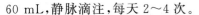

60 mL,静脉滴注,每天 2～4 次。

4.血清蛋白或浓缩血浆

直接使血胶体渗透压增高而引起脱水,降低颅内压;使抗利尿激素分泌减少而利尿;血黏度降低而有助于脑循环,还能补充蛋白质,参与氨基酸代谢,产生能量,故有其优点。一般用 20％～25％人血清蛋白 50 mL,或浓缩血浆 100～200 mL,每天静脉滴注 1～2 次,适用于重症结核性脑膜炎且营养及免疫功能低下者。由于脱水作用较差且价格昂贵,故常不做常规脱水剂作用。

5.利尿剂

主要通过增加肾小球滤过率,抑制肾小管对钠、钾及氯离子的重吸收,使肾小管内保持较高的渗透压,减少水的再吸收,使尿量显著增加,而造成机体脱水,从而间接使脑组织脱水,降低颅内压。利尿剂的脱水功效远不及高渗脱水药,先决条件是肾功能良好和血压正常,适用于结核性脑膜炎时与甘露醇、葡萄糖合并使用,以增加脱水效果。

常用药物如下。①呋塞米:20～40 mg,每天 3～4 次,也有主张用大剂量 250 mg,加入 500 mL 林格液,静脉滴注,1 小时内滴完。利尿作用持久,降低颅内压显著,可用于结核性脑膜炎急救。不良反应相对较少,偶见呕吐、皮疹、直立性低血压、粒细胞减少等。②乙酰唑胺:一般用量 0.25～0.50 g,每天 2～3 次,连服一周。不良反应较少,长期大剂量可发生代谢性酸中毒,少见血尿、腹痛。适用于结核性脑膜炎急性脑积水进行不甚急剧及慢性进行性脑积水者,或用于高渗液静脉滴注疗程之前后。

(四)脑代谢活化剂治疗

结核性脑膜炎炎症、水肿和充血可使脑细胞功能受到严重的损害,为积极改善脑代谢紊乱,促进脑功能恢复,防止和减少脑损害的后遗症,可在急性期已过,病情稳定后应用促进脑细胞代谢,改善脑功能的药物即脑代谢活化剂。

1.胞二磷胆碱

可促进磷脂代谢,改善神经细胞功能;提高脑干网状结构上行激活系统的作用,促进意识恢复;改善脑血管运动张力,增加脑血流,提高脑内氧分压,改善脑缺氧。一般以 250～500 mg 加入 25％～50％葡萄糖 20～40 mL 静脉注射或 10％葡萄糖液 500 mL 静脉滴注,也可肌内注射 250 mg,一天两次。

2.细胞色素 C

对组织的氧化和还原起促进作用。可增加脑血流和脑氧代谢率,从而改善脑代谢,一般 15～30 mg 加入 25％～50％葡萄糖 20～40 mL 缓慢静脉推注或 10％葡萄糖液 500 mL 静脉滴注,每天 1～2 次,连用 7～30 天。

3.三磷酸腺苷

三磷酸腺苷是机体能量的主要来源,可通过血-脑脊液屏障,为脑细胞的主要能源,可增加脑血液循环,且能直接作用于脑组织,激活脑细胞的代谢,每次 20 mg 肌内注射,每天 1～2 次,或每次 20～40 mg 加入 25％～50％葡萄糖 40 mL 静脉注射,或加入 5％～10％葡萄糖 500 mL 静脉滴注,每天 1 次,2～3 周。

4.辅酶 A

对糖、脂肪、蛋白质的代谢起重要作用,可促进受损细胞恢复功能,一般以 50～100 U 加入 25％～50％葡萄糖液 40 mL 静脉注射,或加入 5％～10％葡萄糖液 500 mL 静脉滴注,每天 1 次,连用 2～3 周。常与三磷酸腺苷、细胞色素 C 合用可提高疗效。

(五)鞘内注射

目前临床上多采用 INH＋地塞米松鞘内注射,这样既可减少抗结核药物的局部刺激作用,又可迅速地控制脑膜炎局部炎症反应。在实际工作中鞘内注射有如下优点。

(1)可提高脑脊液中 INH 和激素有效浓度,形成局部高浓度的杀灭结核菌的环境,有利于治疗。

(2)避免 INH 全身给药通过肝脏乙酰化形成乙酰异烟肼。

(3)迅速降低脑脊液中细胞数和蛋白含量,使脑脊液恢复正常时间快 1/2。并有效地预防和治疗椎管内脑脊液的阻塞。

(4)腰穿后放脑脊液降低颅内压,减轻脑水肿,防止脑疝形成,降低病死率。

因此,在全身应用抗结核药物和激素基础上并用鞘内注射可大大缩短结核性脑膜炎的疗程。鞘内注药:INH 50～100 mg,地塞米松 1～2 mg,一次注入。开始每天 1 次,3 天后隔天 1 次,7 次为 1 个疗程。待病情好转、脑脊液恢复正常,则逐渐停用。注药前要放脑脊液 5～6 mL,如颅内压很高时放液要慎重,可将腰穿针芯不要全部拔出,以使脑脊液缓慢流出后再注药。患者昏迷前夕、晚期结核性脑膜炎是鞘内注射的最好适应证。

七、外科手术

侧脑室引流:适用于结核性脑膜炎所致急性脑积水,内科治疗无效者,特别是脑疝将要形成,或刚形成时,可起到抢救生命的明显效果;慢性脑积水急性发作时或慢性进行性脑积水用其他降颅内压措施无效时也可考虑使用。不良反应是引流过速可致脑内静脉破裂,造成脑出血;引流过多可造成脑脊液分泌过多;引流过久可继发颅内细菌感染。在结核性脑膜炎治疗过程中,经常发生粘连梗阻而致难以控制的脑积水。可采用脑室、脑池分流术以达持久性的减低颅内压作用。

八、预后与转归

结核性脑膜炎发病急慢不定,但病程都较长,自愈者少,恶化、死亡者较多。自化疗应用以来,不良的预后大有改善。结核性脑膜炎的预后取决于抗结核药物治疗的早晚,以及开始治疗的方法正确与否;所感染的结核菌是否为耐药菌株;患者的发病年龄;治疗时期的病期、病型;是否合并脑积水;初治或复治(恶化或复发);脑脊液生化和细胞学变化等都能影响治疗的效果。这些综合因素和预后都有密切的关系。

结核性脑膜炎早期,脑底渗出物可因及时治疗而完全吸收,临床可无症状或症状完全好转,治疗后可无任何后遗症。脑脊液恢复正常,结核菌转阴,中枢神经系统的病灶也可完全吸收。但是如果诊断和治疗被延误,则结核性脑膜炎颅底炎症由脑膜延及脑实质,引起意识障碍和精神症状。累及脑血管,引起脑软化、偏瘫、癫痫发作、失语。炎症波及间脑,引起严重自主神经功能紊乱。累及锥体外系出现各种异常运动。累及脑桥及延髓引起吞咽、迷走和副神经损害。患者因渗出物的粘连和压迫引起呼吸不畅或出现陈-施呼吸,可因呼吸中枢麻痹而死亡。上述不同程度的临床征象既是造成死亡的原因,也是出现后遗症的主要原因。常见有肢体运动障碍、视听觉障碍、智力障碍。当发生后遗症时,根据病情,选择使用新针疗法、推拿按压、中医中药、康复锻炼。药物方面可根据病情选用脑细胞代谢活化剂、脱水药物、内分泌制剂及镇静地西泮剂型。

九、护理

(一)一般护理

(1)绝对卧床休息。卧床时间一般为半年,卧床给以头高位15°~20°,颈项强直者去枕。

(2)保持病室安静,避免强光强声刺激。

(3)保持床单位整齐、清洁、干燥,加强皮肤护理,防止压疮的发生。

(4)注意保持大便通畅。3天无大便,遵医嘱给予缓泻剂,预防颅内压增高。

(5)如呕吐或惊厥时,将患者侧卧,以免呕吐物吸入气管。

(6)饮食护理:易进高蛋白、高热量、高维生素、高糖、低脂饮食。

(7)心理护理:保持患者情绪稳定,避免精神紧张,帮助患者树立战胜疾病的信心,配合治疗。

(8)配合医师做好腰椎穿刺前、中、后的护理工作。

(9)密切观察神志、瞳孔、体温、脉搏、呼吸血压等变化,及时记录。瞳孔忽大忽小时提示中脑受损。注意颅内高压及肢体活动情况。观察药物的不良反应。

(10)遵医嘱给予持续低流量吸氧。

(11)发热患者遵医嘱给予降温。做好口腔护理。

(12)昏迷患者注意眼睛的保护,做好各种管道的护理,保持通畅;严格无菌操作,防感染。对烦躁不安、抽搐的患者,给以保护性措施。保持呼吸道通畅,头偏向一侧,定期翻身叩背防坠积性肺炎。

(13)加强肢体功能锻炼,制订有效的肢体训练计划。

(二)颅内高压的护理

(1)观察患者头痛的程度及持续时间,有无呕吐,呕吐是否为喷射性及呕吐物的性质,患者的呼吸情况,判断颅内压升高的程度,为降颅内压治疗提供依据。

(2)观察脱水剂的临床反应。①观察脱水前后患者头痛、呕吐物情况。②脱水剂快慢对病情的影响。③脱水剂间隔时间的影响。④严重颅内高压患者甘露醇与呋塞米间隔使用。⑤肾功能不全应观察尿量变化,以防肾功能恶化。

(3)侧脑室引流的护理。①首先做好侧脑室引流术前准备、术中护理。②术后观察脑脊液颜色及每天脑脊液引流量。③正确判断脑室内压力。④观察脑室内压力与临床症状的关系。⑤注意引流后的消毒、无菌处理。

十、健康教育

(1)讲解结脑患者的早期症状及特点,以便早发现早治疗。

(2)宣传结核病的传染传播途径、传染方式,注意个人卫生,杜绝随地吐痰,加强个人防护。

(3)讲解卧床休息的重要性,避免过早下床活动。

(4)坚持长期、规律服药原则。

(5)新生儿接种卡介苗是预防儿童结脑的有效措施。

(6)合理膳食,进高热量、高蛋白、高维生素、低脂、易消化的饮食。

(7)加强肢体功能锻炼。

(8)定期复查肝、肾功能,以及脑脊液、尿、痰、血常规。

(9)禁烟酒。

(孟　赛)

第十章　呼吸内科护理

第一节　支气管哮喘

支气管哮喘简称哮喘,是以嗜酸性粒细胞、肥大细胞反应为主的气道反应性炎症和气道高反应性为特征的疾病。气道阻塞有不同程度的可逆性是本病的特点。典型的临床表现是反复发作伴有哮鸣音的呼气性呼吸困难。哮喘是常见病,近年来,发病率呈上升趋势,已引起国际广泛关注。本病初次发作可在任何年龄,但约有半数在 12 岁前发病,成人男女患病率接近,约 20％患者有哮喘家族史。

一、病因与发病机制

本病的病因较复杂,诱发支气管哮喘的变应原较多,如花粉、尘螨、动物毛屑、真菌、某些食品和药物等。主要经呼吸道吸入,但也可通过食物或其他途径进入人体。呼吸道感染和精神因素也可诱发哮喘发作。一般在变应原激发后 15～20 分钟哮喘发作称为速发性反应。若变应原激发 4～24 小时哮喘发作称为迟发性反应。

引起支气管哮喘的常见诱因如下。

(一)变应原

以吸入性为主,如花粉、尘螨、动物毛屑、尘螨等,少数与摄入鱼、虾、蛋有关。

(二)感染

呼吸道感染(尤其病毒感染)是哮喘发作常见诱因,感染引起哮喘的机制尚未阐明。

(三)环境

主要与大气污染和抗原在局部地区浓度有关。

(四)药物

阿司匹林、β受体阻滞剂和碘制剂等也可引起哮喘发作。

(五)神经、精神因素

研究表明,心理因素与哮喘体质相互作用可影响哮喘的病理过程,如对花草过敏者看到纸做的花可引起哮喘。

二、临床表现

(一)症状和体征

哮喘发作前可有干咳、打喷嚏、流泪等先兆,典型表现为发作性呼气性呼吸困难、咳嗽和哮鸣这三种症状并存,多在夜间或清晨发作和加重。发作缓解后可无任何症状和体征,但常反复发作,每次发作短时数分钟,长时达数天或更长。重症哮喘发作时端坐位,可有发绀、大汗、脉搏细数、血压下降、颈静脉怒张等体征,症状可持续 1 天以上,患者常伴有焦虑。

(二)常见并发症

急性发作时可并发自发性气胸、纵隔气肿、肺不张;长期慢性进展可并发慢性支气管炎、肺气肿、肺源性心脏病。

三、诊断要点

(1)反复发作的呼气性呼吸困难。

(2)发作时呼气明显延长,伴广泛哮鸣音。

(3)气道梗阻可以缓解(自行或用药)。

(4)根据病史及变应原检测,确定哮喘的类型及变应原。

(5)根据临床表现及有关检查,判断哮喘发作严重程度,一般将哮喘持续发作>24 小时、一般支气管扩张剂治疗无效、日常生活活动能力评定明显受限定为重度哮喘。

四、治疗要点

治疗原则为消除病因、控制发作、预防复发。

(一)消除病因

脱离变应原,去除引起哮喘的刺激因子。

(二)应用支气管舒张剂

根据病情单用或联合应用。β_2 受体激动剂舒张支气管平滑肌作用强,起效快,不良反应小,广泛用于临床。不良反应主要有心悸、手指震颤,用量过大可引起严重心律失常、猝死。茶碱类药物为中效支气管扩张剂。抗胆碱能药物主要抑制气道平滑肌迷走神经释放乙酰胆碱。

(三)肾上腺皮质激素

适用于中、重度哮喘,其机制是抑制气道变应性炎症,降低气道高反应性。

(四)预防发作

色甘酸二钠对预防运动或变应原诱发的哮喘最有效。不良反应是干咳,吸药后漱口或喝水可减少或避免其发生。

五、护理

(一)护理评估

(1)呼吸困难的主客观表现。

(2)可能的致病因素。

(3)病后的应对情况及应对效果,如使用过哪些药、使用方法是否正确及心理应对等。患者及家人对哮喘的认识,有无误解。

（二）护理措施

1.一般护理

（1）环境和体位：脱离变应原，提供安静、舒适、清洁的环境，根据病情提供舒适的体位。

（2）饮食护理：提供清淡、易消化、足够热量饮食，避免硬、冷、油腻食物，不宜食用鱼、虾、蟹等。

（3）生活护理：保持身体清洁舒适，勤换衣服、被单。

2.病情观察

（1）夜间清晨加强巡视和观察，及时发现前驱症状。

（2）重症患者，每隔 10～20 分钟检测生命体征一次，行血气分析和肺功能检测。

3.对症护理

（1）氧疗护理：遵医嘱吸氧，氧流量 1～3 L/min，氧浓度≤40%。

（2）促进排痰，保持呼吸道通畅，雾化吸入，有效咳嗽、体位引流，每天饮水 2 500～3 000 mL。

4.用药护理

观察药物疗效和不良反应。

（1）β_2 受体激动剂：按医嘱用药，不宜长期规律、单一、大量使用。宜与吸入激素等抗炎药物配伍使用。注意心悸、肌震颤等不良反应发生。

（2）糖皮质激素：正确掌握吸入药物方法。吸入药物后立即用清水充分漱口。口服用药宜在饭后服用。严格按医嘱用药，不能自行减量或停药。观察药物不良反应：肥胖、糖尿病、高血压、骨质疏松、消化性溃疡等。

（3）氨茶碱：稀释后缓慢静脉注射，时间＞10 分钟。缓（控）释片必须整片吞服，不能嚼服。发热、妊娠、小儿或老年人有心、肝、肾功能障碍及甲状腺功能亢进者慎用。慎用引起哮喘的药物如阿司匹林。

5.指导使用吸入器

指导使用吸入器是治疗成功的关键。雾化吸入器使用方法：开盖，摇匀。深呼气，将喷嘴放入口中，双唇包住咬口经口吸气，同时按压喷药，屏气 10 秒，缓慢呼气。步骤详见图 10-1。

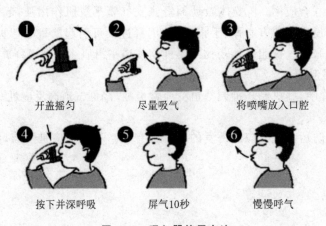

图 10-1　吸入器使用方法

6.心理护理

（1）发作期：加强巡视、陪伴、安慰患者，减少紧张、恐惧心理。

（2）缓解期：鼓励患者参加体育锻炼和社会活动，提高社会适应能力。指导患者家属多关心、照顾患者,听取患者心声。

(三)健康教育

1.树立信心

让患者了解哮喘虽然不能根治但通过恰当、长期治疗是可以控制的。患者应主动参与控制哮喘。

2.帮助患者识别过敏因素

(1)对花粉过敏者避免接触。

(2)保持居住环境干净、无尘、无烟,不用除臭剂,不用地毯,床单、枕头定期清洁更换。

(3)避免香水、香的化妆品及发胶等可能的变应原。

(4)回避宠物。不用皮毛制成的衣服、被褥。

3.充分休息,合理饮食

定期做运动,使情绪得以放松,同时增强抵抗力,预防感冒发生。

4.按医嘱合理用药

与医师共同制订一个有效、可行的治疗计划。

5.正确使用定量吸入器

对医师处方的每一种吸入器都要给予患者正确指导,以掌握使用方法,确保疗效。

6.自我监测病情

做好哮喘日记,记录每天症状,用药种类、剂量及其效果。

7.了解哮喘发作的警告

及时控制急性发作嘱患者随身携带止喘气雾剂,出现哮喘发作先兆时,即吸入 β_2 受体激动剂,同时保持平静以控制症状,防止严重哮喘发作。

(王　芳)

第二节　支气管扩张症

一、疾病概述

(一)概念和特点

支气管扩张症是由于急、慢性呼吸道感染和支气管阻塞后,反复发生支气管炎症、致使支气管组织结构病理性破坏,引起的支气管异常和持久性扩张。临床上以慢性咳嗽,大量脓痰和/或反复咯血为特征,患者多有童年麻疹、百日咳或支气管肺炎等病史。

(二)相关病理生理

支气管扩张症的主要病因是支气管-肺组织感染和支气管阻塞,两者相互影响,促使支气管扩张的发生和发展。支气管扩张发生于有软骨的支气管近端分支,主要分为柱状、囊状和不规则扩张三种类型,腔内含有多量分泌物并容易积存。呼吸道相关疾病损伤气道清除机制和防御功能,使其清除分泌物的能力下降,易发生感染和炎症;细菌反复感染使气道内因充满包含炎性介质和病原菌的黏稠液体而逐渐扩大、形成瘢痕和扭曲;炎症可导致支气管壁血管增生,并伴有支气管动脉和肺动脉终末支的扩张和吻合,形成小血管瘤而易导致咯血。病变支气管反复炎症,使周围结缔组织和肺组织纤维化,最终引起肺的通气和换气功能障碍。继发于支气管肺组织感染病变的支气管扩张多见于下肺,尤以左下肺多见。继发于肺结核则多见于上肺叶。

(三)病因与诱因

1.支气管-肺组织感染

支气管扩张与扁桃体炎、鼻窦炎、百日咳、麻疹、支气管肺炎、肺结核等呼吸道感染密切相关,引起感染的常见病原体为铜绿假单胞菌、流感嗜血杆菌、卡他莫拉菌、肺炎克雷伯杆菌、金黄色葡萄球菌、非结核分枝杆菌、腺病毒和流感病毒等。婴幼儿期支气管-肺组织感染是支气管扩张最常见的病因。

2.支气管阻塞

异物、肿瘤、外源性压迫等可使支气管阻塞导致肺不张,胸腔负压直接牵拉支气管管壁导致支气管扩张。

3.支气管先天性发育缺损与遗传因素

支气管先天性发育缺损与遗传因素也可形成支气管扩张,可能与软骨发育不全或弹性纤维不足导致局部管壁薄弱或弹性较差有关。部分遗传性 α-抗胰蛋白酶缺乏者也可伴有等支气管扩张。

4.其他全身性疾病

支气管扩张可能与机体免疫功能失调有关,目前已发现类风湿关节炎、溃疡性结肠炎、克罗恩病、系统性红斑狼疮等疾病同时伴有支气管扩张。

(四)临床表现

1.症状

(1)慢性咳嗽、大量脓痰:咳嗽多为阵发性,与体位改变有关,晨起及晚上临睡时咳嗽和咳痰尤多。严重程度可用痰量估计:轻度每天少于 10 mL,中度每天 10~150 mL,重度每天多于150 mL。感染急性发作时,黄绿色脓痰量每天可达数百毫升,将痰液放置后可出现分层的特征,即上层为泡沫,下悬脓性成分;中层为浑浊黏液;下层为坏死组织沉淀物。合并厌氧菌感染时,痰和呼气具有臭味。

(2)咯血:反复咯血为本病的特点,可为痰中带血或大量咯血。少量咯血每天少于 100 mL,中量咯血每天 100~500 mL,大量咯血每天多于 500 mL 或一次咯血量>300 mL。咯血量有时与病情严重程度、病变范围不一致。部分病变发生在上叶的"干性支气管扩张"患者以反复咯血为唯一症状。

(3)反复肺部感染:由于扩张的支气管清除分泌物的功能丧失,引流差,易反复发生感染,其特点是同一肺段反复发生肺炎并迁延不愈。

(4)慢性感染中毒症状:可出现发热、乏力、食欲减退、消瘦、贫血等,儿童可影响发育。

2.体征

早期或病变轻者无异常肺部体征,病变严重或继发感染时,可在病变部位尤其下肺部闻及固定而持久的局限性粗湿啰音,有时可闻及哮鸣音,部分患者伴有杵状指(趾)。

(五)辅助检查

1.影像学检查

胸部 X 线检查:囊状支气管扩张的气道表现为显著的囊腔,腔内可存在气液平面,纵切面可

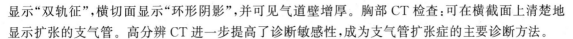

显示"双轨征",横切面显示"环形阴影",并可见气道壁增厚。胸部 CT 检查:可在横截面上清楚地显示扩张的支气管。高分辨 CT 进一步提高了诊断敏感性,成为支气管扩张症的主要诊断方法。

2.纤维支气管镜检查

有助于发现患者的出血部位或阻塞原因。还可局部灌洗,取灌洗液作细菌学和细胞学检查。

(六)治疗原则

保持引流通畅,处理咯血,控制感染,必要时手术治疗。

1.保持引流通畅、改善气流受限

清除气道分泌物保持气道通畅能减少继发感染和减轻全身中毒症状,如应用祛痰药物(盐酸氨溴索、溴己新、α-糜蛋白酶)等稀释痰液,痰液黏稠时可加用雾化吸入。应用振动、拍背、体位引流等方法促进气道分泌物的清除。应用支气管舒张剂可改善气流受限,伴有气道高反应及可逆性气流受限的患者疗效明显。如体位引流排痰效果不理想,可用纤维支气管镜吸痰法以保持呼吸道通畅。

2.控制感染

急性感染期的主要治疗措施。应根据症状、体征、痰液性状,必要时根据痰培养及药物敏感试验选择有效的抗生素。常用阿莫西林、头孢类抗生素、氨基糖苷类等药物,重症患者,尤其是铜绿假单胞菌感染者,常需第三代头孢菌素加氨基糖苷类药联合静脉用药。如有厌氧菌混合感染,加用甲硝唑或替硝唑等。

3.外科治疗

保守治疗不能缓解的反复大咯血且病变局限者,可考虑手术治疗。经充分的内科治疗后仍反复发作且病变为局限性支气管扩张,可通过外科手术切除病变组织。

二、护理评估

(一)一般评估

1.患者的主诉

有无胸闷、气促、心悸、疲倦、乏力等症状。

2.生命体征

严密观察呼吸的频率、节律、深浅和音响,患者呼吸可正常或增快,感染严重时或合并咯血可伴随不同程度的呼吸困难和发绀。患者体温正常或偏高,感染严重时可为高热。

3.咳嗽咳痰情况

观察咳嗽咳痰的发作时间、频率、持续时间、伴随的症状和影响因素等,患者反复继发肺部感染,支气管引流不畅,痰不易咳出时可导致咳嗽加剧,大量脓痰咳出后,患者感觉轻松,体温下降,精神改善。重点观察痰液的量、颜色、性质、气味和与体位的关系,痰液静置后的分层现象,记录24 小时痰液排出量。注意患者是否出现面色苍白、出冷汗、烦躁不安等出血的症状,观察咯血的颜色、性质及量。

4.其他

血气分析、血氧饱和度、体重、体位等记录结果。

(二)身体评估

1.头颈部

患者的意识状态,面部颜色(贫血),皮肤黏膜有无脱水、是否粗糙干燥;呼吸困难和缺氧的程度(有无气促、口唇有无发绀、血氧饱和度数值等)。

2.胸部

检查胸廓的弹性,有无胸廓的挤压痛,两肺呼吸运动是否一致。病变部位可闻及固定而持久的局限性粗湿啰音或哮鸣音。

3.其他

患者有无杵状指(趾)。

(三)心理-社会评估

询问健康史,发病原因、病程进展时间及以往所患疾病对支气管扩张的影响,评估患者对支气管扩张的认识;另外,患者常因慢性咳嗽、咳痰或痰量多、有异味等症状产生恐惧或焦虑的心理,并对疾病治疗缺乏治愈的自信。

(四)辅助检查阳性结果评估

血氧饱和度的数值;血气分析结果报告;胸部CT检查明确的病变部位。

(五)常用药物治疗效果的评估

抗生素使用后咳嗽咳痰症状有无减轻,原有增高的血白细胞计数有无回降至正常范围,核左移情况有无得到纠正。

三、主要护理诊断/问题

(一)清理呼吸道无效

与大量脓痰滞留呼吸道有关。

(二)有窒息的危险

与大咯血有关。

(三)营养失调:低于机体需要量

与慢性感染导致机体消耗有关。

(四)焦虑

与疾病迁延、个体健康受到威胁有关。

(五)活动无耐力

与营养不良、贫血等有关。

四、护理措施

(一)环境

保持室内空气新鲜、无臭味,定期开窗换气使空气流通,维持适宜的温湿度,注意保暖。

(二)休息和活动

休息能减少肺活动度,避免因活动诱发咯血。小量咯血者以静卧休息为主,大量咯血患者应绝对卧床休息,尽量避免搬动。取患侧卧位,可减少患侧胸部的活动度,既防止病灶向健侧扩散,同时有利于健侧肺的通气功能。缓解期患者可适当进行户外活动,但要避免过度劳累。

(三)饮食护理

提供高热量、高蛋白质、富含维生素易消化的饮食,多进食含铁食物有利于纠正贫血,饮食中富含维生素A、维生素C、维生素E等(如新鲜蔬菜、水果),以提高支气管黏膜的抗病能力。大量咯血者应禁食,小量咯血者宜进少量温、凉流质饮食,避免冰冷食物诱发咳嗽或加重咯血,少食多

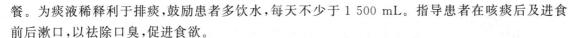

餐。为痰液稀释利于排痰,鼓励患者多饮水,每天不少于 1 500 mL。指导患者在咳痰后及进食前后漱口,以祛除口臭,促进食欲。

(四)病情观察

严密观察病情,正确记录每天痰量及痰的性质,留好痰标本。有咯血者备好吸痰和吸氧设备。

(五)用药护理

遵医嘱使用抗生素、祛痰剂和支气管舒张剂,指导患者进行有效咳嗽,辅以叩背及时排出痰液。指导患者掌握药物的疗效、剂量、用法和不良反应。

(六)体位引流的护理

体位引流是利用重力作用促使呼吸道分泌物流入气管、支气管排出体外的方法,其效果与需引流部位所对应的体位有关。体位引流的护理措施如下。

(1)体位引流由康复科医师执行,引流前向患者说明体位引流的目的、操作过程和注意事项,消除顾虑取得合作。

(2)操作前测量生命体征,听诊肺部明确病变部位。引流前15分钟遵医嘱给予支气管舒张剂(有条件可使用雾化器或手按定量吸入器)。备好排痰用纸巾或一次性容器。

(3)根据病变部位、病情和患者经验选择合适体位(自觉有利于咳痰的体位)。引流体位的选择取决于分泌物潴留的部位和患者的耐受程度,原则上抬高病灶部位的位置,使引流支气管开口向下,有利于潴留的分泌物随重力作用流入支气管和气管排出。首先引流上叶,然后引流下叶后基底段。如果患者不能耐受,应及时调整姿势。头部外伤、胸部创伤、咯血、严重心血管疾病和病情状况不稳定者,不宜采用头低位进行体位引流。

(4)引流时鼓励患者做腹式深呼吸,辅以胸部叩击或震荡,指导患者进行有效咳嗽等措施,以提高引流效果。

(5)引流时间视病变部位、病情和患者身体状况而定,一般每天 1～3 次,每次 15～20 分钟。在空腹或饭前一个半小时前进行,早晨清醒后立即进行效果最好。咯血时不宜进行体位引流。

(6)引流过程应有护士或家人协助,注意观察患者反应,如出现咯血、面色苍白出冷汗、头晕、发绀、脉搏细弱、呼吸困难等情况,应立即停止引流。

(7)体位引流结束后,协助患者采取舒适体位休息,给予清水或漱口液漱口。记录痰液的性质、量及颜色,复查生命体征和肺部呼吸音及啰音的变化,评价体位引流的效果。

(七)窒息的抢救配合

(1)对大咯血及意识不清的患者,应在病床旁备好急救器械。

(2)一旦患者出现窒息征象,应立即取头低脚高 45°俯卧位,面向一侧,轻拍背部,迅速排出在气道和口咽部的血块,或直接刺激咽部以咳出血块。嘱患者不要屏气,以免诱发喉头痉挛。必要时用吸痰管进行负压吸引,以解除呼吸道阻塞。

(3)给予高浓度吸氧,做好气管插管或气管切开的准备与配合工作。

(4)咯血后为患者漱口,擦净血迹,防止因口咽部异物刺激引起剧烈咳嗽而诱发咯血,及时清理患者咯出的血块及污染的衣物、被褥,安慰患者,以助于稳定情绪,增加安全感,避免因精神过度紧张而加重病情。对精神极度紧张、咳嗽剧烈的患者,可按医嘱给予小剂量镇静剂或镇咳剂。

(5)密切观察咯血的量、颜色、性质及出血的速度,观察生命体征及意识状态的变化,有无胸闷、气促、呼吸困难、发绀、面色苍白、出冷汗、烦躁不安等窒息征象;有无阻塞性肺不张、肺部感染及休克等并发症的表现。

(6)用药护理:①垂体后叶素可收缩小动脉,减少肺血流量,从而减轻咯血。但也能引起子宫、肠道平滑肌收缩和冠状动脉收缩,故冠心病、高血压患者及孕妇忌用。静脉点滴时速度勿过快,以免引起恶心、便意、心悸、面色苍白等不良反应。②年老体弱、肺功能不全者在应用镇静剂和镇咳药后,应注意观察呼吸中枢和咳嗽反射受抑制情况,以早期发现因呼吸抑制导致的呼吸衰竭和不能咯出血块而发生窒息。

(八)心理护理

护士应以亲切的态度多与患者交谈,讲明支气管扩张反复发作的原因和治疗进展,帮助患者树立战胜疾病的信心,解除焦虑不安心理。呼吸困难患者应根据其病情采用恰当的沟通方式,及时了解病情,安慰患者。

(九)健康教育

(1)预防感冒等呼吸道感染,吸烟患者戒烟。不要滥用抗生素和止咳药。

(2)疾病知识指导:帮助患者和家属正确认识和对待疾病,了解疾病的发生、发展与治疗、护理过程,与患者及家属共同制订长期防治计划。

(3)保健知识的宣教:学会自我监测病情,一旦发现症状加重,应及时就诊。指导掌握有效咳嗽、胸部叩击、雾化吸入及体位引流的排痰方法,长期坚持,以控制病情的发展。

(4)生活指导:讲明加强营养对机体康复的作用,使患者能主动摄取必需的营养素,以增加机体抗病能力。鼓励患者参加体育锻炼,建立良好的生活习惯,劳逸结合,消除紧张心理,防止病情进一步恶化。

(5)及时到医院就诊的指标:体温过高,痰量明显增加;出现胸闷、气促、呼吸困难、发绀、面色苍白、出冷汗、烦躁不安等症状;咯血。

五、护理效果评估

(1)呼吸道保持通畅,痰易咳出,痰量减少或消失,血氧饱和度、动脉血气分析值在正常范围。

(2)肺部湿啰音或哮鸣音减轻或消失。

(3)患者体重增加,无并发症(咯血等)发生。

（王　芳）

第三节　慢性支气管炎

慢性支气管炎是由于感染或非感染因素引起气管、支气管黏膜及其周围组织的慢性非特异性炎症。临床以咳嗽、咳痰或伴有喘息反复发作为特征,每年持续 3 个月以上,且连续 2 年以上。

一、病因和发病机制

慢性支气管炎的病因极为复杂,迄今尚有许多因素还不够明确,往往是多种因素长期相互作用的综合结果。

（一）感染

病毒、支原体和细菌感染是本病急性发作的主要原因。病毒感染以流感病毒、鼻病毒、腺病毒和呼吸道合胞病毒常见；细菌感染以肺炎链球菌、流感嗜血杆菌和卡他莫拉菌及葡萄球菌常见。

（二）大气污染

化学气体如氯气、二氧化氮、二氧化硫等刺激性烟雾，空气中的粉尘等均可刺激支气管黏膜，使呼吸道清除功能受损，为细菌入侵创造条件。

（三）吸烟

吸烟为本病发病的主要因素。吸烟时间的长短与吸烟量决定发病率的高低，吸烟者的患病率较不吸烟者高 2～8 倍。

（四）过敏因素

喘息型支气管患者，多有过敏史。患者痰中嗜酸性粒细胞和组胺的含量及血中 IgE 明显高于正常。此类患者实际上应属慢性支气管炎合并哮喘。

（五）其他因素

气候变化，特别是寒冷空气对慢支的病情加重有密切关系。自主神经功能失调，副交感神经功能亢进，老年人肾上腺皮质功能减退，慢性支气管炎的发病率增加。维生素 C 缺乏，维生素 A 缺乏，易患慢性支气管炎。

二、临床表现

（一）症状

患者常在寒冷季节发病，出现咳嗽、咳痰，尤以晨起显著，白天多于夜间。病毒感染痰液为白色黏液泡沫状，继发细菌感染，痰液转为黄色或黄绿色黏液脓性，偶可带血。慢性支气管炎反复发作后，支气管黏膜的迷走神经感受器反应性增高，副交感神经功能亢进，可出现过敏现象而发生喘息。

（二）体征

早期多无体征。急性发作期可有肺底部闻及干、湿啰音。喘息型支气管炎在咳嗽或深吸气后可闻及哮鸣音，发作时，有广泛哮鸣音。

（三）并发症

(1)阻塞性肺气肿：为慢性支气管炎最常见的并发症。

(2)支气管肺炎：慢性支气管炎蔓延至支气管周围肺组织中，患者表现寒战、发热、咳嗽加剧、痰量增多且呈脓性；白细胞总数及中性粒细胞增多；X 线胸片显示双下肺野有斑点状或小片阴影。

(3)支气管扩张症。

三、诊断

（一）辅助检查

1.血常规

白细胞总数及中性粒细胞数可升高。

2.胸部 X 线

单纯型慢性支气管炎,X 线片检查阴性或仅见双下肺纹理增多、增粗、模糊、呈条索状或网状。继发感染时为支气管周围炎症改变,表现为不规则斑点状阴影,重叠于肺纹理之上。

3.肺功能检查

早期病变多在小气道,常规肺功能检查多无异常。

(二)诊断要点

凡咳嗽、咳痰或伴有喘息,每年发作持续 3 个月,连续 2 年或 2 年以上者,并排除其他心、肺疾病(如肺结核、肺尘埃沉着病、支气管哮喘、支气管扩张症、肺癌、肺脓肿、心脏病、心功能不全等)、慢性鼻咽疾病后,即可诊断。如每年发病不足 3 个月,但有明确的客观检查依据(如胸部 X 线片、肺功能等)也可诊断。

(三)鉴别诊断

1.支气管扩张

多于儿童或青年期发病,常继发于麻疹、肺炎或百日咳后,并有咳嗽、咳痰反复发作的病史,合并感染时痰量增多,并呈脓性或伴有发热,病程中常反复咯血。在肺下部周围可闻及不易消散的湿啰音。晚期重症患者可出现杵状指(趾)。胸部 X 线片上可见双肺下野纹理粗乱或呈卷发状。薄层高分辨 CT(HRCT)检查有助于确诊。

2.肺结核

活动性肺结核患者多有午后低热、消瘦、乏力、盗汗等中毒症状。咳嗽痰量不多,常有咯血。老年肺结核的中毒症状多不明显,常被慢性支气管炎的症状所掩盖而误诊。胸部 X 线片上可发现结核病灶,部分患者痰结核菌检查可获阳性。

3.支气管哮喘

支气管哮喘常为特质性患者或有过敏性疾病家族史,多于幼年发病。一般无慢性咳嗽、咳痰史。哮喘多突然发作,且有季节性,血和痰中嗜酸性粒细胞常增多,治疗后可迅速缓解。发作时双肺布满哮鸣音,呼气延长,缓解后可消失,且无症状,但气道反应性仍增高。慢性支气管炎合并哮喘的患者,病史中咳嗽、咳痰多发生在喘息之前,迁延不愈较长时间后伴有喘息,且咳嗽、咳痰的症状多较喘息更为突出,平喘药物疗效不如哮喘等可资鉴别。

4.肺癌

肺癌多发生于 40 岁以上男性,并有多年吸烟史的患者,刺激性咳嗽常伴痰中带血和胸痛。X 线胸片检查肺部常有块影或反复发作的阻塞性肺炎。痰脱落细胞及支气管镜等检查,可明确诊断。

5.慢性肺间质纤维化

慢性咳嗽,咳少量黏液性非脓性痰,进行性呼吸困难,双肺底可闻及爆裂音(Velcro 啰音),严重者发绀并有杵状指。X 线胸片见中下肺野及肺周边部纹理增多紊乱呈网状结构,其间见弥漫性细小斑点阴影。肺功能检查呈限制性通气功能障碍,弥散功能减低,PaO_2 下降。肺活检是确诊的手段。

四、治疗

(一)急性发作期及慢性迁延期的治疗

以控制感染、祛痰、镇咳为主,同时解痉平喘。

1.抗感染药物

及时、有效、足量,感染控制后及时停用,以免产生细菌耐药或二重感染。一般患者可按常见致病菌用药。可选用青霉素 G 80 万 U 肌内注射;复方磺胺甲噁唑(SMZ),每次 2 片,2 次/天;阿莫西林 2～4 g/d,3～4 次口服;氨苄西林 2～4 g/d,分 4 次口服;头孢氨苄 2～4 g/d 或头孢拉定 1～2 g/d,分 4 次口服;头孢呋辛 2 g/d 或头孢克洛 0.5～1.0 g/d,分 2～3 次口服。也可选择新一代大环内酯类抗生素,如罗红霉素,0.3 g/d,2 次口服。抗菌治疗疗程一般 7～10 天,反复感染病例可适当延长。严重感染时,可选用氨苄西林、环丙沙星、氧氟沙星、阿米卡星、奈替米星或头孢菌素类联合静脉滴注给药。

2.祛痰镇咳药

刺激性干咳者不宜单用镇咳药物,否则痰液不易咳出。可给盐酸溴环己胺醇 30 mg 或羧甲基半胱氨酸 500 mg,3 次/天,口服。乙酰半胱氨酸(富露施)及氯化铵甘草合剂均有一定的疗效。α-糜蛋白酶雾化吸入也有消炎祛痰的作用。

3.解痉平喘

解痉平喘主要为解除支气管痉挛,利于痰液排出。常用药物为氨茶碱 0.1～0.2 g,8 次/小时口服;丙卡特罗 50 mg,2 次/天;特布他林 2.5 mg,2～3 次/天。慢性支气管炎有可逆性气道阻塞者应常规应用支气管舒张剂,如异丙托溴铵(异丙阿托品)气雾剂、特布他林等吸入治疗。阵发性咳嗽常伴不同程度的支气管痉挛,应用支气管扩张药后可改善症状,并有利于痰液的排出。

(二)缓解期的治疗

应以增强体质,提高机体抗病能力和预防发作为主。

(三)中药治疗

采取扶正固本原则,按肺、脾、肾的虚实辨证施治。

五、护理措施

(一)常规护理

1.环境

保持室内空气新鲜,流通,安静,舒适,温湿度适宜。

2.休息

急性发作期应卧床休息,取半卧位。

3.给氧

持续低流量吸氧。

4.饮食

给予高热量、高蛋白、高维生素易消化饮食。

(二)专科护理

1.解除气道阻塞,改善肺泡通气

及时清除痰液,神志清醒患者应鼓励咳嗽,痰稠不易咯出时,给予雾化吸入或雾化泵药物喷入,减少局部淤血水肿,以利痰液排出。危重体弱患者,定时更换体位,叩击背部,使痰易于咯出,餐前应给予胸部叩击或胸壁震荡。方法:患者取侧卧位,护士两手手指并拢,手背隆起,指关节微屈,自肺底由下向上,由外向内叩拍胸壁,震动气管,边拍边鼓励患者咳嗽,以促进痰液的排出,每侧肺叶叩击 3～5 分钟。对神志不清者,可进行机械吸痰,需注意无菌操作,抽吸压力要适当,动作轻柔,每次抽吸时间不超过 15 秒,以免加重缺氧。

2.合理用氧减轻呼吸困难

根据缺氧和二氧化碳潴留的程度不同,合理用氧,一般给予低流量、低浓度、持续吸氧,如病情需要提高氧浓度,应辅以呼吸兴奋剂刺激通气或使用呼吸机改善通气,吸氧后如呼吸困难缓解、呼吸频率减慢、节律正常、血压上升、心率减慢、心律正常、发绀减轻、皮肤转暖、神志转清、尿量增加等,表示氧疗有效。若呼吸过缓,意识障碍加深,需考虑二氧化碳潴留加重,必要时采取增加通气量措施。

(王　芳)

第四节　慢性阻塞性肺疾病

慢性阻塞性肺疾病(chronic obstructive pulmonary disease,COPD)是一组慢性气道阻塞性疾病的统称,是一种具有气流受限,不完全可逆,呈进行性发展的气道堵塞的疾病。COPD 是呼吸系统的常见病、多发病,而且患病率和病死率高,据我国的流行病学研究表明 40 岁以上人群患病率为 8.2%。COPD 与慢性支气管炎肺气肿密切相关,也包括有慢性支气管阻塞的支气管哮喘及支气管扩张等疾病。

一、病因

确切的病因尚不清楚,但是所有与慢性支气管炎和阻塞性肺气肿发生有关的因素都有可能参与 COPD 的发病。目前将已经发现的危险因素分为外因和内因两类。

(一)外因

1.吸烟

吸烟是目前公认 COPD 最重要的危险因素,据流行病学研究显示吸烟人群的肺功能较不吸烟的人群肺功能异常的发生明显增高。

2.吸入职业粉尘和化学物质

如烟雾、变应原、工业废气及室内空气污染,浓度过大或接触时间过长,均可导致 COPD 的发生。

3.空气污染

大气中的二氧化硫、二氧化氮、氯气等有害气体均可损伤气道黏膜,使纤毛清除功能下降,黏液分泌增多,为细菌感染创造条件,诱发感染。

4.呼吸道感染

呼吸道感染是 COPD 发生发展的最重要因素之一,长期反复感染可破坏气道正常的防御功能,损伤细支气管和肺泡。病毒、细菌和支原体是本疾病急性加重的重要因素。

(二)内因

1.遗传因素

流行病学研究结果提示 COPD 易患性与基因有关,涉及多个基因。

2.气道反应性

国内外流行病学研究结果表明气道高反应性增高者其 COPD 的发病率也明显增高,二者关系密切。

3.肺发育生长不良

在胎儿期、新生儿期、婴儿期或儿童期由各种原因导致肺发育或生长不良的个体容易在成人之后患 COPD。

4.各种外界致病因素

导致易患个体气道、肺实质和肺血管的慢性炎症。

二、临床表现

(一)慢性咳嗽

慢性咳嗽为首发症状,表现为早晨起床后咳嗽明显,睡眠时有阵咳或排痰,白天较轻,少数病例咳嗽不伴有咳痰,但随疾病发展可造成终身不愈。

(二)咳痰

清晨排痰多为白色黏液或浆液性的泡沫痰,偶有带血丝,急性发作或有细菌感染时痰量增多可有脓性痰。

(三)气短或呼吸困难

早期出现活动性气促,如在体力劳动或上楼等活动后,随病情发展严重后可出现日常活动或休息时也感到气短,这是 COPD 的标志性症状。

(四)喘息和胸闷

只有在重度 COPD 患者或者是急性加重时出现喘息,不是 COPD 的特异性症状。

(五)全身症状

临床中晚期患者有体重下降,食欲减退。合并感染时可咳血痰或咯血。

三、治疗要点

(一)稳定期治疗

1.教育和劝导患者戒烟

因职业或环境粉尘、刺激性气体所致者,应脱离污染环境。

2.支气管扩张药

支气管扩张药包括短期按需应用以暂时缓解症状,及长期规则应用以减轻症状。①β_2肾上腺素受体激动剂:主要有沙丁胺醇气雾剂,每次 $100\sim200\ \mu g$(1~2 喷),定量吸入,疗效持续 4~5 小时,每 24 小时不超过 8~12 喷。特布他林气雾剂也有同样作用。可缓解症状,尚有沙美特罗、福莫特罗等长效 β_2肾上腺素受体激动剂,每天仅需吸入 2 次。②抗胆碱能药:是 COPD 常用的药物,主要品种为异丙托溴铵气雾剂,定量吸入,起效较沙丁胺醇慢,持续 6~8 小时,每天 3~4 次。长效抗胆碱药有噻托溴铵选择性作用于 M_1、M_3 受体,每次吸入 $18\ \mu g$,每天一次。③茶碱类:茶碱缓释或控释片 0.2 g,每 12 小时 1 次;氨茶碱 0.1 g,每天 3 次。

3.祛痰药

对痰不易咳出者可应用。

4.糖皮质激素

对重度和极重度患者,反复加重的患者。有研究显示长期吸入糖皮质激素与长效 $β_2$ 肾上腺素受体激动剂联合制剂,可增加运动耐量、减少急性加重发作频率、提高生活质量,甚至有些患者的肺功能得到改善。目前常用剂型有沙美特罗加氟替卡松、福莫特罗加布地奈德。

5.长期家庭氧疗(LTOT)

对 COPD 慢性呼吸衰竭者可提高生活质量和生存率。对血流动力学、运动能力、肺生理和精神状态均会产生有益的影响。LTOT 指征:①PaO_2≤7.3 kPa(55 mmHg)或 SaO_2≤88%,有或没有高碳酸血症。②PaO_2 7.3～8.0 kPa(55～60 mmHg),或 SaO_2<89%,并有肺动脉高压、心力衰竭水肿或红细胞增多症(血细胞比容>0.55)。一般用鼻导管吸氧,氧流量为 1～2 L/min,吸氧时间 10～15 h/d。目的是使患者在静息状态下,达到 PaO_2≥8.0 kPa(60 mmHg)和/或使 SaO_2 升至 90%。

(二)急性加重期治疗

(1)确定急性加重期的原因及病情严重程度,最多见的急性加重原因是细菌或病毒感染。

(2)根据病情严重程度决定门诊治疗或者住院治疗。

(3)支气管扩张药:有严重喘息症状者可给予较大剂量雾化吸入治疗,如应用沙丁胺醇或异丙托溴铵,通过雾化器给患者吸入治疗以缓解症状。

(4)低流量吸氧:发生低氧血症者可鼻导管吸氧,或通过面罩吸氧。鼻导管给氧时,氧浓度估算公式如下:氧浓度(%)=21+4×氧流量(L/min)。一般吸入氧浓度为 28%～30%,应避免吸入氧浓度过高而引起 CO_2 潴留。

(5)抗生素:当患者呼吸困难加重,咳嗽伴痰量增加、有脓性痰时,应根据患者所在地常见病原菌类型及药物敏感情况积极选用抗生素治疗。

(6)糖皮质激素:对急性加重期患者可考虑口服泼尼松 30～40 mg/d,也可静脉给予甲泼尼龙 40～80 mg,每天一次。连续 5～7 天。

(7)祛痰剂:溴己新 8～16 mg,每天 3 次;盐酸氨溴索 30 mg,每天 3 次酌情选用。

四、护理

(一)护理评估

评估患者既往有无慢性肺疾病或与肺疾病相关的病史;评估患者有无呼吸困难及其程度,是否发绀,有无精神神经症状;评估有无异常呼吸音,重点评估患者血气分析结果等。

(二)护理措施

1.休息与活动

给予舒适的体位,端坐位或半坐位,有利于呼吸。晚期患者宜采取身体前倾位,使腹肌参与呼吸,视病情安排合适的活动量,活动以不感到疲劳,不加重症状为宜。室内保持合适的温湿度,冬季注意保暖,避免直接吸入冷空气。

2.保持呼吸道的畅通

鼓励患者咳嗽,指导患者正确咳嗽,促进排痰。

3.氧疗护理

呼吸困难伴低氧血症可采用低流量、低浓度持续给氧,氧流量 1～2 L/min,避免吸入氧浓度过高而引起二氧化碳潴留。长期的持续低流量吸氧能改善缺氧的症状,还有助于降低肺循环的

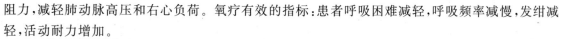

阻力,减轻肺动脉高压和右心负荷。氧疗有效的指标:患者呼吸困难减轻,呼吸频率减慢,发绀减轻,活动耐力增加。

4.用药护理

遵医嘱给予抗感染治疗,有效地控制呼吸道感染;使用支气管扩张药和祛痰药应注意观察用药疗效和不良反应。

5.饮食护理

鼓励多饮水,给予高热量、高蛋白质、高维生素的流质、半流质、软食,少量多餐,少吃产气食品,防止产气影响膈肌运动。

6.加强心理护理

护士应聆听患者的叙述,疏导其心理压力,必要时请心理医师协助诊治。

7.呼吸训练

(1)腹式呼吸:又称为膈式呼吸训练。吸气时,膈肌收缩下降,腹肌松弛,保证最大吸气量,腹部隆起。呼气时,腹肌收缩帮助膈肌松弛,随腹腔内压增加而上抬,增加呼吸潮气量,腹部塌陷,胸部保持不动。每分钟 7～8 次,每次 10～20 分钟,每天锻炼 2 次。腹式呼吸需深而缓,可增加潮气量,减少功能残气量,提高肺泡通气量,降低呼吸功耗,缓解呼吸困难症状,改善换气功能。

(2)缩唇腹式呼吸:用鼻吸气,嘴呼气,呼气时嘴唇缩成吹口哨状,吸呼比为 1:2 或 1:3,此方法适用于气道阻力增加的患者。缩唇腹式呼吸是结合腹式呼吸及缩唇呼吸,即将双手分别置于前胸部及上腹部,用鼻缓慢吸气,膈肌松弛,腹部的手有向上抬起的感觉,而胸部的手原位不动;呼气时缩唇,口唇缩成吹口哨状,使气体通过缩窄的口型缓缓呼出,腹肌收缩,腹部的手有下降感,吸气与呼气时间比为 1:2 或 1:3,尽量做到深吸慢呼,缩唇程度以不感到费力为适度,每天 7～8 次,每次 5～15 分钟,每天 2 次。呼吸功能锻炼可增强膈肌力量,减少气道阻力或无效腔,增加肺泡通气量,提高潮气量,是预防肺部感染的理想措施之一。

（王　芳）

219

第十一章　普外科护理

第一节　脂肪性肝病

一、非酒精性脂肪性肝病

非酒精性脂肪性肝病（nonalcoholic fatty liver disease，NAFLD）是指排除了酒精和其他明确的损肝因素所致的肝细胞内脂肪过度沉积为主要特征的临床病理综合征，与胰岛素抵抗和遗传易感性密切相关的获得性代谢应激性肝损伤。它包括单纯性脂肪肝（SFL）、非酒精性脂肪性肝炎（NASH）及其相关肝硬化。随着肥胖及其相关代谢综合征全球化的流行趋势，非酒精性脂肪性肝病现已成为欧美等发达国家和我国富裕地区慢性肝病的重要病因，普通成人 NAFLD 患病率 10%～30%，其中 10%～20% 为 NASH，后者 10 年内肝硬化发生率高达 25%。

非酒精性脂肪性肝病除可直接导致失代偿期肝硬化、肝细胞癌和移植肝复发外，还可影响其他慢性肝病的进展，并参与 2 型糖尿病和动脉粥样硬化的发病。代谢综合征相关恶性肿瘤、动脉硬化性心脑血管疾病及肝硬化是影响非酒精性脂肪性肝病患者生活质量和预期寿命的重要因素。

(一)临床表现

(1)脂肪肝的患者多无自觉症状，部分患者可有乏力、消化不良、肝区隐痛、肝脾大等非特异性症状及体征。

(2)可有体重超重和/或内脏性肥胖、空腹血糖增高、血脂紊乱、高血压等代谢综合征相关症状。

(二)并发症

肝纤维化、肝硬化、肝癌。

(三)治疗

(1)基础治疗：制订合理的能量摄入及饮食结构、中等量有氧运动、纠正不良生活方式和行为。

(2)避免加重肝脏损害、体重急剧下降、滥用药物及其他可能诱发肝病恶化的因素。

(3)减肥：所有体重超重、内脏性肥胖及短期内体重增长迅速的非酒精性脂肪性肝病患者，都需通过改变生活方式、控制体重、减小腰围。

（4）胰岛素增敏剂：合并 2 型糖尿病、糖耐量损害、空腹血糖增高及内脏性肥胖者，可考虑应用二甲双胍和噻唑烷二酮类药物，以期改善胰岛素抵抗和控制血糖。

（5）降血脂药：血脂紊乱经基础治疗、减肥和应用降糖药物 3～6 个月，仍呈混合性高脂血症或高脂血症合并 2 个以上危险因素者，需考虑加用贝特类、他汀类或普罗布考等降血脂药。

（6）针对肝病的药物：非酒精性脂肪性肝病伴肝功能异常、代谢综合征、经基础治疗 3～6 个月仍无效，以及肝活体组织检查证实为 NASH 和病程呈慢性进展性者，可采用针对肝病的药物辅助治疗，但不宜同时应用多种药物。

（四）健康教育与管理

（1）树立信心，相信通过长期合理用药、控制生活习惯，可以有效地治疗脂肪性肝病。

（2）了解脂肪性肝病的发病因素及危险因素。

（3）掌握脂肪性肝病的治疗要点。

（4）矫正不良饮食习惯，少食高脂饮食，戒烟酒。

（5）建立合理的运动计划，控制体重，监测体重的变化。

（6）定期随访，与医师一起制定合理的健康计划。

（五）预后

绝大多数非酒精性脂肪性肝病预后良好，肝组织学进展缓慢甚至呈静止状态，预后相对良好。部分患者即使已并发脂肪性肝炎和肝纤维化，如能得到及时诊治，肝组织学改变仍可逆转，罕见脂肪囊肿破裂并发脂肪栓塞而死亡。少数脂肪性肝炎患者进展至肝硬化，一旦发生肝硬化则其预后不佳。对于大多数脂肪肝患者，有时通过节制饮食、坚持中等量的有氧运动等非药物治疗措施就可达到控制体重、血糖、降低血脂和促进肝组织学逆转的目的。

（六）护理

见表 11-1。

表 11-1　非酒精性脂肪性肝病的护理

日期	项目	护理内容
入院当天	评估	1.一般评估：生命体征、体重、皮肤等
		2.专科评估：脂肪厚度、有无胃肠道反应、出血点等
	治疗	根据病情避免诱因，调整饮食，根据情况使用保肝药
	检查	按医嘱行相关检查，如血常规、肝功能、B 超、CT、肝穿刺等
	药物	按医嘱正确使用保肝药物，注意用药后的观察
	活动	嘱患者卧床休息为主，避免过度劳累
	饮食	1.低脂、高纤维、高维生素、少盐饮食
		2.禁止进食高脂肪、高胆固醇、高热量食物，如动物内脏、油炸食物
		3.戒烟酒，嘱多饮水
		2.制定相关的护理措施，如饮食护理、药物护理、皮肤护理、心理护理
		3.视病情做好各项监测记录
		4.密切观察病情，防止并发症的发生
		5.做好健康宣教
		6.根据病情留陪护人员，上床挡，确保安全

日期	项目	护理内容
	健康宣教	向患者讲解疾病相关知识、安全知识、服药知识等,教会患者观察用药效果,指导各种检查的注意事项
第2天	评估	神志、生命体征及患者的心理状态,对疾病相关知识的了解等情况
	治疗	按医嘱执行治疗
	检查	继续完善检查
	药物	密切观察各种药物作用和不良反应
	活动	卧床休息,进行适当的有氧运动
	饮食	同前
	护理	1.进一步做好基础护理,如导管护理、饮食护理、药物护理、皮肤护理等
		2.视病情做好各项监测记录
		3.密切观察病情,防止并发症的发生
		4.做好健康宣教
	健康宣教	讲解药物的使用方法及注意事项,各项检查前后注意事项
第3~9天	活动	进行有氧运动,如打太极拳、散步、慢跑等
	健康宣教	讲解有氧运动的作用、运动的时间及如何根据自身情况调整运动量,派发健康教育宣传单
	其他	同前
出院前1天	健康宣教	出院宣教
		1.服药指导
		2.疾病相关知识指导
		3.调节饮食,控制体重
		4.保持良好的生活习惯和心理状态
		5.定时专科门诊复诊
出院随访		出院1周内电话随访第1次,3个月内随访第2次,6个月内随访第3次,以后1年随访1次

二、酒精性肝病

酒精性肝病是由于长期大量饮酒导致的肝脏疾病。初期通常表现为脂肪肝,进而可发展成酒精性肝炎、肝纤维化和肝硬化。其主要临床特征是恶心、呕吐、黄疸,可有肝脏肿大和压痛,并可并发肝功能衰竭和上消化道出血等。严重酗酒时可诱发广泛肝细胞坏死,甚至肝功能衰竭。酒精性肝病是我国常见的肝脏疾病之一,严重危害人民健康。

(一)临床表现

临床症状为非特异性,可无症状,或有右上腹胀痛、食欲缺乏、乏力、体质减轻、黄疸等;随着病情加重,可有神经精神症状和蜘蛛痣、肝掌等表现。

(二)并发症

肝性脑病、肝功能衰竭、上消化道出血。

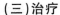

(三)治疗

治疗酒精性肝病的原则是:戒酒和营养支持,减轻酒精性肝病的严重程度,改善已存在的继发性营养不良和对症治疗酒精性肝硬化及其并发症。

1.戒酒

戒酒是治疗酒精性肝病的最重要的措施,戒酒过程中应注意防治戒断综合征。

2.营养支持

酒精性肝病患者需良好的营养支持,应在戒酒的基础上提供高蛋白、低脂饮食,并注意补充B 族维生素、维生素 C、维生素 K 及叶酸。

3.药物治疗

糖皮质激素、保肝药等。

4.手术治疗

肝移植。

(四)健康教育与管理

(1)树立信心,坚持长期合理用药并严格控制生活习惯。

(2)了解酒精性肝病的发病因素及危险因素。

(3)掌握酒精性肝病的治疗要点。

(4)矫正不良饮食习惯,戒烟酒,合理饮食。

(5)遵医嘱服药,学会观察用药效果及注意事项。

(6)定期随访,与医师一起制定合理的健康计划。

(五)预后

一般预后良好,戒酒后可完全恢复。酒精性肝炎如能及时戒酒和治疗,大多可以恢复,主要死亡原因为肝功能衰竭。若不戒酒,酒精性脂肪肝可直接或经酒精性肝炎阶段发展为酒精性肝硬化。

(六)护理

见表 11-2。

表 11-2 酒精性脂肪性肝病的护理

日期	项目	护理内容
入院当天	评估	1.一般评估:神志、生命体征等
		2.专科评估:饮酒的量、有无胃肠道反应、出血点等
	治疗	根据医嘱使用保肝药
	检查	按医嘱行相关检查,如血常规、肝功能、B 超、CT、肝穿刺等
	药物	按医嘱正确使用保肝药物,注意用药后的观察
	活动	嘱患者卧床休息为主,避免过度劳累
	饮食	1.低脂、高纤维、高维生素、少盐饮食
		2.禁食高脂肪、高胆固醇、高热量食物,如动物内脏、油炸食物
		3.戒烟酒,嘱多饮水
	护理	1.做好入院介绍,主管护士自我介绍
		2.制定相关的护理措施,如饮食护理、药物护理、皮肤护理、心理护理

续表

日期	项目	护理内容
		3.视病情做好各项监测记录
		4.密切观察病情,防止并发症的发生
		5.做好健康宣教
		6.根据病情留陪护人员,上床挡,确保安全
	健康宣教	向患者讲解疾病相关知识、安全知识、服药知识等,教会患者观察用药效果,指导各种检查的注意事项
第2天	评估	神志、生命体征及患者的心理状态,对疾病相关知识的了解等情况
	治疗	按医嘱执行治疗
	检查	继续完善检查
	药物	密切观察各种药物作用和不良反应
	活动	卧床休息,可进行散步等活动
	饮食	同前
	护理	1.做好基础护理,如皮肤护理、导管护理等
		2.按照医嘱正确给药,并观察药物疗效及不良反应
		3.视病情做好各项监测记录
		4.密切观察病情,防止并发症的发生
		5.做好健康宣教
	健康宣教	讲解药物的使用方法及注意事项、各项检查前后注意事项
第3~10天	活动	同前
	健康宣教	讲解有氧运动的作用、运动的时间及如何根据自身情况调整运动量,派发健康教育宣传单
	其他	同前
出院前1天	健康宣教	出院宣教
		1.服药指导
		2.疾病相关知识指导
		3.戒酒,调整饮食
		4.保持良好的生活习惯和心理状态
		5.定时专科门诊复诊
出院随访		出院1周内电话随访第1次,3个月内随访第2次,6个月内随访第3次,以后1年随访1次。

(张丽华)

第二节 肝性脑病

肝性脑病(hepatic encephalopathy,HE)又称肝昏迷,是严重肝病引起的、以代谢紊乱为基础的中枢神经系统功能失调的综合病症。其主要临床表现是意识障碍、行为失常和昏迷。有急性与慢性脑病之分,前者多因急性肝功能衰竭后肝脏的解毒功能发生严重障碍所致;而后者多见于慢性肝功能衰竭和门体侧支循环形成或分流术后,来自肠道的有害物质,如氨、硫醇、胺、芳香族氨基酸等直接进入体循环至脑部而发病。肝性脑病的发生机制尚未完全阐明,目前提出的假说主要有氨毒性学说、假性神经递质学说和γ-氨基丁酸(GABA)学说等。肝性昏迷是肝性脑病的最后阶段,是肝功能衰竭的最终临床表现。

一、临床表现

其临床表现因肝病的类型、肝细胞损害的程度、起病的急缓及诱因的不同而有所差异。由于导致肝性脑病的基础疾病不同,其临床表现也比较复杂、多变,早期症状的变异性是本病的特点。但也有其共性的表现:即反映为神经精神症状及体征,表现为性格、行为、智能改变和意识障碍。现主要就其脑病的临床表现分类简述如下。

(1)起病:可急可缓。急性肝性脑病起病急骤,前驱期极为短暂,可迅速进入昏迷,多在黄疸出现后发生昏迷,也有在黄疸出现前出现意识障碍而被误诊为精神疾病者。慢性肝性脑病起病隐匿或渐起,起初常不易发现,易误诊和漏诊。

(2)性格改变:常是本病最早出现的症状,主要是原属外向型性格者表现为抑郁,而原属内向型性格者表现为欣快多语。

(3)行为改变:最初可能仅限于一些"不拘小节"的行为,如乱写乱画,乱洒水,乱吐痰,随地便溺,房间内的桌椅随意乱拖乱放等毫无意义的动作。

(4)睡眠习惯改变:常表现为睡眠倒错,也有人称为近迫性昏迷,此现象提示患者中枢神经系统的兴奋与抑制处于紊乱状态,常预示肝性脑病即将来临。

(5)肝臭:是由于肝功能衰竭,机体内含硫氨基酸代谢中间产物(如甲硫醇、乙硫醇及二甲硫化物等)经肺呼出或经皮肤散发出的一种特征性气味。

(6)扑翼样震颤:是肝性脑病最具特征性的神经系统体征,具有早期诊断意义。检测方法是:嘱患者伸出前臂,展开五指,或腕部过度伸展并固定不动时,患者掌一指及腕关节可出现快速的屈曲及伸展运动,每秒钟常可出现1~2次,也有达每秒钟5~9次者,且常伴有手指的侧位动作。此时患者可同时伴有整个上肢、舌、下腭、颌部的细微震颤及步态的共济失调。或发于单侧,也可出现于双侧。这种震颤不具有特征性,也可见于心力衰竭、肾衰竭、肺衰竭等患者。震颤常于患者睡眠及昏迷后消失,苏醒后仍可出现。

(7)视力障碍:并不常见。

(8)智能障碍。

(9)意识障碍。

为便于早期诊断并指导治疗,常根据患者的临床表现对肝性脑病进行临床分期。目前多数学者赞同 Davidson 根据其临床表现把肝性脑病分为前驱期、昏迷前期、昏睡期、昏迷期 4 期。①Ⅰ期(前驱期):出现轻度性格改变和行为失常。表现为性格改变出现抑郁或欣快,行为改变出现无意识动作,睡眠时间改变出现睡眠颠倒。扑翼样震颤(一),正常反射存在,病理反射(一),脑电图多正常。②Ⅱ期(昏迷前期):以意识错乱、睡眠障碍、行为失常为主,表现为定向力障碍,定时障碍,计算力下降,书写缭乱,语言断续不清,人物概念模糊,扑翼样震颤(+),正常反射存在,病理反射(+),常见膝腱反射亢进,踝阵挛(+),肌张力可增强。可出现不随意运动及运动失调,脑电图出现对称性θ波(每秒4~7次)。③Ⅲ期(昏睡期):以昏睡和精神错乱为主,表现为患者大部分时间处于昏睡状态,反应存在(可被唤醒),或狂躁扰动,扑翼样震颤(+),肌张力明显增强。脑电图同Ⅱ期。④Ⅳ期(昏迷期):此期患者神志完全丧失,不能被唤醒。浅昏迷时,对痛觉刺激(如压眶反射阳性)和不适体位尚有反应,腱反射和肌张力仍亢进,扑翼样震颤由于患者查体不能合作而无法引出。深昏迷时,各种反射消失,肌张力降低,瞳孔常散大,可表现为阵发性抽搐,踝阵挛(+),换气过度,脑电图上出现极慢δ波(1.5~3.0次/秒)。

但各期之间并无明确的界线,前后期可有重叠,其程度可因病情的发展或治疗好转而变化。少数慢性肝性脑病患者还因中枢神经系统不同部位有器质性损害而出现暂时性或永久性智能减退、共济失调、锥体束阳性或截瘫。

二、并发症

(1)脑水肿。

(2)消化道出血。

(3)肾功能不全。

(4)水电解质酸碱平衡失调。

(5)感染。

三、治疗

本病尚无特效药,常采用综合治疗措施。

(一)消除诱因

避免诱发和加重肝性脑病。慎用镇静剂,有躁狂症状可试用异丙嗪、氯苯那敏等抗组胺药物。

(二)减少肠内有毒物质的产生和吸收

1.饮食

严重的肝性脑病应严格限制甚至停止蛋白质摄入,饮食以碳水化合物为主,尚应补充足够的多种维生素。随着病情好转可给少量豆浆、牛奶、肉汤或蛋类,可隔天增加10~20 g,直至每天40~60 g,因植物蛋白质含蛋氨酸、芳香氨基酸较少,对肝性脑病患者较适用。

2.灌肠或导泻

灌肠或导泻以清除肠内积食或积血,口服或鼻饲25%硫酸镁30~60 mL导泻,灌肠禁用碱性肥皂水,而用生理盐水或弱酸性溶液,如生理盐水100 mL加白醋30 mL作保留灌肠,保持肠道呈酸性环境。

3.抑制肠菌生

口服肠道不吸收的抗菌药物如新霉素、甲硝唑。有肾功能损害或忌用新霉素的患者,或需长期治疗者,乳果糖(经细菌分解为乳酸、乙酸,降pH,减少NH_3吸收)为首选药物。乳梨醇经结肠细菌分解成乙酸、丙酸也可用于酸化肠道。乳酶生也有减少肠内产氨作用,但不能与抗菌药物同服。

(三)促进有毒物质的代谢,纠正氨基酸代谢紊乱

1.降氨药

(1)谷氨酸钾和谷氨酸钠,每次用4支,总量23 g左右,加入葡萄糖液中静脉滴注,每天1~

2 次。尿少时慎用钾剂,明显腹水和水肿时慎用钠剂。

(2)精氨酸,能促进肝内鸟氨酸循环,增加尿素的合成而降低血氨,适用于碱中毒。

(3)L-鸟氨酸-L-天门冬氨酸。

(4)γ-氨酪酸,每次 2～4 g,稀释后静脉滴注,对兴奋和躁动者治疗效果较好。

2.复方氨基酸溶液

口服或静脉输注以支链氨基酸为主的复方氨基酸溶液,可纠正体内氨基酸代谢的不平衡。

(四)对症治疗

保护脑细胞功能,防治脑水肿;保持呼吸道通畅;防治出血;积极防治各种感染;加强护理,防止压疮;保持大便通畅;注意口腔护理;严密观察病情等。

四、健康教育与管理

(一)疾病知识指导

向患者和家属介绍肝脏疾病和肝性脑病的相关知识,指导其认识肝性脑病的各种诱发因素,要求患者自觉避免诱发因素,如戒烟戒酒、避免感染、保持排便通畅等。

(二)用药指导

指导患者严格按照医嘱规定的剂量、用法服药,了解药物的主要不良反应,避免使用有损肝功能的药物,并定期门诊随访。

(三)照顾者指导

指导家属给予患者精神支持和生活照顾,帮助患者树立战胜疾病的信心。使患者家属了解肝性脑病的早期征象,指导家属学会观察患者的思想、性格、行为及睡眠等方面的改变,以便及时发现病情变化,及早治疗。

五、预后

肝性脑病的预后取决于肝细胞功能衰竭的程度,特别是肝细胞变性、坏死的程度及其发展速度,以及残余肝细胞数量及质量。对于肝细胞功能代谢尚可,或伴有门体分流的患者,诱因明确而又易于祛除者,预后较好。对于肝细胞功能差,伴有明显黄疸、腹水、低白蛋白血症,同时并发严重感染、上消化道大出血、水电解质及酸碱平衡紊乱、肝肾综合征者预后极差。如临床上能够早发现、早治疗或在未出现肝性脑病前积极防治,患者预后相对较好。综合目前国内治疗效果,其病死率仍较高,生存率仍不足 30%。对于内科治疗无效而采用人工肝支持治疗后行肝移植者,预后较好,其 5 年生存率可达 70%,最长已达 13 年。

六、护理

见表 11-3。

表 11-3　肝性脑病的护理

日期	项目	护理内容
入院当天	评估	1.一般评估:患者的神志、生命体征和皮肤等
		2.专科评估:患者的性格、精神状态和行为表现
	治疗	根据病情对患者实施保护措施,建立静脉通道

日期	项目	护理内容
	检查	按医嘱做相关检查,如脑电图、化验血标本等
	药物	按医嘱正确使用降血氨药物、保肝药物、抗炎药物,注意用药后的观察
	活动	以卧床休息为主。专人护理,防止意外的发生
	饮食	1.合理饮食
		2.禁止蛋白质的摄入,昏迷患者可以鼻饲葡萄糖供给热量
	护理	1.做好入院介绍,主管护士自我介绍
		2.制定相关的护理措施,如口腔护理、管道留置护理、皮肤、毛发、会阴、肛周护理措施
		3.视病情做好各项监测记录
		4.根据病情留陪护人员,上床挡,确保安全
	健康宣教	向患者讲解疾病相关知识、安全知识、服药知识等,各种检查注意事项
第2天	评估	神志、生命体征、精神状况及患者的心理状态,对疾病相关知识的了解等情况
	治疗	按医嘱执行治疗
	检查	继续完善检查
	药物	密切观察各种药物作用和不良反应
	活动	家属陪同下适当扩大活动范围,注意安全
	饮食	同前
	护理	1.基础护理、留置管道护理、皮肤、毛发、会阴、肛周护理
		2.加强病情观察,重视患者的异常表现,发现肝性脑病的先兆症状时,立即报告医师处理
		3.仔细询问病史,找出发病的诱因,通过避免和祛除诱因,减少该病的发作
		4.做好情志护理
		5.注意保护患者,防止意外的发生
	健康宣教	讲解该病的一般诱发因素及饮食指导,避免和去除病因
第3~10天	活动	正常下床活动
	健康宣教	讲解该病的有关知识,指导和认识肝性脑病的各种诱发因素,防止和减少肝性脑病的发生。告知家属肝性脑病发生时的早期征象,以便患者发病时能得到及时的救治
	其他	同前
出院前1天	健康宣教	出院宣教
		1.服药指导
		2.饮食指导
		3.避免肝性脑病发作的诱因
		4.注意保暖,防外感,节饮食,调情志
		5.定时专科门诊复诊
出院随访		出院1周内电话随访第1次,1个月内随访第2次,3个月内随访第3次

(张丽华)

第三节 肝囊肿

一、概述

肝囊肿总体可分非寄生虫性和寄生虫性囊肿,非寄生虫性肝囊肿是常见的良性肿瘤,又可分为先天性、创伤性、炎症性和肿瘤性囊肿,临床以潴留性囊肿和先天瘤性多囊肝为多见(图11-1)。单发性肝囊肿可发生于任何年龄,女性多见,常位于肝右叶。多发性肝囊肿比单发性多见,可侵犯左、右肝叶。多发性肝囊肿50%左右可合并多囊肾。此病一般没有明显的症状,体检时发现。肝囊肿一般是良性单发或多发,与胆管相通或不通。肝实质单发的大囊肿非常少见。大部分囊肿以胆管上皮,有的是实质细胞,或其他细胞内衬。右叶多发,囊肿因基膜的改变,逐步形成憩室,或小上皮细胞代谢失常、脱落、异常增殖,或局部缺血、炎症反应、间质纤维化,最终小管梗阻形成囊肿。

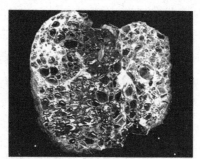

图 11-1 多囊肝

(一)病因

肝囊肿有遗传性,特别是多囊肝有家族化倾向。肝囊肿是在胚胎时期胆管发育异常造成的。囊肿壁是由胆管上皮伴炎性增生及胆管阻塞致管腔内容滞留而逐渐形成。

非寄生虫性肝囊肿是指肝脏局部组织呈囊性肿大而出现肝囊肿,最常见有两种情况。

(1)潴留性肝囊肿:为肝内某个胆小管由于炎症、水肿、瘢痕或结石阻塞引起分泌增多,或胆汁潴留引起,多为单个;也可因肝钝性挫伤致中心破裂而引起。病变囊内充满血液或胆汁,包膜为纤维组织,为单发性假性囊肿。

(2)先天性肝囊肿:由于肝内胆管和淋巴管胚胎时发育障碍,或胎儿期患胆管炎,肝内小胆管闭塞,近端呈囊性扩大及肝内胆管变性,局部增生阻塞而成,多为多发。

(二)病理

孤立性肝囊肿发生于右叶较左叶多1倍。囊肿大小不一,小者直径仅数毫米,大者直径达20 cm,囊液量由数毫升至数千毫升。囊肿呈圆形或椭圆形,囊壁光滑,多数为单房性,也可为多房性。囊肿有完整的包膜,表面呈乳白色或灰蓝色,囊壁较薄,厚度为0.5～5.0 mm,较厚的囊壁中有较大的胆管、血管及神经。囊液多数清亮、透明,有时含有胆汁,其比重为1.010～1.022,呈中性或碱性,含有少量胆固醇、胆红素、葡萄糖、酪氨酸、胆汁、酶、清蛋白、IgG和黏蛋白,显示囊壁上皮有分泌蛋白的能力。

多囊肝的囊肿大多散布及全肝,以右叶为多见。肝脏增大变形,表面可见大小不一的灰白色囊肿,小如针尖,大如儿头。肝切面呈蜂窝状。囊壁多菲薄,内层衬以立方上皮或扁平胆管上皮,外层为胶原组织。囊液多数为无色透明或微黄色。囊肿间一般为正常肝组织,晚期可出现纤维化和胆管增生,引起肝功能损害、肝硬化和门静脉高压。

创伤性肝囊肿多发生于肝右叶,囊壁无上皮细胞内衬,为假囊肿。囊内含有血液、胆汁等混合物,合并感染时可形成脓肿。

二、护理评估

(一)临床表现

先天性肝囊肿生长缓慢,小的囊肿可无任何症状,常偶发上腹无痛性肿块、腹围增加,临床上多数是在体检 B 超发现,当囊肿增大到一定程度时,可因压迫邻近脏器而出现症状。

(1)肝区胀痛伴消化道症状:如食欲缺乏、暖气、恶心、呕吐、消瘦等。

(2)若囊肿增大压迫胆总管,则有黄疸。

(3)囊肿破裂可有囊内出血而出现急腹症。

(4)带蒂囊肿扭转可出现突然右上腹绞痛,肝大但无压痛,约半数患者有肾、脾、卵巢、肺等多囊性病变。

(5)囊内发生感染,则患者往往有畏寒、发热、白细胞计数升高等。

(6)体检时右上腹可触及肿块和肝大,肿块随呼吸上下移动,表面光滑,有囊性感,无明显压痛。

(二)辅助检查

(1)B 超检查是首选的检查方法,是诊断肝囊肿经济、可靠而非侵入性的一种简单方法。超声波显示肝大且无回声区,二维超声可直接显示囊肿大小和部位。

(2)CT 检查:可发现直径 1~2 cm 的肝囊肿,可帮助临床医师准确定位病变,尤其是多发性囊肿的分布状态定位,从而有利于治疗。

(3)放射性核素肝扫描:显示肝区占位性病变,边界清楚,对囊肿定位诊断有价值。

(三)治疗原则

非寄生虫性肝囊肿治疗方法包括囊肿穿刺抽液术、囊肿开窗术、囊肿引流术或囊肿切除术等。

(于莲莲)

第四节　胆囊结石

胆囊结石是指原发于胆囊的结石,是胆石症中最多的一种疾病。近年来随着卫生条件的改善及饮食结构的变化,胆囊结石的发病率呈升高趋势,已高于胆管结石。胆囊结石以女性多见,男女之比为 1：(3~4);其以胆固醇结石或以胆固醇为主要成分的混合性结石为主。少数结石可经胆囊管排入胆总管,大多数存留于胆囊内,且结石越聚越大,可呈多颗小米粒状,在胆囊内可

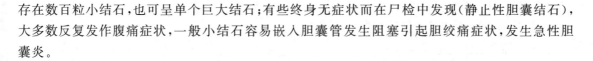

存在数百粒小结石,也可呈单个巨大结石;有些终身无症状而在尸检中发现(静止性胆囊结石),大多数反复发作腹痛症状,一般小结石容易嵌入胆囊管发生阻塞引起胆绞痛症状,发生急性胆囊炎。

一、诊断

(一)症状

1.胆绞痛

胆绞痛是胆囊结石并发急性胆囊炎时的典型表现,多在进油腻食物后胆囊收缩,结合移位并嵌顿于胆囊颈部,胆囊压力升高后强力收缩而发生绞痛。小结石通过胆囊管或胆总管时可发生典型的胆绞痛,疼痛位于右上腹,呈阵发性,可向右肩背部放射,伴恶心、呕吐,呕吐物为胃内容物,吐后症状并不减轻。存留在胆囊内的大结石堵塞胆囊腔时并不引起典型的胆绞痛,故胆绞痛常反映结石在胆管内的移动。急性发作、特别是坏疽性胆囊炎时还可出现高热、畏寒等显著的感染症状,严重病例由于炎性渗出或胆囊穿孔可引起局限性腹膜炎,从而出现腹膜刺激症状。胆囊结石一般无黄疸,但30%的患者因伴有胆管炎或肿大的胆囊压迫胆管,肝细胞损害时也可有一过性黄疸。

2.胃肠道症状

大多数慢性胆囊炎患者有不同程度的胃肠道功能紊乱,表现为右上腹隐痛不适、厌油、进食后上腹饱胀感,常被误认为"胃病"。有近半数的患者早期无症状,称为静止性胆囊结石,此类患者在长期随访中仍有部分出现腹痛等症状。

(二)体征

1.一般情况

无症状期间患者大多一般情况良好,少数急性胆囊炎患者在发作期可有黄疸,症状重时可有感染中毒症状。

2.腹部情况

如无急性发作,患者腹部常无明显异常体征,部分患者右上腹可有深压痛;急性胆囊炎患者可有右上腹饱满、呼吸运动受限、右上腹触痛及肌紧张等局限性腹膜炎体征,Murphy征阳性。有1/3~1/2的急性胆囊炎患者,在右上腹可扪及肿大的胆囊或由胆囊与大网膜粘连形成的炎性肿块。

(三)检查

1.化验检查

胆囊结石合并急性胆囊炎有白细胞计数升高,少数患者谷丙转氨酶也升高。

2.B超检查

B超检查简单易行,价格低廉,且不受胆囊大小、功能、胆管梗阻或结石含钙多少的影响,诊断正确率可达96%,是首选的检查手段。典型声像特征是胆囊腔内有强回声光团并伴声影,改变体位时光团可移动。

3.胆囊造影

能显示胆囊的大小及形态并了解胆囊收缩功能,但易受胃肠道功能、肝功能及胆囊管梗阻的影响,应用很少。

4.X线检查

腹部X线对胆囊结石的显示率为10%～15%。

5.十二指肠引流

有无胆汁可确定是否有胆囊管梗阻,胆汁中出现胆固醇结晶提示结石存在,但此项检查目前已很少用。

6.CT、MRI、ERCP、PTC检查

在B超不能确诊或者怀疑有肝内胆管、肝外胆管结石或胆囊结石术后多年复发又疑有胆管结石者,可酌情选用其中某一项或几项诊断方法。

(四)诊断要点

1.症状

20%～40%的胆囊结石可终身无症状,称"静止性胆囊结石"。有症状的胆囊结石的主要临床表现:进食后,特别是进油腻食物后,出现上腹部或右上腹部隐痛不适、饱胀,伴嗳气、呃逆等。

2.胆绞痛

胆囊结石的典型表现,疼痛位于上腹部或右上腹部,呈阵发性,可向肩胛部和背部放射,多伴恶心、呕吐。

3.Mirizzi综合征

持续嵌顿和压迫胆囊壶腹部和颈部的较大结石,可引起肝总管狭窄或胆囊管瘘,以及反复发作的胆囊炎、胆管炎及梗阻性黄疸,称"Mirizzi综合征"。

4.Murphy征

右上腹部局限性压痛、肌紧张,阳性。

5.B超检查

胆囊暗区有一个或多个强回声光团,并伴声影。

(五)鉴别诊断

1.肾绞痛

胆绞痛需与肾绞痛相鉴别,后者疼痛部位在腰部,疼痛向外生殖器放射,伴有血尿,可有尿路刺激症状。

2.胆囊非结石性疾病

胆囊良、恶性肿瘤、胆囊息肉样病变等,B超、CT等影像学检查可提供鉴别线索。

3.胆总管结石

可表现为高热、黄疸、腹痛,超声等影像学检查可以鉴别,但有时胆囊结石可与胆总管结石并存。

4.消化性溃疡性穿孔

多有溃疡病史,腹痛发作突然并很快波及全腹,腹壁呈板状强直,腹部X线可见膈下游离气体。较小的十二指肠穿孔,或穿孔后很快被网膜包裹,形成一个局限性炎性病灶时,易与急性胆囊炎混淆。

5.内科疾病

一些内科疾病如肾盂肾炎、右侧胸膜炎、肺炎等,也可发生右上腹疼痛症状,若注意分析不难获得正确的诊断。

二、治疗

(一)一般治疗

饮食宜清淡,防止急性发作,对无症状的胆囊结石应定期 B 超随诊;伴急性炎症者宜进食,注意维持水、电解质平衡,并静脉应用抗生素。

(二)药物治疗

溶石疗法服用鹅去氧胆酸或熊去氧胆酸对胆固醇结石有一定溶解效果,主要用于胆固醇结石。但此种药物有肝毒性,服药时间长,反应大,价格贵,停药后结石易复发。其适应证为胆囊结石直径在 2 cm 以下;结石为含钙少的 X 线能够透过的结石;胆囊管通畅;患者的肝脏功能正常,无明显的慢性腹泻史。目前多主张采取熊去氧胆酸单用或与鹅去氧胆酸合用,不主张单用鹅去氧胆酸。鹅去氧胆酸总量为15 mg/(kg·d),分次口服。熊去氧胆酸为 8～10 mg/(kg·d),分餐后或晚餐后 2 次口服。疗程1～2 年。

(三)手术治疗

对于无症状的静止胆囊结石,一般认为无须施行手术切除胆囊。但有下列情况时,应进行手术治疗:①胆囊造影胆囊不显影;②结石直径超过 2～3 cm;③并发糖尿病且在糖尿病已控制时;④老年人或有心肺功能障碍者。

腹腔镜胆囊切除术适于无上腹创伤及手术史者,无急性胆管炎、胰腺炎和腹膜炎及腹腔脓肿的患者。对并发胆总管结石的患者应同时行胆总管探查术。

1.术前准备

择期胆囊切除术后引起死亡的最常见原因是心血管疾病。这强调了详细询问病史发现心绞痛和仔细进行心电图检查注意有无心肌缺血或以往心肌梗死证据的重要性。此外还应寻找脑血管疾病特别是一过性缺血发作的症状。若病史阳性或有问题时应做非侵入性颈动脉血流检查。此时对择期胆囊切除术应当延期,按照指征在冠状动脉架桥或颈动脉重新恢复血管流通后施行。除心血管病外,引起择期胆囊切除术后第二位的死亡原因是肝胆疾病,主要是肝硬化。除术中出血外,还可发生肝衰竭和败血症。自从在特别挑选的患者中应用预防性措施以来,择期胆囊切除术后感染中毒性并发症的发生率已有显著下降。慢性胆囊炎患者胆汁内的细菌滋生率占10％～15％;而在急性胆囊炎消退期患者中则高达 50％。细菌菌种为肠道菌如大肠埃希菌、产气克雷伯杆菌和粪链球菌,其次也可见到产气荚膜杆菌、类杆菌和变形杆菌等。胆管内细菌的发生率随年龄而增长,故主张年龄在 60 岁以上、曾有过急性胆囊炎发作刚恢复的患者,术前应预防性使用抗生素。

2.手术治疗

对有症状胆石症已成定论的治疗是腹腔镜胆囊切除术。虽然此技术的常规应用时间尚短,但是其结果十分突出,以致仅在不能施行腹腔镜手术或手术不安全时,才选用开腹胆囊切除术,包括无法安全地进入腹腔完成气腹,或者由于腹内粘连,或者解剖异常不能安全地暴露胆囊等。外科医师在遇到胆囊和胆管解剖不清及遇到止血或胆汁渗漏而不能满意地控制时,应当及时中转开腹。目前,中转开腹率在 5％以下。

(四)其他治疗

体外震波碎石适用于胆囊内胆固醇结石,直径不超过 3 cm,且胆囊具有收缩功能。治疗后部分患者可发生急性胆囊炎或结石碎片进入胆总管而引起胆绞痛和急性胆管炎,此外碎石后仍不能防止结石的复发。因并发症多,疗效差,现已基本不用。

三、护理措施

(一)术前护理

1.饮食

指导患者选用低脂肪、高蛋白质、高糖饮食。因为脂肪饮食可促进胆囊收缩排出胆汁,加剧疼痛。

2.术前用药

严重的胆石症发作性疼痛可使用镇痛剂和解痉剂,但应避免使用吗啡,因吗啡有收缩胆总管的作用,可加重病情。

3.病情观察

应注意观察胆石症急性发作患者的体温、脉搏、呼吸、血压、尿量及腹痛情况,及时发现有无感染性休克征兆。注意患者皮肤有无黄染及粪便颜色变化,以确定有无胆管梗阻。

(二)术后护理

1.症状观察及护理

定时监测患者生命体征的变化,注意有无血压下降、体温升高及尿量减少等全身中毒症状,及时补充液体,保持出入量平衡。

2.T形管护理

胆总管切开放置 T 形管的目的是为了引流胆汁,使胆管减压:①T 形管应妥善固定,防止扭曲、脱落;②保持 T 形管无菌,每天更换引流袋,下地活动时引流袋应低于胆囊水平,避免胆汁回流;③观察并记录每天胆汁引流量、颜色及性质,防止胆汁淤积引起感染;④拔管,如果 T 形管引流通畅,胆汁色淡黄、清澄、无沉渣且无腹痛无发热等症状,术后 10～14 天可夹闭管道。开始每天夹闭 2～3 小时,无不适可逐渐延长时间,直至全日夹管。在此过程中要观察患者有无体温增高,腹痛,恶心,呕吐及黄疸等。经 T 形管造影显示胆管通畅后,再引流 2～3 天,以及时排出造影剂。经观察无特殊反应,可拔除 T 形管。

3.健康指导

进少油腻、高维生素、低脂饮食。烹调方式以蒸煮为宜,少吃油炸类的食物。适当体育锻炼,提高机体抵抗力。

(于莲莲)

第十二章 神经外科护理

第一节 颅脑损伤

颅脑损伤比较常见,占全身各部位伤的 10％～20％,仅次于四肢伤,居第二位。但颅脑伤所造成的死亡率则居第一位。重型颅脑伤患者死亡率高达 30％～60％。颅脑火器伤的阵亡率占全部阵亡率的 40％～50％,居各部位伤的首位。及早诊治和加强护理是提高颅脑伤救治效果的关键。

一、颅脑损伤分类

(一)开放性颅脑损伤

1.火器性颅脑损伤

头皮伤、颅脑非穿透伤、颅脑穿透伤(非贯通伤、贯通伤、切线伤)。

2.非火器性颅脑损伤

锐器伤、钝器伤(头皮开放伤、颅骨开放伤、颅脑开放伤)。

(二)闭合性颅脑损伤

1.头皮伤

头皮挫伤、头皮血肿(头皮下血肿、帽状腱膜下血肿、骨膜下血肿)。

2.颅骨骨折

颅盖骨骨折(线性骨折、凹陷性骨折、粉碎性骨折)、颅底骨折(颅前窝骨折、颅中窝骨折、颅后窝骨折)。

3.脑损伤

原发性脑损伤(脑震荡、脑挫裂伤、脑干伤)、继发性脑损伤(颅内血肿、硬膜外血肿、硬膜下血肿、脑内血肿、多发性血肿)、脑疝。

二、头皮损伤

(一)头皮解剖特点

(1)头皮分为 5 层,即表皮层、皮下层、帽状腱膜层、帽状腱膜下层及颅骨外膜层。①表皮层:

含有汗腺、皮脂腺和毛囊,并长满头发,易藏污纳垢,易造成创口感染。②皮下层:具有大量纵形纤维隔,紧密牵拉皮层与帽状腱膜层,使头皮缺乏收缩能力。③帽状腱膜层:坚韧并有一定张力,断裂时可使创口移开。④帽状腱膜下层:为疏松结缔组织,没有间隔,损伤时头皮撕脱,出血易感染,沿血管侵犯颅内。⑤颅骨外膜层:在骨缝处与骨缝相连,并嵌入缝内。

(2)头皮血供丰富,伤口愈合及抗感染能力较强,但受伤时出血多,皮肤收缩力差,不易自止,出血过多易发生出血性休克,年幼儿童更应提高警惕。

(二)临床表现

1.擦伤

擦伤是表皮层的损伤,仅为表皮受损脱落,有少量渗血或渗液,疼痛明显。

2.挫伤

除表皮局限擦伤外,损伤延及皮下层,可见皮下血肿、肿胀或有淤血。

3.裂伤

头皮组织断裂、帽状腱膜完整者,皮肤裂口小而浅;帽状腱膜损伤者,裂口可深达骨膜,多伴有挫伤。

4.头皮血肿

头皮血肿分为3种。①皮下血肿:一般局限于头皮伤部,质地硬,波动感不明显。②帽状腱膜下血肿:可以蔓及整个头部,不受颅缝限制,有波动感,严重出血可致休克。③骨膜下血肿:血肿边缘不超过颅缝,张力大,有波动感,常伴有颅骨骨折。

5.撕脱伤

大片头皮自帽状腱膜下撕脱,头皮自帽状腱膜下部分甚至整个头皮连同额肌、颞肌、骨膜一并撕脱,多为头皮强烈暴力牵拉所致。此撕脱伤的伤情重,可因大量出血而发生休克。可缺血、感染、坏死,后果严重。

(三)治疗原则

(1)头皮损伤:出血不易自止,极小的裂伤多需缝合。

(2)头皮表皮层损伤:易隐匿细菌,清创要彻底。

(3)头皮血肿:除非过大,一般加压包扎,可自行吸收;血肿巨大,长时间不吸收,可在严密消毒下做穿刺,吸除血液,并加压包扎,一旦感染应切开引流。

(4)大片缺损者:①可酌情采用成形手术修复。②止痛、止血、加压包扎。③必要时给予输血,补液抗休克。④防治感染。

三、颅骨骨折

颅骨骨折分为颅盖和颅底骨折。其分界线为眉间、眶上缘、颧弓、外耳孔、上项线及枕外隆凸。分界线以上为颅盖,以下为颅底。颅骨骨折常反映脑损伤部位和程度。按解剖分类为颅盖骨折、颅底骨折和颅缝分离。按骨折形态分为线性骨折、粉碎性骨折、凹陷骨折和洞形骨折。

(一)颅盖骨折

1.临床表现

(1)线性骨折:骨折线长短不一,单发或多发,需 X 线摄片明确诊断,无并发损害时,常无特殊临床表现。

(2)凹陷骨折:颅骨内板或全颅板陷入颅内,成人者凹陷骨折片周围有环形骨折线,中心向颅内陷入。

(3)粉碎性骨折:由两条以上骨折线及骨折线相互交叉,将颅骨分裂为数块。

2.治疗原则

(1)骨折本身不需特殊处理。

(2)发生于婴幼儿,骨板薄而有弹性,无骨折线,在生长发育过程中可自行复位。

(3)一般凹陷骨折均需手术治疗,而骨片无错位或无凹陷者不需手术。

(二)颅底骨折

单纯颅底骨折比较少见,常由颅盖骨折延续而来。颅底骨折的诊断主要依靠临床表现。根据解剖部位分为颅前窝骨折、颅中窝骨折和颅后窝骨折。

1.临床表现

(1)颅前窝骨折:眼睑发绀肿胀,呈"熊猫眼",可有脑脊液鼻漏,常伴有额叶损伤和第Ⅰ、Ⅱ对脑神经损伤。

(2)颅中窝骨折:颞肌下出血、压痛,耳道流血,可有脑脊液耳漏或脑脊液鼻漏,常伴有颞叶损伤和第Ⅲ～Ⅶ对脑神经损伤。

(3)颅后窝骨折:乳突皮下出血(Bottle 斑),咽后壁黏膜下出血,常伴有脑干损伤和第Ⅸ～Ⅻ对脑神经损伤。

2.治疗原则

(1)脑脊液漏:一般在伤后 3～7 天自行停止。若 2 周后仍不停止或伴颅内积气经久不消失时,应行硬膜修补术。脑脊液漏患者注意事项:严禁堵塞,冲洗鼻腔、外耳道;避免擤鼻等动作,以防逆行感染;保持鼻部与耳部清洁卫生;应用适量抗生素预防感染;禁忌腰穿。

(2)颅底骨折:本身无须特殊处理,重点是预防感染。

(3)口鼻大出血:应及时行气管切开,置入带气囊的气管导管。鼻出血可行鼻腔填塞暂时压迫止血,有条件可行急症颈内、外动脉血管造影及血管内栓塞治疗,闭塞破裂血管。

(4)脑神经损伤:视神经管骨折压迫视神经时,应争取在伤后 4～5 天开颅行视神经管减压术;大部分脑神经损伤为神经挫伤,属部分性损伤,应用促神经功能恢复药物如 B 族维生素、地巴唑、神经节苷脂等,配合针灸理疗,可以逐步恢复。完全性神经断裂恢复困难,常留有神经功能缺损症状。严重面神经损伤时,可暂时缝合眼睑以防止角膜溃疡发生。吞咽困难及饮水呛咳者,置鼻饲管,长期不恢复时可做胃造瘘。

3.治愈标准

(1)软组织肿胀、淤血已消退。

(2)脑脊液漏已愈,无颅内感染征象。

(3)脑局灶症状和脑神经功能障碍基本消失。

四、脑损伤

(一)脑震荡

头部伤后,脑功能发生的短暂性障碍称为脑震荡。

1.临床表现

(1)意识障碍:一般不超过 30 分钟。

(2)近事遗忘:清醒后不能叙述受伤经过,伤前不久之事也失去记忆,但往事仍能清楚回忆。

（3）全身症状：醒后有头痛、耳鸣、失眠、健忘等症状，多于数天逐渐消失。

（4）生命体征：无明显改变。

（5）神经系统检查：无阳性体征，腰穿脑脊液正常。

2.治疗原则

（1）多数经过严格休息7～14天即可恢复正常工作，完全康复，无须特殊治疗处理。

（2）对症治疗：诉头痛者，可给罗通定、索米痛片等。恶心、呕吐者可给予异丙嗪，每次12.5 mg，每天3次；维生素C 10 mg，每天3次。心情烦躁、忧虑失眠者可服镇静药，如阿普唑仑（佳静安定），每次0.4 mg，每天3次。

（二）脑挫裂伤

脑挫裂伤为脑实质损伤，发生在着力部位称冲击伤，发生在对冲部位称对冲伤，两者可单独发生，也可同时存在。肉眼可见脑组织点状、片状出血及脑组织挫裂等。显微镜下皮质失去正常结构，神经元轴突碎裂，胶质细胞变性、坏死及点状或片状出血灶等。脑挫裂伤昏迷时间不超过12小时，有轻度生命体征改变和神经系统阳性体征，而无脑受压症状者属中度脑损伤。广泛脑挫裂伤昏迷时间超过12小时，有较明显生命体征改变或脑受压症状者属重型脑损伤。

1.临床表现

（1）意识障碍：持续时间较长，甚至持续昏迷。

（2）生命体征改变：轻、中度局灶性脑挫裂伤患者生命体征基本平稳，重度脑挫裂伤患者可发生明显的生命体征改变，急性颅内压增高的典型生命体征变化特点是"两慢一高"，即呼吸慢、脉搏慢、血压升高。

（3）定位症状：伤灶位于脑功能区会出现偏瘫、失语及感觉障碍等。

（4）精神症状：多见于双侧额颞叶挫裂伤，表现为情绪不稳定、烦躁、易怒、骂人或淡漠、痴呆等。

（5）癫痫发作：多见于运动区挫裂伤。

（6）脑膜刺激征：由蛛网膜下腔出血所致，表现为颈项强直、克尼格征阳性，腰穿为血性脑脊液。

（7）颅内压增高症状：意识恢复后仍有头痛、恶心、呕吐及定向力障碍等。

（8）CT扫描：挫裂伤区呈点状、片状高密度区，常伴有脑水肿或脑肿胀，脑池和脑室受压、变形、移位等。

2.治疗原则

（1）保持呼吸道通畅，防治呼吸道感染。

（2）严密观察意识、瞳孔、颅内压、生命体征变化，有条件时对重症患者进行监护。

（3）伤后早期行CT扫描，病情严重时行动态CT扫描。

（4）头部抬高15°～30°。

（5）维持水、电解质平衡。

（6）给予脱水利尿剂，目前最常用的药物有20％甘露醇、呋塞米、清蛋白。20％甘露醇每次0.5～1.0 g/kg，静脉滴注每天2～3次；呋塞米每次20～40 mg，静脉注射每天2～3次；清蛋白每次5～10 g，静脉滴注每天1～2次。

（7）应用抗自由基及钙通道阻滞剂，如大剂量维生素C，每天10～20 mg；25％硫酸镁，每天10～20 mL；尼莫地平，每天10～20 mg等。

(8)防治癫痫：应用地西泮、苯妥英钠、苯巴比妥等药物。

(9)脑细胞活化剂：主要包括腺苷三磷酸、辅酶 A、脑活素及胞磷胆碱。

(10)亚低温疗法：对于严重挫裂伤、脑水肿、脑肿胀患者宜采用正规亚低温疗法,使体温维持在 32～34 ℃,持续 1 周左右,在降温治疗过程中,可给予适量冬眠药物和肌肉松弛药。

(11)病情平稳后及时腰穿,放出蛛网膜下腔积血,必要时椎管内注入氧气。

3.治愈标准

(1)神志清楚,症状基本消失,颅内压正常。

(2)无神经功能缺失征象,能恢复正常生活和从事工作。

4.好转标准

(1)意识清醒,但言语或智力仍较差。

(2)尚存在某些神经损害,如部分性瘫痪症状和体征,或尚存在某些精神症状。

(3)生活基本自理或部分自理。

(三)脑干损伤

脑干损伤是指中脑、脑桥、延髓部分的挫裂伤。脑干伤分原发性和继发性两种。原发性脑干伤是指外力直接损伤脑干,伤后立即发生,常由于脑干与天幕裂孔疝或斜坡相撞,或脑干移位扭转牵拉所造成的损伤,也可能是直接贯通伤所致。继发性脑干伤是指伤后因继发性颅内血肿或脑水肿引起的颅内压增高致脑疝形成,从而压迫脑干所致,临床主要表现为长时间昏迷和双侧锥体束征阳性。伤后立即出现明显脑干损伤症状或脑疝晚期,脑干损伤严重者,属于特重型脑损伤。

1.临床表现

(1)意识障碍：通常表现为伤后立即昏迷,昏迷持续长短不一,可长达数月或数年,甚至植物生存状态。

(2)眼球和瞳孔变化：可表现为瞳孔大小不一,形态多变且不规则,眼球偏斜或眼球分离。

(3)生命体征改变：伤后出现呼吸循环功能紊乱或呼吸循环衰竭,中枢性高热或体温不升。

(4)双侧锥体束征阳性：表现为双侧肌张力增高、腱反射亢进及病理征阳性,严重者呈弛缓状态。

(5)出现去皮质或去大脑强直。

(6)各部分脑干损伤可出现以下不同特点：中脑损伤见瞳孔大小、形态多变且不规则,对光反应减弱或消失,眼球固定、四肢肌张力增高。损伤在红核以上呈上肢屈曲、下肢伸直的去皮质强直;脑桥损伤见双侧瞳孔极度缩小,光反应消失,眼球同向偏斜或眼球不在同一轴线上,损伤累及红核和前庭核间,则四肢张力均增高,呈伸直的去脑强直痉挛;延髓损伤突出表现为呼吸循环功能障碍。如呼吸不规则、潮式呼吸或呼吸停止;血压下降、心律不齐或心搏骤停。

(7)CT 扫描：基底池、环池、四叠体池、第四脑室受压变小或闭塞,可见脑干点状、片状密度增高区。

(8)MRI 扫描：可见脑干肿胀及点状或片状出血等改变。

2.治疗

(1)严密观察意识、生命体征及瞳孔变化,有条件时在重症监护病房监护。

(2)保持呼吸道通畅,尽早行气管插管或气管切开。气管切开指征：有颌面部伤、颅底骨折、合并上消化道出血、脑脊液漏较多;合并严重胸部伤,尤其是多发性肋骨骨折和反常呼吸;昏迷较

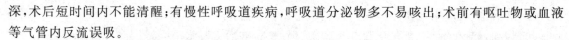

深,术后短时间内不能清醒;有慢性呼吸道疾病,呼吸道分泌物多不易咳出;术前有呕吐物或血液等气管内反流误吸。

(3)下列情况下应该行人工控制呼吸:$PaO_2 < 8.0$ kPa(60 mmHg);$PaCO_2 > 6.0$ kPa(45 mmHg);无自主呼吸或呼吸节律不规则,呼吸频率慢(<10 次/分)或呼吸浅快(>40 次/分);弥漫性脑损伤,颅内压>5.3 kPa(40 mmHg),呈去脑或去皮质强直。

(4)维持水、电解质平衡,适当控制输入液体量和速度,防止高血糖,尽量少用含糖液体并加用胰岛素。

(5)脱水利尿,激素治疗,抗自由基和钙超载等处理方法同脑挫裂伤。

(6)预防消化道出血,早期行胃肠道减压,应用奥美拉唑、雷尼替丁等药物。

(7)亚低温治疗,体温宜控制在 32~34 ℃,维持 3~10 天,应用亚低温治疗时应该使用适量镇静药和肌肉松弛药。

(8)预防肺部并发症:雾化吸入;注意翻身、拍背及吸痰;加强气管切开后的呼吸道护理,应用生理盐水、庆大霉素和糜蛋白酶等气管冲洗液定时适量冲洗,也可根据痰细菌培养和药物敏感试验配制气管冲洗液;根据痰细菌培养和药物敏感试验选用敏感抗生素治疗。

(9)中枢性高热处理:冰袋、冰帽降温;50%酒精擦浴;退热剂:复方阿司匹林及吲哚美辛等;冬眠合剂:氯丙嗪 25 mg+异丙嗪 25 mg,肌内注射,每 6~8 小时 1 次;采用全身冰毯机降温,通常能收到肯定的退热效果。

(10)长期昏迷处理,目前常用的催醒和神经营养药物有吡硫醇、吡拉西坦、脑活素、胞磷胆碱及纳洛酮等,通常同时使用两种以上药物。另外高压氧是促进患者苏醒行之有效的措施,一旦生命体征稳定,应该尽早采用高压氧治疗,疗程一般为 30 天。

3.好转标准

(1)神志清醒,可存有智力障碍。

(2)尚遗有某些脑损害征象。

(3)生活尚不能自理。

(四)颅内血肿

颅脑损伤致使颅内出血,使血液在颅腔内聚集达到一定体积称为颅内血肿。一般幕上血肿量在20 mL以上,幕下血肿量 10 mL 以上,即可引起急性脑受压症状。颅内血肿引起脑受压的程度主要与血肿量、出血速度及出血部位有关。

1.分类

根据血肿在颅腔内的解剖部位可分为以下几种类型。

(1)硬脑膜外血肿:是指血肿位于颅骨与硬脑膜之间,出血来源包括脑膜中动脉、板障血管、静脉窦及蛛网膜颗粒等,以脑膜中动脉出血最常见,多为加速伤,常伴有颅盖骨骨折。可出现中间清醒期。

(2)硬脑膜下血肿:是指硬脑膜与蛛网膜之间的血肿,出血来源于脑挫裂伤血管破裂及皮层血管、桥静脉、静脉窦撕裂,多为减速伤,血肿常发生于对冲部位。通常伴有脑挫裂伤。

(3)脑内血肿:是指脑伤后在脑实质内形成的血肿,常与对冲性脑挫裂伤和急性硬膜下血肿并存。多为减速伤,血肿常发生在对冲部位,均伴有不同程度脑挫裂伤。脑内血肿是一种较为常见的致命的,却又是可逆的继发性病变,血肿压迫脑组织引起颅内占位和颅内高压,若得不到及时处理,可导致脑疝,危及生命。

（4）多发性血肿：指颅内同一部位或不同部位形成两个或两个以上血肿。

（5）颅后窝血肿：由于颅后窝代偿容积很小，易发生危及生命的枕骨大孔疝。

（6）迟发性外伤性颅内血肿：是指伤后首次 CT 扫描未发现血肿，再次 CT 扫描出现的颅内血肿，随着 CT 扫描的普及，迟发性外伤性颅内血肿检出率明显增加。

根据血肿在伤后形成的时间可分为以下情况：①特急性颅内血肿，伤后 3 小时形成；②急性颅内血肿，伤后 3 小时至 3 天形成；③亚急性颅内血肿，伤后 3 天至 3 周形成；④慢性颅内血肿，伤后 3 周以上形成。

2.临床表现

（1）了解伤后意识障碍变化情况，昏迷程度和时间，有无中间清醒或好转期。

（2）颅内压增高症状：头痛、恶心、呕吐、视盘水肿等；生命体征变化，典型患者出现"两慢一高"，即脉搏慢、呼吸慢、血压升高；意识障碍进行性加重。

（3）局灶症状：可出现偏瘫、失语、局灶性癫痫等，通常在伤后逐渐出现，与脑挫裂伤伤后立即出现上述症状有所区别。

（4）脑疝症状：一侧瞳孔散大，直、间接对光反应消失，对侧偏瘫，腱反射亢进及病理征阳性等，通常提示小脑幕切迹疝；双侧瞳孔散大，光反射消失及双侧锥体束征阳性，提示双侧小脑幕切迹疝晚期，病情危重；突然出现病理性呼吸困难，很快出现呼吸、心搏停止，提示枕骨大孔疝。

3.诊断

（1）了解病史，详细了解受伤时间、原因及头部着力部位等。

（2）了解伤后意识变化情况，是否有中间清醒期。

（3）症状：头痛、呕吐，呈典型"两慢一高"表现。

（4）局灶症状：可出现偏瘫、失语、局灶性癫痫等。通常在伤后逐渐出现，与脑挫裂伤伤后立即出现上述症状有所区别。

（5）X 线检查：颅骨平片为常规检查，颅骨骨折对诊断颅内血肿有较大的参考价值。CT 扫描是诊断颅内血肿的首要措施，它具有准确率高、速度快及无损伤等优点，已成为颅脑损伤诊断的常规方法，对于选择治疗方案有重要意义。急性硬脑膜外血肿主要表现为颅骨下方梭形高密度影，常伴有颅骨骨折或颅内积气；急性硬膜下血肿常表现为颅骨下方新月形高密度影，伴有点状或片状脑挫裂伤灶；急性脑内血肿表现为脑高密度区，周围常伴有点状、片状高密度出血灶及低密度水肿区；亚急性颅内血肿常表现为等密度或混合密度影；慢性颅内血肿通常表现为低密度影。

（6）MRI 扫描：对于急性颅内血肿诊断价值不如 CT 扫描。对亚急性和慢性颅内血肿，特别是高密度血肿诊断价值较大。

4.治疗

（1）非手术治疗：适应证主要包括无意识进行性恶化；无新的神经系统阳性体征出现或原有神经系统阳性体征无进行性加重；无进行性加重的颅内压增高征；CT 扫描显示除颞区外，大脑凸面血肿量＜30 mL，无明显占位效应（中线结构移位＜5 mm），环池和侧裂池＞4 mm，颅后窝血肿量＜10 mL；颅腔容积压力反应良好。非手术治疗基本同脑挫裂伤，但需特别注意观察患者意识、瞳孔和生命体征变化，动态做头颅 CT 扫描观察。若病情恶化或血肿增大，应立即行手术治疗。

（2）手术治疗：适应证主要包括有明显临床症状和体征的颅内血肿；CT 扫描提示明显脑受

压的颅内血肿;幕上血肿量＞30 mL,颞区血肿＞20 mL,幕下血肿＞10 mL;患者意识障碍进行性加重或出现再昏迷;颅内血肿诊断一旦明确应尽快手术,解除脑受压,并彻底止血;脑水肿严重者,可同时进行减压手术或去除骨瓣。

五、颅脑损伤分型

目前国际上通用的是格拉斯哥昏迷量表(Glasgow coma scale,GCS)。该方法是 1974 年英国 Glasgow 市一些学者设计的一种脑外伤昏迷评分法,经改进后被推广,现成为国际上公认评判脑外伤严重程度的准绳,统一了脑外伤严重程度的目标标准(表 12-1)。根据 GCS 对昏迷患者检查睁眼、言语和运动反应进行综合评分。正常总分为 15 分,最低为 3 分。总分越低表明意识障碍越重,伤情越重。总分在 8 分以下表明已达昏迷阶段。

表 12-1 脑外伤严重程度标准

项目	记分	项目	记分	项目	记分
睁眼反应		言语反应		运动反应	
正常睁眼	4	回答正确	5	按吩咐动作	6
呼唤睁眼	3	回答错乱	4	刺痛时能定位	5
刺痛时睁眼	2	词句不清	3	刺痛时躲避	4
无反应	1	只能发音	2	刺痛时肢体屈曲	3
		无反应	1	刺痛时肢体伸直	2
				无反应	1

我国的颅脑损伤分型大致划分为轻型、中型、重型(其中包括特重型)。轻型为 13～15 分,意识障碍时间在 30 分钟内;中型为 9～12 分,意识模糊至浅昏迷状态,意识障碍时间在 12 小时以内;重型为 5～8 分,意识呈昏迷状态,意识障碍时间＞12 小时;特重型为 3～5 分,伤后持续深昏迷。

(一)轻型(单纯脑震荡)

(1)原发意识障碍时间在 30 分钟以内。

(2)只有轻度头痛、头晕等自觉症状。

(3)神经系统和脑脊液检查无明显改变。

(4)可无或有颅骨骨折。

(二)中型(轻度脑挫裂伤)

(1)原发意识障碍时间不超过 12 小时。

(2)生命体征可有轻度改变。

(3)有轻度神经系统阳性体征,可有或无颅骨骨折。

(三)重型(广泛脑挫伤和颅内血肿)

(1)昏迷时间在 12 小时以上,意识障碍逐渐加重或有再昏迷的表现。

(2)生命体征有明显变化,即出现急性颅内压增高症状。

(3)有明显神经系统阳性体征。

(4)可有广泛颅骨骨折。

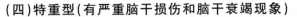

(四)特重型(有严重脑干损伤和脑干衰竭现象)

(1)伤后持续深昏迷。

(2)生命体征严重紊乱或呼吸已停止。

(3)出现去大脑强直、双侧瞳孔散大等体征。

六、重型颅脑损伤急救和治疗

(一)急救

及时有效的急救,不仅使当时的某些致命威胁得到缓解,而且是抢救颅脑损伤患者是否能取得效果的关键。急救处置需视患者所在地点、所需救治器材及伤情而定。

1.维持呼吸道的通畅

如患者受伤即来就诊或在现场急救,在重点了解受伤过程后,即刻观察呼吸情况,清除呼吸道梗阻,使呼吸道畅通。颅脑伤严重者,在救治时应早做气管切开。

2.抗休克

在清理呼吸道的同时,测量脉搏和血压,观察有无休克情况,如出现休克,应立即检查头部有无创伤、胸腹脏器及四肢有无大出血,及时静脉补液。

3.止血

活动性出血能及时止血者如头皮软组织出血,表浅可见,可即刻钳夹缝扎。

4.早期治疗

患者昏迷加深,脉搏慢而有力,血压升高,则提示颅内压增高,应尽早脱水治疗,限制摄入液量,每天 1 500~2 000 mL,以葡萄糖溶液和半张(0.5%)盐水为主,不可过多,以免脑水肿加重。有 CT 的医院宜行 CT 扫描,确定有无颅内血肿,如有颅内血肿,应尽早手术治疗。

5.正确及时记录

正确记录内容包括受伤经过、初步检查所见、急救处理及患者的意识、瞳孔、生命体征、肢体活动等,为进一步抢救治疗提供依据。意识状态记录如下。①清醒:回答问题正确,判断力和定向力正常。②模糊:意识朦胧,可回答简单问话但不一定确切,判断和定向力差。③浅昏迷:意识丧失,对痛刺激尚有反应,角膜反射、吞咽反射和病理反射均尚存在。④深昏迷:对痛的刺激已无反应,生理反射和病理反射均消失,可出现去脑强直、尿潴留或充溢性尿失禁。

如发现伤者由清醒转为嗜睡或躁动不安,或有进行性意识障碍加重时,应考虑可能有颅内血肿形成,要及时采取措施。

(二)治疗原则

1.最初阶段

(1)急救必须争分夺秒。

(2)解除呼吸道梗阻。

(3)及早清创,紧急开颅清除血肿。

(4)及早防治急性脑水肿。

(5)及时纠正水、电解质平衡紊乱,防治感染。

2.第二阶段

第二阶段即过渡期,经过血肿清除、减压术与脱水疗法等治疗,脑部伤情初步趋向稳定,这个阶段,多数患者可能仍处于昏迷状态。

（1）加强支持疗法，如鼻饲营养，包括多种维生素及高蛋白食品；酌情使用促进神经营养与代谢的药物（脑活素等）及中药。

（2）积极防治并发症，如肺炎、胃肠道出血、水与电解质平衡失调、肾衰竭等。

（3）过渡期患者出现谵妄、躁动，精神症状明显者，酌情用冬眠药、镇静药，保持患者安静。

3.第三阶段

第三阶段即恢复阶段，患者可能遗留精神障碍，神经功能缺损（失语、瘫痪等）或处于长期昏睡状态，可采用体疗、理疗、新针、中西医药物等综合治疗，以促进康复。

七、重型颅脑损伤护理

（一）卧位

依患者伤情取不同卧位。

（1）低颅内压患者宜取平卧位，如头高位时则头痛加重。

（2）颅内压增高时宜取头高位，以利颈静脉回流，减轻颅内压。

（3）脑脊液漏时取平卧位或头高位。

（4）重伤昏迷患者取平卧、侧卧与侧俯卧位，以利口腔与呼吸道分泌物向外引流，保持呼吸道通畅。

（5）休克时取平卧或头低卧位，时间不宜过长，避免增加颅内淤血。

（二）营养维持与补液

重型颅脑损伤患者由于创伤修复、感染和高热等原因，机体消耗量增加，维持营养及水、电解质平衡极为重要。

（1）伤后2～3天一般予以禁食，每天静脉输液量1 500～2 000 mL，不宜过多或过快，以免加重脑水肿与肺水肿。

（2）应用脱水剂甘露醇时应快速输入。

（3）出血性休克患者宜先输血。严重脑水肿患者先用脱水剂后酌情输液，补液须缓慢，限制入液量，以免脑水肿加重。

（4）脑损伤患者输浓缩清蛋白与血浆，既能增高血浆蛋白，也有利于减轻脑水肿。

（5）长期昏迷的患者，营养与水分摄入不足，可输氨基酸、脂肪乳剂或间断小量输血。

（6）准确记录出入量。

（7）颅脑伤可致消化吸收功能减退，肠鸣音恢复后，可用鼻饲给予高蛋白、高热量、高维生素和易于消化的流食，常用混合奶（每1 000 mL所含热量约4.6 kJ）或要素饮食用输液泵维持。

（8）患者吞咽反射恢复后，即可试行喂食，开始少量饮水，确定吞咽功能正常后，可喂少量流质饮食，逐渐增加，使胃肠功能逐渐适应，防止发生消化不良或腹泻。

（三）呼吸系统护理

（1）保持呼吸道通畅，防止缺氧、窒息及预防肺部感染。

（2）氧疗：术后（或入监护室后）常规持续吸氧3～7天，中等浓度吸氧（氧流量为2～4 L/min）。

（3）观察呼吸音和呼吸频率、节律，并准确描述记录。

（4）深昏迷或长期昏迷，舌后坠影响呼吸道通畅者，早期行气管切开术。

（5）做好切开后护理，监护室做好空气消毒隔离，保持一定温度和湿度（温度为22～25 ℃，相对湿度约为60％）。

(6)吸痰要及时,行无菌操作,吸痰要充分和有效,动作要轻,防止损伤支气管黏膜,一次性吸痰管可防止交叉感染。一人一盘,每吸一次均要戴无菌手套,气管内滴入稀释的糜蛋白酶+生理盐水+庆大霉素有利于黏稠痰液的排出。

(7)做好给氧,辅助呼吸:呼吸异常者可给氧或进行辅助呼吸,呼吸频率每分钟少于9次或超过30次,血气分析氧分压过低,二氧化碳分压过高,呼吸无力及呼吸不整等都是呼吸异常的征象。通过吸氧及浓度调整,使 PaO_2 维持在 1.3 kPa(10 mmHg)以上, $PaCO_2$ 保持在 3.3～4.0 kPa(25～30 mmHg)。代谢性酸中毒者静脉补充碳酸氢钠,代谢性碱中毒者可静脉补生理盐水给予纠正。

(四)颅内伤情监护

重点是防治继发病理变化,在颅内血肿清除后脑水肿是颅脑损伤后最突出的继发变化,伤后48～72小时达到高峰,采用甘露醇或呋塞米+清蛋白6小时交替使用。

1.意识判断

(1)清醒:回答问题正确,判断力和定向力正确。

(2)模糊:意识朦胧,可回答简单问话但不一定确切,判断力和定向力差,患者呈嗜睡状。

(3)浅昏迷:意识丧失,对痛刺激尚有反应,角膜反射、吞咽反射和病理反射均尚存在。

(4)深昏迷:对痛的刺激已无反应,生理反射和病理反射均消失,可出现去脑强直、尿潴留或充溢性失禁。如发现患者由清醒转为嗜睡或躁动不安,或有进行性意识障碍时,可考虑有颅内压增高的表现,可能有颅内血肿形成,要及时采取措施。尽早行 CT 扫描确定有无颅内血肿,对原发损伤的程度和继发性损伤的发生、发展均是最可靠的指标。避免过度刺激和连续护理操作,以免引起颅内压持续升高。

2.严密观察瞳孔(大小、对称、对光反射)变化

病情变化往往在瞳孔细微变化中发现,如瞳孔对称性缩小并有颈项强直、头剧痛等脑膜刺激征,常为伤后出现的蛛网膜下腔出血,可做腰椎穿刺放出1～2 mL脑脊液证实。如双侧瞳孔针尖样缩小、光反应迟钝,伴有中枢性高热、深昏迷则多为脑桥损害。如瞳孔光反应消失、眼球固定,伴深昏迷和颈项强直,多为原发性脑干伤。伤后伤侧瞳孔先短暂缩小,继之散大,伴对侧肢体运动障碍,则往往提示伤侧颅内血肿。如一侧瞳孔进行性散大,光反射逐渐消失,伴意识障碍加重、生命体征紊乱和对侧肢体瘫痪,是脑疝的典型改变。如瞳孔对称性扩大、对光反射消失提示患者已濒危。

3.生命体征对颅内继发伤的影响

颅脑损伤对呼吸功能的影响主要如下:①脑损伤直接导致中枢性呼吸障碍。②间接影响呼吸道发生支气管黏膜下水肿、出血。意识障碍者,呼吸道分泌物不能主动排出,咳嗽和吞咽功能降低,引起呼吸道梗阻性通气障碍。③可引起肺部充血、淤血、水肿和神经源性肺水肿致换气障碍,伤后脑细胞脆弱,血氧供给不足将加重脑细胞损害。呼吸功能障碍是颅脑外伤最常见的死亡原因,加强呼吸功能的监护对脑保护是至关重要的。

4.护理操作时避免引起颅内压变化

头部抬高30°,保持中位,避免前屈、过伸、侧转(均影响脑部静脉回流),避免胸、腹腔内压升高,如咳嗽、吸痰、抽搐(胸、腹腔内压增高可致脑血流量增高)。

5.掌握和准确执行脱水治疗

颅脑外伤患者在抢救治疗中,常用的脱水剂有甘露醇,该药静脉快速注射后,血中浓度迅速

增高,产生一时性血中高渗压,将组织间隙中水分吸入血管中,由于脱水剂在体内不易代谢,仍以原形经肾脏排泄而利尿能使组织脱水。颅脑外伤使用脱水剂后,可明显降低颅内压力,一般注射后 10 分钟可产生利尿作用,2~3 小时在血中达到高峰,维持 4~6 小时。甘露醇脱水静脉滴注时要求 15~30 分钟滴完,必要时进行静脉推注,及时准确收集并记录尿量。

(五)消化系统护理

重型颅脑损伤对消化系统的影响,一般认为可能有两个方面:一是由于交感神经麻痹使胃肠血管扩张、淤血,同时由于迷走神经兴奋使胃酸分泌增加,损害胃黏膜屏障,导致黏膜缺血,局部糜烂。二是重型颅脑损伤均有不同程度缺氧,胃肠道黏膜也受累,缺氧水肿,影响胃肠道正常消化功能。对消化道功能监护主要是观察和防治胃肠道出血和腹泻,尤其是亚低温状态下,患者胃肠道蠕动恢复慢。伤后几天内应放置胃管,待肠鸣音恢复后给予胃肠道营养。

重型颅脑损伤,特别是丘脑下部损伤的患者,可并发神经源性应激性胃肠道出血。出血之前患者多有呼吸异常、缺氧或并发肺炎、呃逆,随之出现咖啡色胃液及柏油样便,多次大量柏油样便可导致休克和衰竭。在处理上,要改善缺氧,稳定生命体征,记录出血情况,禁食,药物止血,如给予西咪替丁、酚磺乙胺、氨甲苯酸、云南白药等。必要时胃内注入少量去甲肾上腺素稀释液,对止血有帮助。同时采取抗休克措施、输血或血浆,注意水、电解质平衡,对于便秘 3 天以上者,可给予缓泻剂、润肠剂或开塞露,必要时戴手套掏出干结大便块。

(六)五官护理

(1)注意保护角膜,由于外伤造成眼睑闭合不全,故要防止角膜干燥坏死。一般可戴眼罩、眼部涂眼药膏,必要时暂时缝合上下眼睑。

(2)脑脊液漏和耳漏时,宜将鼻、耳血迹擦尽,禁用水冲洗,禁加纱条、棉球填塞。患者取半卧位或平卧位,多能自愈。

(3)及时做好口腔护理,清除鼻咽、口腔内分泌物与血液。用 3%过氧化氢或生理盐水,或 0.1%呋喃西林清洗口腔每天 4 次,长期应用多种抗生素者,可并发口腔霉菌,发现后宜用制霉菌素液每天清洗 3~4 次。

(七)皮肤护理

昏迷及长期卧床,尤其是衰竭患者易发生压疮,预防要点如下。

(1)勤翻身,2 小时 1 次,避免皮肤连续受压,采用气垫床、海绵垫床。

(2)保持皮肤清洁干燥,床单平整,大小便浸湿后随时更换。

(3)交接班时,要检查患者皮肤,如发现皮肤发红,只要避免再受压即可消退。

(4)昏迷患者如需应用热水袋,常规温度为 50 ℃,避免烫伤。

(八)泌尿系统护理

(1)留置导尿管,每天冲洗膀胱 1~2 次,每周更换导尿管。

(2)注意会阴护理,防止泌尿系统感染,观察有无尿液含血,重型颅脑伤者每天记尿量。

(九)血糖监测

脑损伤 24 小时后发生高血糖较为常见,它可进一步破坏脑细胞功能,因此对高血糖的监测防治也是必需的。监测方法应每天采血查血糖,应用床边血糖监测仪、尿糖试纸监测血糖和尿糖,每天 4 次,脑外伤术后预防性应用胰岛素 12~24 U,静脉滴注,每天 1 次。

护理要点:①正确掌握血糖、尿糖测量方法。②掌握胰岛素静脉滴注的浓度,每 500 mL 液体中不超过 12 U,滴速每分钟<60 滴。

（十）伤口观察与护理

（1）开放伤或开颅术后,观察敷料有无血性浸透情况,及时更换,头下垫无菌巾。

（2）注意是否有脑脊液漏。

（3）避免患侧伤口受压。

（十一）躁动护理

颅脑伤急性期因颅内出血,血肿形成,颅内压急剧增高,常引起躁动。此外,缺氧、休克兴奋期、尿潴留、膀胱过度膨胀、脑外伤恢复期也可有躁动。患者躁动时应适当将四肢加以约束,防止自伤、坠床,分析躁动原因并针对原因加以处理。

（十二）高热护理

颅脑损伤患者出现高热时,急性期体温为 38～39 ℃,经过 5～7 天逐渐下降。

（1）如体温持续不退或下降后又高热,要考虑伤口、颅内、肺部或泌尿系统并发感染。

（2）颅内出血,尤其脑室出血也常引起高热。

（3）因丘脑下部损伤发生的高热可以持续较长时间,体温可高达 41 ℃,部分患者因高热不退而死亡。

高热处理:①一般头部枕冰袋或冰帽,酌情使用冬眠药。②小儿及老年人应着重预防肺部并发症。③长期高热要注意补液。④冬眠低温是治疗重型颅脑伤、防治脑水肿的措施,也用于高热时。⑤目前我们采用亚低温,使患者体温降至 34 ℃左右,一般 3～5 天可自然复温。⑥冰袋降温时要外加包布,避免发生局部冻伤。⑦降温时观察患者,需注意区别药物作用与伤情变化引起的昏迷。

（十三）癫痫护理

颅骨凹陷骨折、急性脑水肿、蛛网膜下腔出血、颅内血肿、颅内压增高、高热等均可引起癫痫发作,应注意以下几点。

（1）防止误吸与窒息,由专人守护,将患者头转向一侧,上下牙之间加牙垫防舌咬伤。

（2）自动呼吸停止时,应立即行辅助呼吸。

（3）大发作频繁、连续不止,称为癫痫持续状态,可造成脑缺氧而加重脑损伤,一旦发现,应及时通知医师做有效的处理。

（4）详细记录癫痫发作的形式与频度及用药剂量。

（5）癫痫持续状态时,常用地西泮、冬眠药、苯妥英钠。

（6）癫痫发作和发作后不安的患者,要倍加防范,避免坠床而发生意外。

（十四）亚低温治疗的护理

亚低温治疗重型颅脑伤是近几年临床开展的有效新方法。大量动物试验研究和临床应用结果都表明,亚低温对脑缺血和脑外伤具有肯定的治疗效果,但亚低温保护的确切机制尚不十分清楚,可能包括以下几个方面。

（1）降低脑组织氧耗量,减少脑组织乳酸堆积。

（2）保护血-脑屏障,减轻脑水肿。

（3）抑制内源性毒性产物对脑细胞的损害作用。

（4）减少钙离子内流,阻断钙对神经元的毒性作用。

（5）减少脑细胞结构蛋白破坏,促进脑细胞结构和功能修复。

（6）减轻弥漫性轴索损伤,弥漫性轴索损伤是导致颅脑伤死残的主要病理基础,尤其脑干网状上行激活系统轴索损伤是导致长期昏迷的确切因素。

亚低温能显著控制脑水肿,降低颅内压,减少脑组织细胞耗能,减轻神经毒性产物过度释放等。目前临床常用半导体冰毯制冷与药物降温相结合的方法,使患者肛温一般维持在 30～34 ℃,持续3～10天。

亚低温治疗状态下护理要点:①生命体征监测。亚低温状态下会引起血压降低和心率缓慢,护理工作中应该严密观察患者心率、心律、血压等,尤其是儿童和老年患者及心脏病、高血压患者应该予以重视,采用床边监护仪连续监测。②降温毯置于患者躯干部,背部和臀部皮肤温度较低,血液循环减慢,容易发生压疮,每小时翻身1次,避免长时间压迫,使血运减慢而发生压疮。③防治肺部感染。亚低温状态下,患者自身抵抗力降低,气管切开后较易发生肺部感染。加强翻身叩背、吸痰,呼吸道冲洗时将冲洗液吸净是关键护理措施。

(十五)精神与心理护理

不论伤情轻重,患者都可能对脑损伤存在一定的忧虑,担心今后的工作能否适应,生活是否受影响。护士对患者从机体的代偿功能和可逆性多做解释,给患者安慰和鼓励,以增强自信心。对饮食、看书、学习等不宜过分限制,早期锻炼有利康复。因器质性损伤引起失语、瘫痪者,宜早期进行训练与功能锻炼。

(十六)康复催醒治疗的护理

目前认为颅脑伤患者伤后持续昏迷1个月以上为长期昏迷。长期昏迷催醒治疗应包括预防各种并发症、使用催醒药物、减少或停用苯妥英钠和巴比妥类药物、交通性脑积水外科治疗等。

高压氧是目前用于长期昏迷患者催醒行之有效的方法之一,颅脑伤昏迷患者一旦伤情平稳,应该尽早接受高压氧治疗,疗程通常在30天左右。对于高热、高血压、心脏病和活动性出血的昏迷患者,应该慎用此类治疗,以防发生意外。

长期昏迷的正规康复治疗包括早期和后期康复治疗。早期康复治疗是指患者在伤后住院期间由医护人员所进行的康复治疗;后期康复治疗是指患者出院后转至康复中心,在康复体疗、心理等方面的医护人员指导下进行的康复训练和治疗。

(1)从简单基本功能训练开始循序渐进。

(2)放大效应:如收录机音量适当放大,选用大屏幕电视机,放大康复训练器材和生活用具,选择患者喜爱的音像带等。

(3)反馈效应:在整个训练康复过程中,医护人员要经常给患者鼓励、称赞和指导性批评。有条件时,将患者整个康复治疗过程进行录像定期放给患者看,使其感到康复的过程中,神经功能较前逐渐恢复,增强自信心。

(4)替代方法:若患者不能行走,则教会患者如何使用各种辅助工具行走。

(5)重复训练:是在相当长的康复训练过程中,既要让患者反复训练以促进运动功能重建,又要不断改进训练方法和器材,才能不使患者产生厌倦情绪。迄今已经有大量随机双盲前瞻性临床观察结果表明,正规康复治疗对重型颅脑伤患者运动神经功能恢复较未接受正规康复治疗患者明显。早期(<35天)较晚期(>35天)开始正规康复治疗的患者神经功能恢复快1倍以上。对正规康复治疗伤后7天内开始与7天以上开始者进行评分,前者明显高于后者。一般情况下,早期康复治疗疗程为1～3个月,重残颅脑伤患者需要1～2年。

目前临床治疗颅脑伤患者智力障碍的主要药物包括三大类:儿茶酚胺类、胆碱能类和智力增强药。近年来发现神经节苷脂和促甲状腺释放激素对颅脑伤患者智力的恢复也有促进作用。

颅脑伤患者伤后智力障碍主要临床表现为记忆力障碍、语言障碍和计数能力障碍。记忆力障碍主要包括视觉记忆力障碍、听觉记忆力障碍、空间记忆力障碍和颞叶定向障碍。语言障碍主要包括阅读理解障碍、失认症、失写症、语言理解障碍、发音和拼音障碍等。近年来采用智力训练和药物结合治疗颅脑伤患者智力障碍已受到人们重视。智力康复训练加药物治疗有助于颅脑伤患者的智力恢复。然而，智力康复训练应与体能康复训练同期进行。目前我们的智力康复训练主要包括仪器工具训练、反复操作程度训练及帮助记忆力的技巧训练等。

康复期伤病员需加强心理护理：对于轻型患者应鼓励尽早自理生活，防止过度依赖医护人员。要鼓励他们树立战胜伤病的信心，清除脑外伤后综合征的顾虑。脑外伤后综合征是指脑外伤后患者所出现的临床精神神经症状或主诉，主要包括头痛、眩晕、记忆力减退、软弱无力、四肢麻木、恶心、复视和听力障碍等。应该向患者做适当解释，让患者知道有些症状属于功能性的，可以恢复。对于遗留神经功能残疾病者的今后生活工作问题及偏瘫失语的锻炼等问题，应该积极向患者及家属提出合理建议和正确指导，帮助患者恢复，鼓励患者面对现实，树立争取完全康复的信心。

（张丽华）

第二节　慢性硬膜下血肿

一、疾病概述

慢性硬膜下血肿是指脑外伤后 3 周以上出现临床症状者，血肿位于硬脑膜和蛛网膜之间，具有包膜，是小儿和老年颅内血肿中最常见的一种，约占颅内血肿的 10%，占硬膜下血肿的 25%。目前认为，慢性硬膜下血肿是因轻微颅脑外伤造成桥静脉撕裂，血液缓慢渗入硬脑膜下腔而成。血肿以单侧多见，双侧者占 20%～25%。男性患者明显多于女性，男女之比为 5:1，当病程长、头颅外伤史不明确时，常被误诊为脑瘤、脑血管病、帕金森综合征等。如诊断不及时、治疗不当，可造成严重后果。

（一）病因及发病机制

头部外伤是慢性硬膜下血肿最常见的致病原因，50%～84% 的患者有明确的头部外伤史。但如果头部外伤轻微，外伤距发病时间较长时，一般容易被患者和家属忽略，部分患者被追问病史时才被发现。老年人由于脑组织萎缩，硬脑膜与皮质之间的空隙增大，当头部受到突然加速或减速运动时，可引起桥静脉的撕裂或造成皮质与硬脑膜间小交通静脉的损伤渗血；也可因静脉窦、蛛网膜颗粒或硬膜下积液受损出血引起。非损伤性硬膜下血肿非常少见，在慢性硬膜下血肿的患者中约有 12.8% 的患者伴有高血压。所以，高血压、动脉硬化可能是导致出血的原因之一。

此外，一些患有硬膜下血肿的老年患者，常有慢性酒精中毒病史，因长期饮酒可造成肝功能损伤，导致凝血机制障碍，酗酒后又易造成颅脑损伤。还有 12%～38% 与应用抗凝治疗有关，如长期服用阿司匹林、双嘧达莫等。

慢性硬膜下血肿的出血来源多为桥静脉或皮质小静脉，血液流至硬脑膜下腔后逐渐凝固，两周左右血肿开始液化，蛋白分解。以后血肿腔逐渐增大，引起颅内压增高，进一步对脑组织造成压迫,使脑循环受阻、脑萎缩及变性。促使血肿不断扩大的原因有以下几种。①血肿被膜反复出血:手术时可见血肿被膜形成,外壁较厚,有时可达数毫米,并富于血管,与硬脑膜粘连紧密,内膜薄,与蛛网膜易分离。血肿外壁上的小血管不断破裂出血,是造成血肿体积不断增大的原因。②血管活性物质的释放:近年来研究表明,在血肿的外被膜(血肿被膜的硬脑膜层)不断释放出组织纤溶酶原激活物质到血肿腔内,作用于纤溶酶原使其转化为纤溶酶,促使纤溶活性增加,造成溶血和小血管的再出血,从而使血肿体积不断增大。

(二)病理

慢性硬膜下血肿多位于顶部,一般较大,血肿可覆盖在大脑半球表面的大部分,即额、顶、颞叶的外侧面。血肿的包膜多在发病后 5～7 天初步形成,2～3 周基本完成,为一层黄褐色或灰色的结缔组织包膜,靠近蛛网膜一侧的包膜较薄,血管少,与蛛网膜粘连,可轻易剥离;靠近硬脑膜一侧的包膜较厚,与硬脑膜粘连较紧,该包膜在显微镜下有浆细胞、淋巴细胞和吞噬细胞,有丰富的新生毛细血管,也有血浆渗出,有时见到毛细血管破裂的新鲜出血。血肿内容:早期为黑褐色半固体黏稠物,晚期为黄色或酱油色液体。已往多数学者认为,脑轻微损伤后出血缓慢、量少,血肿内血液分解渗透压较高,脑脊液和周围脑组织水分不断渗入到血肿壁,使血肿逐渐增大,但这种说法已被否定。目前大多认为,包膜外的外层有新生而粗大的毛细血管,血浆由管壁渗出,或毛细血管破裂出血到囊腔内,而使血肿体积不断增大。晚期逐渐出现颅内高压及局灶症状。

(三)临床表现

多数患者在外伤后较长时间内有轻微头痛、头晕等一般症状,也有部分患者伤后长时间无症状,部分患者外伤史不详。多于 2～3 个月后逐渐出现恶心、呕吐、视物模糊、肢体无力、精神失常等全脑症状和局灶症状。

1.颅内高压症状

起初为轻微的头痛,当血肿逐渐增大时方可出现明显的颅内压增高症状,如头痛、恶心、呕吐、复视、视盘水肿等。临床上常以颅内压增高为主要症状。老年人因为脑萎缩,颅内压增高症状出现较晚或不明显。婴幼儿患者颅内压增高则表现为前囟饱满、头颅增大,可被误诊为先天性脑积水。

2.精神症状

老年人以精神障碍较为突出,常表现为表情淡漠,反应迟钝,记忆力减退,寡言少语,理解力差,进行性痴呆,淡漠,嗜睡,精神失常。痴呆多见于年龄较大者。

3.局灶性症状

患者也可出现脑神经受损症状,如动眼神经、展神经及面神经损伤的症状;可出现帕金森综合征,表现为震颤、动作缓慢、肌力减退而肌张力增高,也出现步态不稳和神经功能障碍,如偏瘫、失语、同向偏盲、偏身感觉障碍等,但均较轻。部分患者可出现局灶性癫痫。

(四)辅助检查

1.腰穿

除腰穿脑脊液压力增高外,常规检查可完全正常,病程越长,血肿包膜越厚,脑脊液化验变化越不明显。

2.颅骨平片

颅骨平片可显示脑回压迹,蝶鞍扩大,骨质吸收,患病多年致局部骨板变薄、外突,血肿壁可有圆弧形钙化。婴幼儿可有前囟扩大、颅缝分离和头颅增大等。

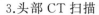

3.头部 CT 扫描

头部 CT 扫描是目前诊断慢性硬膜下血肿最准确的方法,早期(伤后 3 周至 1 个月)血肿呈高、低混合密度,新月形或半月形肿块,高密度为点片状新鲜出血,部分可见液平面;中期(1~2 个月)血肿呈双凸形低密度;后期(2 个月以上)呈低密度区,主要表现为颅骨内板与脑表之间出现新月形、双凸形、单凸形的低密度、高密度或混杂密度区,患侧脑室受压,中线移位,额角向下移位,枕角向内上移位。慢性硬膜下血肿有 17%~25% 表现为等密度,诊断较难。增强扫描更能清楚显示血肿内缘与脑组织交界面呈条状密度增高带,可见血肿包膜强化影,血肿区内无脑沟、脑回。

4.MRI 检查

慢性硬膜下血肿有时在 CT 上因呈等密度而显影不清,但在 MRI 上却相当清晰,既可定性,又可定位,对 CT 难以诊断的等密度慢性硬膜下血肿,其诊断准确率高达 100%。早期在 T_1、T_2 加权像上均为高信号,后期血肿在 T_1 加权像上为高于脑脊液的低信号,T_2 加权像上为高信号。例如,发病 3 周左右的硬膜下血肿,在 CT 上可能呈等密度,在 T_1 加权像上积血因 T_1 值短于脑脊液而呈高信号,在 T_2 加权像上因长 T_2 而呈高信号。冠状面在显示占位效应方面更明显优于 CT。

5.其他检查

发射计算机断层显像显示脑表现的新月形低密度区;脑电图显示局限性病灶;脑超声检查可显示中线移位。婴幼儿可行前囟穿刺。

(五)诊断及鉴别诊断

1.诊断依据

(1)轻度头部外伤 3 周以后,逐渐出现头痛、头昏、视盘水肿、偏瘫、癫痫等症状。

(2)腰穿脑脊液压力高,常规变化不明显。

(3)脑血管造影可见颅内板下方新月形无血管区。

(4)CT 扫描可确定诊断。

(5)婴幼儿可在前囟外角进行穿刺,可明确诊断。

2.鉴别诊断

(1)外伤性硬膜下积液:外伤性硬膜下积液为外伤后大量脑脊液积聚硬脑膜下,临床表现与硬膜下血肿相似,半数病例位于双额区,常深入到纵裂前部,占位表现较硬膜下血肿轻。在 CT 上显示为新月形低密度影,CT 值在 7 Hu 左右,接近脑脊液密度。无论急性或慢性硬膜下积液,在 MRI 上均成新月形长 T_1 与长 T_2。信号强度接近脑脊液。慢性硬膜下血肿在 CT 上早期为高、低混合密度,部分可见液平面;中、晚期呈低密度区。其在 MRI 上可有明显信号变化。

(2)脑蛛网膜囊肿:本病变多位于颅中窝、外侧裂表面,临床表现与慢性硬膜下血肿相似,脑血管造影为脑底或脑表面无血管区,CT 扫描也为密度减低区,但其形状呈方形或不规则状,这点可与慢性硬膜下血肿相区别。

(3)其他:脑肿瘤、先天性脑积水往往与慢性硬膜下血肿在临床上有时难以区别,但行 CT 扫描及 MRI 多可明确诊断。

(六)治疗

1.非手术疗法

对个别轻度病例或缓慢性进行性颅内高压,可试用中药或大量脱水药物治疗,但疗效尚需长期观察。未经治疗的慢性硬膜下血肿由于高颅内压脑疝而死亡,自然吸收的慢性硬膜下血肿少见。

2.手术治疗

手术治疗是公认的最有效的治疗方法。大多数患者需要手术治疗,部分患者非手术治疗效果不满意,病情继续发展的可行手术治疗,手术治疗包括以下几种。

(1)血肿引流:为近年来盛行的方法,在血肿较厚部位钻孔引流并冲洗血肿后,置入一引流管与脑表面平行,行闭式引流48~72小时,此种方法多能顺利治愈,而且简单、损伤小、治愈率高,故多列为首选。近年来因硬通道微刺针微创穿刺引流术简便易行,在临床广泛应用,根据头部CT检查定位,选择最后层面中心作为穿刺点。对于CT显示血肿腔内有明显分隔者,可采用颅骨钻孔神经内镜辅助血肿清除术。

(2)血肿切除。适应证:①血肿引流不能治愈者;②血肿内容物为大量凝血块者;③血肿壁厚引流后脑不膨起者。此种方法损伤较大,采用骨瓣开颅、连同血肿囊壁一并切除。

(3)前囟穿刺:适用于婴幼儿血肿,可在两侧前囟外角反复多次穿刺,多数患者可治愈。

二、护理

(一)入院护理

1.急诊入院常规护理

(1)立即通知医师接诊,为患者测量体温、脉搏、呼吸、血压;观察患者的意识、瞳孔变化及肢体活动等情况,如有异常及时通知医师。

(2)了解患者既往史,有无家族史、过敏史、吸烟史等。

(3)根据医嘱正确采集标本,进行相关检查。了解相关化验、检查报告的情况,如有异常及时与医师沟通。

(4)了解患者的心理状态,向患者讲解疾病的相关知识,增强患者治疗信心,减轻焦虑、恐惧心理。

(5)待患者病情稳定后向患者介绍病房环境(医师办公室、护士站、卫生间、换药室、配餐室的位置)、护理用具的使用方法(床单位、呼叫器等)、物品的放置、作息时间及餐卡的办理等;介绍科主任、护士长、负责医师及责任护士。病房应保持安静、舒适,减少人员流动,避免外界刺激和情绪激动。

2.安全防护教育

常规安全防护教育。对于有癫痫发作史的患者,应保持病室内环境安静,减少人员探视,室内光线柔和,避免强光刺激。病室内的热水壶、锐器等危险物品应远离患者,避免癫痫发作时,伤及他人或患者自伤。若出现癫痫发作前兆时,立即卧床休息。癫痫发作时,在患者紧闭口唇之前,立即把缠有纱布的压舌板、勺子或牙刷把等垫在上、下牙齿之间,防止患者咬伤自己的舌头。松开衣领,头偏向一侧,保持呼吸道通畅,通知医师。发作期间口中不可塞任何东西,不可强行灌药,防止窒息。不可暴力制动,防止肌肉拉伤、关节脱臼或骨折,并加床挡保护,避免坠床摔伤。有癫痫病史的患者,必须长期坚持服药,不可增减、漏服和停服药物。癫痫发作后,要及时清除患者口腔分泌物,保持呼吸道通畅,并检查患者有无肢体损伤,保证患者良好的休息。

(二)术日护理

1.送手术前

(1)为患者测量体温、脉搏、呼吸、血压及体重;如有发热、血压过高、女性月经来潮等情况,均应及时报告医师。

(2)告知患者手术的时间,术前禁食、水等准备事项。

(3)修剪指(趾)甲、剃胡须,勿化妆和涂染指(趾)甲等。协助患者取下义齿、项链、耳钉、手链、发夹等物品,并交给家属妥善保管。

(4)根据医嘱正确行药物过敏试验、备血(复查血型)、术区皮肤准备(剃除全部头发及颈部毛发,保留眉毛)后,更换清洁病员服,术区皮肤异常时,及时通知医师。

(5)遵医嘱术前用药。

(6)携带病历、相关影像资料等物品,平车护送患者入手术室。

2.术后回病房

(1)每15~30分钟巡视患者,注意观察患者的生命体征、意识、瞳孔、肢体活动等,如有异常及时通知医师。

(2)注意观察切口敷料有无渗血。

(3)密切观察引流液的颜色、性状、量等情况并记录,妥善固定引流管,引流袋置于头旁枕上或枕边,高度与头部创腔保持一致,保持引流管引流通畅;活动时注意引流管不要扭曲、受压,防止脱管。

(4)术后6小时内给予去枕平卧位,头偏向一侧,防止呕吐物误吸引起窒息;头部放置引流管的患者,6小时后需平卧,利于引流;麻醉清醒的患者,可以协助其进行床上活动,保证患者的舒适度。

(5)若患者出现不能耐受的头痛,及时通知医师,遵医嘱给予止痛药物,并密切观察患者的生命体征、意识、瞳孔等变化。

(6)术后6小时如无恶心、呕吐等麻醉反应,可遵医嘱进食;对于意识障碍的患者,可遵医嘱鼻饲管注食。

(7)对于未留置导尿管的患者,指导床上大小便,24小时内每4~6小时嘱患者排尿1次。避免因手术、麻醉刺激、疼痛等原因造成术后的尿潴留。若术后8小时仍未排尿且有下腹胀痛感、隆起时,可行诱导排尿、针刺或导尿等。

(8)麻醉清醒可以语言沟通的患者,向其讲解疾病术后的相关知识,增强患者恢复健康的信心,利于早日康复。带有气管插管或语言障碍的患者,可进行肢体语言和书面卡片的沟通,疏导患者紧张、恐惧的情绪。

(9)结合患者的个体情况,每1~2小时协助患者翻身,保护受压部位皮肤;如局部皮肤有压红,可缩短翻身的间隔时间,受压部位应给予软枕垫高减压。

(三)术后护理

1.术后第1天至第3天

(1)每1~2小时巡视患者,注意观察患者的生命体征、意识、瞳孔、肢体活动等,如发现有头痛、恶心、呕吐等颅内压增高症状,及时通知医师。

(2)注意观察切口敷料有无渗血。

(3)密切观察引流液的颜色、性状、量等情况并记录,妥善固定引流管,并保持引流管引流通畅,勿打折、扭曲、受压,防止脱管,不可随意调整引流袋的高度。

(4)加强呼吸道的管理,鼓励深呼吸及有效咳嗽、咳痰,如痰液黏稠不易咳出,可遵医嘱给予雾化吸入,必要时吸痰。

（5）结合患者的个体情况，每1～2小时协助患者翻身，保护受压部位皮肤；如局部皮肤有压红，可缩短翻身的间隔时间，受压部位应给予软枕垫高减压。

（6）指导肢体和语言功能锻炼。

2.术后第4天至出院日

（1）每1～2小时巡视患者，注意观察患者的生命体征、意识、瞳孔、肢体活动等，如发现异常及时通知医师。

（2）拔除引流管后，注意观察切口敷料有无渗血、渗液及皮下积液等，如有异常及时通知医师。

（3）加强呼吸道的管理，鼓励患者深呼吸及有效咳嗽。

（4）指导患者注意休息，引流管拔除后指导患者床头摇高，逐渐坐起，再过渡到床边、病室、病区，活动时以不疲劳为宜。

（5）指导患者进行肢体和语言功能锻炼。

（四）出院指导

（1）家属应陪伴在患者身边，减轻患者的恐惧心理。

（2）给予患者高热量、高蛋白、高维生素、易消化吸收的饮食。

（3）患者出院后定期复查血压，遵医嘱用药，保持情绪稳定，保持大便通畅，坚持功能锻炼。

（4）1个月后门诊影像学复查。

（张丽华）

第十三章　泌尿外科护理

第一节　泌尿系统结石

泌尿系统结石是泌尿外科的常见疾病之一,在泌尿外科住院患者中占据首位。欧美国家的流行病学资料显示,5%～6%的人在其一生中至少发生 1 次泌尿系统结石,欧洲泌尿系统结石年新发病率为 100/10 万～400/10 万人。我国泌尿系统结石发病率 1%～5%,南方高达 5%～10%;年新发病率为 150/10 万～200/10 万人,其中 25%的患者需住院治疗。近年来,我国泌尿系统结石的发病率有增长趋势,是世界上三大结石高发区之一。泌尿系统结石按病因分为代谢性、感染性、药物性和特发性结石;按晶体成分可分为含钙和不含钙结石;按部位分为上尿路和下尿路结石。

一、病因

影响结石形成的因素很多,年龄、性别、种族、遗传、环境因素,饮食习惯和职业对结石的形成影响很大,身体的代谢异常、尿路的梗阻、感染、异物和药物的使用是结石形成的常见病因。

(一)流行病学

1.性别和年龄

泌尿系统结石的人群发病率为 2%～3%,好发年龄为 25～40 岁。成年男性比女性更多见,男性患病者是女性的 2～3 倍。

2.种族

有色人种比白种人患病率低。我国肾结石的新发病率随着生活水平的提高、饮食的不合理搭配、蛋白质和糖分摄入的增多也呈增加的趋势。

3.地理环境和气候

泌尿系统结石的发病有明显的地区差异,山区、沙漠、热带和亚热带地区发病率较高,我国南方比北方更为多见。

4.饮食和营养

营养成分与饮食结构对泌尿系统结石的形成有重要影响,营养状况好、动物蛋白摄入过多时,易形成肾结石;营养状况差、动物蛋白摄入过少时,容易形成膀胱结石。

5.职业

从事高温工作、外勤工作、职业司机等人较易患有结石。主要是因为工作环境的温度较高、排汗量增加所致。

6.水分的摄入

流行病学调查发现水质的软硬对结石的发病率没有影响。水分摄入过少或损失过多(如出汗)会促进结石的形成。

(二)各种代谢因素

各种代谢因素包括尿液酸碱度、高钙血症、高钙尿症、高草酸尿症、高尿酸尿症、胱氨酸尿症、低枸橼酸尿症和低镁尿症等。

(三)局部因素

局部因素包括泌尿系统梗阻(尿液排出不畅造成尿盐沉积)、感染(细菌改变尿液酸碱度,菌落、脓块、坏死组织形成结石核心)、异物(形成结石核心)等。

(四)药物相关因素

药物引起的肾结石占所有结石的 1%～2%,药物诱发的结石形成的原因有两类,一类为能够诱发结石形成的药物,包括乙酰唑胺、维生素 D、维生素 C 和皮质激素等,这些药物在代谢的过程中导致了其他成分结石的形成;另一类为溶解度低的药物,在尿液浓缩时析出形成结石,药物本身就是结石成分,包括氨苯蝶啶、治疗人类免疫缺陷感染的药物(如硅酸镁和磺胺类药物等)。

二、临床表现

(一)症状

上尿路结石主要症状是与活动有关的疼痛和血尿,也有肾结石长期存在而无明显症状者,特别是有较大的鹿角型结石。

(1)疼痛:肾结石可引起肾区的疼痛,部分患者平时无明显症状,在活动后出现腰部钝痛;较小的肾结石活动范围较大,进入肾盂输尿管连接部时引起输尿管的剧烈蠕动诱发肾绞痛。此外输尿管结石也可刺激输尿管引起肾绞痛,并沿输尿管走行放射至同侧腹股沟、大腿内侧,乃至同侧睾丸或阴唇。若结石位于输尿管膀胱壁段或输尿管口,可伴有膀胱刺激症状及尿道和龟头部放射痛。肾绞痛一般于活动后突然出现,结石越小症状越明显,患者表现为疼痛剧烈、难以忍受、出大汗,还可伴有恶心和呕吐。

(2)血尿:表现为肉眼或镜下血尿,一般于活动后出现,与结石对尿路黏膜的损伤有关。镜下血尿更为常见。若结石固定不动时也可无血尿。

(3)恶心、呕吐:肾绞痛时,输尿管管腔压力增高,管壁局部扩张、痉挛和缺血,由于输尿管与肠有共同的神经支配因而可引起恶心与呕吐的症状。

(4)膀胱刺激征:当结石伴有感染,或结石位于输尿管膀胱壁段时,可出现尿频、尿急和尿痛等膀胱刺激征。

(5)并发症的表现:结石继发感染时可患有急性肾盂肾炎或肾积脓,患者有发热、寒战等全身症状。结石引起一侧或双侧泌尿系统梗阻时,可导致一侧肾功能受损、无尿或尿毒症。

(二)体征

肾结石患者肾区可有明显的叩击痛。

三、辅助检查

(一)实验室检查

实验室检查包括血液分析、尿液分析。尿液分析可见到肉眼或镜下血尿,伴有泌尿系统感染时可为脓尿,尿细菌培养可为阳性。血生化检查中尿素氮、血肌酐结果等可大致反映患者的肾功能状况。

(二)结石成分分析

常见结石成分依次为草酸钙类、尿酸类、磷酸钙类、磷酸铵镁和胱氨酸等。

(三)影像学检查

(1)B超:可发现 2 mm 以上结石,了解集尿系统有无积水扩张,可作为泌尿系统结石的常规检查方法。

(2)尿路平片:可以发现 90% 左右的 X 线阳性结石,可了解结石的大小、数目、形态和位置。

(3)静脉尿路造影:确定结石位置,并了解尿路的形态及肾功能。

(4)非增强 CT 扫描:敏感性高于尿路平片,其中 CT 值可评估结石的成分。

四、治疗要点

临床治疗目的是最大限度地去除结石、控制泌尿系统感染和保护肾功能。

(一)肾绞痛的治疗

1.药物治疗

(1)非甾体抗炎药:有双氯芬酸钠等。

(2)阿片类镇痛药:常用药物有吗啡、哌替啶、布桂嗪等。

(3)解痉药:M 型胆碱受体阻滞剂(如 654-2)、黄体酮、钙通道阻滞剂(硝苯地平)、α 受体阻滞剂。

2.外科治疗

(1)体外冲击波碎石术。

(2)输尿管内放置支架,还可以配合体外冲击波碎石术治疗。

(3)经输尿管镜碎石取石术。

(4)经皮肾镜碎石取石术。

(5)经皮肾造瘘引流术。

(二)排石治疗

排石治疗包括一般疗法、中药疗法、溶石疗法和中西医结合等方法。

五、护理

(一)肾结石患者的护理

肾结石是指发生于肾盏、肾盂及肾盂与输尿管连接部的结石。肾结石是泌尿系统结石中最常见的疾病,多发生在青壮年,左右侧发病率相近,肾结石通常无症状,当结石在尿路中移动时才引起症状,造成不同程度的血尿或者泌尿系统梗阻,还可以伴有疼痛、泌尿系统感染、败血症、恶心和呕吐,患者可突发严重腰部绞痛或腹痛。肾绞痛是上尿路结石的典型症状,表现为突然发作的脊肋角和腰部的剧烈疼痛,常伴有放射痛,受累部位为同侧下腹部、腹股沟、股内侧。肾绞痛一般为间歇性发作,部分患者疼痛呈持续性,伴阵发性加重。常用的治疗方法包括体外冲击波碎石治疗、经皮肾镜碎石取石术、经输尿管镜碎石取石术、腹腔镜取石等。

1.术前护理

(1)按泌尿外科一般护理常规护理。

(2)心理护理。

(3)肾绞痛、感染患者遵医嘱对症处理。

(4)鼓励患者多饮水。

(5)手术体位的训练:术中患者取截石位或俯卧位。术前护士指导患者进行手术体位的训练,尤其是俯卧位,一般患者难以耐受,且复杂的结石手术时间长,体位的改变对患者呼吸及循环系统的影响较大,因此应指导患者从俯卧位 30 分钟开始练习,逐渐延长至 45 分钟、1 小时、2 小时等。通过训练使患者能忍受体位的改变,同时使呼吸及循环系统得到一定的适应,减少术中、术后心血管意外发生的概率。

(6)手术前需行尿路平片做术前定位,以明确结石位置,便于手术顺利进行。嘱患者手术当日晨起禁食、禁饮,以避免胀气影响检查结果,定位检查后要求尽量减少活动,防止结石位置发生变化。

2.术后护理

(1)按泌尿外科术后一般护理常规护理。

(2)严密监测生命体征变化:出血是经皮肾镜碎石取石术最常见、最严重的并发症,如果患者出现血压下降、心率增快、呼吸加快,应高度怀疑有出血的可能。若不及时处理,患者很快会出现休克。

(3)注意观察患者体温变化:术中冲洗易导致尿路细菌或致热原通过肾血管吸收入血引起菌血症,患者术后出现体温升高,甚至可达 39.5 ℃,警惕患者有无感染性休克或弥散性血管内凝血的表现。若出现上述症状,应及时对症处理。

(4)注意观察腹部症状和体征:定期询问患者有无腹胀、腹痛等症状,腹部查体有无腹部压痛、反跳痛等体征,警惕肾周血肿、尿外渗、腹水或腹膜炎等并发症发生。

(5)管路护理。①固定:术后留置肾造瘘管及导尿管(开放手术还留置有伤口引流管),实行肾造瘘引流管的"双固定",即将肾造瘘管用透明贴膜固定于患者身上,将引流袋、尿袋分别固定于床单上,做好管路及引流袋的标识。②严密观察:观察肾造瘘管及导尿管引流尿液的颜色、性状和量,准确做好记录。若引流尿液颜色鲜红,量较大,则考虑出血可能,立即通知医师,可采取夹闭肾造瘘管,使血液在肾、输尿管内压力升高,形成压力性止血。③保持管路通畅:让患者自己伸手摸到引流管的走向及固定位置,以利于患者自我管理,避免牵拉、打折。如出现造瘘管周围有渗尿,应考虑是否堵塞,可挤压造瘘管,或用注射器抽吸;导尿管被血块堵塞时,以无菌生理盐水少量、多次、反复冲洗。

(6)术后 1~2 天拔除肾造瘘管,患者可能出现造瘘口漏尿情况,告知患者若敷料被尿液浸湿,通知医师及时换药。

(7)饮食:可以进食后,应以高蛋白、易消化食物为主,注意多饮水,保证尿量 2 000~3 000 mL/d可以预防泌尿系统感染,同时,一些细小的结石碎屑也会随尿液排出。

(8)活动:腰麻术后 6 小时可以侧卧位休息,双下肢作主动的屈伸活动。全麻术后患者,返回病房后可取半坐卧位。术后第 1 天,可以下床活动,循序渐进。

（9）术后第1天晨，患者需要复查尿路平片，了解结石清除情况、肾造瘘管及双J管的位置。要求患者禁食、禁饮。

（10）肾造瘘管拔除后，嘱患者向健侧侧卧休息3~4小时，以减轻造瘘口的压力，减少漏尿。肾造瘘管拔除1天后，拔除导尿管。患者可能出现尿频、尿急、尿痛、血尿等症状，一般会自行缓解。患者第一次排尿后需告知医护人员；若2小时内未自行排尿，应通知医师检查膀胱充盈情况，给予处理。

3.出院指导

（1）坚持饮水，保证尿液2 000~3 000 mL/d防止尿石结晶形成，减少晶体沉积，延缓结石增长速度。若患者结石合并感染，大量的尿液可促进引流，利于含有细菌的尿液及时排出体外，有利于控制感染。

（2）尿酸结石者应吃低嘌呤饮食，如鸡蛋、牛奶，应多吃水果和蔬菜，碱化尿液。忌食动物内脏、肉类、蟹、菠菜、豆类、菜花、芦笋、香菇等也要尽量少吃。

（3）胱氨酸结石者应限制含蛋氨酸较多的食物，如肉类、蛋类及乳类食品。

（4）草酸钙结石者应食低草酸、低钙的食物，如尽量少食菠菜、海带、香菇、虾米皮等食物。

（5）磷酸钙和磷酸镁铵结石者应食低钙、低磷饮食，少食豆类、奶类、蛋黄食品。

（6）休息2~4周可以正常工作，体力劳动者可根据自己身体情况来决定。出院1~3个月拔除双J管，拔管不影响正常的工作生活。

（7）留置双J管的目的及护理：术后于输尿管内放置双J管，可起到内引流、内支架的作用，避免碎石排出时造成梗阻。留置双J管的时间，通常为1~3个月，此间患者不宜做四肢及腰部同时伸展的动作，不做突然的下蹲动作，不从事重体力劳动；预防便秘，减少引起腹压增高的任何因素，防止双J管滑脱或上下移动；定时排空膀胱，不要憋尿，避免尿液反流。大量饮水，每天2 000 mL以上。

（8）制订电话随访的时间、方法和内容，建立留置双J管患者出院登记手册，登记患者病情诊断、手术名称、手术时间、出入院时间、出院时带管情况、随访资料、随访结果和患者特殊情况等。及时了解患者的情况，指导患者正确的自我护理。随访时间为每月1次。如需拔除双J管，则在拔管之前随访，提醒患者按时拔管，强调拔管后的注意事项。

（9）出院3~6个月复查泌尿系统B超，以后每年复查1次。

（二）输尿管结石患者的护理

输尿管结石90%以上是在肾内形成而降入输尿管的，原发于输尿管的结石，除非有输尿管梗阻病变，是非常罕见的。所以输尿管结石的病因同肾结石，但结石进入输尿管后逐渐变成枣核状。剧烈绞痛和血尿是输尿管结石的主要症状，除此之外还有恶心、呕吐、尿频、发热、寒战、排石史等。外科手术治疗主要实施输尿管镜碎石取石术。

（一）术前护理

（1）按泌尿外科一般护理常规护理。

（2）心理护理。

（3）疼痛时，安慰患者，使其稳定情绪，卧床休息，尽可能减少大幅度的运动，指导患者深呼吸以减轻疼痛。

（4）疼痛时使用局部热敷、分散注意力、音乐疗法等减轻疼痛的技巧。

（5）疼痛缓解或排石时适当做一些跳跃或其他有利于排石的运动，以促进结石排出。

（6）观察尿液内有无结石排出，将滤出的碎渣、小结石保留，进行结石成分分析。对于有泌尿系统感染者给予抗炎治疗，观察体温变化，血尿常规检验结果，尿路刺激症状有无缓解等。

（7）应用解痉药物的患者应观察用药后效果。

（8）鼓励患者多饮水。

（9）手术前需行尿路平片检查做术前定位，明确结石位置，便于手术顺利进行。嘱患者手术当日晨起禁食、禁饮，避免胀气影响检查结果，定位后要求尽量减少活动，防止结石位置发生变化。

2.术后护理

（1）按泌尿外科术后一般护理常规护理。

（2）病情观察：同肾结石。

（3）管路护理：术后留置导尿管及输尿管支架管各一根，将引流袋固定于床单上，做好管路及引流袋的标识。让患者自己伸手摸到引流管的走向及固定位置，以利于患者自我管理，避免牵拉、打折。严密观察导尿管引流尿液的颜色、性状和量，准确做好记录。若引流尿液颜色鲜红，量较大，则考虑出血的可能，应立即通知医师给予处理。导尿管被血块堵塞时，以无菌生理盐水少量、多次反复冲洗。

（4）饮食：可以进食后，应以高蛋白、易消化食物为主，注意多饮水，保证尿量 2 000～3 000 mL/d可以预防泌尿系统感染，同时，一些细小的结石碎屑也会随尿液排出。

（5）活动：腰麻术后 6 小时可以侧卧位休息，双下肢做主动的屈伸活动。全麻术后患者，返回病房后可取半坐卧位。术后第 1 天，可以下床活动，活动量应循序渐进。

（6）术后第 1 天晨起，患者需要复查尿路平片，了解结石清除情况、双 J 管的位置。要求患者禁食、禁饮。

3.出院指导

同肾结石患者的出院指导。

（三）膀胱结石患者的护理

膀胱结石分为原发性和继发性两种，大多数见于男性患者。膀胱结石的发病率有明显的地区、种族和年龄差异。营养不良，尤其是缺乏动物蛋白的摄入，是膀胱结石的主要病因。前列腺肥大、长期卧床如脑卒中或脊髓损伤的患者是膀胱结石的高发人群。临床表现包括尿痛、排尿障碍和血尿。其疼痛表现为下腹部和会阴部钝痛，可为明显或剧烈疼痛，常因活动和剧烈运动的诱发而加剧。手术主要以膀胱镜碎石为主。

1.术前护理

（1）按泌尿外科一般护理常规护理。

（2）心理护理。

（3）疼痛的护理：疼痛发作时应注意做好患者的防护。遵医嘱给予镇痛解痉剂，密切观察疼痛缓解情况。

2.术后护理

（1）按泌尿外科术后一般护理常规护理。

（2）病情观察：同肾结石。

（3）管路护理：术后留置导尿管，将引流袋固定于床单上，做好管路及引流袋的标识。让患者自己伸手摸到引流管的走向及固定位置，以利于患者自我管理，避免牵拉、打折。严密观察导尿管引流尿液的颜色、性状和量,准确做好记录。若患者血尿比较严重,应遵医嘱行持续膀胱冲洗,速度以60滴/分为宜。导尿管被血块堵塞时,以无菌生理盐水少量、多次、低压反复冲洗。

(4)膀胱痉挛的护理:①冲洗液的温度不宜过低,保持在20～30 ℃;②遵医嘱给予镇痛药或解痉挛药物;③调整气囊尿管的位置及牵拉的强度和气囊内的液体量,在无活动性出血的情况下,早日解除牵拉和拔除导尿管;④有血块堵塞时及时快速反复冲洗,将血块清除,保持尿路的通畅。

(5)饮食:可以进食后,应以高蛋白、易消化食物为主,注意多饮水,保证尿量2 000～3 000 mL/d可以预防泌尿系统感染,同时,一些细小的结石碎屑也会随尿液排出。

(6)活动:腰麻术后6小时可以侧卧位休息,双下肢做主动的屈伸活动。全麻术后患者,返回病房后可取半坐卧位。术后第1天,可以下床活动,活动量应循序渐进。

3.出院指导

(1)加强饮水,保证尿液2 000～3 000 mL/d以防止尿石结晶形成,减少晶体沉积,延缓结石增长速度。若患者结石合并感染,大量的尿液还可促进引流,利于含有细菌的尿液及时排出体外,有利于控制感染。

(2)若泌尿系统梗阻、排尿困难引发膀胱结石的患者,应解除病因,防止结石再生。

(3)根据结石成分,调理饮食。①少食含胆固醇高的动物内脏如肝脏、肾脏、脑、海虾等。②少食含草酸、钙高的食品,如菠菜、油菜、海带、核桃、甜菜、巧克力、芝麻酱等。

(4)长期卧床患者,应帮助患者多活动,勤翻身,及时排尿,防止尿液浓缩。

(5)按要求定期复查。

(李丽婧)

第二节　泌尿系统损伤

泌尿系统损伤主要是指在外力的作用下造成泌尿系统脏器本身解剖结构被破坏,继而引发出一系列的临床表现。以男性尿道损伤最多见,肾、膀胱次之。输尿管损伤多见于医源性损伤。泌尿系统损伤大多是胸、腹、腰部或骨盆严重损伤的合并伤。因此,当有上述部位损伤时,应注意有无泌尿系统损伤;确诊泌尿系统损伤时,也要注意有无合并其他脏器损伤。

一、肾损伤患者的护理

肾损伤发病率每年约在5/10万。72%见于16～44岁的男性青壮年,男女比例约3∶1。在泌尿系统损伤中仅次于尿道损伤,居第二位,占所有外伤的1%～5%,腹部损伤的10%。以闭合性损伤多见,1/3常合并有其他脏器损伤。当肾脏存在积水、结石、囊肿、肿瘤等病理改变时,损伤可能性更大。由于损伤的病因和程度不同,肾损伤出现多种类型,有时多种类型的肾损伤同时存在。现根据其损伤的程度将闭合性损伤分为以下病理类型。①肾挫伤:损伤及局限于部分肾实质,形成肾瘀斑和/或包膜下血肿,肾包膜及肾盏、肾盂黏膜完整,损伤涉及肾集合系统的可有少量血尿。②肾部分裂伤:肾邻近包膜部位裂伤伴有肾包膜破裂,可致肾周血肿。若肾邻近集合系统部位裂伤伴有肾盏、肾盂黏膜破裂,则可有明显血尿。③肾全层裂伤:肾实质深度裂伤,外及肾包膜,内达肾盏、肾盂黏膜,此时常引起广泛的肾周血肿、血尿和尿外渗。肾横断或碎裂时,可导致部分肾组织缺血。④肾蒂血管损伤:肾蒂血管损伤比较少见。肾蒂或肾段血管的部分或全部撕裂,可引起大出血、休克,常来不及诊治就死亡。由于此类损伤引起肾急剧移位,肾动脉突然被牵拉,致血管内膜断裂,形成血栓,造成肾功能丧失。

(一)病因

1.开放性损伤

因弹片、枪弹、刀刃等锐器致伤,损伤复杂而严重,常伴有胸、腹部等其他组织器官损伤。

2.闭合性损伤

因直接暴力(如撞击、跌打、挤压、肋骨或横突骨折等)或间接暴力(如对冲伤、突然暴力扭转等)所致。

3.医源性损伤

经皮肾穿刺活检、肾造瘘、经皮肾镜碎石术、体外冲击波碎石等医疗操作有可能造成不同程度的肾损伤。

此外,肾本身有病变时,如肾积水、肾肿瘤、肾结核或肾囊性疾病等更易受损伤,有时极轻微的创伤也可造成严重的"自发性"肾破裂。

(二)临床表现

肾损伤的临床表现与损伤类型和程度有关,常不相同,尤其在合并其他器官损伤时,肾损伤的症状可能不易觉察。其主要症状有休克、血尿、疼痛、腰腹部肿块、发热等。

1.休克

严重肾裂伤、肾蒂血管损伤或合并其他脏器损伤时,因创伤和失血常发生休克,危及生命。

2.血尿

肾损伤患者大多有血尿,肾挫伤涉及肾集合系统时可出现镜下血尿或轻度肉眼血尿。若肾集合系统部位裂伤伴有肾盏、肾盂黏膜破裂,则可有明显的血尿。肾全层裂伤则呈大量全程肉眼血尿。有时血尿与损伤程度并不一致,如血块堵塞尿路、肾蒂断裂、肾动脉血栓形成,肾盂、输尿管断裂等情况可能只有轻微血尿或无血尿。

3.疼痛

肾包膜下血肿、肾周围软组织损伤、出血或尿外渗引起患侧腰、腹部疼痛。血液、尿液渗入腹腔或合并腹内脏器损伤时,出现全腹疼痛和腹膜刺激症状。血块通过输尿管时易发生肾绞痛。

4.腰腹部肿块

血液、尿液进入肾周围组织可使局部肿胀,形成肿块,有明显触痛和肌强直。开放性肾损伤时应注意伤口位置及深度。

5.发热

肾损伤所致肾周血肿、尿外渗易继发感染,甚至造成肾周脓肿或化脓性腹膜炎,常伴发热等全身中毒症状。

(三)辅助检查

1.实验室检查

实验室检查包括血常规检查、尿常规检查。尿中含多量红细胞,严重休克无尿者,往往要在抗休克、血压恢复正常后方能见到血尿;肾动脉栓塞或输尿管离断时可无血尿。血红蛋白和血细胞比容持续降低提示有活动性出血。严重的胸、腹部损伤时,往往容易忽视肾损伤的临床表现,应尽早做尿常规检查,以免延误诊断。

2.影像学检查

(1)超声:能提示肾损伤的部位和程度,有无包膜下和肾周血肿、尿外渗、其他器官损伤及对侧肾等情况。须注意肾蒂血管情况,如肾动静脉的血流等。

(2)CT:可清晰显示肾实质裂伤程度、尿外渗和血肿范围,以及肾组织有无活力,并可了解与其他脏器的关系。CT血管成像可显示肾动脉和肾实质的损伤情况,也可了解有无肾动-静脉瘘或创伤性肾动脉瘤,若伤侧肾动脉完全梗阻,表示为外伤性血栓形成。

(3)其他检查:MRI诊断肾损伤的作用与CT类似,但对血肿的显示比CT更具特征性。除上述检查外,传统的静脉尿路造影、动脉造影等检查也可发现肾有无损伤、肾损伤的范围和程度,但临床上一般不作为首选。

(四)治疗要点

肾损伤的处理与损伤程度有直接关系。轻微肾挫伤一般症状轻微,经短期休息可以康复,大多数患者属于此类损伤。多数肾部分裂伤可行非手术治疗,仅少数需手术治疗。

1.紧急治疗

有大出血、休克的患者需迅速给予抢救措施,进行输血、补液等抗休克治疗,并严密观察生命体征,同时明确有无合并其他器官损伤,做好手术探查的准备。

2.非手术治疗

(1)绝对卧床休息2～4周,病情稳定、血尿消失后才可以允许患者离床活动。通常损伤后4～6周肾部分裂伤才趋于愈合,过早、过多离床活动,有可能再度出血。恢复后3个月内不宜参加体力劳动或竞技运动。

(2)密切观察:定时测量血压、脉搏、呼吸、体温,注意腰、腹部肿块范围有无增大。观察尿液颜色深浅的变化。定期检测血红蛋白和血细胞比容。

(3)及时补充血容量和热量,维持水、电解质平衡,保持足够尿量,必要时输血。

(4)早期合理应用抗生素预防感染。

(5)适量使用镇痛、镇静剂和止血药物。

3.手术治疗

(1)开放性肾损伤:几乎所有这类损伤的患者都要实行手术治疗,特别是枪伤或从前面腹壁进入的锐器伤,需经腹部切口进行手术,包括清创、缝合及引流,并探查腹部脏器有无损伤。

(2)闭合性肾损伤:一旦确定为严重的肾部分裂伤、肾全层裂伤及肾蒂血管损伤须尽早经腹进行手术。若肾损伤患者在非手术治疗期间发生以下情况,则需施行手术治疗:①经积极抗休克后生命体征仍未见改善,提示有内出血。②血尿逐渐加重,血红蛋白和血细胞比容继续降低。③腰、腹部肿块明显增大。④怀疑有腹腔脏器损伤。其手术方法包括血管介入治疗、肾修补术和肾部分切除术、肾切除术、肾血管修补术。

4.并发症的处理

由于出血、尿外渗及继发性感染等可导致肾损伤并发症。腹膜后尿囊肿或肾周脓肿要切开引流。输尿管狭窄、肾积水需施行成形术或肾切除术。恶性高血压要做血管修复或肾切除术。动-静脉瘘和假性肾动脉瘤应予以修补,如在肾实质内则可行部分肾切除术。持久性血尿可施行选择性肾动脉栓塞术。

(五)护理

1.术前护理

(1)按泌尿外科一般护理常规护理。

(2)心理护理:很多患者属于意外受伤,且受伤部位为重要脏器,给患者及家属带来了巨大的精神压力,所以应主动给予关心和照顾,向患者及家属讲解相关手术的目的、注意事项,消除患者及家属的担心及疑虑,以积极的态度面对治疗。

(3)嘱患者绝对卧床休息,以免活动后加重出血。

(4)密切观察病情变化,定时测量血压、脉搏、呼吸、体温等生命体征。如患者出现血压下降、脉搏加快、呼吸增快、面色苍白、精神不振、躁动等情况,提示有休克发生,应按休克处理:迅速建立两条以上静脉通道,补充血容量,保证输血、输液的通畅;早期应用抗生素以预防感染,同时注意保暖、镇静、吸氧;尽量避免搬动患者;根据实验室检查结果,合理安排输液种类,以维持水、电解质及酸碱平衡。

(5)肾损伤应注意观察腰腹部情况:腹膜刺激症状是肾损伤的渗血、渗尿刺激后腹膜所致,其加重与好转可反应病情的变化,应注意观察腹膜刺激症状,有无压痛、肌痉挛;注意观察腰腹部肿物的范围,以了解出血的情况。

(6)泌尿系统损伤常伴有其他脏器损伤,应严密观察患者症状与体征的变化,随时做好抢救准备。

2.术后护理

(1)按泌尿外科术后一般护理常规护理。

(2)病情观察:准确、定时测量血压、心率、呼吸及血氧饱和度并正确记录,随时注意患者病情的变化。如果患者出现血压下降、心率增快、血氧饱和度下降的情况,及时通知医师,防止出血的发生。注意观察伤口敷料有无渗血、渗液,若有及时通知医师给予换药。

(3)维持水、电解质、酸碱平衡及有效循环血量:建立静脉通道,遵医嘱及时输液,必要时输血,以维持有效循环血量。输血过程中密切观察患者有无变态反应、输血反应的发生。根据实验室检查结果,合理安排输液种类,及时输入液体和电解质,以维持水、电解质及酸碱平衡。

(4)休息与活动:全麻清醒、血压平稳后改半卧位,术后需卧床休息2~4周。卧床期间患者可以进行循序渐进的床上活动,比如做四肢主动的屈伸活动,以预防静脉血栓的发生;指导患者适时变换体位,常规放置防压疮气垫,必要时骶尾部贴防压疮敷料,以预防压疮的发生。

(5)预防感染:保持尿道口清洁,导尿管通畅,保持会阴部清洁干燥;定时观察体温,了解血、尿白细胞计数变化,及时发现感染征象;加强损伤局部的护理,严格无菌操作;早期应用抗生素预防感染。

(6)管路护理:术后留置伤口引流管及导尿管,实现伤口引流管的"双固定":将伤口引流管用透明贴膜固定于患者身上,将引流袋、尿袋分别固定于床单上,做好管路及引流袋的标识。让患者自己伸手摸到引流管的走向及固定位置。避免牵拉、打折。严密观察伤口引流管及导尿管引流液的颜色、性状和量,准确做好记录。若伤口引流液或尿液颜色鲜红,量较大,则考虑出血的可能,应立即通知医师。

(7)膀胱冲洗的护理:为防止血液逐渐沉积在膀胱内形成血块堵塞尿道口,导致患者导尿管引流不畅,遵医嘱行膀胱冲洗。在冲洗过程中加强观察,确保导尿管引流通畅,注意冲洗温度应适宜,保持在20~30 ℃。冲洗过程中观察流速是否适宜,同时检查冲洗液的颜色,冲出液的量、浑浊度、有无尿外渗的发生。一般冲出液量不应少于冲入的液体,要及时发现冲出液是否进入腹腔、腹壁、会阴及阴囊皮下,造成腹壁、阴囊明显水肿或导致冲出液被大量吸收入血,急剧增加循环血量,造成急性心力衰竭致患者死亡。当患者出现脉速、面色苍白、出冷汗、剧烈腹痛等,应立即停止冲洗,通知医师,及时给予处理。

(8)饮食:可以进食后,应以易消化食物为主,避免食用辛辣刺激性食物及过于油腻的食品;鼓励患者多饮水,保证尿量 2 000～3 000 mL/d,可以预防泌尿系统感染。

(三)出院指导

(1)出院后 3 个月内,不宜参加体力劳动或竞技运动,以免引起再度出血。

(2)注意保护肾脏,患病时应在医师指导下服药,以免造成肾功能的损害;定期检测肾功能。

(3)如出现腰痛、血尿,要及时就诊、及时治疗。

二、膀胱损伤患者的护理

膀胱空虚时位于骨盆深处,受到周围筋膜、肌、骨盆及其他软组织的保护,因此除贯通伤或骨盆骨折外,一般不易发生膀胱损伤。膀胱充盈时其壁紧张而薄,高出耻骨联合伸展至下腹部,易遭受损伤。

(一)病因

1.开放性损伤

由弹片或锐器贯通所致,常合并其他脏器损伤,如直肠、阴道损伤,形成腹壁尿瘘、膀胱直肠瘘或膀胱阴道瘘。

2.闭合性损伤

当膀胱充盈时,若下腹部遭撞击、挤压,极易发生膀胱损伤。可见于酒后膀胱过度充盈,受力后膀胱破裂。有时骨盆骨折骨片会直接刺破膀胱壁。产程过长,膀胱壁被压,在胎头与耻骨联合之间也易引起缺血性坏死,可致膀胱阴道瘘。

3.医源性损伤

见于膀胱镜检查或治疗中,如膀胱颈部肿瘤、前列腺癌、膀胱癌等电切术及盆腔手术、腹股沟疝修补术、阴道手术等有时可能伤及膀胱。压力性尿失禁行经阴道无张力尿道中段悬吊手术时,也有发生膀胱损伤的可能。

4.自发性破裂

有病变的膀胱[如膀胱结核、长期接受放射治疗(以下简称放疗)的膀胱]过度膨胀,发生破裂,称为自发性破裂。

(二)临床表现

膀胱壁轻度挫伤仅有下腹部疼痛和少量终末血尿,短期内可自行消失。膀胱全层破裂时症状明显,依腹膜外型或腹膜内型的破裂部位不同而有其各自的特殊的表现。

1.休克

常见于骨盆骨折导致的膀胱损伤,常因骨盆骨折剧痛、大出血所致。

2.腹痛

腹膜外破裂时,尿外渗及血肿可引起下腹部疼痛、压痛及肌紧张,直肠指检可触及直肠前壁饱满并有触痛。腹膜内破裂时,尿液和血液流入腹腔常引起急性腹膜炎症状;如果腹腔内尿液较多,可有移动性浊音。

3.排尿困难和血尿

膀胱破裂后,尿液流入腹腔和膀胱周围组织间隙时,患者有尿意,但不能排出尿液或仅能排出少量血尿。

4.尿瘘

开放性损伤可有体表伤口漏尿;如与直肠、阴道相通,则经肛门、阴道漏尿。闭合性损伤在尿外渗感染后破溃,可形成尿瘘。

5.局部症状

闭合性损伤时,常有体表皮肤肿胀、血肿和瘀斑。

(三)辅助检查

1.膀胱造影

自导尿管向膀胱内注入15％泛影葡胺300 mL,摄前后位片,抽出造影剂后再摄片,如膀胱破裂,可发现造影剂漏至膀胱外,排液后的照片更能显示遗留于膀胱外的造影剂。腹膜内膀胱破裂时,则显示造影剂衬托的肠襻。

2.膀胱镜检查

膀胱镜检查是诊断术中发生膀胱损伤的首选方法。

3.导尿试验

导尿管插入膀胱后,如引流出300 mL以上的清亮尿液,基本上可排除膀胱破裂;如无尿液导出或仅导出少量血尿,则膀胱破裂的可能性大。此时可经导尿管向膀胱内注入灭菌生理盐水200～300 mL,片刻后再吸出。液体外漏时吸出量会减少,腹腔液体回流时吸出量会增多。若液体出入量差异大,提示膀胱破裂。

(四)治疗

处理原则:闭合膀胱壁缺损;保持通畅的尿液引流,或完全的尿流改道;充分引流膀胱周围及其他部位的尿外渗。应根据损伤的类型和程度进行相应的处理。

1.紧急处理

对于骨盆骨折的患者需要依据出血的严重程度进行抗休克治疗,如输液、输血、镇痛及镇静等,尽早合理使用抗生素预防感染。

2.非手术治疗

膀胱挫伤或膀胱造影显示仅有少量尿外渗且症状较轻者,可从尿道插入导尿管持续引流尿液10天左右,并保持通畅,同时使用抗生素预防感染,破裂多可自愈。

3.手术治疗

膀胱破裂伴有出血和尿外渗,病情严重者,须尽早施行手术。如为腹膜外破裂,做下腹部正中切口,腹膜外显露并切开膀胱,清除外渗尿液,修补膀胱裂口。如为腹膜内破裂,应行剖腹探查,了解其他脏器有无损伤,并做相应处理。吸尽腹腔内液体,分层修补腹膜与膀胱壁。也可行腹腔镜膀胱修补术,由于腹腔镜具有创伤小等特点,利用孔道即可观察上腹部其他脏器有无损伤。若发生膀胱颈撕裂,须用可吸收缝线准确修复,以免术后发生尿失禁。膀胱修补术后应留置导尿管或行耻骨上膀胱造瘘,持续引流尿液2周。对于骨盆骨折的患者,手术以骨科处理为主,泌尿科以引流尿液为主要目的。

4.并发症的处理

早期正确的手术治疗及抗生素的应用可减少并发症的发生。盆腔血肿宜尽量避免切开,以

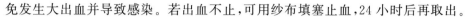

免发生大出血并导致感染。若出血不止,可用纱布填塞止血,24 小时后再取出。

(五)护理

1.术前护理

(1)按泌尿外科一般护理常规护理。

(2)心理护理:主动给予患者关心和体贴,向患者及家属讲解目前的治疗方法的可行性,消除其顾虑,以积极的态度面对治疗。

(3)注意密切监测患者的血压、脉搏、呼吸及血氧饱和度,如骤然血压下降、脉搏加快、面色苍白,提示有休克发生,应按休克处理,即迅速建立两条以上静脉通道,补充血容量,维持患者水、电解质及酸碱平衡;保证输血、输液的通畅;输血过程中注意观察患者有无输血反应、变态反应的发生;注意给予患者持续吸氧;注意保暖;避免过多地搬动患者。

(4)注意监测体温,遵医嘱使用抗生素预防感染,体温过高时及时通知医师。

(5)合并骨盆骨折者,应卧硬板床休息;注意观察血尿及腹膜刺激症状,判断有无出血发生。

2.术后护理

(1)按泌尿外科术后一般护理常规护理。

(2)病情观察:准确、定时测量血压、心率、呼吸及血氧饱和度并正确记录,随时注意患者病情的变化。留置膀胱造瘘管的患者,应注意观察造瘘口敷料有无渗血、渗液,定时给予换药。

(3)管路护理:膀胱修补术后最主要的就是保持膀胱引流通畅,所以应注意观察术后留置的导尿管或膀胱造瘘管是否通畅,避免管路打折、受压、弯曲或堵塞。术后导尿管或耻骨上膀胱造瘘管留置时间一般为 2 周左右。将引流袋固定于床单上,做好管路及引流袋的标识。让患者自己伸手摸到引流管的走向及固定位置,以更好地自我注意避免引流管受牵拉、打折。严密观察引流液的颜色、性状和量,准确做好记录。

(4)预防感染:保持尿道口清洁、导尿管通畅,保持会阴部清洁干燥;定时观察体温,监测血、尿白细胞计数,及时发现感染征象;加强损伤局部的护理,严格无菌操作;早期应用抗生素预防感染。

(5)膀胱痉挛的护理:患者术后容易发生膀胱痉挛,可遵医嘱给予抗胆碱能药物予以缓解。

(6)膀胱冲洗的护理:为防止膀胱内形成血凝块堵塞尿道口,导致患者导尿管引流不畅,可遵医嘱行膀胱冲洗。冲洗液的温度应适宜,保持在 20～30 ℃。注意观察冲出的液体的颜色、量、浑浊度,注意有无尿外渗的发生。在冲洗过程中加强观察流速是否适宜,并确保导尿管引流通畅,一般冲出的液体量不应少于冲入的液体量,要加强观察冲洗液是否进入腹腔、腹壁、会阴及阴囊皮下,造成腹壁、阴囊明显水肿,或造成冲洗液被大量地吸收入血,急剧增加循环血量,造成急性心力衰竭导致患者死亡。当患者出现脉速、面色苍白、出冷汗、剧烈腹痛等,应立即停止冲洗,通知医师,及时给予处理。

(7)饮食:可以进食后,应以易消化食物为主,避免食用辛辣刺激性、过于油腻的食物;鼓励患者多饮水,保证尿量 2 000～3 000 mL/d,以预防泌尿系统感染。

(8)活动:活动应遵循循序渐进的原则。指导患者卧床期间进行床上双下肢的屈伸活动,以防止静脉血栓的发生;如无合并其他内脏损伤或骨折等情况时,一般可于术后第二天下床活动。

3.出院指导

嘱患者多饮水、勤排尿;定期复查,如有不适及时就诊。

(李丽婧)

第三节　压力性尿失禁

尿失禁是影响女性生活质量的常见疾病,据统计,全球患病率接近 50%,我国人群的患病率与此相当,其中一半为压力性尿失禁。压力性尿失禁是指打喷嚏、咳嗽或运动等腹压增高时,出现不自主的尿液自尿道外口溢出。由于社会经济和文化教育等因素,加之女性对排尿异常羞于启齿,导致女性压力性尿失禁就诊率低。

一、病因

(一)年龄

随着年龄增长,女性尿失禁患病率逐渐增高,高发年龄为 45~55 岁。年龄与尿失禁的相关性可能与随着年龄的增长而出现的盆底肌松弛、雌激素减少和尿道括约肌退行性变等有关。一些老年常见疾病,如慢性肺部疾病、糖尿病等,也可促进尿失禁的进展。但老年人压力性尿失禁的发生率趋缓,可能与其生活方式改变有关,如日常活动减少等。

(二)生育

生育的次数、初次生育年龄、生产方式、胎儿的大小及妊娠期间尿失禁的发生率均与产后尿失禁的发生有显著相关性,生育的胎次与尿失禁的发生呈正相关性;初次生育年龄在 20~34 岁间的女性,其尿失禁的发生与生育的相关度高于其他年龄段;生育年龄过大者,尿失禁的发生可能性较大;经阴道分娩的女性比剖宫产的女性更易发生尿失禁;行剖宫产的女性比未生育的女性发生尿失禁可能性要大;使用助产钳、吸胎器和缩宫素等加速产程的助产技术同样有增加尿失禁的可能性;出生婴儿体重大于 4 000 g 的母亲发生压力性尿失禁的可能性明显升高。

(三)盆腔脏器脱垂

压力性尿失禁和盆腔脏器脱垂紧密相关,两者常伴随存在,均严重影响中老年妇女的健康和生活质量。盆腔脏器脱垂患者盆底支持组织平滑肌纤维变细、排列紊乱、结缔组织纤维化和肌纤维萎缩可能与压力性尿失禁的发生有关。

(四)肥胖

肥胖女性发生压力性尿失禁的概率显著增高,减肥可降低尿失禁的发生。

(五)种族和遗传因素

遗传因素与压力性尿失禁有较明确的相关性。压力性尿失禁患者患病率与其直系亲属患病率显著相关。白种人女性尿失禁的患病率高于黑种人。

(六)雌激素

长期以来认为绝经期妇女雌激素下降与尿失禁发生相关,但目前还存在争议。一些研究认为,口服雌激素不能减少尿失禁,且有诱发和加重尿失禁的风险,阴道局部使用雌激素可改善压力性尿失禁症状。

(七)子宫切除术

子宫切除术后如发生压力性尿失禁,一般都在术后半年至一年。手术技巧及手术切除范围可能与尿失禁的发生有一定关系。但目前尚无足够的循证医学证据,证实子宫切除术与压力性尿失禁的发生有确定的相关性。

(八)吸烟

吸烟与压力性尿失禁发生的相关性尚有争议。有资料显示吸烟者发生尿失禁的比例高于不吸烟者,可能与吸烟引起的慢性咳嗽和胶原纤维合成的减少有关。也有资料认为吸烟与尿失禁的发生无关。

(九)体力活动

高强度体育锻炼可能诱发或加重尿失禁,但尚缺乏足够的循证医学证据。

二、临床表现

(一)症状

咳嗽、打喷嚏、大笑等腹压增加时不自主漏尿。

(二)体征

腹压增加时能观察到尿液不自主的从尿道流出。

三、辅助检查

(一)1 小时尿垫试验

(1)方法:①患者无排尿。②安放好已经称重的收集装置,试验开始。③15 分钟内喝完 500 mL 无钠液体,然后坐下或躺下。④步行半小时,包括上下一层楼梯。⑤起立和坐下 10 次。⑥剧烈咳嗽 10 次。⑦原地跑 1 分钟。⑧弯腰拾小物品 5 次。⑨流动水中洗手 1 分钟。⑩1 小时终末去除收集装置并称重。

(2)结果判断:①尿垫增重＞1 g 为阳性。②尿垫增重＞2 g 时注意有无称重误差、出汗和阴道分泌物。③尿垫增重＜1 g 提示基本干燥或实验误差。

(二)压力诱发试验

患者取仰卧位,双腿屈曲外展。观察尿道外口漏尿情况,咳嗽或用力增加腹压时见尿液漏出,腹压消失后漏尿也同时消失则为阳性。阴性者站立位再行检查。检查时应同时询问漏尿时或之前是否有尿急和排尿感,若有则可能为急迫性尿失禁或合并有急迫性尿失禁。

(三)膀胱颈抬举试验

患者取截石位,先行压力诱发试验。若为阳性,则将中指及示指插入患者阴道,分别放在膀胱颈水平、尿道两侧的阴道壁上,嘱患者做咳嗽等动作增加腹压,有尿液漏出时用手指向腹侧抬举膀胱颈,如漏尿停止,则为阳性,提示压力性尿失禁的发病机制与膀胱颈和近端尿道明显下移有关。此外,注意试验时不要压迫尿道,否则会出现假阳性。

(四)棉签试验

患者取截石位,消毒后于尿道插入无菌棉签,棉签前端应到达膀胱颈。无应力状态下和应力状态下棉签活动的角度超过 30°,则提示膀胱颈过度活动。

(五)尿动力学检查

当腹压增加时漏尿,伴有排尿困难或尿频、尿急等膀胱过度活动症症状时,需要进行尿动力学检查。同时尿动力学检查还可协助对压力性尿失禁进行分型。有剩余尿及排尿困难表现的患者,还需接受影像尿动力学检查。

(六)膀胱镜检查

怀疑有膀胱颈梗阻、膀胱肿瘤和膀胱阴道瘘等疾病时,需要做此检查。

(七)膀胱尿道造影

既往有手术史,怀疑有膀胱输尿管反流,或需要进行压力性尿失禁分型的患者。

(八)超声检查

了解有无上尿路积水、膀胱容量及剩余尿量。

(九)静脉肾盂造影或 CT

了解有无上尿路积水及重复肾、输尿管畸形,以及重复或异位输尿管开口位置。

四、治疗要点

(一)保守治疗

1.控制体重

肥胖是女性压力性尿失禁的明确危险因素,减轻体重可改善尿失禁的症状。

2.盆底肌训练

通过自主的、反复的盆底肌肉群的收缩和舒张,增强支持尿道、膀胱、子宫和直肠的盆底肌张力,增加尿道阻力、恢复盆底肌功能,达到预防和治疗尿失禁的目的。此法简便易行、有效,适用于各种类型的压力性尿失禁,停止训练后疗效的持续时间尚不明确。目前尚无统一的训练方法,其共识是必须要使盆底肌达到相当的训练量才可能有效。此外,盆底肌训练可结合生物反馈、电刺激治疗进行,在专业人员指导下进行可获得更好的疗效。

3.生物反馈

是借助置于阴道或直肠内的电子生物反馈治疗仪,监视盆底肌的肌电活动,并将这些信息转换为视觉和听觉信号反馈给患者,指导患者进行正确的、自主的盆底肌训练,并形成条件反射。与单纯盆底肌训练相比,生物反馈更为直观和易于掌握,短期内疗效可优于单纯盆底肌训练,但远期疗效尚不明确。

(二)药物治疗

主要作用原理在于增加尿道闭合压,提高尿道关闭功能,目前常用的药物有以下几种。

1.度洛西汀

度洛西汀是 5-羟色胺及去甲肾上腺素的再摄取抑制剂,可升高二者的局部浓度,兴奋此处的生殖神经元,进而提高尿道括约肌的收缩力,增加尿道关闭压,减少漏尿。每次口服 40 mg,每天 2 次,需维持治疗至少 3 个月。多在 4 周内起效,可改善压力性尿失禁症状,结合盆底肌训练可获得更好的疗效。恶心、呕吐是其较常见的不良反应,其他不良反应还有口干、便秘、乏力、头晕、失眠等。

2.雌激素

刺激尿道上皮生长,增加尿道黏膜静脉丛血供,影响膀胱尿道旁结缔组织的功能,增加支持盆底结构肌的张力,增加 α 肾上腺素受体的数量和敏感性,提高 α 肾上腺素受体激动剂的治疗效果。口服雌激素不能减少尿失禁,且有诱发和加重尿失禁的风险。对绝经后患者应选择阴道局部使用雌激素,用药的剂量和时间仍有待进一步研究。长期应用增加子宫内膜癌、卵巢癌、乳腺癌和心血管病的发生风险。

(三)手术治疗

目前最常用的手术方式为经闭孔无张力性尿道中段悬吊术,其适应证主要有4种情况。

(1)非手术治疗效果不佳或不能坚持,不能耐受,预期效果不佳的患者。

(2)中、重度压力性尿失禁,严重影响生活质量的患者。

(3)生活质量要求较高的患者。

(4)伴有盆腔脏器脱垂等盆底功能病变需行盆底重建者,同时存在压力性尿失禁。

五、护理

(一)术前护理

(1)按泌尿外科一般护理常规护理。

(2)心理护理:压力性尿失禁的患者长期思想负担重,有自卑心理。大多数患者术前表现为紧张、焦虑,对手术的方式方法、手术效果极为关切。术前应耐心细致地向患者介绍手术的方法、原理、步骤及预后,着重强调本术式具有简单快捷、创伤小、恢复快、疗效好的优点,术后不会影响性生活,以解除她们的紧张心理。护士应与患者多交流,介绍此类手术的成功经验,帮助她们树立治疗的信心,积极配合手术和护理。

(3)会阴护理:尿失禁患者外阴长期处于潮湿环境中,术前应鼓励患者多饮水以稀释尿液,减少局部刺激。指导患者用温水清洗会阴,及时更换卫生巾或护垫,每天更换内裤,保持会阴清洁干燥。观察会阴皮肤有无发红、湿疹及溃疡等,如有应及时向医师报告,待其治愈后方可手术。

(4)避免增加腹压的因素:术前应避免一切可能引起腹压增高的因素。由于排便用力是造成腹压增高的原因之一,对于便秘患者应鼓励多吃水果、蔬菜等,必要时给予缓泻剂。咳嗽、咳痰是造成腹压增高的另一主要原因,因此患者术前应防止受凉、呼吸道感染等。有慢性支气管炎患者,应鼓励其排痰,利用拍背、雾化吸入等方法促进痰液排出。

(5)完善术前各项检查,做好健康教育。

(6)讲解盆底肌训练的意义、方法。

(7)术前遵医嘱行阴道冲洗。

(二)术后护理

(1)按泌尿外科术后一般护理常规护理。

(2)密切观察伤口渗出情况,渗出量多时,通知医师给予处理。

(3)遵医嘱术后6小时给予半卧位,鼓励患者术后24小时下床活动。

(4)饮食护理:术后多饮水,每天大于2 000 mL。选择易消化、营养丰富、粗纤维食物,防止大便干燥,必要时使用缓泻剂,禁止食用辛辣食物及对膀胱有刺激性的饮料。

(5)排尿护理:术后留置导尿管,导尿管连接引流袋并妥善固定,保持引流通畅,观察尿量及颜色。术后1～2天拔除导尿管及阴道内碘仿纱条,鼓励患者拔除导尿管1小时开始排尿,为防止术后因尿道阻力增大出现排尿困难,应在膀胱未达到最大充盈时排尿。术后前几次排尿较为关键,应嘱患者勤排尿,不应超过2小时排尿1次,夜间起来排尿1～2次,排尿正常后即可正常排尿。拔除导尿管后如继续存在尿失禁症状应嘱患者适量饮水,根据尿失禁好转程度酌情增加饮水量。若发生暂时性排尿困难,应指导患者正确使用腹压,可用手按压腹部或听流水声等协助排尿。

(6)并发症的护理。①膀胱损伤:为术中可能出现的并发症。因此要求术中每次穿刺后,应进行膀胱镜检查,如发现膀胱或者尿道损伤,应停止手术,根据损伤程度保留导尿管3~5天。术后保持导尿管通畅,注意观察并记录尿量及尿液性质,如颜色鲜红,提示有膀胱尿道损伤的可能。②出血:在利用穿刺针将吊带引向耻骨上切口的过程中,偶尔会损伤耻骨后血管,引起出血,形成耻骨后血肿。但这种出血往往是自限性的,可以自行停止,不会引起严重后果,故不需特殊处理。术后应倾听患者有无里急后重的主诉,并注意观察患者的面部表情。③急性尿潴留:其原因和吊带位置较高、过于拉紧及局部组织损伤后水肿渗血有关。④下肢活动障碍:由于闭孔神经损伤致大腿屈曲及内旋障碍,术后仔细观察患者的活动情况。⑤其他并发症:部分患者可出现外阴皮肤瘀斑、耻骨上疼痛,除给予耐心解释外,必要时行对症处理。

(7)指导患者做膀胱功能训练及盆底肌训练。

(三)出院指导

(1)饮食:鼓励患者多进食高蛋白、高维生素、高纤维素、易消化的食物,多吃新鲜蔬菜和水果,保持大便通畅。多饮水,每天2 000 mL以上,达到内冲洗尿路的目的,防止泌尿系统感染。

(2)保持适当的体重,避免肥胖引起的腹压增高。

(3)活动:术后2周可恢复正常活动;6~8周内避免性生活;术后3个月不做重体力活动;避免长时间站立、下蹲动作,避免增加腹压的行为方式;有节律地做盆底肌的收缩与放松运动,加强盆底肌的力量;养成定时排便、排尿的习惯。

(4)指导患者观察排尿情况,如有无尿失禁复发或排尿困难、漏尿等情况,出现异常请及时就诊。

(李丽婧)

第四节 肾 积 水

肾积水的病因分先天性和后天性两种。先天性肾积水最常见的原因是肾盂输尿管连接部梗阻、输尿管膀胱连接部梗阻及原发性膀胱输尿管反流。后天性肾积水可继发于结石、外伤、炎性尿路狭窄或肿瘤等。肾积水主要表现为肾区胀痛。轻度肾积水可采用内科保守治疗,中、重度肾积水采取外科手术治疗。良性原因所致肾积水、可保留肾脏者常行肾盂输尿管成形术、输尿管膀胱再植术;无法保留肾脏者行病变肾全切除术。

一、护理措施

(一)术前护理

(1)了解患者肾积水程度,加以保护,注意休息,活动适度,避免肾区受碰撞,导致肾损伤,如破裂出血。

(2)预防泌尿系统感染,适量饮水,保持外阴部清洁,勤换内衣。必要时可口服抗生素。

(二)术后护理

(1)引流管及导尿管的护理:妥善固定导尿管、引流管,以确保通畅;观察引流液的性质、颜色、量,发现问题及时通知医师给予处理;记录每天引流量及尿量;定期监测血生化、肾功能。若肾造瘘口引流管不畅,可在无菌操作下用0.9% NaCl进行低压冲洗,每次不多于5 mL,冲洗时要缓慢,以免压力过高,增加吻合口张力,导致漏尿。

(2)加强营养,提高机体抵抗力,促进吻合口愈合,同时应用抗生素抗感染。

(三)健康指导

肾盂输尿管成形术需留置输尿管支架管,术后4~6周拔除,拔管在门诊膀胱镜下进行。通常拔除输尿管支架管3天后,可缓慢夹闭肾造瘘管,直至全部夹闭。此间如有肾区胀痛、发热及吻合口引出尿液,需立即就诊,打开肾造瘘管,减轻上述症状;如无上述症状,经肾造瘘造影检查,证实吻合口通畅无狭窄,方可拔除肾造瘘引流管,同时嘱患者健侧卧位,防止漏尿,此吻合口1周左右愈合。院外带管期间需防止感染。术后6个月行静脉尿路造影检查,观察肾积水程度是否减轻及肾功能恢复情况。

二、主要护理问题

(一)疼痛

与手术有关。

(二)吻合口瘘

与引流管不畅有关。

(三)焦虑

与带造瘘管出院行动不便及担心感染有关。

(四)知识缺乏

与不了解留置引流管的注意事项有关。

(李丽婧)

第五节 肾 囊 肿

肾囊肿属于良性肿瘤,在肾囊性疾病中,单纯性肾囊肿最为常见,一般为单侧单发,双侧发生少见。任何年龄均可发生,但2/3以上见于60岁以上者,被认为是老年病。临床表现为腰腹不适或疼痛、血尿、腹部肿块和高血压。如肾囊肿<4 cm,无肾盂、肾盏明显受压,无感染、恶变、高血压或症状不明显者,只需密切随访观察,定期B超复查。手术方式主要为腹腔镜囊肿去顶术。

一、护理措施

(一)术前护理

(1)心理护理:术前评估患者的身心状态及患者对手术的心理接受能力,通过护理与患者建立良好的护患关系,鼓励患者树立战胜疾病的信心。

(2)加强营养,保持大便通畅。

(二)术后护理

1.体位

术后平卧位,血压平稳后给予半卧位。开腹手术需准备腹带。

2.出血的观察

密切注意有无术后出血及休克表现。观察患者生命体征及意识情况,观察腹部情况及伤口敷料有无渗血渗液,保持引流管通畅,记录引流液的色、量和性质;一般 24 小时内引流液<200 mL,以后逐渐减少,颜色逐渐变淡,24～72 小时拔除引流管。如发现引流量多同时血压下降,脉快而弱,应警惕邻近脏器(如肝、脾、肠管及胰腺尾)的误伤及内出血的可能,及时通知医师进行处理。

3.抗生素的应用

选择对肾脏无害或毒性较轻的抗生素,保护肾功能。

4.预防术后并发症

卧床期间鼓励并协助患者定时翻身,给予拍背,嘱患者将痰液及时咳出,防止发生肺部感染,嘱患者多活动双下肢,防止下肢静脉血栓的形成,第二天可下床活动,以有利于尽早排气及伤口的愈合。

5.饮食护理

术后患者禁食水 6～8 小时,排气后可进流食,逐渐进食。

6.疼痛

可遵医嘱给予止痛镇静剂。

(三)健康指导

定期门诊复查,每 3 个月复查 B 超、CT。

二、主要护理问题

(一)知识缺乏

与缺乏疾病相关知识有关。

(二)恐惧

与不了解病情有关。

(三)疼痛

与手术有关。

(四)并发症

出血,与手术有关。

(李丽婧)

第六节　肾　　癌

肾癌又称肾细胞癌,肾腺癌,是最常见的肾脏恶性肿瘤,未有确切的病因。典型的临床表现是腰部肿块、疼痛和突发性无痛性全程肉眼血尿。现无症状肾癌的发病率逐年升高,10%～40%的患者出现副瘤综合征,表现为高血压、贫血、体重减轻、恶病质、发热、红细胞增多症、肝功能异常、高钙血症、高血糖、血沉加快、凝血机制异常等改变;30%为转移性癌,有骨痛、骨折、咳嗽、咯血等症状。治疗方法有单纯性肾癌切除术和根治性肾癌切除术。

一、护理措施

(一)术前护理

1.控制血压

每天测量血压 2 次,控制在正常范围。协助医师了解患侧和健侧肾脏功能及手术方式。

2.心理护理

向患者及其家属讲解切除一侧肾脏,只要健侧肾脏功能正常,对自身各方面无影响。可让术后恢复良好的肾切除患者与之交谈,解除思想顾虑,取得合作。

(二)术后护理

1.体位

术后平卧位,应用腹带减少疼痛,促进伤口愈合。术后第一天可下床活动。肾部分切除后,有继续出血的可能,卧床时间需延长 4～5 天。

2.观察出血及排尿

密切观察生命体征,注意伤口敷料及引流液性状及有无出血,及时发现,及时处理。肾部分切除术后,也有继发性出血的可能,应严加注意。

3.导尿管的护理

术后常规保留导尿管,注意观察尿量和血尿的情况,如术后尿量过少或排出大量血尿,需及时通知医师进行处理。

4.肾功能的观察

由于手术对肾脏的影响,可暂时增加健侧肾脏的负担。术后需准确记录出入量,并根据血、尿生化检查相应调整水和电解质的摄入量,防止水、电解质和紊乱,减轻健侧肾脏负担。

5.预防并发症

卧床期间鼓励患者进行床上活动,可向健侧翻身,鼓励患者咳嗽,及时将痰液排出,必要时每天 2～3 次行雾化治疗,防止发生肺部感染,促进肠蠕动,减轻腹胀。

6.饮食护理

术后禁食 6～8 小时,如肠蠕动恢复良好,已排气,可逐步进食,忌食或少食易胀气的食物。

7.疼痛护理

可应用止痛泵,观察麻醉药品的不良反应及止痛效果,防止脱落。

(三)健康指导

(1)术后 1 个月复查,3 个月复查 B 超、CT。

(2)出院后如使用免疫治疗,提前告知患者及其家属应用干扰素等免疫制剂后,可出现高热,为药物的不良反应,属正常现象,对症处理即可。

(3)如有异常,及时就诊。

二、主要护理问题

(一)疼痛

与手术有关。

(二)活动无耐力

与卧床、血尿、手术有关。

(三)潜在并发症

出血,与手术切除部分肾脏有关。

(李丽婧)

第七节 肾 移 植

器官移植是临床治疗器官衰竭的重要手段之一,在 20 世纪终于将器官移植这一想法变成了现实。慢性肾衰竭终末期(尿毒症)患者较常见,肾移植已成为挽救尿毒症患者的常规治疗方法。肾脏移植是指把一个来自供体的健康肾脏以手术方式植入到尿毒症患者的身体内,以代替无功能的肾脏工作,发挥其正常的肾功能。近一个世纪,随着移植外科、移植内科、免疫学、免疫药理学等学科的不断发展,移植肾的成活率大大提高。肾移植成功率(1 年人/肾存活率)也从过去的 50％上升到现在的 96％,甚至近 100％。我国最长的单次肾移植移植肾存活时间近 40 年,但总体长期存活时间仍需提高。

一、病因

各种肾脏疾病最终造成的不可逆转的慢性肾衰竭。

二、临床表现

当肾脏失去代偿功能后,其功能将发生一系列紊乱,临床可出现各种症状。

(一)脱水或水肿

患者因肾浓缩尿液的功能差而先表现出多尿、夜尿等,继而肾功能进一步恶化,出现少尿,以至于无尿,引起水钠潴留造成水肿,引起四肢水肿、腹水、胸腔积液、心包积液,更甚者发生纵隔水肿、左心衰竭等。

(二)皮肤表现

皮肤失去光泽,干燥、脱屑,严重时会出现皮肤尿毒霜,引起尿毒症性皮炎,患者因觉奇痒而搔抓。

(三)胃肠道症状

胃肠道症状是尿毒症最早和最常见出现的症状。初期出现厌食、腹部不适等,以后逐渐出现恶心、呕吐、腹泻、口有尿臭味、口腔黏膜溃疡等。

(四)造血系统症状

贫血是尿毒症患者必有的症状,除贫血外,还容易出血,如皮下瘀斑、牙龈出血、黑便等。

(五)呼吸系统症状

慢性肾衰竭尿毒症期患者酸中毒时呼吸慢而深,呼出的气体有尿味,这是由于细菌分解唾液中的尿素形成氨的缘故。

(六)代谢性酸中毒

尿毒症患者都有轻重不等的代谢性酸中毒,患者疲乏软弱、感觉迟钝、呼吸深而长,甚至进入昏迷状态。

(七)钙磷代谢紊乱

患者肾功能障碍,尿磷排出减少,导致血磷升高。磷从肠道排出与钙结合,又限制了钙的吸收,导致低钙血症。高血磷和低血钙引起继发性甲状旁腺功能亢进,导致骨质钙化障碍,患者出现尿毒症性骨病。

(八)低钾血症和高钾血症

当患者出现厌食、腹泻、大量使用利尿剂时会造成低钾血症,表现为全身软弱无力、心律失常等,严重时出现嗜睡甚至昏迷;肾衰竭时引起少尿甚至无尿,引起高钾血症,表现为各种心律失常、心搏骤停等。

(九)精神、神经系统症状

精神萎靡、疲乏、头晕、头痛、记忆力减退、失眠等,部分患者可能出现四肢发麻、皮肤瘙痒,晚期可出现嗜睡、烦躁、谵语、肌肉颤动,甚至抽搐、惊厥、昏迷等。

三、治疗要点

目前的治疗主要为患者肾衰竭到达终末期进行血液净化治疗(包括血液透析、腹膜透析、血浆置换、血液滤过)和肾脏移植。

四、护理

(一)肾移植术的护理

1.术前护理

(1)按泌尿外科一般护理常规护理。

(2)心理护理:根据患者的心理反应,针对性地给予相应的心理护理。介绍移植手术及相关的治疗方案,列举肾移植术成功案例,必要时可请移植后的患者一起交流,使患者在术前对肾移植及其治疗有一定的的认识,减少对手术的恐惧和不必要的担心,以积极的心态接受和配合手术。

(3)遵医嘱术前给予免疫抑制剂。

(4)严格掌握肾移植禁忌证:全身散在的恶性淋巴肿瘤、顽固性心力衰竭、慢性呼吸衰竭、严重血管病变、进行性肝脏疾病、全身严重感染、活动性结核病、凝血机制紊乱、精神疾病等。

此外,溃疡病患者,移植前要治愈;陈旧性结核病灶的患者,移植后易激活,要谨慎;乙型肝炎表面抗原阳性患者,如有病毒复制,应列为禁忌。另外,肾移植手术部位(髂窝部)血管硬化无法吻合的患者,也不适宜做肾移植手术治疗;肾脏疾病为急性期者不能做肾移植。

(5)完善相关检查。①配型检查:ABO 血型配型、淋巴毒实验(交叉配型实验)、群体反应性抗体、人类白细胞抗原。②其他检查:血生化、血常规、尿常规、粪常规、血型、出凝血功能、感染筛查、抗 CMV、EB 病毒等;心电图、超声心动图、腹部 B 超、髂血管彩超、胸片等。

2.术后护理

(1)监测生命体征:术后每小时测量血压、脉搏 1 次,每 4 小时测量中心静脉压 1 次并记录。

(2)维持体内内环境平衡:详细记录出入量,尤其要密切监测每小时尿量,并根据尿量、心率、中心静脉压、血压的变化,遵医嘱调节输液速度和补液量,保持出入水量的平衡,以预防心力衰竭。避免因入量不足而引起移植肾灌注不良,继而引起肾功能的延迟恢复。措施如下。①监测尿量:尿量是反映肾移植功能状况及体液平衡的重要指标。术后 4 天内每小时监测尿量 1 次,随时根据中心静脉压、血压、心率、输液速度分析排尿情况,当尿量每小时少于 100 mL 时,及时与医师沟通处理。②监测引流量:密切观察伤口引流液的颜色、性质、量,观察伤口有无出血及伤口周围敷料渗血情况、淋巴漏或尿外渗,并及时记录。③合理静脉输液:术后当患者尿量比较多时开放两条静脉通道,防止因补液不足造成全身容量不足。

(3)饮食指导:患者胃肠功能逐渐恢复后,从半流食开始,逐渐过渡到普食。鼓励患者进食,早期以发酵食物开始,如馒头、面包等。

(4)活动指导:为了防止移植肾移位,要求术后卧床 4 天。期间鼓励患者进行床上四肢运动,可以取侧卧位或变换体位,但严禁患者坐起,移植肾脏的部位防止受压。

(5)防治排异反应的护理:由于供、受体之间遗传学上的差异,在移植后必然会产生免疫反应。受体内对移植物产生的免疫反应称为排异反应。只有坚持服用免疫抑制剂,抵抗排异反应,才能稳定新移植肾的功能。预防排异反应的发生,可靠并稳定的血药浓度是其基础。超级、急性排斥反应的预防和护理如下:①准确遵医嘱应用免疫抑制剂,定期监测患者的血药浓度,以了解免疫治疗情况,防止因血药浓度不足而引起排异反应,同时避免因药物浓度过高而引起中毒。②密切观察患者的生命体征、尿量、肾功能及移植肾区局部情况。若患者体温突然升高且持续高热,并出现血压升高、尿量减少、血肌酐上升、移植肾区有胀感、压痛及情绪改变等,应考虑发生急性排斥反应,及时通知医师,并配合医师处理。③严格遵医嘱应用抗排异反应药物,如泼尼松龙、抗胸腺细胞球蛋白等,及时观察用药疗效。

(6)出血的预防和护理。①加强观察:观察手术切口有无渗血及引流液情况,移植肾区有无肿胀,心率、血压、中心静脉压有无异常,以及时发现患者可能出现的手术伤口或其他部位的出血。②及时处理出血:一旦发现出血征象,如伤口大量渗血、肿胀和/或心率加快、血压及中心静脉压降低,应及时通知医师,并配合医师,进行相应处理。

(7)感染的预防和处理:①给予雾化吸入,雾化吸入后,进行翻身拍背,防止呼吸感染。②口腔护理:每天进行口腔护理,保持口腔清洁,根据患者口腔 pH,选择适合的漱口液,预防口腔感染。③严格病房管理:病房每天通风换气,病室地面和物体表面每天擦拭,每天一次紫外线灯照射消毒,确保病室符合器官移植病房的感染控制规范要求。医护人员进入病室前应洗手、戴口罩。

(8)防止移植肾下移、移植肾血管打折及下肢深静脉血栓:患者术后需卧床 4 天,其目的是防止因大幅度活动造成移植肾位置改变,导致移植肾下移和移植肾血管打折。但卧床的同时,也要鼓励患者在床上积极活动四肢,防止下肢深静脉血栓的发生。

(9)心理护理:肾移植术后患者应该培养乐观的人生态度,让患者锻炼自己的意志,尽量避免各种消极情绪。另外鼓励患者合理表达自己的感情,不要将其压抑,也能增进身心健康。让患者学会自我称赞,自我欣赏,坦然面对不良刺激,以保持情绪稳定,心情愉快。

(二)亲体肾移植供者腹腔镜肾摘取术的护理

1.术前护理

(1)按泌尿外科一般护理常规护理。

(2)心理护理:作为一个健康的个体,经受一次手术并切除一个肾脏,难免会出现畏惧心理。再者,亲属供体有迫切的愿望帮助自己心爱的人恢复健康,但又担心手术及其相关的后遗症给自己的身体带来伤害,会产生焦虑。因此,应该与医师一起共同给予安慰,以消除其畏惧、焦虑心理。同时,对他们进行仔细的心理评估,详细阐述手术可能带来的不利因素,包括移植失败、各种

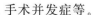

手术并发症等。

（3）术前一天晚,遵医嘱供体静脉输液 2 000 mL,以保证供者尿量,其目的是确保移植肾的功能恢复。

2.术后护理

（1）按泌尿外科术后一般护理常规护理。

（2）心理护理:绝大部分供者术后有巨大的成就感,表示如果还有一次捐肾的机会,他们会做同样的选择,但少部分仍会遇到一些心理问题,如面临供肾效果不佳时,会产生受挫感、抑郁等症状,因此要给予相应的心理疏导,消除其不良情绪。

3.出院指导

（1）注意休息,适当运动;不宜提重物,避免腰部碰撞。若出现腰酸、胀痛、血尿,应及时就诊。

（2）嘱患者进食优质蛋白,但蛋白摄入量不宜过高,以免增加肾脏负担;嘱患者增加含粗纤维的食物摄入,以保持大便通畅。

（李丽婧）

第八节　输尿管肿瘤

输尿管肿瘤少见,约占泌尿系统肿瘤的 3%。随着诊疗技术的提高,人类寿命的延长,输尿管肿瘤的发病率有所增高,多见于 49 岁以上男性,其中下 1/3 段输尿管占 75%,双侧很少见,同时或先后出现尿路其他部位癌者可达 1/2。输尿管肿瘤分为原发性和继发性两类。80% 患者出现的症状为血尿,40% 患者伴有疼痛和梗阻,很少有可触及的肿块。静脉尿路造影可显示充盈缺损,并能被逆行肾盂造影确定。

一、护理措施

（一）术前护理

（1）心理护理:详细评估患者对疾病的心理承受能力及接受治疗的心理准备,通过护理过程与患者建立良好的护患关系,鼓励患者学会倾诉心里的悲伤,以减轻其心理压力,接受现实,并向患者及其家属讲解切除一侧肾脏,只要健侧肾脏功能正常,对自身各个方面没有影响,可让术后恢复良好的此类患者与之交流,解除思想顾虑,取得合作。

（2）严密观察患者血尿的程度,血常规的指标,每天定时监测生命体征,发现问题及时通知医师。

（3）营养支持:进食高蛋白、高热量食物。

（二）术后护理

1.出血的观察

密切注意有无术后内出血及休克表现;应密切观察患者血压;脉搏及意识的变化,每0.5~1.0 小时测量血压、脉搏 1 次;保持引流管通畅,观察引流液色、量是否正常,当引流液颜色鲜红、量＞100 mL/h时,脉搏加快,脉压缩小,提示有腹腔内出血,立即通知医师;同时注意观察伤口敷料有无渗血。

2.体位

术后平卧位,血压平稳后给予半卧位。

3.肾功能的观察

由于手术对肾脏的直接影响,可暂时增加健侧肾脏的负担,术后准确记录出入量,并根据血、尿生化检查相应调整水和电解质的摄入量,防止水和电解质紊乱,减轻健侧肾脏负担。

4.预防术后并发症

卧床期间鼓励并协助患者定时(每2小时)向健侧翻身,给予拍背,嘱患者将痰液及时咳出,防止发生肺部感染,并且有利于肠蠕动的早日恢复,减轻腹胀。

5.预防感染

合理应用抗生素,选用对肾脏无损害或毒性较轻的抗生素,保护肾功能。术后置导尿管易发生感染,保持会阴部的清洁干燥,每天尿道口护理两次,监测体温变化,及时发现感染的征兆。

6.生活护理

卧床期间给予患者必要的生活帮助,做好晨晚间护理。根据患者的个体情况,出院后可用放疗、全身化学治疗提高生存率。术后3个月复查B超、CT、膀胱镜。

二、主要护理问题

(一)焦虑

与担心疾病的预后有关。

(二)知识缺乏

与缺乏特定知识来源有关。

(三)有外伤的危险

与长期血尿继发贫血有关。

(四)疼痛

与手术伤口有关。

(五)有感染的危险

与留置引流管及手术创伤有关。

(六)部分生活自理缺陷

与术后卧床、输液、留置导尿管、引流管有关。

(七)潜在的并发症

出血,与手术有关。

(李丽婧)

第九节　嗜铬细胞瘤

嗜铬细胞瘤可释放大量儿茶酚胺,是可以引起高血压和多个器官功能及代谢紊乱的一种少见的肿瘤,它来源于交感神经系统的细胞,约75%发生在肾上腺髓质,15%异位于神经节丰富的身体其他部位,如腹膜后主动脉旁、肾门、心脏内、膀胱壁等处。本病多为良性,恶性约占10%。

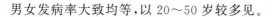

男女发病率大致均等,以 20～50 岁较多见。

一、病因

目前嗜铬细胞瘤发病原因尚不清楚,可能与神经外胚层细胞的发育生长有直接关系。神经外胚层细胞可残留于肾上腺髓质和肾上腺外副神经节,并分化成交感神经细胞和嗜铬细胞,然后可能发展为相应的肿瘤细胞。随着分子生物学的进展,现已发现嗜铬细胞瘤患者存在多种遗传基因的异常。

二、临床表现

成年人以高血压、头痛、心悸及出汗为主要症状。

(一)高血压
可分为持续型和阵发型两类。

(1)阵发型高血压:多发生于女性患者,可因体位突然变化、拿重物、咳嗽、情绪激动等引发。发作时收缩压骤升至 26.7 kPa(200 mmHg)以上,伴心悸、头晕、头痛、面色苍白、大量出汗、视物模糊等症状。发作一般持续 15 分钟左右,但也有长达数小时者。发作缓解后患者极度疲劳、虚弱。

(2)持续性高血压:约占 2/3 患者。

(二)循环系统其他表现
如心律失常、心肌肥厚、出汗、心动过速、直立性低血压。

(三)代谢改变
代谢改变包括基础代谢率增高、血糖增高、糖耐量降低、脂代谢紊乱、低钾血症。

(四)消化道症状
如便秘、腹胀、胆结石。

(五)其他
(1)小儿嗜铬细胞瘤,多为双侧多发肿瘤,血压可很高,视力减退是早期表现,头痛剧烈,甚至发生抽搐,有时易被误认为是脑瘤。

(2)膀胱嗜铬细胞瘤,典型症状是排尿或排尿后出现头痛、心慌、面色苍白、多汗和血压升高。

三、辅助检查

(一)实验室检查
(1)尿香草扁桃酸测定:一般 24 小时尿中尿香草扁桃酸测定增高的阳性率可达 90%。

(2)血肾上腺素和去甲肾上腺素:血中肾上腺素和去甲肾上腺素常增高。抽取血样前应嘱患者禁食香蕉、咖啡、巧克力等食品,避免结果出现假阳性。

(二)影像学检查
B 超和 CT 扫描对嗜铬细胞瘤的诊断极有帮助,所以作为首选的方法。CT 扫描定位准确,可探查出直径 1.5～2.0 cm 的肿瘤,随着 CT 装置不断改进,现可发现 1 cm 以下的肿块。CT 测定肿瘤的大小相当准确,还可根据肿瘤边界是否清楚及完整,有无邻近或远处器官转移,帮助术前评估肿瘤是良性或是恶性。

四、治疗要点

(一)内科治疗

应用肾上腺素能受体阻滞剂、儿茶酚胺合成阻滞剂、钙通道阻滞剂、血管紧张素转化酶抑制剂,进行化疗与放疗。

(二)外科治疗

手术切除肿瘤是有效的治疗方法,但手术有一定危险性,麻醉和手术中血压容易波动,且肿瘤血运丰富,与大血管贴近,容易引起大量出血,故术前应做充分准备。可口服酚苄明 10～20 mg,每天 2～3 次,共 2～4 周,以控制血压。

五、护理

(一)术前护理

1.监测血压

每天测血压、脉搏 4 次。一般待其控制至正常 1 周以上后才能手术。

2.合理用药

术前常规口服 α 肾上腺素能受体阻滞剂(如酚苄明)控制血压,剂量为 10～40 mg,每天 2 次。护士要向患者做好用药宣教,告知不可自主停药或间断服药。在用药期间应严密观察血压、心率改变。此外手术前一天,应进行体循环容量扩充,避免术中血压剧烈波动。

3.避免不良刺激

当肿瘤受到刺激,如按摩或挤压时,贮存于瘤体内的儿茶酚胺会大量释放,导致血压骤升。所以对患者进行各种检查操作时,要避免刺激按压肿瘤区。告知患者避免剧烈运动,变换体位时动作应缓慢,以防血压骤升。

4.预防腹压增高

避免提重物,用力咳嗽、用力大小便等,以免导致血压增高。

5.体液不足的护理

嗜铬细胞瘤患者因术前血管收缩及术后儿茶酚胺急剧减少,导致外周血管扩张,使有效循环血量急剧减少,导致体液不足。所以术后应严密观察血压、心率变化。

6.心理护理

嗜铬细胞瘤患者术前的心理状态与其他疾病术前的心态并不完全相同,除了手术给患者带来不同程度的恐惧、忧虑之外,由于瘤体分泌大量肾上腺素和去甲肾上腺素,使患者情绪一直处于高度紧张状态,轻微刺激就可导致血压升高。故护士要为患者创造一个安静、整洁、舒适的住院环境,耐心细致地解答患者提出的各种疑问,做好疾病知识的健康教育,使患者对疾病有充分的了解,能明白手术的重要性,以消除恐惧心理,树立战胜疾病的信心,使其心理达到最佳状态,以积极配合治疗、顺利接受手术。

7.饮食护理

大部分嗜铬细胞瘤患者基础代谢率增高、糖代谢紊乱。应根据血糖和糖耐量试验调整饮食,此类患者宜低糖、低盐、高蛋白和富含维生素、易消化的饮食,以改善由于基础代谢率增高、糖原分解加速、脂代谢紊乱所致的消瘦、乏力、体重减轻等症。

（二）术后护理

（1）按泌尿外科术后一般护理常规护理。

（2）严密观察血压：切除肿瘤后，由于血浆儿茶酚胺相对不足，血管因张力减低而扩张，血管容积增大，血容量相对不足，易出现低血压或低血压性休克，发生心动过速等变化。故须密切监测血压、脉搏和心率的变化，每15~30分钟测量血压1次，出现异常及时报告医师处理。

（3）术后并发症的观察和处理。①出血：术后24小时内观察伤口有无渗血。观察引流液的颜色及量，特别要注意观察有无活动性出血，如有活动性出血，不仅引流量多，而且可出现全身症状，如面色苍白、心慌气短、心搏加快、四肢湿冷、烦躁不安等。血压下降、中心静脉压降低、血红蛋白减少时，应立即输血、输液，给予止血药，并做好二次手术的准备。保守治疗难以奏效时，立即采取手术止血。②腹胀：腹膜后和腹腔手术，常可以引起肠麻痹、腹胀，加之术后禁食，又易引起低钾，低钾也可导致腹胀。腹胀可使伤口张力增高，影响伤口愈合，并使膈肌升高，进而影响呼吸，增加患者的痛苦。术后6小时可协助患者翻身，或给予半卧位，鼓励患者在床上活动，如病情允许，术后1天协助患者下地活动，以促进排气、排便，减轻腹胀。

（三）出院指导

（1）嗜铬细胞瘤术后可能会复发，故要求患者定期进行影像学及激素水平复查。

（2）少数患者术后血压仍高，可能由于长期高血压使血管壁弹性减弱所至，但仍需监测血压变化，如血压波动剧烈或出现一过性血压增高，应及时就诊。

（李丽婧）

第十节 前列腺癌

前列腺癌的发病率有明显的地理和种族差异。世界范围内，前列腺癌发病率在男性所有恶性肿瘤中位居第二。在美国前列腺癌的发病率已经超过肺癌，成为第一位危害男性健康的肿瘤。亚洲前列腺癌的发病率远远低于欧美国家，但近年来呈现上升趋势。我国癌症中心的最新数据显示，前列腺癌自2008年起已成为泌尿系统中发病率最高的肿瘤。在我国，城市人口前列腺癌的发病率要高于农村人口。

一、病因

前列腺癌的病因尚未明确，可能与以下方面有关。

（一）年龄、遗传和种族

前列腺癌患者主要是老年男性，随着年龄的增长，发病率也明显升高。有前列腺癌家族史的人群有较高的患病风险。约有9%的前列腺癌患者有家族病史。与此同时，前列腺癌的发病率有着明显的地区和种族差异，澳大利亚、新西兰、加勒比海及斯堪的维亚地区最高，亚洲及北非地区较低。

（二）性激素

前列腺分泌功能受雄激素睾酮的调节，促性腺激素的黄体生成素发挥间接作用。幼年阉割者不发生前列腺癌。

(三)饮食与环境

长期摄入较多的高动物脂肪是一个重要的危险因素。其他危险因素还包括维生素 E、硒、木脂素类、异黄酮的摄入不足;而多食番茄、多晒太阳、多饮绿茶可能成为前列腺癌发病的预防因子。但是,目前尚无足够的证据证实生活方式的改变(如降低动物脂肪摄入量及增加水果、谷类、蔬菜、红酒的摄入量)会降低发病风险。

二、临床表现

(一)症状

早期一般无明显症状,进展期肿瘤生长阻塞尿道或直接侵犯膀胱颈部、三角区时,患者可出现排尿困难、膀胱刺激症状;骨转移患者可以出现骨痛、病理性骨折、脊髓压迫症状、排便失禁等。

(二)体征

直肠指诊可触及前列腺结节。发生淋巴转移时,患者可出现下肢水肿。发生骨转移脊髓受压时可出现下肢痛、无力等表现。

三、辅助检查

(一)前列腺特异性抗原检查

作为前列腺癌的标志物在临床上有很重要的作用。正常男性的血清前列腺特异性抗原浓度应<4 ng/mL。前列腺特异性抗原检查应在前列腺的直肠指诊后 1 周,膀胱镜检查、导尿等操作 48 小时后,射精 24 小时后,前列腺穿刺 1 个月后进行。前列腺特异性抗原检测时应无急性前列腺炎、尿潴留等疾病。

(二)直肠指检

在前列腺癌的早期诊断中极为重要。考虑到直肠指检可能影响前列腺特异性抗原值,直肠指检应在抽血查前列腺特异性抗原之后进行。

(三)影像学检查

(1)经直肠超声检查:可以初步判断肿瘤的大小。

(2)CT:目的主要是协助临床医师进行肿瘤的临床分期,了解前列腺邻近组织和器官有无肿瘤侵犯及盆腔内有无肿大的淋巴结。

(3)MRI:可以显示前列腺包膜的完整性、肿瘤是否侵犯前列腺周围组织及器官,还可以显示盆腔淋巴结受侵犯的情况及骨转移的病灶,在临床分期上也有较重要的作用。

(4)全身核素骨显像检查:前列腺癌的最常见远处转移部位是骨骼。一旦前列腺癌诊断成立,建议进行全身核素骨显像检查。

(四)前列腺穿刺活检

是诊断前列腺癌最可靠的检查,推荐经直肠 B 超引导下的前列腺穿刺。但是,前列腺穿刺出血可能影响影像学临床分期,因此,应在 MRI 之后进行。

四、治疗要点

前列腺癌的病理分级推荐使用 Gleason 评分系统,前列腺癌分期推荐使用 2002 年 AJCC 的 TNM 分期系统。根据血清前列腺特异性抗原、Gleason 评分和临床分期将前列腺癌分为低、中、高危三个等级,以便指导治疗和判断预后。

(一)观察、等待

1.观察

适用于不愿意或体弱不适合接受主动治疗的前列腺癌患者,通过密切观察、随诊,直到出现局部或系统症状(下泌尿系统梗阻、疼痛等),才对其采取一些姑息性治疗(如下泌尿系统梗阻的微创手术、内分泌治疗、放疗)来缓解转移病灶症状的保守治疗方法。

2.主动监测

对已明确但又不愿即刻进行主动治疗的前列腺癌患者,选择严密随访,积极监测疾病发展,在达到预先设定的疾病进展阈值时再给予治疗。

(二)前列腺癌根治性手术治疗

根治性前列腺切除术是治愈局限性前列腺癌最有效的方法。主要术式有传统的开放性经会阴、经耻骨后前列腺癌根治术及近年发展的腹腔镜前列腺癌根治术和机器人辅助前列腺癌根治术。

(三)前列腺癌的外放疗

外放疗可以应用于局限期和局部进展期的前列腺癌患者,也可用于术后辅助治疗。对于转移性前列腺癌的患者,可以延长生存时间,提高生活质量。与手术治疗相比,外放疗的毒副作用如性功能障碍、尿路狭窄、尿失禁的发生率较低,但放射线有二次致癌的风险,可增加患直肠癌和膀胱癌的风险。

(四)前列腺癌近距离照射治疗

即放射性粒子的组织间种植治疗。它是通过三维治疗计划系统的准确定位,将放射性粒子植入到前列腺内,提高前列腺的局部剂量,而减少直肠和膀胱的放射剂量。

(五)试验性前列腺癌局部治疗

(1)前列腺癌的冷冻治疗。

(2)前列腺癌的高能聚焦超声治疗。

(3)组织内肿瘤射频消融。

(六)前列腺内分泌治疗

任何去除雄激素和抑制雄激素活性的治疗均可称为内分泌治疗。内分泌治疗途径如下。

1.去势

通过手术或药物去除产生睾酮的器官或抑制产生睾酮器官的功能。

2.阻断雄激素与受体结合

(1)应用药物与雄激素竞争,阻断雄激素与前列腺细胞上雄激素受体的结合。

(2)应用药物抑制来源于肾上腺的雄激素和抑制睾酮转化为双氢睾酮。③应用药物抑制雄激素合成(雄激素生物合成抑制剂:醋酸阿比特龙)。

(七)前列腺癌的化疗

转移性前列腺癌往往在内分泌治疗中位缓解时间18个月后逐渐对激素产生非依赖性,而发展为去势抵抗性前列腺癌。化疗是去势抵抗性前列腺癌的重要治疗手段,通过化疗可以延长去势抵抗性前列腺癌患者的生存时间,控制疼痛,减轻乏力,提高生活质量。常用的化疗药物有紫杉类、米托蒽醌、环磷酰胺等。

五、护理

(一)腹腔镜根治性前列腺切除术的护理

1.术前护理

(1)按泌尿外科一般护理常规护理。

(2)心理护理:患者因为担心手术的安全性,惧怕手术疼痛、出血或出现意外,顾虑疾病预后及术后可能会出现性功能障碍、尿失禁等并发症影响日常生活质量,因此而产生恐惧、焦虑等情绪。我们要在护理工作中,做好心理疏导,鼓励患者向家人和医护人员说出自己的忧虑和对于疾病治疗效果的顾虑,耐心倾听患者的倾诉,给予理解、同情和安慰。做好耐心解释工作,指导减轻术后尿失禁的训练方法,讲解手术的大致过程,告知患者腹腔镜的优势,鼓励患者积极配合治疗,提高战胜疾病的信心。

(3)了解患者的排尿形态,对于留置膀胱造瘘管或保留导尿管的患者,术前应嘱患者每天饮水 2 000 mL 以上。

(4)肠道的准备:术前 3 天开始肠道准备。

(5)盆底肌训练:术前指导患者进行盆底肌锻炼,告知患者进行盆底肌训练的意义。

2.术后护理

(1)按泌尿外科术后一般护理常规护理。

(2)病情观察:严密监测生命体征的变化。

(3)导尿管的护理:手术后由于尿道重建,创面渗血,术后早期需要牵拉固定导尿管以压迫止血,注意观察固定部位的皮肤,预防发生皮肤损伤。保持导尿管通畅,妥善固定防止脱落,避免打折、弯曲受压。观察尿液颜色、性状和量的变化,并做好记录,如尿中出现粪渣有可能是术中损伤了直肠导致的,应立即通知医师并协助处理。术后导尿管保留时间较长,约 3 周,以利于尿道连续性的恢复,防止吻合口狭窄。注意会阴部及尿道口的清洁,预防泌尿系统感染。

(4)伤口引流管的护理:注意保持引流管的通畅,并妥善固定,避免打折。观察引流液的颜色、性质和量的变化,并做好记录。若引流管在较短时间内流出大量鲜红色引流液,患者伴有腹胀、腹痛、腹膜刺激征等症状,则考虑有出血发生,应及时报告医师妥善处置。若引流管引流量大且引流液颜色清亮,则多提示尿瘘或淋巴瘘。同时要注意在无菌操作下,定时更换引流袋。

(5)饮食及活动指导:术后 6 小时可取半卧位并指导患者床上活动。术后 24~36 小时遵医嘱协助患者下床活动。待患者排气后鼓励患者多饮水,每天 2 000mL 以上,之后从流食开始逐渐过渡到普食。

(6)疼痛的护理:评估患者疼痛的原因,给予排除,必要时遵医嘱给予解痉镇痛药。

(7)盆底肌锻炼:遵医嘱指导患者于术后 1~3 周开始进行盆底肌训练,持续 4~8 周,老年人可能需更长时间,叮嘱患者不可随意停止盆底肌训练,切记坚持训练才能起到有效的效果。及时反馈患者锻炼感受及效果。

(8)术后出血的护理:监测生命体征,观察伤口引流液的颜色、性质和量的变化,并做好记录。如患者出现血压持续降低、面色苍白、脉搏细速等症状,可能有活动性出血,应立即通知医师给予处理。

(9)尿瘘的护理:早期发生多与膀胱尿道吻合欠佳或导尿管引流不畅有关,晚期多与吻合口感染、愈合不良有关。因此,保持各引流管通畅性及对引流液的观察,可早发现、早治疗。

(10)直肠损伤的护理:术前做好肠道准备,术后注意引流液及尿液的颜色和性状是否有异常,一旦发生直肠损伤多需要结肠造口,之后再行二期修补。

(11)尿失禁的护理:是前列腺癌术后的最常见并发症,将会影响患者的生活质量。尿失禁主要是因为尿道外括约肌的损伤或牵拉而出现的永久性尿失禁或暂时性尿失禁,临床上以暂时性尿失禁居多,一般术后1年内尿失禁可自愈。要注意观察患者的排尿情况,并正确指导患者进行盆底肌训练。一旦发生尿失禁的患者,应告知患者注意个人卫生,保持会阴部及床单位的干燥。必要时可在阴茎部戴尿套或者使用成人纸尿裤,也可在夜间使用尿垫等方法,并指导患者继续进行盆底肌的训练,还可采取生物反馈治疗等措施进行改善。

(12)勃起功能障碍的护理:也是术后常见的并发症,术中保留勃起神经可以降低患者术后性功能障碍的发生率。对于已发生勃起功能障碍的患者,遵医嘱使用西地那非(万艾可)治疗,期间注意观察有无心血管并发症。

3.出院指导

(1)嘱患者注意观察排尿情况,如出现异常及时到门诊就诊。

(2)生活习惯与饮食指导:多饮水,每天饮水2 000 mL以上,以起到内冲洗的作用;注意休息,适当运动;应多进食当季新鲜蔬菜水果、大豆及豆制品。保持大便通畅,切忌用力排便,必要时可遵医嘱服用缓泻剂。术后3个月内避免剧烈活动,禁止骑车,防止出血。术后2个月内禁止性生活,避免久坐、久站,以免腹压增高引起出血。尿失禁的患者出院后继续进行盆底肌的锻炼。

(3)门诊随诊:告知患者定期复查前列腺特异性抗原的意义。2年之内每1~3个月复查1次,2年以后每3~6个月复查1次,5年以后每年复查1次,并需要定期复查B超,如出现排尿困难、骨痛等不适症状及时就诊。

(4)建立留置导尿管患者登记本,出院1~2周对患者进行访问,了解患者有无漏尿、憋尿等现象,并给予相关指导。提醒患者导尿管拔除及复查时间,嘱患者拔除导尿管时可携带成人纸尿裤,以消除导尿管拔除后发生尿失禁带来的不适。

(二)放射性粒子植入术的护理

1.术前护理

(1)按泌尿外科一般护理常规护理。

(2)心理护理:前列腺癌多为老年患者,应向其耐心讲解植入的放射性粒子与全身放射性治疗的不同,使其消除放射性物质会对身体造成很大损伤的错误认识,树立战胜疾病的信心。

2.术后护理

(1)按泌尿外科术后一般护理常规护理。

(2)病情观察:定时监测意识状态及生命体征,如有异常及时通知医师。

(3)饮食及活动指导:术后6小时可行床上活动,术后2天内不要剧烈活动。术后6小时进少量流食,多食粗纤维、易消化的食物,忌饮酒及辛辣刺激性食物。

(4)环境的准备:术后患者佩戴铅制防护围裙;粒子治疗后1~2个月,孕妇、儿童和小动物与患者保持1 m以上的距离。

(5)并发症的观察与护理:尿道刺激症状、放射性直肠炎、尿失禁为主要并发症,可给予相应护理。

(6)尿液的观察:确保导尿管引流通畅,并观察引流管尿液颜色的变化,有无血凝块等。在拔除导尿管后第一次排尿时,嘱患者将尿排到固定的容器中,以防止粒子丢失,如发现粒子,及时用镊子夹起,放入备用的铅罐中,送医院放疗科处理。

(7)医护人员的防护:操作前应穿好防护设备,操作过程中动作熟练、准确、敏捷;近距离治疗、护理时,患者也应戴铅制防护围裙;在不影响治疗的情况下,尽量避开粒子植入部位,以减少与放射线接触的时间。

(8)术后进行盆腔 X 线平片检查,观察粒子数目、分布情况,有无粒子移位、丢失等。

3.出院指导

(1)性生活指导:术后 1 个月可恢复性生活,但建议使用安全套。

(2)生育指导:粒子植入治疗可能损伤生育能力,最好在手术之前储存精子。

(3)家庭护理指导:在粒子植入后 4 个月内,与患者接触时需采取一定的防护措施,儿童、孕妇避免与患者同住一个房间。患者在术后半年内死亡应与医院取得联系,及时收回粒子,避免造成周围环境污染。

(4)病情观察指导:出院时继续让患者观察排尿和大便情况,观察远期并发症。如有不适症状及时就诊。

(5)术后随访:患者应终身随诊。定期进行胸部 X 线检查,以排除放射性粒子是否通过前列腺外周静脉丛进入肺内;定期进行前列腺 CT 扫描,以检查每个粒子在前列腺的精确位置;检查还包括普通的数字型直肠检查和复查前列腺特异性抗原,以观察疗效。

(李丽婧)

第十四章　新生儿护理

第一节　新生儿颅内出血

新生儿颅内出血(intracranial hemorrhage of the newborn,ICHN)是主要由缺氧或产伤引起的严重脑损伤性疾病,主要表现为神经系统的兴奋或抑制症状。早产儿多见,病死率高,存活者常留有神经系统后遗症。

一、概述

新生儿颅内出血主要由缺氧和产伤引起。

(一)缺氧

凡能引起缺氧的因素均可导致颅内出血,以早产儿多见。如宫内窘迫、产时及产后窒息缺氧,导致脑血管壁通透性增加,血液外渗,出现脑室管膜下出血、蛛网膜下腔出血、脑实质出血。

(二)产伤

产伤以足月儿、巨大儿多见。如胎头过大、头盆不称、急产、臀位产、高位产钳、负压吸引助产等,使胎儿头部受挤压、牵引导致大脑镰、小脑幕撕裂,引起硬脑膜下出血,脑表面静脉撕裂常伴有蛛网膜下腔出血。

(三)其他

快速输入高渗液体、机械通气不当、血压波动过大、颅内先天性血管畸形或全身出血性疾病等也可引起。

二、护理评估

(一)健康史

评估患儿有无窒息缺氧及产伤史;评估患儿惊厥发作的次数、部位、程度、持续时间及意识障碍、发绀、脑性尖叫等症状。

(二)身体状况

临床表现主要与出血部位和出血量有关,多于出生后1~2天出现。

（1）意识改变：激惹、过度兴奋或表情淡漠、嗜睡、昏迷等。

（2）颅内压增高表现：脑性尖叫、惊厥、前囟隆起、颅缝增宽等。

（3）眼部症状：凝视、斜视、眼球固定、眼震颤，并发脑疝时可出现两侧瞳孔大小不等、对光反射迟钝或消失。

（4）呼吸改变：增快或减慢、不规则或暂停等。

（5）肌张力及原始反射改变：肌张力早期增高以后减低，原始反射减弱或消失。

（6）其他表现：黄疸和贫血。

（7）后遗症：脑积水、智力低下、癫痫、脑瘫等。

（三）心理-社会状况

多数家长对本病的严重性、预后缺乏认识；因担心孩子致残，家长可出现焦虑、恐惧、内疚、悲伤等反应。应重点评估家长对本病的认知态度及心理、经济承受能力。

（四）辅助检查

头颅 B 超、CT 检查可提供出血部位和范围，有助于确诊和判断预后；腰穿脑脊液检查为均匀血性，镜下有皱缩红细胞，有助于脑室内及蛛网膜下腔出血的诊断，但病情重者不宜行腰穿检查。

（五）治疗原则及主要措施

（1）镇静止惊：选用苯巴比妥钠、地西泮等。

（2）止血：选用维生素 K_1、酚磺乙胺（止血敏）、卡巴克络（安络血）、巴曲酶（立止血）等，必要时输新鲜血、血浆。

（3）降低颅内压：选用呋塞米静脉注射，并发脑疝时应用小剂量 20% 甘露醇静脉注射。

（4）给氧：呼吸困难、发绀者吸氧。

三、常见护理诊断/问题

（1）潜在并发症：颅内压增高。

（2）低效型呼吸形态：与呼吸中枢受损有关。

（3）有窒息的危险：与惊厥、昏迷有关。

（4）营养失调：低于机体需要量与摄入不足及呕吐有关。

（5）体温调节无效：与体温调节中枢受损有关。

（6）焦虑、恐惧（家长）：与患儿病情危重及预后差有关。

四、护理措施

（一）降低颅内压

（1）减少刺激，保持安静：所有护理操作与治疗尽量集中进行，动作要轻、稳、准，尽量减少移动和刺激患儿，静脉穿刺选用留置针，减少反复穿刺，以免加重颅内出血。

（2）护理体位：抬高头肩部 15°～30°，侧卧位或头偏向一侧。

（3）严密观察病情：观察患儿生命体征、神志、瞳孔、囟门、神经反射及肌张力等变化，及时发现颅内高压。

（4）遵医嘱降颅内压：有颅内压增高时选用呋塞米降颅内压；当出现两侧瞳孔大小不等、对光反射迟钝或消失、呼吸节律不规则等应考虑并发脑疝，选用 20% 甘露醇降颅内压。

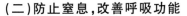

（二）防止窒息，改善呼吸功能

及时清除呼吸道分泌物，保持呼吸道通畅，防止窒息；合理用氧，改善呼吸功能，呼吸衰竭或严重呼吸暂停者需气管插管、机械通气。

（三）保证营养和能量供给

不能进食者，应给予鼻饲，遵医嘱静脉输液，每天液体量为 60～80 mL/kg，速度宜慢，于 24 小时内均匀输入，以保证患儿营养和能量的供给。

（四）维持体温稳定

体温过高时给予物理降温，体温过低时采用远红外辐射保温床、暖箱或热水袋保暖。

（孙颖超）

第二节　新生儿缺血缺氧性脑病

新生儿缺氧缺血性脑病（HIE）是由各种围产期因素引起的缺氧和脑血流减少或暂停而导致胎儿或新生儿的脑损伤，病情重，病死率高，并可产生永久性功能缺陷，常遗留神经系统后遗症。目前对缺氧、缺血性脑病缺乏有效的治疗手段，仍采取以支持治疗为主的综合治疗方法，而护理是综合治疗的关键环节。

一、病情评估

（一）患儿家属评估

对有关疾病知识的了解程度、心理状态。

（二）意识和精神状态

（1）轻度表现为过度兴奋，易激惹，肢体可出现颤动，肌张力正常或增高，拥抱反射和吸吮反射稍活跃，一般无惊厥，呼吸规则，瞳孔无改变，1 天内症状好转，预后佳。

（2）中度表现为嗜睡，反应迟钝，肌张力降低，拥抱反射和吸吮反射减弱，常有惊厥，呼吸可能不规则，瞳孔可能缩小。症状在 3 天内已很明显。约 1 周内消失。存活者可能留有后遗症。

（3）重度时患儿意识不清，肌张力松软，拥抱反射和吸吮反射消失，反复发生惊厥，呼吸不规则，瞳孔不对称，对光反射消失，病死率高。多在 1 周内死亡，存活者症状可持续数周，留有后遗症。另外，无论患儿躁动或安静，都应做到动态观察，及时发现意识的细微变化，以获得救治机会。如患儿烦躁不安、脑性尖叫伴有抽搐，结合有分娩窒息史或有脐绕颈、剖宫产者，往往提示有小脑幕上出血，应及时报告医师给予镇静和止血治疗，并对抽搐持续的时间、次数做详细记录，为诊治提供依据。

（三）囟门的观察

应经常观察患儿前囟门是否凸凹及紧张，前囟饱满紧张提示颅内压增高，可能有颅内出血情况，应及时报告医师应用脱水剂，以免引起脑疝。

（四）生命体征

小儿神经功能稳定性差，对外界干扰有较强的反应，易出现生命体征的变化。要特别注意及时给予心肺监护，观察呼吸节律、频率的变化及有无呼吸暂停等，呼吸不规则是本病恶化的主要表现,同时还应注意有无体温不升或体温过高。

(五)皮肤色泽

注意有无皮肤苍白、青紫、发花、黄染等。如皮肤苍白或青紫、黄染或发花,常伴有颅内出血情况,病情严重。

(六)并发症监测

有无潜在并发症的发生。

二、护理关键

(1)保持呼吸道通畅,根据缺氧情况选择给氧方式。

(2)协助患者绝对卧床休息。

(3)快速建立静脉通道,注意滴速及用药反应。

三、护理措施

(一)高压氧舱治疗的护理

(1)体位:患儿取右侧卧位,头部略高 20°～30°,防止呕吐物吸入。

(2)进舱不宜输液,注意保暖。

(3)患儿入舱后先虚掩舱门洗舱,常压下向舱内输入氧气,用以置换舱内空气,当测氧仪显示氧浓度为 50% 以上时即达洗舱目的。轻轻关上舱门,缓慢匀速升压,速度为 0.004～0.003 MPa/min,检查氧气管线路有无漏气、曲折,以保持吸氧的有效性和安全性。每隔 10 分钟换气一次,以保证舱内氧气浓度的恒定,稳压治疗时间为 30 分钟。首次治疗压力宜低,使患儿有一适应过程,新生儿压力一般为0.03～0.04 MPa,升压时间持续 15 分钟。

(4)注意观察患儿有无呕吐、面肌抽搐、出冷汗等早期氧中毒症状,若有发生,应停止升压,并可适当排气减压至症状消失。

(5)压力升高后继续密切观察,稳压治疗时间为 40 分钟。

(6)在减压阶段,必须严格执行减压方案,缓慢等速减压,速度为 0.015～0.020 MPa/min,时间不得少于 15 分钟,否则体内溶解的大量氧气从组织中排出,游离成气态,以气泡形式在血管内外栓塞和压迫血管,使局部血液循环障碍,致组织缺氧缺血产生损伤而发生减压病等并发症。

(二)亚低温治疗的护理

(1)在进行亚低温治疗过程中患儿应始终保持头颈部在冰帽内,避免上移或下滑,并随时更换浸湿衣物,保持干燥;同时使机温控制在 32.5～33.0 ℃,以维持鼻咽温度为(34.0±0.2)℃,并注意患儿的保暖,使腋温保持在正常范围内。

(2)观察患儿的面色、反应、末梢循环等情况,并总结 24 小时的出入液量,做好记录。在护理过程中应随时观察心率的变化,如出现心率过缓或心律失常,及时与医师联系是否停止亚低温治疗。

(3)在亚低温治疗期间低温时间不宜过长,否则易致呼吸道分泌物增多,发生肺炎或肺不张,因此要及时清除呼吸道分泌物,保持呼吸道通畅。

(4)不要搬动患儿,更不要将患儿突然抱起,以免发生直立性休克,危及生命。

(5)注意皮肤的血运情况,尤其是头部,由于低温期间皮肤血管收缩,血液黏稠度增高,血流缓慢,易发生皮肤破损或硬肿。

（6）输液患儿应防止静脉外渗,如有外渗应及时处理。

（7）亚低温治疗中患儿处于亚冬眠状态,一般不提倡喂奶,避免乳汁反流后窒息。但少数患儿有哭闹,可给予安慰奶嘴。如果热量不够,应给予静脉高营养摄入。

（三）心理护理

由于患儿病情危重,家长心理负担大,在康复期间做好心理护理是非常重要的,排除思想顾虑,安慰家属,使其配合治疗,增强治疗信心,保持乐观的情绪。

四、健康指导

（1）合理调整饮食,加强营养,增强免疫力。

（2）如有后遗症,鼓励坚持治疗和随访,康复期进行康复锻炼。

（孙颖超）

第三节 新生儿肺透明膜病

一、疾病概述

新生儿肺透明膜病(hyaline membrane disease of the newborn,HMD)又称新生儿特发性呼吸窘迫综合征(neonatal respiratory distress syndrome,NRDS),是指新生儿出生不久后即出现进行性呼吸困难和呼吸衰竭等症状,多见于早产儿。是以进行性呼吸困难和缺氧为主要临床表现的综合征,常并发多脏器功能衰竭。由于缺乏肺泡表面活性物质(Ps)所引起。新生儿肺透明膜病可降低肺泡的表面张力,缺乏此表面活性物质,患儿在呼气时肺泡由大至小逐渐萎陷,从而导致气体交换减少,出现缺氧及酸中毒;同时由于肺泡壁毛细血管渗透性增高,纤维蛋白渗出并沉着形成透明膜,进而阻碍通气。胎儿在20～24周时肺泡上皮已存在新生儿肺透明膜病,胎龄35周后新生儿肺透明膜病迅速增加,故本病在胎龄小于35周的早产儿中更多见。

（一）新生儿肺透明膜病的病因及发病机制

见图14-1。

（二）症状和体征

详见图14-2。

（三）相关检查指标

1.胸部X线检查

新生儿呼吸窘迫综合征的诊断依据。随病情进展呈特征性表现,故宜在8～12小时重复摄片;早期呈肺野普遍性透亮度减低,继而呈毛玻璃状;晚期呈现网状或颗粒状,以及支气管充气征;最严重时呈"白肺"。详见图14-3。

2.血气分析

pH下降,$PaCO_2$升高,BE明显下降。

毛细血管基膜
上皮基底膜
毛细血管内皮
肺泡上皮
间隙
含肺泡表面
活性物质的
液体分子层
红
毛细血管
肺泡
毛细血管
细
O_2
CO_2
胞

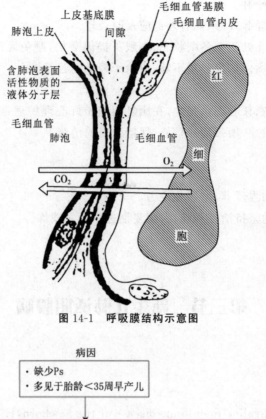

图 14-1　呼吸膜结构示意图

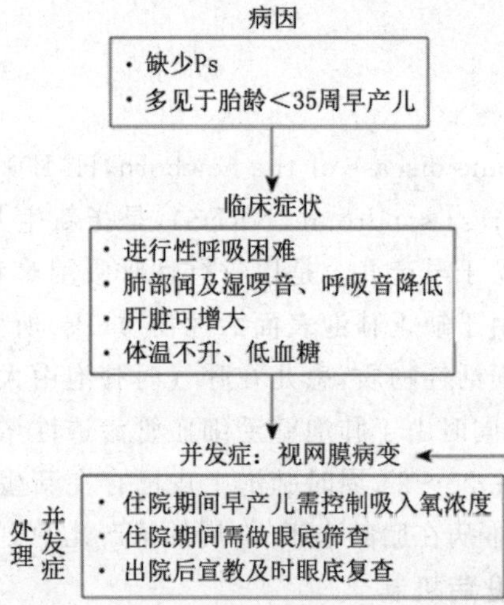

病因
· 缺少Ps
· 多见于胎龄<35周早产儿
临床症状
· 进行性呼吸困难
· 肺部闻及湿啰音、呼吸音降低
· 肝脏可增大
· 体温不升、低血糖
并发症：视网膜病变
多发于早产儿
处理并发症
· 住院期间早产儿需控制吸入氧浓度
· 住院期间需做眼底筛查
· 出院后宣教及时眼底复查

图 14-2　病因及临床症状

二、治疗概述

治疗以纠正缺氧，维持酸碱平衡为原则，临床常用表面活性物质制剂替代疗法，具有较好的疗效。

三、护理评估、诊断和措施

(一)常见护理问题

1.症状相关

(1)清理呼吸道无效：$SpO_2 \leqslant 80\%$，患者面色青紫、肺部闻及啰音。与出生后羊水吸入，患儿无力咳出有关。

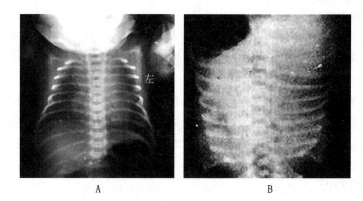

图 14-3　NRDS X 线表现

A.毛玻璃样改变；B.白肺

（2）气体交换受损：$SpO_2 \leqslant 80\%$、频繁屏气。与缺少 Ps 致肺泡萎缩、低血糖有关。

（3）体温过低：体温≤36 ℃，与患儿受寒、体温中枢发育不完善有关。

2.治疗相关

（1）有感染的危险：与气管插管、患儿抵抗力低下有关。

（2）健康维护无效：与气管插管未妥善固定、患儿烦躁有关。

3.并发症相关

潜在并发症：视网膜病变，与早产儿过度吸氧有关。

（二）家庭基本资料

1.个人病史

患儿入院前有无引起或加重呼吸困难的疾病：如先心病、败血症、低血糖、NRDS、呼吸道畸形等。

2.用药史

患儿入院前有无使用固尔苏，使用过固尔苏的患儿在 6 小时内禁吸痰，以避免影响药物在肺内吸收弥散效果。

（三）健康管理

1.有感染的风险

新生儿抵抗力弱、疾病、治疗均可导致感染的风险。NRDS 患儿多表现为呼吸衰竭等临床症状。在治疗的过程中，患儿也需要面临气管插管、中心静脉置管带来的感染的高风险，长时间呼吸机应用的患儿有并发呼吸机相关性肺炎（VAP）的危险；同时，脐部、口腔也是新生儿常见感染的途径。

（1）相关因素：气管插管、中心静脉置管、脐部、口腔、皮肤。

（2）护理诊断：有感染的危险。

（3）护理措施：患儿体温维持稳定（36.5～37.5 ℃）；未发生导管相关性感染（VAP、PICC、胸引管相关感染）；未发生局部感染灶（脐炎、鹅口疮、局部伤口红肿热痛等）。①对于有引流管或气管插管的患儿，严格执行无菌原则。②监测体温（T）、呼吸（P）、心率（R）、血压（BP）；观察局部、全身情况，有无局部感染灶。③做好口腔及脐部护理。④保持床单位整洁；每天沐浴或床边擦浴。⑤遵医嘱合理使用抗生素。

2.有意外拔管的危险

气管插管置管期间有意外拔管的风险,脱管后可造成呼吸衰竭、气胸等危象。

(1)相关因素:患儿烦躁、患儿未恰当约束、气管插管管道未妥善固定。

(2)护理诊断:健康维护无效。

(3)护理措施:置管期间未发生意外拔管。①有效固定呼吸机管道、胸腔引流管;对于口腔分泌物多的患儿及时吸痰、更换气管插管胶布;对于胸引管渗血渗液的患儿及时更换敷料。②评估患儿神志状态,进行有效约束;对于需要行约束的患儿,应事先与家长沟通并征得同意;必要时遵医嘱用镇静剂。

3.视网膜病变(ROP)

早产儿长期吸氧可致视网膜病变。故长期吸氧的早产儿须每班评估吸入氧浓度;住院期间、出院后及时为患儿做眼底检查以确定是否有视网膜病变的损伤。

(1)相关因素:早产儿视网膜发育不完善、长期吸入高浓度氧。

(2)护理诊断:有受伤的风险。

(3)护理措施:住院期间未发生视网膜病变。①针对接受氧疗的早产儿每12小时测试吸入氧浓度,当患儿氧饱和度≥93%且呼吸平稳时,应尽快停止或降低氧流量。②在住院期间完善眼底检查,出院前对家长宣教尽快复查眼底以确定有无视网膜病变。

(四)活动与运动

呼吸道症状:多发于早产儿,由于缺少肺泡表面活性物质导致的肺部气体交换功能受损;大多于出生后1~3小时、最迟8小时内出现进行性呼吸困难表现,重者迅速发生,若抢救不及时,可于24~48小时内死亡。呼吸道症状具体表现为:进行性呼吸困难、呼气性呻吟及吸气性三凹征。呼吸频率60~100次/分或更快,呼吸节律不规则,间有暂停,两肺呼吸音减低,早期肺部音常不明显,以后可听到细湿音。肝脏可增大。详见图14-4。

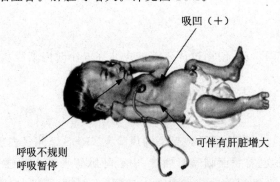

图 14-4　NRDS 临床症状及体征

1.相关因素

缺少肺泡表面活性物质、出生时羊水吸入致气道阻塞。

2.护理诊断

(1)清理呼吸道无效:患儿入院时可见口腔、鼻腔处有羊水呛入或以痰液增多为主的呼吸道症状的临床表现。

(2)气体交换受损:以肺部气体交换功能降低为主呼吸道症状临床表现。

3.护理措施

氧饱和度≥85％,在辅助通气下,呼吸维持在30～60次/分;痰液能及时清除。

(1)开放气道、安置舒适体位:入院时可伴有羊水吸入阻塞致呼吸困难,此时应及时清除呼吸道分泌物。

(2)遵医嘱予以吸氧、球囊加压,或给予呼吸机应用。

(3)观察心率、呼吸变化;呼吸机应用患儿每小时记录通气量;评估呼吸性质、频率、形态、深度;评估呼吸困难的原因。

(4)配合行胸部 X 摄片以确诊诊断;尽快配合行固尔苏应用。

(五)营养代谢

低体温、低血糖是 NRDS 患儿的常见伴随症状,新生儿体温中枢发育不完善、出生后为妥善保暖可导致低体温;由于此类患儿出生后呼吸困难严重,能量消耗大,如为给予静脉补液维持易发生低血糖;而低体温、低血糖又可加重呼吸衰竭。

1.相关因素

保暖不当、新生儿体温中枢发育不完善、呼吸困难致能量消耗过多。

2.护理诊断

体温过低、有血糖不稳定的危险。

3.护理措施

6 小时内患儿体温维持稳定:36.5～37.5 ℃;血糖≥2.2 mmol/L(40 mg/dL)。

(1)准备暖床,根据患儿体温调节暖床温度;每隔4 小时测体温(T)、呼吸(P)、心率(R),观察患儿神志、反应、有无呼吸暂停。

(2)入院后立即开放静脉,保证静脉营养的输注;定时监测血糖,维持血糖≥2.2 mmol/L(40 mg/dL)。

(孙颖超)

第四节　新生儿肺炎

一、疾病概述

新生儿肺炎以弥漫性肺部病变及不典型的临床表现为其特点,可分为吸入性肺炎和感染性肺炎,临床以感染性肺炎较为常见。新生儿肺炎需及早诊断,延误治疗会引起呼吸窘迫甚至窒息。

(一)症状和体征

新生儿肺炎以弥漫性肺部病变及不典型的临床表现为其特点,且与病因相关。详见图 14-5。

(二)相关检查指标

1.胸部 X 线检查

胸部 X 线检查为新生儿肺炎的诊断性依据。肺部纹理增粗,或有点、片状阴影、渗出。详见图 14-6。

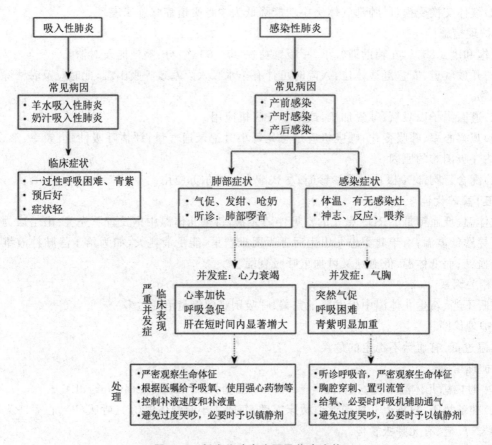

图 14-5　新生儿肺炎病因及临床症状

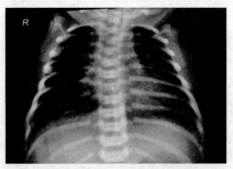

图 14-6　胸部 X 片

右肺中下野内中带似有斑片状阴影

2.血常规、CRP、痰培养

对于感染性肺炎患儿,了解感染的病原体。

二、治疗概述

治疗包括尽快清除分泌物,保暖,必要时予以供氧,纠正酸中毒,应用抗生素等抗感染治疗。

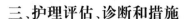

三、护理评估、诊断和措施

（一）家庭基本资料

了解到患儿患肺炎的可能病因，如有无乳汁、羊水吸入史。

（二）活动与运动：呼吸道症状

肺部炎症、感染是导致呼吸道症状的主要原因。临床症状为咳嗽、咳痰，呼吸频率增快；听诊有湿音、痰鸣音，可伴随发热；胸部摄片有肺纹理改变、渗出、心缘模糊等；痰液、血培养能找出致病菌；严重时有呼吸困难，经皮氧饱和度下降（SpO_2）。

1.相关因素

新生儿喂养不当造成的乳汁吸入、出生后羊水吸入、感染是肺部炎症。

2.护理诊断

（1）清理呼吸道无效：轻中度感染，以痰液增多为主的呼吸道症状。

（2）气体交换受损：重度感染或伴有呼吸或心力衰竭合并症时，以肺部气体交换功能降低为主呼吸道症状。

3.护理措施

轻中度感染患儿，痰液能及时清除，呼吸平稳，呼吸音略粗；重度感染患儿，在辅助通气下呼吸平稳，神志清，氧饱和度≥85％。

（1）评估生命体征，开放气道，给予舒适体位。遵医嘱给予吸痰，清除气道分泌物，评估痰液的色、质、量。

吸痰法具体步骤。①核对患儿信息和治疗信息。②准备用物，连接管道，接通电源，打开开关；检查导管是否老化有裂缝，各连接部位是否牢固；检查负压情况；选择粗细、长短、质地适宜的吸痰管。③患儿取平卧位，头转向一侧。④听诊呼吸音，以确定肺部有无痰液及痰液分布部位，必要时予以拍背。⑤按年龄选用合适的吸痰管及负压值。⑥撕开吸痰管外包装，并保留消毒吸痰管的外包装，与吸引器的连接管相连。⑦打开氯化钠安瓿，用手戴上手套握住吸引管，从外包装抽出吸痰管，测量鼻尖与耳垂之间的距离来确定吸引管插入的长度。⑧用0.9％氯化钠注射液润滑吸引管的端部。⑨将吸引管插入外鼻孔，向上用力直到吸引管通过鼻中隔，然后向下用力。⑩用拇指压住吸引管孔，一边旋转一边回抽进行吸痰。注意吸痰过程中应旋转而不是上下活动，每次吸引只能是5～15秒（婴儿5秒，年长儿15秒）。每次吸痰后，吸痰管应用0.9％氯化钠注射液抽吸冲洗。⑪在另一个鼻腔内重复步骤。⑫最后吸引口腔。⑬吸引完毕后，脱去手套并包裹吸痰管放入弯盘。使用盐水冲洗连接管直到清洁。⑭关闭吸引器，用纸巾擦拭患儿口鼻部。⑮洗手，听诊呼吸音。安置患儿，给予舒适体位并做好安慰。⑯清理用物。洗手并记录痰液量、颜色、性质、呼吸音等情况。

（2）拍背，翻身，必要时遵医嘱给予胸部物理治疗、雾化吸入。

胸部物理治疗：①核对患者信息及治疗信息。②听呼吸音并根据病变位置取合适体位。③协助患儿脱至贴身衣物。④振动和拍背。手掌呈空掌状，取平卧位，呼气时向下震动，咳嗽时暂停，再根据病变部位取适当卧位，施行侧胸廓震动和拍背交替进行。⑤咳嗽，促使肺部扩张，减少肺部并发症。⑥吸痰术。从吸出痰液的性质、量、听诊、患儿症状的改善、动脉血氧分压的增加等方面进行评价，包括是否有效咳嗽，决定是否需要吸痰。⑦呼吸练习，用力呼气技术、噘嘴呼气，使用呼吸仪器，吹泡，扩胸运动，上肢外展及上举运动。⑧再次听呼吸音。⑨用物处理并评价记录。根据患儿情况给家长必要的指导。

雾化吸入:①核对医嘱和药物治疗单。②准备:准备药物,核对患儿信息,查对药物,洗手,戴口罩;抽吸药液,注入雾化器内,准备雾化装置。③携用物至患儿床旁,再次核对信息并协助患儿取安全、合适体位。④连接雾化装置,打开开关,待药液呈雾状喷出后,调节适宜的雾量,给患儿戴上面罩或口含嘴,指导患儿吸入。⑤注意观察患儿面色及有无呛咳。⑥雾化结束后,先摘去面罩或口含嘴,再关闭雾化装置开关。⑦雾化后评估,合理安置患儿,助患儿清洁面部,整理床单位。清理用物。

(3)对于呼吸困难的患儿,遵医嘱给予吸氧;对于重度感染的患儿,新生儿肺炎易引起呼吸衰竭、心力衰竭、气胸等严重并发症,应动态监测患儿的生命体征、血气分析结果,识别并发症的早期临床症状,做好急救准备。

(三)营养与代谢

发热是感染性肺炎的常见症状。肺部炎症可致新生儿体温的升高,同时新生儿体温中枢发育不完善,调节能力差,过多的包被可加重体温升高,并加重呼吸浅促。

1.相关因素

肺部炎症、包被过多、新生儿体温中枢调节能力差。

2.护理诊断

体温过高。

3.护理措施

6小时内维持体温稳定:36.5～37.5 ℃。

(1)每隔4小时测体温(T)、呼吸(P)、心率(R),观察患儿神志、反应、有无惊厥。

(2)设置合适的环境温度:松解包被;根据患儿体温,调节暖床/暖箱温度。

(3)给予物理降温,必要时遵医嘱予以退热药物;给患儿温水沐浴/擦浴、换衣,防着凉。

(4)耐心喂养,保证充足的饮食摄入。

(5)遵医嘱及时抽取血培养以确定抗生素,并应用抗生素对症治疗。

(孙颖超)

第五节 新生儿脐炎

新生儿脐炎是指与脐带相连组织的感染。因断脐时或出生后处理不当,脐带残端被细菌入侵或繁殖所引起的急性炎症,也可由于脐血管留置导管或换血时被细菌污染而导致发炎。轻者脐残端及脐周皮肤红肿,伴少许脓性分泌物。严重者脐部及脐周红肿且发硬,脓性分泌物增多并有臭味。

一、病情观察及评估

(一)生命体征

监测生命体征,观察患者有无体温升高。

(二)症状体征

(1)观察脐部残端是否脱落,脐带根部或脐窝有无潮湿及分泌物,脐周皮肤有无红肿、硬结。

(2)观察有无少吃、少动、少哭及腹胀、腹肌紧张、腹部触痛等败血症的不典型表现。

(三)安全评估

评估有无因抽搐导致窒息的危险。

二、护理措施

(一)脐部护理

1.保持脐部清洁

(1)勤换尿布,尿布大小适宜,避免尿液污染脐部。

(2)正确消毒脐部,用75％酒精棉签从脐带根部或脐窝开始由内向外环形彻底清洗消毒。

(3)局部有脓性分泌物时,可用3％过氧化氢清洁后用碘伏消毒。

(4)纸尿裤大小适当,避免摩擦脐带根部导致破皮发红、出血。

2.脐带脱落前护理

(1)脐带脱落前应保持干燥。

(2)残端脱落前,沐浴时间不宜过长,如不慎将脐带根部弄湿,应先以干净小棉棒擦拭干净,再用0.5％碘伏消毒处理。

(3)禁用面霜、乳液、爽身粉、油类涂抹脐带根部,以免脐带不易干燥甚至导致感染。

3.脐带脱落后护理

(1)脐带残端长时间不脱落,应观察是否结扎不牢,考虑重新结扎。

(2)脐带残端脱落后,观察脐窝内有无樱红色肉芽肿增生,如有肉芽肿可用10％硝酸银溶液涂擦。

(二)标本采集

入院后在使用抗生素之前采集脐部分泌物做培养和药物敏感试验,必要时采集血培养标本。

三、健康教育

(一)住院期

告知家属脐炎发生的原因及预后,讲解脐部护理重要性,取得家属理解和配合。

(二)居家期

(1)教会家属新生儿脐部护理的正确方法,避免脐部感染。

(2)脐部出现红肿、硬结、分泌物等脐炎的表现时应及时就医。

(孙颖超)

第六节　新生儿坏死性小肠结肠炎

一、疾病概述

新生儿坏死性小肠结肠炎(necrotizing enterocolitis of newborn,NEC)是一种严重威胁新生

儿的胃肠道急症,发病率为 1‰～5‰,多发于早产儿,且病死率高。新生儿坏死性小肠结肠炎临床以腹胀、呕吐、腹泻、便血为主要临床表现;起病急,可危及生命。

(一)病情进展分期

贝尔分期修正标准:包括临床表现、实验室检查及治疗。详见表 14-1。

表 14-1　新生儿坏死性小肠结肠炎的贝尔分期修正标准

分期	全身症状	肠道症状	X 线表现	治疗
Ⅰ A:疑似 NEC	体温不稳定,呼吸暂停、心动过缓、倦怠	鼻饲残留增加、轻度腹胀、呕吐、便血阳性	正常或肠管扩张、轻度梗阻	禁食、抗生素 3 天
Ⅰ B:疑似 NEC	同上	直肠出鲜红血	同上	同上
Ⅱ A:确诊 NEC 轻度病变	同上	上述＋肠鸣音减弱或消失、有或无腹肌紧张	肠管扩张、梗阻、积气	禁食、如检查在 24～48 小时内正常,抗生素 9～10 天
Ⅱ B:确诊 NEC 中度病变	上述＋轻度代酸和轻度血小板减少症	上述＋明确的腹肌紧张、有或无蜂窝织炎或右下腹包块,肠鸣音消失;同Ⅱ A 有或无门静脉积气、有或无腹水	同上	禁食、抗生素 14 天,碳酸氢钠纠正酸中毒
Ⅲ A:进展 NEC 严重病变 肠壁未穿孔	同Ⅱ B,＋低血压、心动过缓、严重呼吸暂停、混合型呼吸和代谢性酸中毒、播散性血管内凝血、中性粒细胞减少症、无尿症	上述＋弥漫性腹膜炎、明显的腹肌紧张、腹胀、腹壁红斑	同Ⅱ B、明显腹水	同上＋补液 200 mL(kg·d)、新鲜冰冻血浆、正性肌力药、气管插管通气治疗、穿刺术、如患者药物治疗 24～48 小时无改善则外科干预
Ⅲ B:进展 NEC 严重病变 肠壁穿孔	同Ⅲ期	同Ⅲ期	同上述Ⅱ B＋气腹	同上＋外科干预

(二)症状和体征

详见图 14-7。

(三)相关检查指标

1.X 线腹部平片

示肠壁积气、肠管扩张、肠腔多个液平面特征性表现时可确诊是否为 NEC。详见图 14-8。

2.血常规、C 反应蛋白

须结合临床症状考虑有无细菌感染。

3.血培养

确诊感染细菌的种类。

4.粪隐血试验(＋)、动态血红蛋白

提示有无消化道潜在或大量出血情况。

5.血气分析、电解质、肝肾功能

对于长期禁食患儿且全身感染,了解内环境是否稳定。

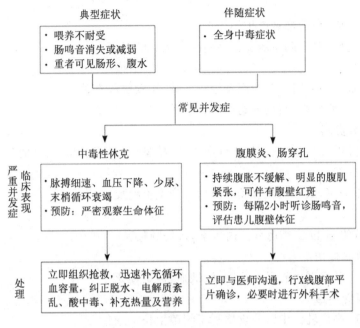

图 14-7 NEC 临床症状

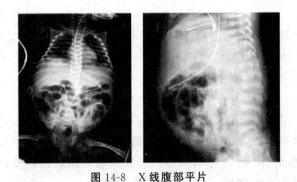

图 14-8 X 线腹部平片

二、治疗概述

病情进展可根据贝尔分期修正标准分为 3 期。Ⅰ期、Ⅱ期时以内科保守治疗为主,须密切观察腹胀情况,定时量腹围;及时纠正酸中毒。对于确诊患儿应禁食、胃肠减压并同时予以营养支持;积极预防休克、肠穿孔等并发症的发生,Ⅲ期必要时须采取手术干预。

三、护理评估、诊断和措施

(一)NEC 常见护理问题

1.症状相关

(1)舒适度的改变:腹胀、腹痛。与肠壁组织坏死、炎症有关。

(2)体液不足的危险:与腹水致体液丢失过多、补充不足有关。

(3)体温过低:体温≤36 ℃,与患儿保暖不当、体温中枢发育不完善有关。

2.治疗相关

(1)有感染的危险:与造瘘袋维护不当有关。

(2)有受伤的危险:与胃肠减压负压吸引力过大、清洁灌肠有关。

3.并发症相关

(1)潜在并发症:中毒性休克,与肠壁组织坏死、毒素吸收有关。

(2)潜在并发症:腹膜炎,与肠壁组织坏死有关。

(二)家庭基本资料

个人病史:患儿有无窒息史、高渗乳汁喂养史、感染、早产等引起 NEC 的危险因素。

1.早产儿

胃肠道功能不完善,细菌易在胃肠道繁殖并产生炎症反应。

2.感染

致肠道缺乏分泌型 IgA、细菌分泌内毒素,入侵肠黏膜。

3.缺血后再灌注损伤

血液重新分布,肠系膜血管强烈收缩,致缺血,甚至坏死。

4.高渗乳汁喂养不当

可损伤肠黏膜,高渗乳汁中营养物质利于细菌生长。

(三)健康管理

1.体液不足的风险

患儿腹泻、呕吐为 NEC 患儿的术前的典型症状,此阶段的患儿不能耐受经肠道喂养,若未给予足够的肠外营养支持,可发生休克、低血糖。

(1)相关因素:腹泻、呕吐、静脉补液不足。

(2)护理诊断:体液不足的危险、有血糖不稳定的危险。

(3)护理措施:①严密观察患儿生命体征变化;每班评估患儿的神志、皮肤弹性、口唇黏膜、囟门及眼眶凹陷。②开放静脉,遵医嘱给予扩容、肠外营养支持。③观察呕吐色、性质、量;观察腹泻色、性质、量;每天测体重,记录 24 小时尿量。④暖床可在床表面覆盖保鲜膜,减少隐性失水;暖床/暖箱每班加水,保持湿度 50%～60%。

2.有受伤的危险

腹胀为 NEC 患儿的首发临床症状。保守治疗或术前的患儿须行胃肠减压或清洁灌肠。在治疗过程中,可能存在肠黏膜受损的风险,当胃肠减压压力过大时可致胃肠黏膜出血;清洁灌肠操作不当严重时可致肠穿孔。

(1)相关因素:胃肠减压、清洁灌肠压力过大。

(2)护理诊断:有受伤的危险。

(3)护理措施:新生儿胃肠减压压力为 8.0～13.3 kPa(60～100 mmHg);清洁灌肠须量出为入。严格遵循新生儿护理常规。

胃肠减压护理:①确认患儿信息,并协助患儿摆舒适体位。②插胃管,调节吸引装置负压,用固定装置将引流管固定于床单。③胃肠减压开始后 30 分钟检查整个系统,确定在有效吸引中,再每 2 小时巡视一次。④告知患儿家长留置胃管减压期间的注意事项;禁止饮水和进食,保持口腔清洁,使患儿舒适,用清水清洁鼻腔每天两次或需要时口腔护理。⑤协助患儿取舒适体位,整理床单位。清理用物。

新生儿清洁灌肠。①确认患儿身份,协助患儿摆正确体位,取左侧卧位,膝屈曲,臀部移至床沿,垫一次性中单于臀下,盖被保暖;如患儿肛门外括约肌失去控制能力,可取仰卧位,臀下垫便盆。②暴露肛门,灌肠筒挂于输液架上,液面距肛门 40～60 cm,弯盘置臀边,润滑肛管前端,排出肛管内空气和冷溶液,夹紧橡胶管,暴露肛门,嘱患儿张口呼吸,放松腹部。③插入肛管:将肛管轻轻插入直肠,固定肛管,松开夹子,使溶液缓缓注入。④拔出肛管:待溶液将完时,夹住橡胶管,卫生纸包住肛管,拔出放于弯盘内,擦净肛门,嘱患儿平卧,尽可能保留 5～10 分钟,以便粪便软化。⑤排便。

3.有感染的风险

NEC 患儿术后手术伤口尚未闭合、造瘘袋维护不当,排便污染手术切口可致术后感染。

(1)相关因素:手术伤口感染、造瘘口污染、抵抗力弱。

(2)护理诊断:有感染的危险。

(3)护理措施:患儿体温≤38 ℃;未发生手术伤口感染、造瘘口渗液等感染征象。①手术后,护理人员应保持手术伤口、造瘘口清洁;及时更换伤口敷料;避免造瘘口粪便污染手术伤口。②重点监测:每隔 4 小时监测体温,观察有无手术伤口感染、造瘘口渗液等。③洗手:接触患者前后、操作前后、戴脱手套前后均需洗手,使用六步法。④操作时严格遵守无菌消毒技术。

(四)营养与代谢

营养不良(风险)NEC 患儿以肠道功能紊乱为主要临床症状,临床上常以腹胀为首发症状,重者可见肠型,并伴有肠鸣音减弱或消失。早期 NEC 肠道症状表现为呕吐胆汁样胃液,后转为咖啡渣样,且量逐渐增加;故患儿在场功能恢复前需要长期禁食,从而加大营养不良的风险,而营养不良又可增加感染危险。

1.相关因素

呕吐、腹泻、肠道功能紊乱。

2.护理诊断

营养失调:低于机体需要量。

3.护理措施

早产儿体重增长≥15 g/d;足月儿体重增长 18～20 g/d。

(1)持续营养状况评估:入院、每周或有营养失调可能时使用 STAMP 量表进行营养风险评估;每天测量患儿的体重,每周测头围;血清清蛋白、转铁蛋白等生化试验对一些患儿也是有帮助的;每天监测患儿的 24 小时出入量。此外,应评估患儿喂养史。

(2)支持性营养治疗:对 NEC 术前、术后患儿应较早安排 PICC 置管,早日建立长效静脉通路以保证肠道外营养(TPN)的使用。

(3)当患儿可进行肠内营养时,应耐心喂养,保证每顿奶量完成;每次喂养前须评估患儿腹部体征,有无喂养不耐受;经鼻饲管喂养,每次喂养前须评估有无潴留。

(4)定时训练吸吮吞咽功能,鼓励经口喂养。

(五)排泄

腹泻:NEC 可致腹泻,临床表现为排血便;腹泻可导致脱水,电解质紊乱或肛周黏膜破损,严重时可导致中毒性休克。

1.相关因素

肠道炎症、坏死。

2.护理诊断

腹泻。

3.护理措施

排便≤3 次/天,肛周黏膜完整。

(1)观察大便次数、颜色、性状、量;测血压,密切观察生命体征的变化及有无脱水现象;当有休克的早期表现时应及时与医师沟通,配合扩容等急救处理。

(2)每天记录出入量,每天称体重;评估液体及饮食摄入量,评估肛周皮肤的完整性,保持肛周皮肤的清洁,预防红臀。

(3)评估腹泻的原因:如术前肠道感染造成的腹泻护理人员应立即禁食,防止奶液加重肠道感染、加重腹泻;如术后喂养不耐受导致的腹泻,应与医师沟通,遵医嘱给予治敏奶喂养等。

(孙颖超)

第七节　新生儿溶血病

新生儿溶血病是因母婴血型不合引起的同种免疫性溶血,治疗不及时将导致严重的贫血、心力衰竭,或留有神经系统后遗症,甚至危及患儿生命。新生儿溶血病以 ABO 溶血病和 Rh 溶血病最为常见。

一、护理关键

(1)观察患儿皮肤黄染的部位和范围,估计血清胆红素,判断其发展速度。

(2)协助患儿绝对卧床休息。

(3)做好家属心理护理,避免精神紧张,积极配合治疗。

(4)预防并发症。

二、一般护理

(一)频繁哺乳促进患儿康复

对溶血病患儿,应当坚持早期、足量母乳喂养,每天可哺乳 8~12 次。频繁有效的哺乳可减少患儿体内胆红素的肠肝循环。特别在患儿出生后的最初 3~4 天,做到频繁有效的吸吮,可有效干预高胆红素血症的发生。

(二)为患儿营造温暖、清洁的环境

患儿体温过低不利于血清胆红素的降低,因此,室温以22~24 ℃为宜,相对湿度以 50%~60%为宜。为患儿换衣服、换尿布、洗澡等操作应尽量集中进行,动作快速、轻柔,避免患儿受凉。要保持居室清洁,应用湿布擦灰,以防灰尘扬起。室内每天可用紫外线灯消毒 1 次,用消毒液拖地 1 次。室内严禁吸烟,尽量减少亲友探视,不要让宠物入内,以免患儿发生感染。此外,患儿的各类用品可用水煮、日晒、消毒液浸泡等方法消毒。

(三)患儿基础护理

(1)脐部护理:观察脐部有无渗血渗液、红肿、脓性分泌物等现象,如感染可用络合碘不定时

涂抹,并把尿裤敞开,避免摩擦。

(2)眼睛护理:观察双眼是否有分泌物增多、发炎等现象,如有感染,可涂红霉素眼膏。

(3)皮肤护理:做到四勤,勤翻身、勤换尿布、勤沐浴、勤换衣,保证患儿的皮肤清洁舒适。

(四)并发症监测

应密切观察是否有潜在的并发症,有无惊厥及抽搐,如双眼凝视、上翻、四肢抽动等现象。

三、症状护理

(一)监测体温和箱温变化

光疗时应每2～4小时测体温1次或根据病情、体温情况随时测量,使体温保持在36～37 ℃为宜,根据体温调节箱温。光疗最好在空调病室中进行。冬天要特别注意保暖,夏天则要防止过热,若光疗时体温上升超过38.5 ℃时,要暂停光疗,经处理体温恢复正常后再继续治疗。

(二)保证水分及营养供给

光疗过程中,应按医嘱静脉输液,按需喂奶,因光疗时患儿不显性失水比正常小儿高2～3倍,故应在喂奶期间喂水,观察出入量。

(三)严密观察病情

光疗前后及期间要监测血清胆红素变化,以判断疗效。光疗过程要观察患儿精神反应及生命体征;注意黄疸的部位、程度及其变化;大小便颜色与性状;皮肤有无发红、干燥、皮疹;有无呼吸暂停、烦躁、嗜睡、发热、腹胀、呕吐、惊厥等;注意吸吮能力、哭声变化。若有异常须及时与医师联系,以便检查原因,及时进行处理。

一般采用光照12～24小时才能使血清胆红素下降,光疗总时间按医嘱执行,一般情况下,血清胆红素低于171 μmol/L时可停止光疗。出箱时给患儿穿好衣服,除去眼罩,抱回病床,并做好各项记录。

四、并发症护理

(一)黄疸

做好病情观察、实施光照和换血疗法,并做好相应护理。

(二)胆红素脑病

做好病情观察及给药护理。

(三)溶血性贫血

做好病情观察及给药护理,加强营养。

五、心理护理

患儿患溶血病时,父母常表现出忧虑和恐慌,这种情绪会感染患儿,不利于患儿的康复。爸爸妈妈应消除紧张、焦虑的心理,用笑脸来面对患儿,和患儿一起积极地战胜疾病。

六、健康指导

(1)使家长了解病情,取得家长的配合。

(2)对于新生儿溶血症,做好产前咨询及孕妇预防性服药。

(3)发生胆红素脑病者,注意后遗症的出现,给予康复治疗和护理。

（4）若为母乳性黄疸，可继续母乳喂养，如吃母乳后仍出现黄疸，可改为隔次母乳喂养逐步过渡到正常母乳喂养。若黄疸严重，患儿一般情况差，可考虑暂停母乳喂养，黄疸消退后再恢复母乳喂养。

（5）若为红细胞葡萄糖-6-磷酸脱氢酶缺陷者，需忌食蚕豆及其制品，患儿衣物保管时勿放樟脑丸，并注意药物的选用，以免诱发溶血。

（孙颖超）

第八节　新生儿高胆红素血症

一、疾病概述

（一）分类

新生儿高胆红素血症又称新生儿黄疸，是由于胆红素在体内积聚而引起。可分为生理性黄疸及病理性黄疸。新生儿溶血病为临床最常见的病理性黄疸，其发病率为 11.9%，当血中未结合胆红素增高，通过血-脑脊液屏障，可引起胆红素脑病（核黄疸），严重时可致死亡，幸存者易留后遗症。可根据临床表现分为生理性黄疸与病理性黄疸，详见表 14-2。

表 14-2　生理性黄疸与病理性黄疸的区别

	生理性黄疸	病理性黄疸
黄疸出现的时间	出生后 2～3 天出现黄疸 出生后 4～5 天达到高峰	出生后 24 小时内
黄疸持续时间及特点	两周内消退	足月儿大于两周，早产儿大于四周；退而复现或进行性加重
血清胆红素	足月儿＜205 $\mu mol/L$（12 mg/dL） 早产儿＜257 $\mu mol/L$（15 mg/dL）	足月儿＞205 $\mu mol/L$（12 mg/dL） 早产儿＞257 $\mu mol/L$（15 mg/dL） 血清结合胆红素＞26 $\mu mol/L$（1.5 mg/dL）
伴随症状	无	感染等，常与病因相关

注：当出现以上任何一种病理性黄疸的特征表现时均应考虑为病理性黄疸。

（二）症状和体征

皮肤黏膜黄染、贫血、肝脾大等。新生儿红细胞破坏，可是胆红素释放入血，加重黄疸的程度；严重时可致贫血、肝脾功能亢进，从而造成贫血、肝脾增大。详见图 14-9。

1.判断生理性/病理性黄疸

首先根据黄疸发生发展的特点来区分属生理性还是病理性；病理性黄疸常伴有其他症状，且与其病因相关。

2.黄疸的程度

从黄染的部位和范围来估计血清胆红素，了解患儿病情进展。详见图 14-10 及表 14-3。

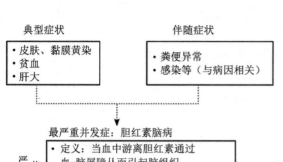

```
典型症状                          伴随症状
·皮肤、黏膜黄染                   ·粪便异常
·贫血                            ·感染等（与病因相关）
·肝大
```

最严重并发症：胆红素脑病

严重并发症 临床表现

·定义：当血中游离胆红素通过血-脑屏障从而引起脑组织的病理性损害
·主要表现为神经系统症状
·当血清胆红素>342 μmol/L(20 mg/dL)，提示胆红素脑病的危险

最严重并发症：胆红素脑病

处理

·严密观察生命体征及神经系统症状
·当血清胆红素>342 μmol/L（20 mg/dL），配合换血疗法

胆红素脑病典型症状

警告期	痉挛期	恢复期	后遗症期
反应低下、吸吮无力、反射减弱、肌张力减低等。偶有尖叫和呕吐。持续12～24小时	抽搐、角弓反张、重者肌张力增高，呼吸暂停。此期多持续12～48小时	吃奶反应好转，抽搐次数减少，角弓反张逐渐消失，肌张力恢复。此期约持续两周	核黄疸四联症（1）手足徐动，手足不自主、不协调的运动。（2）眼球运动障碍，表现为眼球运动困难，常呈"娃娃眼"或"落日眼"。（3）听觉障碍表现。（4）牙釉质发育不全。

图 14-9　新生儿黄疸临床症状

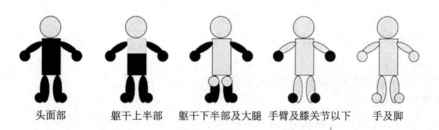

头面部　　躯干上半部　　躯干下半部及大腿　　手臂及膝关节以下　　手及脚

·光疗指征：足月儿血清胆红素>205 μmol/L(12 mg/dL)
　早产儿血清胆红素>257 μmol/L(15 mg/dL)
·血指征：血清胆红素>342 μmol/L((20 mg/dL))
　提示胆红素脑病的危险

医疗干预 和 血清胆红素 指标

图 14-10　皮肤黄染示意图

表 14-3　皮肤黄疸分布与血清胆红素浓度的关系

黄疸出现的部位	血清胆红素 μmol/L(mg/dL)值	血清胆红素 μmol/L(mg/dL)值
头面部	100.9±5.1(5.9±0.3)	73.5～135.1(4.3～7.9)
躯干上半部	152.2±29.1(8.9±1.7)	92.3～208.6(5.4～12.2)
躯干下半部及大腿	201.8±30.8(11.8±1.8)	138.5～282.2.(8.1～16.5)
手臂及膝关节以下	256.5±29.1(15.0±1.7)	189.8～312.9(11.1～18.3)
手及脚	>256.5(>15.0)	

(三)相关检查指标

1.血液检查

总胆红素测定及直接胆红素测定、红细胞计数、网织红细胞计数。

2.血型鉴定

检查母婴血型可协助诊断是否为新生儿溶血病。

3.抗体测定

溶血病三项试验可确诊是否为新生儿溶血病。

二、治疗概述

应首先区分生理性黄疸或病理性黄疸,生理性黄疸一般无须治疗两周内可消退,病理性黄疸需要临床治疗及干预,应尽快找出病因,治疗原发病的同时,积极对症治疗。对症治疗包括:光照疗法、换血治疗、纠正贫血及输清蛋白,纠正酸中毒等。新生儿黄疸常见护理问题表现如下。

(一)症状相关

1.排便异常

便秘或排绿糊便。与肝肠循环增加有关。

2.活动无耐力

血红蛋白≤140 g/L 与红细胞大量破坏,引起贫血有关。

(二)治疗相关

1.有受伤的危险

视网膜、会阴部损伤。与光疗中的眼罩、尿布脱落有关。

2.皮肤完整性受损

光疗后出现皮疹、出血点。与光疗不良反应有关。

3.体温过高

体温≥38 ℃。与光疗箱温度设置过高有关。

(三)并发症相关

胆红素脑病与血清胆红素通过血-脑屏障有关。

三、护理评估、诊断和措施

(一)常见护理问题

1.生理性黄疸常见病因

(1)红细胞破坏胆红素释放入血。

(2)肝功能发育不完善,肝脏转化、排泄胆红素能力差。

(3)母乳性黄疸:母乳中含有较多脂肪酶及β葡萄糖醛酰苷酶,可抑制肝脏酶的活性,增加肝肠循环。母乳性黄疸是最常见的生理性黄疸。①特点:母乳喂养后 4～5 天出现黄疸,2～3 周达高峰,4～12 周后降至正常。②处理:停止母乳喂养 24～72 小时后,黄疸即下降。

2.病理性黄疸常见病因

(1)胆红素排泄障碍:肝炎、先天性胆道闭锁。

(2)胆红素结合障碍:糖尿病母亲的婴儿、先天性非溶性高胆红素血症。

(3)胆红素产生过多:新生儿溶血病、感染、肝肠循环增加、葡萄糖-6-磷酸脱氢酶缺陷病。

(4)新生儿溶血病:临床最常见病理性黄疸。指母婴血型不合,母血中血型抗体通过胎盘进入胎儿循环,发生同种免疫反应导致胎儿、新生儿红细胞破坏而引起的溶血。①ABO 溶血:母亲O 型,胎儿 A 或 B 型。ABO 溶血是最常见的溶血类型,约 50% 在第一胎发病。②Rh 溶血:母亲Rh 阴性,胎儿 Rh 阳性。

(二)家庭基本资料

评估患儿与母亲的血型,以确定是否为新生儿溶血症可能;有无感染史、母乳喂养史、胆道闭锁等相关可能导致新生儿黄疸的常见病因。

(三)健康管理

1.有受伤的危险

长期蓝光照射会损伤患儿视网膜、会阴部的功能。因此在光疗中须做好眼部、会阴部位的保护。

(1)相关因素:光照疗法中眼罩、尿布脱落。

(2)护理诊断:有受伤的危险。

(3)护理措施:在光疗过程中未发生眼罩、尿布脱落,无光疗引起的视网膜、会阴部损伤。妥善固定眼罩、尿布覆盖保护会阴部;光疗过程中每小时巡视。

2.有皮肤完整性受损的危险

由于蓝光照射对患儿皮肤的刺激,光疗后患儿皮肤可能出现皮疹、出血点等,一般无须干预,光疗停止后可自行消退。

(1)相关因素:光疗不良反应。

(2)护理诊断:皮肤完整性受损。

(3)护理措施:光疗后皮疹、出血点消退。①评估皮疹、出血点发生的原因,若为疾病原因引起的出血点应及时与医师沟通。②皮疹、出血点为光疗后的常见并发症,一般光疗后可自行消退;光疗中每小时巡视光疗箱的温度,可减少皮疹的发生。

(四)排泄

粪便形态的改变。经肠道排泄是胆红素的重要排泄途径。当患儿便秘时,可加重肠肝循环,导致体内胆红素的积聚过多,进而加重黄疸的程度;而光照疗法的原理是促进患儿胆红素经肠道排出体外,粪便中伴有胆红素排泄时可呈现绿糊便,故护理人员可通过每天观察黄疸患儿的排便情况,以评估胆红素的代谢情况。

1.相关因素和临床表现

见图 14-11。

2.护理诊断

有便秘的危险。

3.护理措施

黄疸患儿每天排便。

(1)每天评估患儿有无排便及粪便的性状。

(2)每天按摩腹部,促进肠蠕动恢复。

(3)对于新生儿黄疸的患儿,可遵医嘱予助排便开塞露灌肠。

(五)活动和运动

新生儿出生后体缺氧或感染可使体内红细胞的大量破坏,严重时可致贫血,临床表现为精神萎靡、喂奶时吸吮无力、皮肤黏膜苍白;同时,红细胞破坏使大量胆红素释放入血,加重黄疸程度。

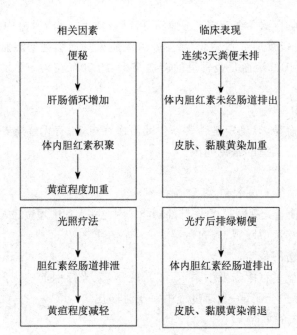

图 14-11　粪便形态改变的相关因素和临床表现

1.相关因素

新生儿出生后缺氧、感染、患儿与母亲血型不合造成溶血性黄疸时可导致红细胞大量破坏。

2.护理诊断

活动无耐力。

3.护理措施

患儿静脉血红蛋白≥140 g/L,毛细血管血红蛋白≥145 g/L。

(1)保证环境安静,集中治疗护理操作,保证患儿充足睡眠。

(2)沐浴方式选用床边擦浴,减少能量消耗。

(3)耐心喂养,保证患儿每次奶量完成。

(4)监测生命体征,了解患儿血红蛋白的动态变化;护理人员应评估导致血红蛋白破坏的原因(主要为感染、溶血、缺氧);溶血性黄疸是导致新生儿黄疸患儿中贫血发生的首要病因,对于此类患儿,护理人员应及时配合确诊病因,遵医嘱给予静脉输血、清蛋白。

(孙颖超)

第九节　新生儿胎粪吸入综合征

一、疾病概述

新生儿胎粪吸入综合征(MAS)是由于胎儿发生宫内窘迫或产时窒息致排出胎粪,临产儿吸入后发生肺部病变所引起;是新生儿期特有的呼吸道严重疾病,发生率 0.3%～2.0%,死亡率高。

因此预防非常重要。预防宫内窘迫和产时窒息时首要的,一旦估计有吸入可能者,应早期彻底清理呼吸道及洗胃可显著减少 MAS 的发病率。新生儿胎粪吸入综合征临床上以低氧血症、高碳酸血症和酸中毒为特征,可伴有或不伴有气胸的发生,严重者可致肺动脉高压。本病多为出生后立即发生,患儿口鼻腔、颜面部常见粪便。

(一)病因及发病机制
详见图 14-12。

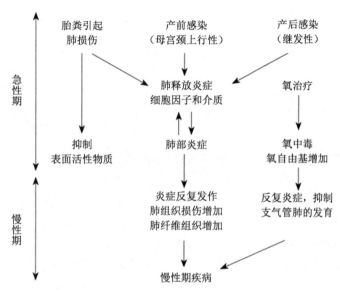

图 14-12 胎粪吸入综合征发病机制

(二)症状和体征
详见图 14-13。

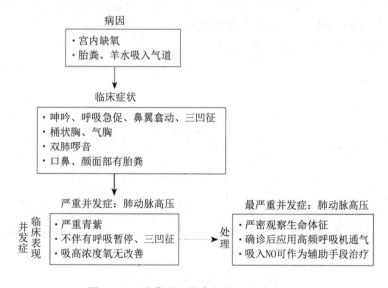

图 14-13 胎粪吸入综合征病因及临床症状

（三）严重并发症

新生儿持续性肺动脉高压（persistent pulmonary hypertension of newborn,PPHN）是指生后肺血管阻力持续性增高,肺动脉压超过体循环动脉压,引起的心房和/或动脉导管水平血液的右向左分流,临床出现严重低氧血症等症状。PPHN 的患儿在普通的通气压力下难以保证正常的通气,高频通气可以作为新生儿 PPHN 的一种治疗手段。吸入 NO(一氧化氮)也可作为一种辅助手段。其目的是为降低肺动脉压力,提高体循环压力,逆转右向左分流。

（四）相关检查

1.胸部 X 线检查

示两肺有不规则斑片状或粗大结节阴影;肺气肿明显时纵隔下移,心影可缩小。

2.血气分析

血气分析示 pH、PaO_2 降低,$PaCO_2$ 升高。

二、治疗概述

患儿应尽快清除分泌物,供氧,保暖,纠正酸中毒及对症处理。目前临床治疗主要以高频呼吸机机械通气予以支持。

三、护理评估、诊断和措施

（一）家庭基本资料

个人病史:患儿出生后多有宫内窘迫史,Apgar 评分低,有胎粪或羊水污染史,皮肤、指甲、口腔可被胎粪污染。

（二）健康管理

1.有感染的风险

新生儿抵抗力弱、疾病、治疗均可导致感染的风险。胎粪吸入综合征患儿多表现为呼吸衰竭、气胸等临床症状。在治疗的过程中,患儿也需要面临气管插管、胸腔引流置管带来的感染的高风险;同时,脐部、口腔也是新生儿常见感染的途径。

（1）相关因素和临床表现,详见图 14-14。

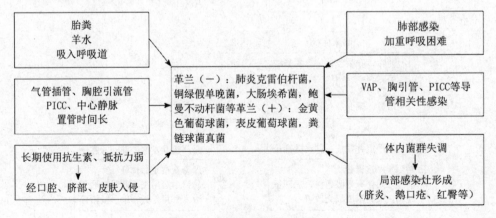

图 14-14　感染因素及临床症状

（2）护理诊断：有感染的危险。

（3）护理措施：患儿体温维持稳定（36.5～37.5 ℃）；未发生导管相关性感染（VAP、PICC、胸引管相关感染）；未发生局部感染灶（脐炎、鹅口疮、局部伤口红肿热痛等）。①对于有引流管或气管插管的患儿，严格执行无菌原则。②监测体温（T）、呼吸（P）、心率（R）、血压（BP）；观察局部、全身情况，有无局部感染灶。③做好口腔及脐部护理。④保持床单位整洁；每天沐浴或床边擦浴。⑤遵医嘱合理使用抗生素。

2.有意外拔管的危险

气管插管、胸腔引流置管置管期间有意外拔管的风险，脱管后可造成呼吸衰竭、气胸等危象。

（1）相关因素：患儿烦躁、患儿未恰当约束、气管插管、胸腔引流置管管道未妥善固定。

（2）护理诊断：健康维护无效。

（3）护理措施：置管期间未发生意外拔管。①有效固定呼吸机管道、胸腔引流管；对于口腔分泌物多的患儿及时吸痰、更换气管插管胶布；对于胸引管渗血渗液的患儿及时更换敷料。②评估患儿神志状态，进行有效约束；对于需要行约束的患儿，应事先与家长沟通并征得同意；必要时遵医嘱用镇静剂。

（三）活动与运动：呼吸道症状

患儿出生后由于胎粪、羊水等物质吸入、阻塞肺泡、支气管、气道从而导致低氧血症、酸中毒的发生，具体表现为生后4小时内即有呻吟、呼吸急促、鼻翼翕动、发绀、三凹征、胸廓呈桶状，可闻及双肺音，严重者易发生呼吸衰竭；若患儿阻塞肺泡及细支气管内的物质未及时排出、可致肺泡破裂，进而导致气胸。详见图14-15和图14-16。

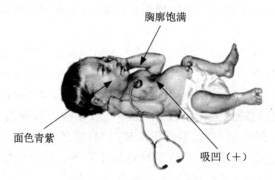

图 14-15　呼吸道临床表现

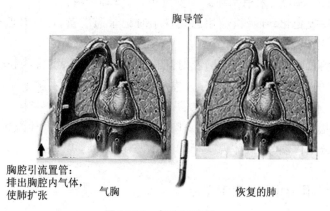

图 14-16　气胸解剖图

1.相关因素

胎粪、羊水吸入气道、患儿无力咳出。

2.护理诊断

(1)清理呼吸道无效:患儿入院时可见口腔、鼻腔出有羊水呛入、或以痰液增多为主的呼吸道症状的临床表现。

(2)气体交换受损:以肺部气体交换功能降低为主呼吸道症状临床表现。

(3)低效型呼吸形态:由于气胸引起的呼吸浅促,呼吸音消失的临床表现。

3.护理措施

氧饱和度≥85%,在辅助通气下,呼吸维持在 30~60 次/分;痰液能及时清除。

(1)开放气道、安置舒适体位;新生儿胎粪吸入综合征入院时多表现为大量胎粪、羊水阻塞致呼吸困难,此时应及时清除呼吸道分泌物,洗胃。

(2)遵医嘱予以吸氧、球囊加压,或给予呼吸机应用。

吸氧:①确认患儿身份,根据年龄选择鼻导管型号、吸氧方式、氧流量。安置吸氧装置。③安置舒适体位,清除患儿鼻腔分泌物。④调节氧气流量(鼻导管氧流量 1~2 L/min,面罩吸氧 4~12 L/min,头罩吸氧>5 L/min,早产儿建议使用测氧仪测量氧浓度,控制其 25%~40%)。⑤通过眼睑、耳垂后等处感觉氧气气流,检查有无漏气,同时观察湿化瓶中的氧气泡。⑥有效给氧,固定:单侧鼻导管用胶带、透明敷贴固定于颊面部;双侧鼻导管将导管环绕患儿耳部向下调整松紧度适当固定;面罩法将患儿鼻孔及口盖住,用松紧带在头上适当固定;头罩法将氧气管置于头罩上的孔下 1~2 cm,适当固定;暖箱法将氧气管置于暖箱靠近患儿头端一侧,适当固定。⑦协助患儿取舒适体位,整理床单位。⑧评估用氧效果:评估氧饱和度,面色,呼吸等情况是否有所改善。

球囊加压:①确认患儿身份,核对信息。②操作者站于患儿头部位置,与患儿纵轴垂直,将面罩与皮囊相连,罩住患儿口鼻部。用左手接住输出口,左手指按住减压阀,右手皮囊加压,感觉有阻力为不漏气。打开氧气开关,检查储气囊和氧气管是否漏气,湿化瓶内不加蒸馏水。③一手开放气道并使面罩与面部密切接触,另一手按压皮囊:"CE 手法",即拇指示指呈"C"形按住面罩,中指、无名指、小拇指呈 E 形抬起下颚,不要压迫软组织,使气道开放。④两次按压确定气道通畅后评估脉搏,确定心率正常,呼吸无,即给予球囊加压呼吸。按压瓶绿,新生儿 30 次/分,其余 10~12 次/分。按压强度依据潮气量计算法,一般为公斤体重×潮气量(10~15 L/kg)。按压同时评估生命体征、面色、SaO_2、末梢循环。⑤安置患儿,整理床单位。

(3)观察心率、呼吸变化;呼吸机应用患儿每小时记录通气量;评估呼吸性质、频率、形态、深度;评估呼吸困难的原因。

(4)对于确诊气胸/胸腔积液的患儿,及时配合胸腔穿刺引流;留置胸腔引流管。

(5)对于肺不张的患儿,取对侧卧位。如左肺不张,右侧卧位;右肺不张,左侧卧位。

(四)营养代谢:体温过低

低体温是新生儿胎粪吸入综合征患儿入院时的常见体征,新生儿体温中枢发育不完善、出生后未妥善保暖可导致低体温,而低体温又可加重呼吸衰竭。

1.相关因素

保暖不当、新生儿体温中枢发育不完善。

2.护理诊断

体温过低。

3.护理措施

6 小时内患儿体温维持稳定:36.5～37.5 ℃。

(1)准备暖床,根据患儿体温调节暖床温度。

(2)每隔 4 小时测体温(T)、呼吸(P)、心率(R),观察患儿神志、反应、有无呼吸暂停。

（孙颖超）

第十五章　助产护理

第一节　助产操作技术

一、守(观察)宫缩

(一)目的

定时连续观察子宫收缩持续时间、间歇期时间、强度及节律,并及时记录。这是了解产程进展的重要手段,发现异常及早处理。

(二)物品准备

无须特殊物品准备。

(三)操作步骤

(1)评估当时孕妇产程进展情况,了解子宫口开大、先露下降、是否破膜等。

(2)助产士坐在产妇一侧,将手掌放于产妇腹壁宫底处,感觉宫缩时宫体部隆起变硬,间歇期松弛变软,连续观察3次宫缩持续时间、强度、间歇时间及规律性,方可记录。

(3)产程中每1~2小时观察记录一次。

(四)注意事项

(1)在连续3次宫缩观察期间,助产士的手不得离开产妇腹壁,手掌自然放松,不得施压刺激子宫。

(2)宫缩观察记录包括:子宫收缩持续时间、间歇期时间、强度及节律。

(3)产程开始时子宫收缩持续时间较短(约30秒)且弱,间歇期时间较长(5~6分钟),随着产程进展,持续时间渐长(50~60秒)且强度不断增加,间歇期时间渐短(2~3分钟)。

二、四步触诊法

(一)目的

通过对孕妇的腹部触诊,评估宫底高度、胎儿大小、胎方位、胎先露是否入盆或衔接。

(二)物品准备

测量用皮尺。

（三）操作步骤

（1）操作者洗手后至孕妇床旁，向孕妇解释四步触诊检查的目的。

（2）指导孕妇平卧，双腿屈膝，解开衣服暴露出腹部。

（3）触诊操作检查。

第一步：检查者站在孕妇右侧，双手置于宫底部，了解子宫底部形状，用皮尺测量子宫底高度，评估胎儿大小与妊娠周数是否相符。用手相对在子宫底轻轻触摸，分辨子宫底部胎儿部分是头还是臀。

第二步：检查者双手平放于孕妇腹部两侧，一手固定，另一手轻按检查，两手交替辨别胎背及四肢，如触到平坦部分即为胎儿背部。

第三步：检查者右手置于耻骨联合上方，拇指与其他四指分开，轻轻深按并握住胎儿先露部，进一步查清是头或臀，左右推动胎先露确定是否与骨盆衔接。若胎儿先露部仍可左右移动，表示尚未衔接入盆。若不能移动，表明先露已衔接入盆。

第四步：检查者面向孕妇足端，两手放于先露部两侧，轻轻向骨盆入口方向深压，再次核对胎先露部分与第一步手法判断是否相符，并确定胎先露部入盆程度。

（4）检查完毕，协助孕妇整理好衣服，取舒适卧位或将孕妇扶起。

（5）检查者洗手，告诉孕妇检查结果并记录。

（四）注意事项

（1）检查者温暖双手后方可操作，避免孕妇感觉不适。

（2）检查时注意遮挡孕妇保护隐私。

（3）检查时注意为孕妇保暖，减少不必要的暴露。

（4）检查时注意动作轻柔。

三、阴道检查

（一）目的

检查子宫口开大情况，了解产程进展，骨盆内径线，胎先露下降水平及胎方位等。

（二）物品准备

无菌敷料罐一个，无菌纱布若干放于敷料罐中。聚维酮碘原液一瓶，将适量的聚维酮碘原液倒入上述敷料罐中，以浸透纱布为宜，无菌镊子罐（干罐）一个。

（三）操作步骤

（1）检查者戴好帽子、口罩。

（2）按六步洗手法将双手洗干净，戴单只无菌手套（检查者右手。）

（3）用聚维酮碘原液纱布消毒外阴部。外阴消毒范围和顺序为阴裂、双侧小阴唇、双侧大阴唇、会阴体、肛门。

（4）检查者用右手示指和中指轻轻进入阴道进行检查。检查内容子宫口扩张程度，是否有水肿、胎先露下降程度，胎膜是否破裂、骨盆内壁形态、径线等。

（5）检查完毕后，脱去手套，帮助孕妇整理衣服，告知检查结果并记录。

（四）注意事项

（1）检查时注意为孕妇保暖，注意保护孕妇隐私（可使用隔帘或屏风）。

（2）注意检查时手法，避免阴道检查时造成人工剥膜和人工破膜。

四、产时会阴冲洗(分娩或阴道操作前的会阴清洁和消毒)

(一)目的

在进行阴道或宫腔无菌操作前,对外阴进行清洁和消毒,避免阴道、宫腔检查和接产时造成生殖道上行感染。产时会阴冲洗临床通常应用于接产、内诊、人工破膜、阴道手术操作、宫腔操作等技术之前的准备。

(二)物品准备

冲洗盘1个,内有盛39~41 ℃温水500 mL 的容器2个、无菌镊子罐1个、无菌镊子4把、无菌敷料罐2个(其中1个盛放10%~20%肥皂水纱布,另一个盛放聚维酮碘纱布)、无菌接生巾1块、一次性冲洗垫一个、污水桶1个。

(三)操作步骤

(1)向孕妇或产妇解释操作内容,目的是取得她们的配合。协助孕妇或产妇取仰卧位,脱去裤子和内裤,双腿屈曲分开充分暴露外阴部,操作人员站在床尾部或右侧。

(2)将产床调节成床尾稍向下倾斜的位置,并将孕妇或产妇腰下的衣服向上拉,以免冲洗时打湿衣服。

(3)清洁操作。①用第一把镊子夹取肥皂水纱布一块,清洁顺序为:阴阜→左右腹股沟→左右大腿内侧上1/3~1/2处→会阴体→两侧臀部,擦洗时稍用力,要将皮肤处的血迹、污物等清洁干净,然后弃掉纱布。②从无菌敷料罐中取第2块肥皂水纱布,需使用无菌镊子传递,按下列顺序清洁擦洗:阴裂→左右小阴唇→左右大阴唇→会阴体(该处稍用力,反复擦洗)→肛门,弃掉纱布及第一把镊子,此过程需要2分30秒。③用温水由外至内缓慢冲净肥皂,约需1分钟。

第2把无菌镊子夹肥皂水纱布:再按(1)、(2)、(3)程序重复冲洗一遍。

(4)消毒操作:第3把无菌镊子夹取聚维酮碘纱布一块,擦洗外阴一遍。按下列顺序:阴裂→左右小阴唇→左右大阴唇→阴阜→腹股沟→大腿内上1/3~1/2处→左右臀部→会阴体→肛门,消毒范围不要超出肥皂擦洗清洁范围,弃掉镊子。

(5)撤出臀下一次性会阴垫,垫好无菌接生巾。

(四)注意事项

(1)注意为孕妇或产妇保暖和遮挡。

(2)用水冲洗前,操作者应先测试水温,可将水倒在操作者的手腕部测水温,水温为39~41 ℃以产妇感觉适合为宜。

(3)所有冲洗用物均为灭菌物品,每天更换一次,并注明开启时间和日期,操作者严格无菌操作。

(4)冲洗过程中要注意与孕妇或产妇交流和观察产程进展,发现异常,应及时告知医师,并遵医嘱给予相应处理。

五、铺产台

(一)目的

使新生儿分娩在无菌区域内,减少产妇及新生儿的感染机会,使无菌技术得以实施。

(二)物品准备

产包内有一号包皮1个、内包皮1个、产单1个、接生巾4~6块、长袜2只、计血器1个、持针器1把、齿镊1把、止血钳3把(其中至少有一把直钳)、断脐剪1把、脐带卷1个、敷料碗2个、

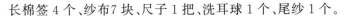

长棉签 4 个、纱布7 块、尺子1 把、洗耳球 1 个、尾纱 1 个。

（三）操作步骤

（1）在宫缩间歇，向孕妇解释操作内容和目的，取得孕妇配合。

（2）打开新生儿辐射台提前预热（调节到 28～30 ℃，早产儿需要调节的温度更高）。

（3）接产者刷手后，取屈肘手高姿势进入产房（注意手不能高过头部，不能低于腰部）。

（4）助手按无菌原则将产包内、外包皮逐层打开。

（5）接产者穿隔离衣，检查产包内灭菌指示剂是否达消毒标准，接产者双手拿住产单的上侧两角，用两端的折角将双手包住，嘱孕妇抬起臀部，将产单的近端铺于孕妇臀下，取长袜（由助手协助抬起孕妇左腿），将一只长袜套于孕妇左腿上，助手尽量拉长袜开口处至孕妇大腿根部，在大腿外侧打结。用同样方法穿右侧长袜。

（6）接产者戴无菌手套，将一块接生巾打开，一侧反折盖于腹部，第 2 块接生巾折叠后放于孕妇会阴下方，用于保护会阴。另取 2 块接生巾，按新生儿复苏要求放置于新生儿辐射台上，一块做成肩垫，另一块用于擦拭新生儿。其余物品和器械，按接产使用顺序依次摆好，用无菌接生巾覆盖。

（7）助手将新生儿襁褓准备好，室温保持 26～28 ℃。

（四）注意事项

（1）准备物品时，检查产包有无潮湿、松散等被污染的情况，如有上述情况应更换。

（2）向孕妇解释相关内容，以取得配合。

（3）嘱孕妇及陪产家属勿触摸无菌敷料和物品。

（4）注意为孕妇保暖。

（5）铺台时接产者要注意产程进展，与孕妇保持交流，使其安心，指导孕妇宫缩时屏气用力。

六、胎心监护

（一）目的

通过描记的胎心基线、胎动时胎心变化，动态观察胎儿在宫腔内的反应。

（二）物品准备

胎心监护仪、超声偶合剂、腹带（固定探头用）。

（三）操作步骤

（1）向孕妇解释做胎心监护的目的。

（2）协助孕妇取仰卧位或坐位。

（3）用四步触诊手法了解胎方位，将胎心探头、宫腔压力探头固定于孕妇腹部，胎心探头应放在胎心最清晰的部位，宫腔压力探头应放在近宫底处。

（4）胎儿反应正常时，胎心监护只需做 20 分钟，异常时可根据情况酌情延长监护时间（胎动反应不佳时可以给予腹部适当的声音刺激或触摸刺激，促进胎动）。

（5）医师作出报告，并将所做胎心监护曲线图粘贴于病历报告单上保存。

（6）帮助孕妇整理好衣服，取舒适的卧位或坐位。

（7）整理胎心监护用物。

（四）注意事项

（1）帮助孕妇采取舒适体位，告知大约所需时间。

（2）固定胎心探头和宫腔压力探头时松紧应适度，避免孕妇不舒适。

（3）刺激胎动时，动作要轻柔适度。

（4）胎心监护结束后将结果告知孕妇。

（5）腹带应每天更换、清洁备用。

七、正常分娩接产术

（一）操作目的

规范操作流程，按分娩机转娩出胎儿，适时保护会阴，保障母婴安全。

（二）操作评估

1.适应证

评估能自然分娩的孕妇。

2.禁忌证

头盆不称；异常胎位，如臀位、面先露或胎位不清；无阴道分娩条件如骨盆狭窄、产道梗阻；子宫口未开全。

（三）操作准备

1.用物准备

接生台、无菌器械包、一次性产包、消毒棉球、脐带夹（气门芯）、20 mL 针筒、长针头、2%利多卡因、生理盐水、可吸收缝线、无影灯。

2.环境准备

关门窗，调节室温 24～28 ℃；注意隐私。

3.人员准备

操作者着装规范、修剪指甲、外科洗手、戴口罩；孕妇意识清醒能配合，排空膀胱。

（四）操作步骤

（1）向孕妇解释操作目的、签署阴道分娩知情同意书。

（2）评估孕妇的精神状况、合作程度、产程进展情况及胎儿情况，做好沟通，取得配合。

（3）孕妇取舒适的自由体位，会阴消毒，铺无菌操作台。

（4）接产：操作者外科洗手，穿无菌手术衣，戴无菌手套，两人清点器械纱布，摆放好物品。阴道检查时评估会阴条件、胎方位及骨盆情况等。正确把握接生时机，正确指导产妇配合用力，一手适度控制胎儿娩出速度，一手适度保护会阴，尽可能在宫缩间歇期娩出胎头。胎头娩出后，以左手至鼻根向下颏挤压，挤出口鼻内的黏液和羊水。协助复位和外旋转，操作者左手下压胎儿颈部，协助前肩自耻骨弓下娩出，再托胎颈向上使后肩缓缓娩出（或左右手分别放置颈部上下，先左手向下轻压胎儿颈部娩前肩，再右手托胎颈向上娩出后肩）。将储血器置产妇臀下以准确计量出血量。

（5）新生儿护理：如新生儿有窒息，立即按新生儿复苏流程。①初步复苏：擦干保暖、摆正体位、清理呼吸道、刺激。②脐部护理：用气门芯或脐带夹断脐。世界卫生组织建议晚扎脐带。③分娩后 1 小时内做好新生儿早吸吮。④进行新生儿常规体检及护理。

（6）协助胎盘娩出。①确认胎盘剥离。②正确手法协助胎盘娩出：宫缩时左手轻压宫底，右手牵拉脐带，当胎盘娩出至阴道口时，用双手捧住胎盘，向同一个方向边旋转边向外牵拉，直至胎盘完全娩出。③检查胎盘，胎膜是否完整，脐带有无异常及有无副胎盘，测量胎盘大小及脐带长度。

(7)检查软产道,如有裂伤或会阴切开,按解剖进行缝合修复(见会阴切开缝合术和会阴裂伤缝合术)。

(8)准确评估出血量。

(9)整理用物,再次双人清点纱布。

(10)协助产妇取舒适体位,整理床单位,注意保暖。

(11)给予相关健康教育指导并协助早吸吮。

(12)分类处置用物。

(13)洗手、记录。

(五)健康指导

1.操作前

解释此项操作的目的,取得孕妇的理解与配合,排空膀胱。

2.操作中

注意与孕产妇沟通,指导配合方法,保持放松状态。

3.操作后

做好饮食、活动、排尿及母乳喂养指导;告知保持会阴部清洁。注意阴道流血,若流血多、肛门有坠胀感或切口疼痛剧烈,应及时告诉医护人员。

(六)注意事项

(1)操作前做好沟通,取得孕妇的配合;排空膀胱,必要时行导尿术。

(2)操作中注意保暖和隐私保护,注意人文关怀。

(3)操作者应遵循自然分娩理念,不亦过早、过多地干预产程。

(4)接产过程中应严密观察宫缩和胎心,及时评估母儿状况,适时接产。

(5)协助胎盘娩出时,不应在胎盘未完全剥离前用力按压子宫和用力牵拉脐带,以免发生拉断脐带甚至造成子宫内翻。

(6)接产过程严格无菌操作规程。

八、胎头吸引器助产术

(一)操作目的

利用负压原理,通过外力按分娩机转进行牵引,配合产力,达到协助胎儿娩出的目的。

(二)操作评估

1.适应证

第二产程延长包括持续性枕横位,硬膜外麻醉导致孕妇用力差;需要缩短第二产程时间,如产妇心脏病、高血压等内科疾病,胎儿宫内窘迫等;瘢痕子宫,有子宫手术史,不宜过分使用腹压者;轻度头盆不称,胎头内旋转受阻者。

2.禁忌证

头盆不称;异常胎位,如臀位、面先露或胎位不清;无阴道分娩条件如骨盆狭窄、产道梗阻;子宫脱垂或尿瘘修补术后;孕周较小的早产(<34周);怀疑胎儿凝血功能异常;产钳助产失败后;胎头未衔接;子宫口未开全或胎膜未破者。

(三)操作准备

1.用物准备

胎头吸引器、导尿管、无菌器械包(同会阴侧切术)、聚维酮碘棉球、20 mL 针筒、长针头、麻醉药、生理盐水。

2.环境准备

关闭门窗,调节室温 24~28 ℃,注意隐私,必要时围帘或屏风遮挡。

3.人员准备

操作者着装规范、修剪指甲、戴口罩、外科洗手;孕妇意识清醒能配合,排空膀胱。

(四)操作步骤

(1)向产妇解释操作目的,做好沟通,取得配合。签署知情同意书。

(2)评估孕妇的精神状况、产程进展及胎儿情况,排除禁忌证。

(3)注意保暖和隐私保护。

(4)协助孕妇取膀胱截石位,会阴消毒,铺无菌操作台。

(5)操作者外科洗手,穿无菌手术衣,戴无菌手套,检查胎头吸引器有无损坏、漏气、器械组装是否严密。

(6)阴道检查:评估会阴条件、胎方位及骨盆情况等。

(7)检查是否排空膀胱,必要时导尿。

(8)放置胎头吸引器:吸引杯头端消毒,涂无菌液状石蜡,左手分开两侧小阴唇,暴露阴道外口,以左手中、示指掌侧向下撑开阴道后壁,右手持吸引器将吸引杯头端向下压入阴道后壁前方,然后左手中、示指掌面向上,分开阴道壁右侧,使吸引杯右侧缘滑入阴道内,继而手指转向上,提拉阴道前壁,使吸引杯上缘滑入阴道内,最后拉开左侧阴道壁,使吸引杯完全滑入阴道内与胎头顶部紧贴。

(9)抽吸负压:①电动吸引器抽气法,胎头位置低可用 40.0 kPa(300 mmHg)负压,胎头位置高或胎儿偏大可用 60.0 kPa(450 mmHg)负压,一般情况用 50.7(380 mmHg)负压;②注射器抽吸法,一般由助手用 50 mL 空针缓慢抽气,一般抽出空气 150 mL 左右;③一次性整体负压胎吸装置,反复按压抽吸至负压标尺达绿色区域[60.0~80.0 kPa(450~600 mmHg)]。

(10)牵引:右手握持牵引柄,左手中指。示指顶住胎头枕部,缓慢牵引。牵引方向根据胎先露平面,循产轴方向在宫缩时进行,先向下向外牵引协助胎头俯屈,当胎头枕部抵达耻骨联合下方时,逐渐向上向外牵引,使胎头仰伸直至双顶径娩出。宫缩间歇期停止牵引,但保持牵引器不随胎头回缩。胎位不正时,牵引同时应顺势旋转胎头,每次宫缩旋转 45°为宜,必要时辅助腹部外倒转进行。

(11)取下吸引器:看到胎儿颌骨时,可拨开橡皮管或放开气管夹,或按压泄气阀,消除吸引器内负压,取出吸引器。

(12)按分娩机转娩出胎儿,处理同正常分娩接产术。

(13)协助产妇穿好衣裤,取舒适体位。

(14)胎盘娩出和新生儿处理同正常分娩接产术。

(15)准确评估出血量。

(16)整理用物,再次双人清点纱布。

(17)协助产妇取舒适体位,整理床单位,注意保暖。

(18)给予相关健康教育指导并协助早吸吮。

(19)分类处置用物。

(20)洗手、记录。

(五)健康指导

1.操作前

解释此项操作的目的,取得产妇的理解与配合,嘱产妇排空膀胱,并签署知情同意书。

2.操作中

注意与产妇沟通,指导配合方法,保持放松状态。

3.操作后

做好饮食、活动、排尿及母乳喂养指导;关注新生儿情况,如有异常及时医护人员。

(六)注意事项

(1)操作前做好沟通,取得产妇的配合,签署知情同意书;排空膀胱,必要时行导尿术。

(2)操作前评估全面,排除禁忌证。

(3)操作中注意保暖和隐私保护;注意人文关怀,指导配合。

(4)放置胎头吸引器位置正确:①吸引杯中心应位于胎头"俯屈点",即矢状缝上,后囟前方二横指(约 3 cm)处;②吸引器纵轴应与胎头矢状缝一致,并可作为旋转的标志(整体吸引装置除外);③牵引前应再次检查吸引杯附着位置,右手中、示指伸入阴道,沿吸引杯与胎头衔接处触摸1 周,检查是否紧密连接,避免阴道壁及子宫颈组织夹入。

(5)把握吸引持续时间和次数:大多数文献报道胎吸助产的牵引次数应不超过 3 次,持续时间不超过 20 分钟。

(6)仔细检查新生儿有无头皮气肿、头皮血肿等产伤。

九、肩难产接产术

(一)操作目的

规范操作手法,掌握肩难产处理技术,保障母婴安全。

(二)操作评估

阴道分娩过程中发生的肩难产。

(三)操作准备

1.用物准备

接生台、无菌器械包、一次性产包、消毒棉球、脐带夹(气门芯)、20 mL 针筒、长针头、2%利多卡因、生理盐水、可吸收缝线、无影灯、新生儿复苏用物。

2.环境准备

关门窗,调节室温 24～28 ℃;注意隐私。

3.人员准备

增加 3 名操作人员,操作者着装规范、外科洗手、戴口罩;孕妇意识清醒能配合,排空膀胱。

(四)操作步骤

(1)胎头娩出后,发生娩肩困难,快速判断肩难产征兆。

(2)立即启动肩难产处理流程(HELPERR 操作法)。①H-寻求支援:呼叫上级医师、新生儿医师、助产士等到位。②E-评估会阴:是否行会阴切开或扩大会阴切口。③L-屈大腿:协助孕妇大腿向腹壁屈曲。④P-耻骨上加压配合接生者牵引胎头。⑤E-阴道内操作:Rubin 手法是助产者的示、中指放在前肩的背侧将肩膀向胸椎方向推动,使胎儿前肩内收压缩肩围;Woods 手法是助产者的示、中指紧贴胎儿后肩的前侧,将后肩向侧上旋转,至前肩位置娩出;Rubin＋Woods 联合旋转、反向旋转:当正常旋转方向不能实施时,可以尝试反向旋转。⑥R-先娩后肩:沿后肩探及肘关节,进而探及前臂,牵引前臂使肘关节屈曲于胸前,以洗脸的方式从胸前娩出后臂,再常规牵引胎头娩出前肩。注意牵引时不能牵引腕关节。⑦R-翻转孕妇:协助孕妇翻转呈四肢着地位,使双手双膝关节着地。常规牵引胎头,依靠重力作用,先娩出胎儿后肩。

最后方法不建议采用,仅在上述方法无效时试行,需充分病情告知。方法有:胎儿锁骨切断法;耻骨联合切开术;经腹子宫切开术;胎头复位剖宫产。

(3)胎儿娩出后处理同正常分娩接产术,如新生儿有窒息,立即按新生儿复苏流程。

(4)检查新生儿有无骨折等产伤发生。

(五)健康指导

1.操作前

解释此项操作的目的,取得产妇的理解。

2.操作中

注意与产妇沟通,协助产妇变换体位,指导其与助产人员主动配合。

3.操作后

告知新生儿情况,做好饮食、活动、排尿及心理指导。

(六)注意事项

(1)操作前评估孕妇情况,识别肩难产高危因素:既往有肩难产史、妊娠期糖尿病、过期妊娠、巨大儿、孕妇身材矮小及骨盆解剖异常、产程缓慢、行胎头吸引术或产钳助产术。

(2)正确判断肩难产征兆 胎头娩出后在会阴部伸缩(乌龟征),按常规助产方法不能娩出胎肩(建议60 秒为宜)。一旦发生,立即呼叫救援人员,启动 HELPERR 流程。

(3)操作中要不断评估胎心情况,避免先剪断脐带的操作。

(4)耻骨联合加压时注意,手放在胎儿前肩的后部,手掌向下,向侧方用力,使前肩内收。建议压力先持续,后间断,禁忌宫底加压。

(5)每项操作耗时建议以 30～60 秒为宜,做好抢救时间、步骤与结果的记录。

(6)做好新生儿复苏抢救准备。

(7)操作前后告知病情,做好沟通,取得产妇的配合。

十、软产道检查

(一)操作目的

阴道分娩后常规检查,及时发现子宫颈裂伤、阴道裂伤及有无血肿等,及时处理,预防和减少产后出血的发生。

(二)操作评估

阴道分娩后常规检查。

(三)操作准备

1.用物准备

聚维酮碘液、无菌纱布、无菌垫巾、无菌手套、无影灯,无齿卵圆钳、阴道拉钩、导尿管。

2.环境准备

关门窗,调节室温 24～28 ℃;注意隐私,必要时围帘或屏风遮挡。

3.人员准备

操作者着装规范、修剪指甲、戴口罩、外科洗手;产妇意识清醒能配合。

(四)操作步骤

(1)核对产妇姓名、住院号,向产妇解释操作目的,评估产妇情况、自理能力及合作程度。

(2)注意保暖和隐私保护。

(3)协助取仰卧膀胱截石位,外阴常规消毒,铺无菌巾,必要时导尿排空膀胱。

(4)操作者戴好无菌手套,左手分开阴道,暴露阴道壁,右手持纱布擦干阴道壁血迹,查看阴道壁有无损伤程度。若裂伤严重需用阴道拉钩充分暴露子宫颈和阴道。

(5)子宫颈检查:持子宫颈钳钳夹住子宫颈前唇、固定,再持三把无齿卵圆钳顺时针方向依次查看整个子宫颈有无裂伤及损伤程度。

(6)子宫颈探查后,助手再用拉钩暴露子宫颈的前后穹隆和两侧穹隆及阴道伤口的顶端和阴道的四周。

(7)如有裂伤,按解剖组织逐层缝合。

(8)缝合后常规肛查,肠线有无穿过直肠黏膜及血肿,发现异常,及时处理。

(9)准确评估出血量。

(10)协助产妇穿好衣裤,取舒适体位。

(11)整理床单位,注意保暖。

(12)给予相关健康指导。

(13)整理用物并分类处置。

(14)洗手、记录。

(五)健康指导

1.操作前

解释此项操作的目的,取得产妇的理解与配合,嘱产妇排空膀胱。

2.操作中

注意与产妇沟通,指导配合方法,保持放松状态。

3.操作后

做好饮食、活动、排尿指导;告知保持会阴部清洁;注意阴道流血,若流血多、肛门有坠胀感或切口疼痛剧烈,应及时告诉医护人员。

(六)注意事项

(1)操作前做好沟通,取得产妇的配合;是否排空膀胱,必要时行导尿术。

(2)操作中注意保暖和隐私保护。

(3)严格无菌操作规程,暴露充分。

(4)操作中注意人文关怀,动作轻柔,对裂伤严重者,必要时行麻醉镇痛。

十一、会阴切开术

(一)操作目的

阴道分娩时,为了避免会阴严重裂伤,减少会阴阻力,以利于胎儿娩出,缩短第二产程,保护盆底功能,减少母婴并发症等。

(二)操作评估

初产头位会阴紧、会阴部坚韧或发育不良、炎症、水肿,估计有严重撕裂者;需产钳助产、胎头吸引器助产或初产臀位经阴道分娩者;巨大儿、早产、胎儿生长受限或胎儿窘迫需减轻胎头受压并及早娩出者;产妇患心脏病或高血压等疾病需缩短第二产程者。

(三)操作准备

1.用物准备

聚维酮碘液、无菌棉球和纱布、麻醉药物(1‰利多卡因)、20 mL 注射器、长穿刺针、器械产包(侧切剪、线剪、持针器、有齿镊、血管钳、小量杯)、无菌纱布、有尾纱布、可吸收肠线等。

2.环境准备

关门窗,调节室温 24～28 ℃;注意隐私,必要时围帘或屏风遮挡。

3.人员准备

操作者着装规范、修剪指甲、戴口罩、外科洗手;产妇意识清醒能配合。

(四)操作步骤

(1)向产妇解释操作目的,评估产妇情况、自理能力及合作程度。

(2)产妇取膀胱截石位,注意保暖和隐私保护。

(3)操作者外科洗手、穿无菌衣、戴无菌手套,双人清点纱布。

(4)再次评估产妇产程进展情况、会阴条件及胎儿情况,掌握会阴切开指征,签署知情同意书。

(5)未实施硬膜外镇痛者,采用阴部神经阻滞麻醉。

(6)麻醉起效后,适时行会阴切开。左手中、示指伸入胎先露和阴道侧后壁间,右手持剪刀在会阴后联合正中偏左 0.5 cm 处,与正中线呈 45°,于宫缩时剪开皮肤和黏膜 3～4 cm(正中切开时沿会阴正中线向下切开 2～3 cm)。用纱布压迫止血,必要时结扎小动脉止血。

(7)胎儿胎盘娩出后,会阴切口缝合。检查软产道有无裂伤,阴道内置有尾纱条。

(8)按解剖结构逐层缝合。①缝合阴道黏膜:暴露阴道黏膜切口顶端,用 2/0 可吸收缝线自顶端上方 0.5 cm 处开始,间断或连续缝合阴道黏膜及黏膜下组织,至处女膜环对合打结。②缝合肌层:用 2/0 可吸收缝线间断或连续缝合会阴部肌层、皮下组织。③缝合皮肤:用 3/0 或 4/0 可吸收缝线连续皮内缝合。

(9)取出有尾纱布,检查缝合处有无出血或血肿。

(10)肛诊检查肠线是否穿过直肠黏膜及有无阴道后壁血肿。

(11)准确评估出血量。

(12)整理用物,再次双人清点纱布。

(13)协助产妇取舒适体位,整理床单位,注意保暖。

(14)给予相关健康教育指导。

(15)分类处置用物。

(16)洗手、记录。

(五)健康指导

1.操作前

解释此项操作的目的,取得产妇的理解与配合,嘱产妇排空膀胱。

2.操作中

注意与产妇沟通,指导配合方法,保持放松状态。

3.操作后

做好饮食、活动及排尿指导;告知保持会阴部清洁;注意阴道流血,若流血多、肛门有坠胀感或切口疼痛剧烈,应及时告诉医护人员。

(六)注意事项

(1)操作前做好沟通,取得产妇的配合;排空膀胱,必要时行导尿术。

(2)操作中注意保暖和隐私保护。

(3)严格掌握会阴切开术的适应证和切开时机,切开不宜过早,一般预计在2～3次宫缩胎儿可娩出。

(4)切开时剪刀应与皮肤垂直,会阴皮肤与黏膜切口整齐、内外一致;宫缩时,侧切角度宜在60°左右。

(5)正中切开的切口易向下延伸,伤及肛门括约肌。故手术助产、胎儿较大或接产技术不够熟练者不宜采用。

(6)缝合时按解剖结构逐层缝合,注意止血,不留无效腔;从切口顶端上0.5 cm缝合第一针。缝合时缝针不宜过密过紧,一般针距为1 cm。

(7)缝合后仔细检查有无渗血和血肿,肠线有无穿过直肠黏膜,发现异常,及时处理。

十二、会阴裂伤修复术(Ⅰ、Ⅱ度)

(一)操作目的

按解剖结构修复损伤的会阴组织,达到止血、防止伤口感染的目的。

(二)操作评估

1.适应证

不同程度的会阴裂伤。

2.禁忌证

伤口急性感染期。

(三)操作准备

1.用物准备

阴道纱条、聚维酮液、无菌手套、2/0可吸收线、3/0可吸收线、持针器、线剪、血管钳、麻醉药物。

2.环境准备

关门窗,调节室温24～28 ℃;注意隐私,必要时围帘或屏风遮挡。

3.人员准备

操作者着装规范、修剪指甲、戴口罩、外科洗手;产妇意识清醒能配合。

(四)操作步骤

(1)核对产妇姓名、住院号,向产妇解释操作目的,评估产妇情况、自理能力及合作程度。

(2)注意保暖和隐私保护。

(3)协助产妇取仰卧膀胱截石位,外阴常规消毒,铺无菌巾,必要时导尿排空膀胱。

(4)操作者外科洗手,穿无菌衣,戴无菌手套,双人清点纱布。

(5)未实施硬膜外镇痛者,采用阴部神经阻滞麻醉或局部麻醉。

(6)操作者左手分开阴道,暴露阴道壁,右手持纱布擦干阴道壁血迹,查看阴道壁损伤程度,置有尾纱条。

(7)Ⅰ度裂伤修复:用2/0可吸收缝线间断或连续缝合阴道黏膜;3/0或4/0可吸收缝线连续皮内缝合或4号丝线间断缝合皮肤。

(8)Ⅱ度裂伤修复:暴露阴道黏膜切口顶端,自顶端上方0.5 cm处开始,用2/0可吸收缝线间断或连续缝合阴道黏膜和黏膜下组织,裂伤较深者建议间断缝合;用2/0可吸收缝线间断缝合会阴部肌层;3/0或4/0可吸收缝线连续皮内缝合或4号丝线间断缝合皮肤。

(9)取出有尾纱布,检查缝合处有无出血或血肿。

(10)肛诊检查肠线是否穿过直肠黏膜及有无阴道后壁血肿。

(11)准确评估出血量。

(12)整理用物,再次双人清点纱布。

(13)协助产妇穿好衣裤,取舒适体位。

(14)整理床单位。

(15)给予相关健康指导。

(16)整理用物并分类处置。

(17)洗手、记录。

(五)健康指导

1.操作前

解释此项操作的目的,取得产妇的理解与配合,嘱产妇排空膀胱。

2.操作中

注意与产妇沟通,指导配合方法,保持放松状态。

3.操作后

强调饮食指导,无渣半流或流质3天,后根据伤口愈合情况修改饮食;做好活动及排尿指导;告知保持会阴部清洁;注意阴道流血,若流血多、肛门有坠胀感或切口疼痛剧烈,应及时告诉医护人员。

(六)注意事项

(1)操作前做好沟通,取得产妇的配合;排空膀胱,必要时行导尿术。

(2)操作中注意保暖和隐私保护。

(3)正确评估裂伤程度,按解剖结构对合整齐,逐层修复。

(4)选择正确的麻醉方式,对充分暴露、修复组织及镇痛有着重要作用。

(5)缝合后仔细检查有无渗血和血肿,肠线有无穿过直肠黏膜,发现异常,及时处理。

(6)缝合时从伤口顶端上0.5 cm缝合第一针,缝合时缝针不宜过密过紧,一般针距为1 cm,注意止血,不留无效腔。

(7)完善术后谈话和病历书写完整,加强饮食指导。

十三、新生儿窒息复苏

(一)目的

新生儿问世的瞬间有时是十分危急的,产科和儿科的医护人员,尤其是产房的医护人员应熟

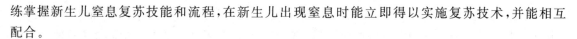

练掌握新生儿窒息复苏技能和流程,在新生儿出现窒息时能立即得以实施复苏技术,并能相互配合。

(二)物品准备

氧气湿化瓶、氧气管、新生儿复苏气囊(自动充气式或气流充气式)、婴儿低压吸引器、各种型号的气管插管、吸痰管、新生儿喉镜(带有为足月儿和早产儿应用的 2 个叶片)、肾上腺素、生理盐水、胶布、新生儿辐射台、胎粪吸引管、听诊器、各种型号的空针、胃管、胶布等,连接好氧气装置,氧流量调节到每分钟 5 L。

(三)操作步骤

操作步骤如下:①A 建立通畅的气道。②B 建立呼吸。③C 建立正常的循环。④D 药物治疗。

其中为新生儿开放气道和给予通气是最为重要的部分,大部分新生儿窒息复苏在实施了ABC 方案后很少再需要用药。

1.评估复苏的适应证

新生儿出生时负责复苏的人员应明确有无以下问题。

(1)羊水情况,有无胎粪污染:胎粪污染,新生儿没有活力时,清理呼吸道应气管插管连接胎粪吸引管,将污染的羊水吸出。

(2)有无呼吸或哭声:出生后没有呼吸或只有喘息时需要复苏。

(3)肌张力情况:肌张力差,没有呼吸时,应实施复苏。

(4)是否足月:早产儿发生窒息的风险更大,不足月时更应做好复苏的准备。

2.复苏的最初步骤(A——建立通畅的气道)

(1)保暖:新生儿娩出前应关闭门窗、空调,避免空气对流。出生后放在辐射保暖台上(新生儿辐射台,应提前预热),摆正体位(鼻吸气位)。

(2)摆正体位,清理呼吸道。

接生者可以在胎头娩出时,用手将口鼻中的大部分黏液挤出,清理鼻腔黏液时应两侧鼻孔交替进行。

胎儿娩出后,使其仰卧在辐射台上,将新生儿颈部轻度仰伸呈"鼻吸气状",可使用肩垫(肩垫高度2～3 cm)抬高肩部,使呼吸道通畅,更有助于保持最佳复苏体位。黏液多的新生儿,则应把头部转向一侧,使黏液积聚在口腔一侧,并尽快吸出。

吸引黏液时,应先清除口腔黏液,后吸鼻腔黏液,以免刺激新生儿呼吸,将羊水或黏液吸入肺部。吸引的负压和吸引管插入的深度都要适度。用吸引管吸引时要边吸边转动吸管,以避免吸管持续吸在一处黏膜上造成损伤。用吸球者,应先捏瘪吸球,排出球腔内的空气再吸,这样可避免气流把黏液推入深部。用电动吸引器的负压应不高于 13.3 kPa(100 mmHg),负压过大易致新生儿气道黏膜损伤。

对于羊水有胎粪污染者,应在胎头娩出产道时即用手法将胎儿口鼻中的黏液挤出,待新生儿全身都娩出后,迅速置于辐射台上,再次用手挤口鼻黏液。如新生儿有活力(新生儿有活力的定义为哭声响亮或呼吸好,肌张力好,心率>100 次/分),则新生儿不需特殊处理,常规给予吸痰法清理呼吸道。反之,新生儿无活力(新生儿有活力的定义中任何一项被否定时称之为无活力),负责新生儿复苏的儿科或产科医师应立即用新生儿喉镜暴露气管,使用一次性气管插管吸净呼吸道羊水和胎粪,然后再继续下一步。

(3)迅速擦干:待吸净气道后,用毛巾迅速擦干新生儿全身羊水、血迹,注意头部擦干,并将湿巾撤掉。如果此时新生儿仍没有哭声或呼吸,重新摆正体位(新生儿仰卧,头部轻度仰伸——鼻吸气位)。

(4)触觉刺激,诱发呼吸:新生儿被擦干、刺激以后仍没有呼吸或哭声时,可给予触觉刺激诱发呼吸。触觉刺激的方法有两种:①操作者用一只手轻柔地摩擦新生儿背部或躯体两侧;②轻弹或轻拍足底。新生儿大声啼哭,表示呼吸道已通畅,诱发呼吸成功。

上述步骤又称新生儿初步处理,应在 30 秒内完成。初步处理完成后,应对新生儿进行评估,评估内容为呼吸、心率、皮肤颜色。

常压给氧的原则:如果新生儿给予触觉刺激诱发呼吸成功,就进行常规护理。若新生儿有呼吸,但躯干皮肤发绀,应观察数分钟左右,如没有改善应给予常压吸氧,氧流量调节到每分钟 5 L。对于触觉刺激 2 次无效者(不能诱发新生儿呼吸),应立即改用气囊面罩复苏器进行人工呼吸(正压通气)。复苏时短期常压给氧者,可用鼻导管给氧,氧流量以每分钟 5 L 为宜。长时间给氧者,氧气要预热并湿化,以防止体温丢失和气道黏膜干燥,有条件者应检测新生儿血氧浓度。

3.气囊面罩正压通气(B——建立呼吸)

(1)正压通气的指征:新生儿在给予初步处理后,仍然呼吸暂停或喘息;或心率<100 次/分。

(2)自动充气式复苏气囊组成:由面罩(有不同大小,使用时可根据新生儿体重及孕周选择)、气囊、贮氧器、减压阀组成。

(3)面罩的安置:操作者位于新生儿的头侧或一侧,新生儿头部轻度仰伸,即"鼻吸气位"使气道通畅。操作者右手持复苏器,面罩放置时按下颏、口、鼻的顺序放置,注意解剖形面罩要把尖端放在鼻根上。操作者一手拇指和中指呈"C"字形环绕在面罩边缘帮助密闭,其余手指注意不要压迫颈部致使气道受阻,另一只手挤压气囊。操作者将面罩紧贴患儿面部形成密闭的空间,但不可过分用力压紧面罩,致使新生儿体位改变和眼部、面部损伤。面罩放置正确后,可挤压气囊加压给氧。加压给氧时,要注意观察胸廓有无起伏,若挤压气囊,胸廓随之起伏,说明面罩密闭良好,此时两肺可闻及呼吸音。如果胸廓抬高呈深呼吸状或听到减压阀开启的声音,则说明充气过量,应减少用力,以防新生儿发生气胸。如观察到上腹部隆起,是气体进入胃内所致,应置胃管将胃内气体、液体抽出。

若挤压气囊,胸廓起伏不明显,应检查原因。可能的原因如下:①面罩密闭不良,常见于鼻背与面颊间有漏气者;②新生儿体位不当;③口鼻内有黏液阻塞,导致气道受阻;④新生儿口未张开;⑤按压气囊的压力不足。

(4)挤压气囊的速率与压力:气囊正压通气的速率为 40~60 次/分,与胸外按压配合时速率为 30 次/分,首次呼吸所需压力为 2.94~3.92 kPa(30~40 cmH$_2$O),以后挤压气囊的压力为 1.47~1.96 kPa(15~20 cmH$_2$O)。

注意:为很好地控制正压通气的频率,操作者应大声计数(大声数一、二、三,当数到一时,按压气囊,数到二、三时,松开气囊)。

(5)气囊面罩正压通气实施 30 秒后,必须对新生儿状况进行评价;若心率>100 次/分,皮肤红润且有自主呼吸,可停止加压给氧,改为常压吸氧,并给予触觉刺激使其大声啼哭。若心率 60~100 次/分,应继续正压通气;若心率低于 60 次/分,则需继续正压人工呼吸,并同时插入心脏按压。

正压通气使用超过 2 分钟时,应插胃管吸净胃内容物,并保留胃管至正压人工呼吸结束。插入胃管的长度为从新生儿鼻梁部至耳垂再至剑突和脐之间连线中点的距离。胃管插入后用 20 mL 注射器吸净胃内容物,取下空针将胃管用胶布固定在新生儿面部,保持胃管外端开放,以便进入胃内的空气继续排出。

4.胸外心脏按压(C——建立正常的循环)

胸外按压必须与正压通气有效配合。

(1)胸外按压的指征:经过 30 秒有效的正压通气后,对新生儿进行评价,评价内容同上。新生儿如心率低于 60 次/分时,应在实施正压通气的同时实施胸外心脏按压。

(2)胸外按压的方法:胸外按压时新生儿仍需保持头部轻度仰伸"鼻吸气位"。操作者可位于新生儿一侧,站在能接触到新生儿胸部并能正确摆放手的位置,不干扰另一位复苏者的正压通气。按压部位在胸骨下 1/3 处,即两乳头连线与剑突之间(避开剑突)按压深度为新生儿前后胸直径的 1/3。按压手法有拇指法和双指法两种。①拇指法:操作者用双手环绕新生儿胸廓,双手拇指端并排或重叠放置胸骨下 1/3 处,其余手指托住新生儿背部,而且拇指第一指关节应稍弯曲直立,使着力点垂直胸骨。②双指法:操作者用一只手的中指和示指或中指和无名指,手指并拢指端垂直向下按压胸骨下 1/3 处,另一只手放在新生儿背部做支撑。

(3)按压频率:每按压 3 次,正压通气 1 次,4 个动作为一个周期,耗时 2 秒,故 1 分钟 90 次胸外按压,30 次正压通气。胸外按压与正压通气的比例为 3:1。

(4)胸外按压注意事项:要有足够的压力使胸骨下陷达前后胸直径 1/3,然后放松,放松时用力的手指抬起,但不离开胸壁皮肤,否则每次按压都需要重新定位,不仅耗时,而且按压的深度、速率和节律不易掌控。

胸外按压与正压通气相配合时,由胸外按压的人大声计数,负责正压通气的人进行配合。负责胸外按压的人大声计数:"1、2、3、吸"。数到"1、2、3"同时给予 3 次胸外按压,当数到"吸"时,负责胸外按压的人手抬起使胸壁回弹,但手指不离开皮肤,负责正压通气的人同时挤压气囊给予一次正压通气。

(5)评估:有效的胸外按压和正压通气实施 30 秒后,应对新生儿情况进行评价(评估内容同前),以决定下一步的复苏该如何进行。

可用听诊器测心率,为节约时间,每次听心率 6 秒,当心率已达 60 次/分以上时,胸外按压可以停止,正压通气仍需继续。若心率仍低于 60 次/分,心脏按压和正压通气应继续实施,同时给予肾上腺素(遵医嘱给药)。心率达到 100 次/分或以上,新生儿又有自主呼吸,应停止正压通气给予常压给氧。

5.复苏后的护理

新生儿经过复苏,生命体征恢复正常以后仍有可能恶化,应给予严密观察和护理。护理分为常规护理、观察护理、复苏后护理。

(1)常规护理:新生儿出生前没有危险因素,羊水清、足月,出生后只接受了初步复苏步骤就能正常过渡者,可将新生儿放在母亲胸前进行皮肤接触,并继续观察呼吸、活动和肤色。

(2)观察护理:新生儿出生前有危险因素,羊水污染,出生后呼吸抑制、肌张力低、皮肤发绀,新生儿经过复苏后应严密观察,密切评估生命体征,必要时转入新生儿室进行心肺功能和生命体征的监测。病情稳定后,允许父母去探望,抚摸和搂抱新生儿。

(3)复苏后护理:应用正压人工呼吸或更多复苏措施的新生儿需要继续给予支持,他们有再次恶化的可能,应转送到新生儿重症监护室。复苏后护理包括温度控制,生命体征、血氧饱和度、心率、血压等监测。

气管插管的指征:需长时间正压通气、气囊面罩正压通气无效或效果不佳、需要气管内给药及可疑膈疝者。

(四)复苏时注意事项

(1)复苏前做好复苏人员和物品的准备,尤其在胎儿娩出前已经出现胎儿宫内缺氧迹象。

(2)复苏设备应处于备用、完整状态。

(3)实施复苏时应按照复苏流程进行,不可省略复苏步骤。

(4)物品准备时,应将肩垫准备好,辐射台提前打开预热。

(5)正压通气时,操作者一定要大声计数,以保证正压通气的频率。

(6)胸外按压时,按压的手指垂直下压,确保施力在胸骨下 1/3(压迫心脏)。

(7)正压通气和心脏按压应 2 人操作,并默契配合。

(8)给予肾上腺素时要注意浓度配比和剂量。

(9)复苏成功后,仍需严密观察新生儿情况,以防病情反复。

十四、产钳助产的配合

(一)目的

当子宫收缩乏力致第二产程延长;或产妇患有某些疾病,不宜在第二产程过度用力;或胎儿在宫内缺氧,产钳助产是一种应急处理方式,助产士与医师的配合可帮助产妇缩短产程,协助胎儿娩出。

(二)物品准备

无菌侧切包一个,无菌产钳一把,无菌油纱一块(将产钳用无菌油纱快速擦拭一遍待用)。

(三)操作步骤

(1)助产士常规进行会阴神经阻滞及会阴局部麻醉,行会阴侧切。

(2)助产士站在医师左侧,当医师按常规以“三左法则”放置产钳时协助固定先上的左叶,然后协助上好右叶。

(3)当医师在产妇宫缩牵拉产钳时,助产士左手协助胎儿俯屈,右手适时保护会阴。

(4)当胎儿双顶径通过阴道口时,示意医师停止牵拉,由医师依次卸下产钳右叶、左叶,助产士协助胎头娩出,然后进行外旋转,娩出胎肩。

(5)分娩结束后,与医师共同仔细检查子宫颈和阴道有无裂伤及裂伤程度,共同评价新生儿有无产伤(包括:锁骨骨折、头皮血肿、头皮撕裂或擦伤、面神经瘫痪等)。

(6)缝合会阴伤口。

(四)注意事项

(1)不要强行牵引,充分估计头盆情况,必要时改为剖宫产。

(2)紧急情况下,应尽快娩出胎儿,但不可粗暴操作。产钳术一般不超过 20 分钟,产钳牵拉不能超过 3 次。

(3)手术后要注意观察宫缩和阴道出血情况,如果子宫颈或阴道裂伤,须立即止血和缝合。

(4)产妇产程较长,出现血尿可留置导尿管,并酌用抗感染药物。

(5)仔细检查新生儿后,报告儿科医师适当给予抗感染药。

十五、子宫颈裂伤缝合术

(一)目的
防止由于子宫颈裂伤造成的产后出血、陈旧的子宫颈裂伤造成子宫颈功能不全而致习惯性流产。

(二)准备用物
聚维酮碘原液的无菌纱布、阴道壁拉钩、卵圆钳2把、2/0带针可吸收缝合线、组织剪、线剪、持针器、无菌接生巾、无菌纱布。

(三)操作步骤
(1)用聚维酮碘原液的纱布消毒阴道壁黏膜,清除血迹。

(2)铺无菌接生巾,保证整个操作不被污染。有良好的光源或充足的照明。

(3)以阴道拉钩扩开阴道,用子宫颈钳或两把卵圆钳钳夹子宫颈,并向下牵拉使之充分暴露。

(4)直视下用卵圆钳循序交替,按顺时针或逆时针方向依次检查子宫颈一周,如发生裂伤处,将两把卵圆钳夹于裂口两侧,自裂伤的顶端上0.5 cm开始用2/0可吸收线向子宫颈外口方向做连续或间断缝合。

(5)子宫颈环形脱落伴活动性出血,可循子宫颈撕脱的边缘处,用3/0号可吸收线做连续锁边缝合。

(四)注意事项
(1)充分暴露子宫颈,寻找裂伤顶端,查清裂伤部位,缝合的第一针必须在裂伤的顶端0.5～1.0 cm,以防回缩的血管漏缝。

(2)当裂伤深达穹隆、子宫下段甚至子宫破裂,从阴道缝合困难时,应行开腹缝合。

(3)伤及子宫动静脉或其分支,引起严重的出血或形成阔韧带内血肿,需要剖腹探查。

(4)较浅的子宫颈裂伤,没有活动性出血,可不做处理。

(5)偶尔可见到子宫颈环形裂伤或脱落,即使出血不多,也应进行缝合。

(6)子宫颈裂伤超过3 cm,需要缝合。

十六、臀助产

(一)目的
使软产道充分扩张,并按照臀位分娩机制采用一系列手法使胎儿顺利娩出。

(二)物品准备
无菌产包、会阴侧切包、缝合线、20 mL注射器、7号长针头、0.9％生理盐水、2％盐酸利多卡因、隔离衣、无菌手套。

(三)操作步骤
(1)检查者戴好帽子、口罩。

(2)按六步洗手法将双手洗干净,常规刷手。

(3)穿隔离衣,戴无菌手套。

(4)消毒会阴,铺产台。

(5)"堵臀":当胎臀在阴道口拨露时,用一无菌接生巾堵住阴道口,直至手掌感到压力相当大,阴道充分扩张。

（6）导尿。

（7）局麻：阴部神经阻滞麻醉，会阴局部麻醉。

（8）行会阴侧切术。①上肢助产滑脱法：右手握住胎儿双足，向前上方提，使后肩显露于会阴，左手示指、中指伸入阴道，由后肩沿上臂至肘关节处，协助后肩及肘关节沿胸前滑出阴道，将胎体放低，前肩由耻骨弓自然娩出。②旋转胎体法：用接生巾包裹胎儿臀部，双手紧握，两手拇指在背侧，另4指在腹侧，将胎体按逆时针方向旋转，同时稍向下牵拉，右肩及右臂娩出，再将胎体顺时针旋转，左肩及左臂娩出。

（9）胎头助产。①将胎背转至前方，使胎头矢状缝于骨盆出口前后径一致。②将胎体骑跨在术者左前臂上，同时术者左手中指伸入胎儿口中、示指及无名指扶于两侧上颌骨。③术者右手中指压低胎头枕部使其俯屈，示指及无名指置于胎儿两侧锁骨上，向下牵拉，使胎头保持俯屈。④当胎头枕部抵于耻骨弓时，逐渐将胎体上举，以枕部为支点，娩出胎头，记录时间。

（10）断脐。

（11）新生儿初步处理。

（12）协助娩出胎盘，并检查是否完整。

（13）检查软产道，缝合侧切伤口。

（14）清洁整理用物。

（四）注意事项

（1）术前必须确定无头盆不称、子宫口开全、胎臀已入盆，并查清臀位的种类。

（2）充分堵臀。

（3）脐部娩出后2～3分钟娩出胎头，最长不超过8分钟。

（4）操作动作不可粗暴。

（5）胎头娩出困难时，可由助手在耻骨联合上向下、向前轻推胎头，或产钳助产。

（6）准备好新生儿复苏设备，仔细检查新生儿有无肩臂丛神经损伤和产道损伤。

十七、新生儿与母亲皮肤接触

（一）目的

分娩后尽快母婴皮肤接触可以提高新生儿体温，能够增加母婴感情，促进乳汁分泌。通过触摸、温暖和气味这些感官刺激，促进母乳分泌。

（二）操作步骤

母婴皮肤接触应在出生后60分钟以内开始，接触时间不得少于30分钟。助产士协助产妇暴露出乳房，用毛巾擦拭产妇的双乳及胸部，新生儿娩出后如无异常即刻将其趴在产妇的胸腹部，身体纵轴与母亲保持一致。新生儿双臂及双腿分开放于产妇身体两侧。头偏向一侧防止阻塞呼吸道造成窒息。将新生儿衣被盖于身上，注意保暖，同时勿污染无菌区域。

为保证新生儿安全，嘱产妇双手放于新生儿臀部抱好，防滑落。

（三）注意事项

（1）操作时注意为母婴保暖，并注意保护产妇隐私。

（2）密切观察新生儿有无异常变化，如有异常即刻将新生儿取下进行紧急处理。

（3）母婴皮肤接触时，应有目光交流。

（褚艳娥）

第二节 正常分娩期产妇的护理

一、第一产程的临床经过及护理

(一)临床经过

1.规律宫缩

分娩开始时,子宫收缩力较弱,持续时间较短(约30秒),间歇时间较长(5~6分钟)。随着产程进展,宫缩持续时间逐渐延长,间歇时间逐渐缩短。子宫口接近开全时,持续时间可达60秒及以上,间歇时间1~2分钟,且强度不断增加。

2.子宫颈口扩张

临产后宫缩规律并逐渐增强,使子宫颈口逐渐扩张,胎先露逐渐下降。子宫颈口扩张规律是先慢后快,分为潜伏期和活跃期。

(1)潜伏期:从规律宫缩开始至子宫颈口扩张3 cm,此期子宫颈口扩张速度较为缓慢,约需8小时,最大时限为16小时。

(2)活跃期:从子宫颈口扩张3 cm至子宫颈口开全。此期子宫颈口扩张速度较快,约需4小时,最大时限为8小时。

3.胎先露下降

胎先露下降程度作为判断分娩难易的指标之一。潜伏期胎头下降不明显,进入活跃期胎头下降速度加快。判断胎头下降程度是以坐骨棘平面为标志,胎头颅骨最低点达坐骨棘时,记为"0",在坐骨棘平面上1 cm时记为"−1",在坐骨棘平面下1 cm时记为"+1",依此类推。图15-1所示为胎头高低判断示意图。根据每次检查的结果绘制成产程图。产程图是连续描记子宫口扩张和胎先露下降情况的坐标图。它以临产时间(h)为横坐标,以子宫口扩张程度(cm)和胎先露下降程度(cm)为纵坐标,画出子宫口扩张曲线和胎先露下降曲线,便于直观地了解产程进展情况(图15-2)。

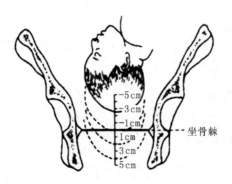

图 15-1 胎头高低判断示意图

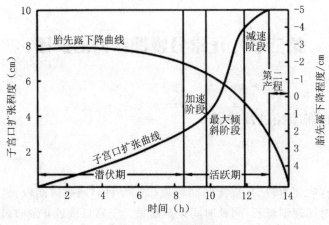

图 15-2 产程图

4.胎膜破裂

胎膜破裂(简称破膜)。随着子宫口逐渐开大,胎先露逐渐下降将羊水阻隔为前、后两部分,形成前羊膜囊。胎先露进一步下降使前羊膜囊压力逐渐升高,当压力增高至一定程度时,胎膜自然破裂,多发生在第一产程末期子宫口接近开全或开全时。

(二)护理评估

1.健康史

根据产前检查记录了解待产妇的一般情况,包括年龄、体重、身高、营养情况、既往史、过敏史、月经史、婚育史、分娩史等。了解本次妊娠的经过,孕期有无阴道流血、流液及有无内外科合并症等。了解宫缩出现的时间、强度及频率,了解胎位、胎先露、骨盆测量值及胎心情况。

2.身体状况

观察生命体征,了解胎心情况、宫缩、子宫口扩张和胎头下降情况,以及是否破膜,羊水颜色、性状及流出量。

3.心理-社会状况

由于第一产程时间较长,对分娩的认知及对疼痛的耐受性因人而异,且担心胎儿及自身的健康状况,产妇和家属容易产生紧张、焦虑和急躁情绪。

(三)护理问题

1.知识缺乏

缺乏分娩相关知识。

2.焦虑

与疼痛及担心分娩结局有关。

3.急性疼痛

与宫缩、子宫口扩张有关。

(四)护理措施

1.心理护理

主动热情接待产妇,耐心回答产妇提出的有关问题,适当讲解分娩相关知识,鼓励产妇积极配合分娩,减轻产妇及家属的焦虑情绪。

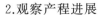

2.观察产程进展

(1)监测胎心:用胎心听诊器、多普勒仪于宫缩间歇时听胎心。潜伏期每1~2小时听1次,进入活跃期每15~30分钟听1次,并注意心率、心律、心音强弱。若胎心率超过160次/分或低于120次/分或不规律,提示胎儿宫内窘迫,应立即给产妇吸氧并报告医师。

(2)观察宫缩:医护人员将一手掌放于产妇腹壁子宫体邻近子宫底处,宫缩时子宫体部隆起变硬,宫缩间歇时松弛变软,一般需连续观察3次,每隔1~2小时观察1次。观察并记录宫缩间歇时间、持续时间及强度。

(4)观察破膜及羊水情况:一旦破膜,应立即监测胎心,记录破膜时间和羊水性状、颜色及量。若破膜后胎头未入盆或胎位异常应嘱产妇卧床并抬高臀部,并注意观察有无脐带脱垂征象。破膜超过12小时尚未分娩者,遵医嘱给予抗生素预防感染。

(5)观察生命体征:每隔4~6小时测量生命体征1次,发现异常应酌情增加测量次数,并予相应处理。

3.生活护理

(1)补充能量和水分:鼓励产妇进食易消化、高热量的清淡食物,摄入足量水分,维持水、电解质平衡,保证充足的体力。

(2)活动与休息:临产后胎膜未破且宫缩不强时,鼓励产妇在室内适当进行活动,以促进宫缩,利于子宫口扩张和胎先露下降。初产妇子宫口近开全或经产妇子宫口扩张4cm时应取左侧卧位休息。

(3)清洁卫生:协助产妇擦汗、更衣,保持外阴部清洁、干燥。

(4)排便、排尿:鼓励产妇2~4小时排尿1次,并及时排便,以免影响宫缩及产程进展。

(五)护理评价

(1)产妇是否了解分娩过程的相关知识。

(2)在产程中焦虑是否缓解,并主动配合医护人员。

(3)疼痛不适感是否减轻。

二、第二产程的临床经过及护理

(一)临床经过

1.宫缩增强

此期宫缩强度进一步增强,频率进一步加快,宫缩持续时间可达1分钟甚至更长,间歇时间仅1~2分钟。

2.胎儿下降及娩出

子宫口开全后,胎头下降至骨盆出口压迫盆底组织时,产妇出现排便感,不自主向下屏气用力。会阴部逐渐膨隆变薄,阴唇张开,肛门松弛。宫缩时胎头显露于阴道口,间歇时又缩回,称胎头拨露(图15-3)。经过几次胎头拨露以后,胎头双顶径已超过骨盆出口,宫缩间歇不再回缩,称胎头着冠(图15-4)。此时,会阴极度扩张,胎头继续下降,当胎头枕骨抵达耻骨弓下方后,以此为支点进行仰伸、复位及外旋转,胎儿前肩、后肩、胎体相继娩出,羊水随即涌出。经产妇的第二产程较短,有时仅仅几次宫缩即可完成上述过程。

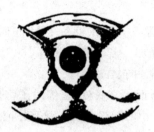

图 15-3　胎头拨露

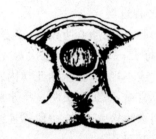

图 15-4　胎头着冠

(二)护理评估

1.健康史

详细了解第一产程经过及处理情况,并注意了解产妇及胎儿情况。

2.身体状况

了解宫缩及胎心情况、产妇用力方法,观察胎头拨露及胎头着冠情况,评估有无会阴切开指征。

3.心理-社会状况

因剧烈疼痛及对分娩缺乏信心,同时担心胎儿安危而焦虑不安。

4.辅助检查

用胎儿监护仪监测胎心率基线与宫缩的变化。

(三)护理问题

1.焦虑

与担心分娩是否顺利及胎儿健康有关。

2.疼痛

与宫缩及会阴伤口有关。

3.有受伤的危险

与可能的会阴裂伤、新生儿产伤有关。

(四)护理措施

1.观察产程

严密观察宫缩强度和频率;了解胎先露下降情况;每 5～10 分钟听胎心 1 次,仔细观察胎儿有无急性缺氧,发现异常及时通知医师并给予相应处理。

2.缓解焦虑

医护人员应给予产妇安慰和鼓励,并及时告之产程进展情况,同时协助产妇擦汗、饮水等,缓解产妇紧张、焦虑情绪。

3.正确指导产妇使用腹压

子宫口开全后指导产妇双足蹬在产床上,双手握住产床把手,宫缩时深吸气屏住,随后如排大便样向下屏气用力,宫缩间歇时放松休息,宫缩再现时重复上述动作。至胎头着冠后,指导产妇宫缩时张口哈气,宫缩间歇时稍向下用力使胎儿缓慢娩出。

4.接生准备

初产妇子宫口开全或经产妇子宫口扩张至 3～4 cm 时,将产妇送至产房做好消毒接生准备。产妇取膀胱截石位,双腿屈曲分开,臀下置便盆或橡胶单,分 3 步进行外阴擦洗及消毒(图 15-5):

①先用消毒肥皂水棉球擦洗外阴,顺序为阴阜、大腿内上 1/3、大小阴唇、会阴和肛门周围;擦洗顺序为由上向下、由外向内;②然后将消毒干棉球盖于阴道外口(防止擦洗液进入阴道),再用温开水冲去肥皂水;③最后用 0.5％聚维酮碘棉球消毒,顺序为大小阴唇、阴阜、大腿内上 1/3、会阴和肛门周围。消毒完后移去阴道口棉球及臀下的便盆或橡胶单,铺消毒中于臀下。检查好接生及新生儿抢救所需的所有用品后,接生者按无菌操作规程行外科洗手、穿手术衣、戴无菌手套、打开产包、铺消毒巾,准备接生。

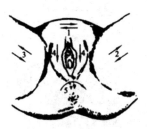 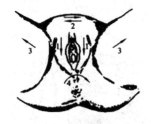

A.外阴擦洗顺序　　　　　　　　B.消毒顺序

图 15-5　外阴擦洗及消毒

5.接生前评估

行阴道检查了解胎位是否异常,并了解会阴条件及胎头大小,必要时行会阴切开。

6.接生步骤

接生者站在产妇右侧,当胎头拨露使阴唇后联合紧张时开始保护会阴。会阴部盖消毒中,接生者右肘支在产床上,右手拇指与其余四指分开,利用手掌大鱼际肌压住会阴部,当宫缩时应向上内方托压,左手适度下压胎头枕部,协助胎头俯屈和缓慢下降,宫缩间歇时右手放松但不离开会阴部,以免压迫过久致会阴水肿。当胎头枕骨在耻骨弓下露出时,嘱产妇宫缩时张口哈气,在宫缩间歇时稍用力,待胎头双顶径娩出时,左手协助胎头仰伸,使胎头缓慢娩出。胎头完全娩出后,右手继续保护会阴,左手拇指自胎儿鼻根向下颏挤压,其余四指白喉部向下颌挤压,挤出口鼻内的黏液和羊水,然后协助胎头复位及外旋转,左手将胎儿颈部向下轻压,使前肩自耻骨弓下完全娩出,再轻托胎颈向上,协助娩出后肩(图 15-6)。双肩娩出后松开右手,然后双手协助胎体及下肢以侧位娩出。

7.脐带绕颈的处理

胎头娩出后若有脐带绕颈 1 周且较松时,应将脐带顺肩上推或从胎头滑下;若缠绕过紧或绕颈 2 周以上,则用两把止血钳夹住后从中间剪断,注意勿使胎儿受伤。

(五)护理评价

(1)产妇情绪是否稳定。

(2)疼痛是否缓解。

(3)产妇是否有严重会阴裂伤,新生儿是否发生产伤。

三、第三产程的临床经过及护理

(一)临床经过

1.宫缩胎儿娩出后

子宫底下降至平脐部,宫缩暂停,产妇顿感轻松,几分钟后宫缩再现。

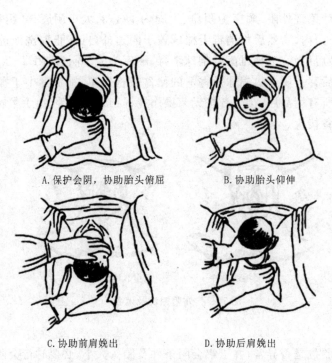

A. 保护会阴，协助胎头俯屈   B. 协助胎头仰伸

C. 协助前肩娩出   D. 协助后肩娩出

图 15-6 接生步骤

2. 胎盘娩出

由于宫缩，附着于子宫壁的胎盘不能相应缩小而与子宫壁发生错位剥离，剥离面出血形成胎盘后血肿。子宫继续收缩，胎盘剥离面越来越大，最终完全剥离而排出。

(二)护理评估

1. 健康史

内容同第一、二产程，并了解第二产程的临床经过及处理。

2. 新生儿身体状况

(1)Apgar 评分：用于判断新生儿有无窒息及窒息的严重程度。以出生后 1 分钟的心率、呼吸、肌张力、喉反射及皮肤颜色五项体征为依据，每项为 0~2 分(表 15-1)。

表 15-1 新生儿 Apgar 评分法

体征	0分	1分	2分
每分钟心率	0	<100 次	≥100 次
呼吸	0	浅、慢而不规则	佳
肌张力	松弛	四肢稍屈曲	四肢活动好
喉反射	无反射	有少量动作	咳嗽、恶心
皮肤颜色	全身苍白	躯干红，四肢青紫	全身红润

(2)一般情况评估：测量身长、体重及头径，判断是否与孕周相符，有无胎头水肿及头颅血肿，体表有无畸形如唇裂、多指(趾)、脊柱裂等。

3.母亲身体状况

(1)胎盘娩出评估。

胎盘剥离征象包括以下几种:①子宫底上升至脐上,子宫体变硬呈球形(图 15-7)。②阴道少量流血。③阴道口外露的脐带自行下移延长。④用手掌尺侧按压产妇耻骨联合上方,子宫体上升而外露的脐带不回缩。

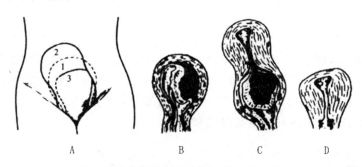

图 15-7　胎盘剥离时子宫位置、形状示意图

胎盘娩出的方式有以下 2 种。①胎儿面娩出式:胎盘从中央开始剥离,而后向周边剥离,其特点是先胎盘娩出,后有少量阴道流血,较多见。②母体面娩出式:胎盘从边缘开始剥离,血液沿剥离面流出,其特点是先有较多阴道流血,后胎盘娩出,较少见。

(2)宫缩及阴道流血量评估:正常情况下,胎儿娩出后宫缩迅速,经短暂间歇后,再次收缩致胎盘剥离。胎盘排出后,若宫缩良好,子宫底下降至脐下两横指,子宫壁坚硬,轮廓清楚,呈球形。若子宫轮廓不清、子宫底位置高为宫缩乏力的表现。阴道出血量多者,多由宫缩乏力、软产道损伤或胎盘残留等因素引起。

(3)软产道检查:胎盘娩出后,应仔细检查会阴、小阴唇内侧、尿道口周围、阴道和子宫颈有无裂伤。

(三)护理问题

1.潜在并发症

如新生儿窒息、产后出血等。

2.有母儿依恋关系改变的危险

与产后疲惫及对新生儿性别不满意有关。

(四)护理措施

1.新生儿处理

(1)清理呼吸道:新生儿娩出后应立即置于辐射台保暖,用吸痰管清除口鼻腔内黏液和羊水,保持呼吸道通畅。若新生儿仍不啼哭,可轻抚背部或轻弹足底使其啼哭。

(2)进行 Apgar 评分:出生后 1 分钟进行评分,8~10 分为正常;4~7 分为轻度窒息,缺氧较严重,除一般处理外需采用人工呼吸、吸氧、用药等措施;0~3 分为重度窒息,又称苍白窒息,为严重缺氧,需紧急抢救。缺氧新生儿 5 分钟、10 分钟后应再次评分并进行相应处理,直至连续 2 次大于或等于 8 分为止。

(3)脐带处理:用 75%酒精或 0.5%聚维酮碘消毒脐根及其周围直径约 5 cm 的皮肤,在距脐根 0.5 cm 处用粗棉线结扎第一道,距脐根 1 cm 处结扎第二道(注意必须扎紧脐带以防出血,但要避免过度用力致脐带断裂),距脐根 1.5 cm 处剪断脐带,挤出残余血,用饱和高锰酸钾溶液消毒断面(药液切勿触及新生儿皮肤,以免灼伤),待干后以无菌纱布覆盖,再用脐带卷包裹。目前还有用气门芯、脐带夹、血管钳等方法结扎脐带。处理脐带时注意新生儿保暖。

(4)一般护理:评估新生儿一般情况后,擦净足底胎脂,盖新生儿的足印及产妇拇指印于新生儿记录单上,系上标明母亲姓名、住院号、床号、新生儿性别及体重和出生时间的手圈。用抗生素眼药水滴眼以预防结膜炎。如无禁忌证,产后半小时内进行母婴皮肤早接触、早吸吮,注意新生儿保暖及安全。

2.协助胎盘娩出

胎盘未完全剥离前,切忌牵拉脐带或按摩子宫。当出现胎盘剥离征象时,接生者左手轻压子宫底,右手轻拉脐带使其向外牵引,当胎盘下降至阴道口时,双手捧住胎盘向一个方向旋转并缓慢向外牵拉,协助胎盘、胎膜完整娩出(图 15-8)。若这期间发现胎膜部分断裂,用血管钳夹住断裂上端的胎膜,继续沿原方向旋转直至胎膜完全娩出。

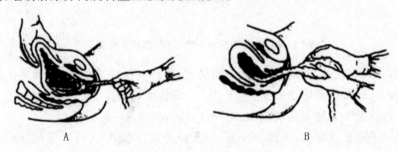

A   B

图 15-8 协助胎盘、胎膜完整娩出

3.检查胎盘、胎膜

胎盘娩出后应立即检查胎盘小叶有无缺损、胎膜是否完整。若疑有副胎盘、胎盘小叶或大部分胎膜残留,应及时行子宫腔探查并取出。

4.检查软产道

胎盘娩出后,应仔细检查软产道,如有裂伤立即予以缝合。

5.预防产后出血

胎儿前肩娩出后立即静脉注射缩宫素 $10\sim20$ U,加强宫缩促进胎盘迅速娩出。胎盘娩出后,按摩子宫刺激宫缩,必要时遵医嘱予缩宫素或麦角新碱肌内注射。

6.心理护理

及时告知产妇分娩情况及新生儿情况,给予心理安慰和鼓励,协助母婴接触,建立母子感情。

7.产后 2 小时护理

胎盘娩出后产妇继续留在产房内观察 2 小时。严密观察血压、脉搏、宫缩、子宫底高度、膀胱充盈及会阴切口情况。如发现宫缩乏力、阴道流血量多、会阴血肿等立即报告医师并给予相应处理。观察 2 小时无异常后,方可送产妇回休养室休息。

(五)护理评价

(1)是否发生了产后出血或新生儿窒息等并发症。

(2)产妇是否接受新生儿并进行皮肤接触和早吸吮。

(褚艳娥)

第三节 催产、引产的观察与护理

一、概述

(一)定义

1.催产

催产是指正式临产后因宫缩乏力需用人工及药物等方法,加强宫缩促进产程进展,以减少由于产程延长而导致母儿并发症。催产常用方法包括人工破膜、缩宫素应用、刺激乳头、自然催产法(如活动、变换体位、进食饮水、放松等)。

2.引产

引产是指在自然临产之前通过药物等手段使产程发动,达到分娩的目的,是产科处理高危妊娠常用的手段之一。引产是否成功主要取决于子宫颈成熟程度。但如果应用不得当,将危害母儿健康,因此,应严格掌握引产的指征、规范操作,以减少并发症的发生。促子宫颈成熟的目的是促进子宫颈变软、变薄并扩张,降低引产失败率、缩短从引产到分娩的时间。若引产指征明确但子宫颈条件不成熟,应采取促子宫颈成熟的方法。

(二)主要作用机制

1.催产

通过输入人工合成缩宫素和/或刺激内源性缩宫素的分泌,增加缩宫素与体内缩宫素受体的结合,达到诱发和增强子宫收缩的目的。

2.引产

通过在子宫颈口放置前列腺素制剂,改变子宫颈状态,子宫颈变软、变薄并扩张;或通过人工破膜、机械性扩张等,刺激内源性前列腺素释放,诱发宫缩,从而促使产程发动,达到分娩的目的。

(三)原则

严格掌握催产引产的指征、规范操作,以减少并发症的发生。

二、护理评估

(一)健康史

既往病史、孕产史、分娩史、月经周期及末次月经、本次妊娠经过,查看历次产前检查记录,核对孕周。

(二)生理状况

1.评价子宫颈成熟度

目前公认的评估成熟度常用的方法是 Bishop 评分法,包括子宫口开大、子宫颈管消退、先露位置、子宫颈硬度、子宫口位置五项指标,满分 13 分,评分≥6 分提示子宫颈成熟。评分越高,引产成功率越高。评分<6 分提示子宫颈不成熟,需要促子宫颈成熟。

2.产科检查

判断是否临产及产程进展(有规律宫缩及每小时 1 cm 的子宫口开大)、母儿头盆关系。

3.辅助检查

行胎心监护,了解胎儿宫内状况;行超声检查,了解胎盘功能及胎儿成熟度。

(三)适应证和禁忌证

1.引产的主要指征

(1)延期妊娠(妊娠已达 41 周仍未临产者)或过期妊娠。

(2)妊娠期高血压疾病:达到一定孕周并具有阴道分娩条件者。

(3)母体合并严重疾病需提前终止妊娠,如严重的糖尿病、高血压、肾病等。

(4)足月妊娠胎膜早破,2 小时以上未临产者。

(5)胎儿及其附属物因素,如严重胎儿生长受限、死胎及胎儿严重畸形;附属物因素如羊水过少、生化或生物物理监测指标提示胎盘功能不良,但胎儿尚能耐受宫缩者。

2.引产绝对禁忌证

(1)孕妇严重合并症及并发症,不能耐受阴道分娩者或不能阴道分娩者(如心功能衰竭、重型肝肾疾病、重度子痫前期并发器官功能损害者等)。

(2)子宫手术史,主要是指古典式剖宫产术,未知子宫切口的剖宫产术,穿透子宫内膜的肌瘤剔除术,子宫破裂史等。

(3)完全性及部分性前置胎盘和前置血管。

(4)明显头盆不称,不能经阴道分娩者。

(5)胎位异常,如横位,初产臀位估计经阴道分娩困难者。

(6)子宫颈浸润癌。

(7)某些生殖道感染性疾病,如疱疹感染活动期。

(8)未经治疗的人类免疫缺陷病毒(HIV)感染者。

(9)对引产药物过敏者。

(10)其他包括生殖道畸形或有手术史,软产道异常,产道阻塞,估计经阴道分娩困难者;严重胎盘功能不良,胎儿不能耐受阴道分娩;脐带先露或脐带隐性脱垂。

3.引产相对禁忌证

(1)臀位(符合阴道分娩条件者)。

(2)羊水过多。

(3)双胎或多胎妊娠。

(4)分娩次数≥5 次者。

4.催产主要适应证

子宫颈成熟的引产;协调性子宫收缩乏力;死胎,无明显头盆不称者。

5.缩宫素应用禁忌证

(1)胎位异常或子宫张力过大如羊水过多、巨大儿或多胎时避免使用。

(2)多次分娩史(6 次以上)避免使用。

(3)瘢痕子宫(既往有古典式剖宫产术史)且胎儿存活者禁用。

6.前列腺素制剂应用禁忌证

(1)孕妇有下列疾病,包括哮喘、青光眼、严重肝肾功能不全;急性盆腔炎;前置胎盘或不明原因阴道流血等。

(2)有急产史或有 3 次以上足月产史的经产妇。

(3)瘢痕子宫妊娠。

(4)有子宫颈手术史或子宫颈裂伤史。

(5)已临产。

(6)Bishop 评分≥6 分。

(7)胎先露异常。

(8)可疑胎儿窘迫。

(9)正在使用缩宫素。

(10)对地诺前列酮或任何赋形剂成分过敏者。

(四)心理-社会因素

(1)渴望完成分娩,难以忍受缓慢的产程进展,管理"不确定"有困难。

(2)担心孩子在子宫内的情况,又担心催产、引产方法及药物对孩子不好。

(3)害怕疼痛,自感无力应对,担心强烈的子宫收缩会导致子宫破裂。

(4)担心引产不成功,要做剖宫产。

三、护理措施

(一)引产的护理

(1)核对预产期,确定孕周。

(2)查看医师查房记录和辅助检查结果,了解子宫颈成熟度、胎儿成熟度、头盆关系、妊娠合并症及并发症的防治方案。

(3)协助完成胎心监护和超声检查,了解胎儿宫内状况。

(4)若胎肺未成熟,遵医嘱,先完成促胎肺成熟治疗后引产。

(5)根据医嘱准备药物。①可控释地诺前列酮栓:是一种可控制释放的前列腺素 E_2 栓剂,含有 10 mg 地诺前列酮,以 0.3 mg/h 的速度缓慢释放,需低温保存。②米索前列醇:是一种人工合成的前列腺素 E_1 制剂,有 100 μg 和 200 μg 两种片剂。

(6)做好预防并发症的准备,包括阴道助产及剖宫产的人员和设备准备。

(二)用药护理

协助医师完成药物置入,并记录上药时间。

1.可控释地诺前列酮栓促子宫颈成熟

(1)方法:外阴消毒后将可控释地诺前列酮栓置于阴道后穹隆深处,并旋转 90°角,使栓剂横置于阴道后穹隆,在阴道口外保留 2～3 cm 终止带以便于取出。

(2)护理:置入地诺前列酮栓后,嘱孕妇平卧 20～30 分钟以利栓剂吸水膨胀;2 小时后经复查,栓剂仍在原位,孕妇可下地活动。

2.米索前列醇促子宫颈成熟

(1)方法:外阴消毒后将置米索前列醇于阴道后穹隆深处,每次阴道内放药剂量为 25 μg,放药时不要将药物压成碎片。

(2)护理:用药后,密切监测宫缩、胎心率及母儿状况。

3.药物取出指征

出现下列情况,应通知医师评估后取出药物。①规律宫缩,Bishop 评分≥6 分。②自然破膜或行人工破膜术。③子宫收缩过频(每 10 分钟 5 次及以上的宫缩)。④置药 24 小时。⑤有胎儿出现不良状况的证据:胎动减少或消失、胎动过频、电子胎心监护结果分级为Ⅱ类或Ⅲ类。⑥出现不能用其他原因解释的母体不良反应,如恶心、呕吐、腹泻、发热、低血压、心动过速或者阴道流血增多。

(三)催产护理

根据产程评估情况,选择催产方法,并准备相应设备、用具和药品。

(1)选择人工破膜者,按人工破膜操作准备。

(2)选择自然催产法者,提供活动放松、变换体位、进食饮水的支持和指导。

(3)选择应用缩宫素者,则遵医嘱准备药物及溶酶、胎心监护仪,安排专人守护。

(四)用药护理

缩宫素应用。

(1)开放静脉通道。先接入乳酸钠林格液 500 mL(不加缩宫素),行静脉穿刺,按 8 滴/分调节好滴速。

(2)遵医嘱,配置缩宫素。将 2.5 U 缩宫素加入 500 mL 林格液或生理盐水中,充分摇匀,配成0.5%浓度的缩宫素溶液,相当于每毫升液体含 5 mU 缩宫素,以每毫升 15 滴计算相当于每滴含缩宫素0.33 mU。从每分钟 8 滴开始。若使用输液泵,起始剂量为 0.5 mL/min。

(3)根据宫缩、胎心情况调整滴速,一般每隔 20 分钟调整 1 次。应用等差法,即从每分钟 8 滴(2.7 mU/min)调整至 16 滴(5.4 mU/min),再增至 24 滴(8.4 mU/min);为安全起见也可从每分钟 8 滴开始,每次增加 4 滴,直至出现有效宫缩(10 分钟内出现 3 次宫缩,每次宫缩持续30~60 秒)。最大滴速不得超过 40 滴/分即 13.2 mU/min,如达到最大滴速仍不出现有效宫缩,可增加缩宫素的浓度,但缩宫素的应用量不变。增加浓度的方法是以乳酸钠林格注射液 500 mL中加 5 U 缩宫素变成 1%缩宫素浓度,先将滴速减半,再根据宫缩情况进行调整,增加浓度后,最大增至每分钟 40 滴(26.4 mU),原则上不再增加滴数和缩宫素浓度。

(4)专人守护,密切监测宫缩情况、产程进展及胎心率变化,有条件者建议使用胎儿电子监护仪连续监护。

(五)心理护理

(1)关注孕妇焦虑、紧张程度并分析原因;营造安全舒适的环境,缓解紧张情绪,降低焦虑水平。

(2)向孕产妇及其家人讲解催产引产相关知识,做到知情选择。

(3)专人守护,增加信任度和安全感,降低发生风险的可能。

(4)允许家人陪伴,可降低孕产妇焦虑水平。

(六)危急状况处理

若出现宫缩过强/过频(连续两个 10 分钟内都有 6 次或以上宫缩,或者宫缩持续时间超过120 秒)、胎心率变化(>160 次/分或<110 次/分,宫缩过后不恢复)、子宫病理性缩复环、孕产妇呼吸困难等,应进行下述处理。

(1)立即停止使用催产引产药物。

(2)立即改变体位呈左侧或右侧卧位;面罩吸氧 10 L/min;静脉输液(不含缩宫素)。

(3)报告责任医师,遵医嘱静脉给予子宫松弛剂,如利托君或 25%硫酸镁等。

(4)立即行阴道检查,了解产程进展,未破膜者给予人工破膜术,观察羊水有无胎粪污染及其程度。

(5)如果胎心率不能恢复正常,进行可能剖宫产的准备。

(6)如母儿情况、时间及条件允许,可考虑转诊。

四、健康指导

(1)向孕妇及家人讲解催产引产的目的、药物和方法选择,达到充分知情,理性选择。

(2)讲解催产、引产的注意事项。①不得自行调整缩宫素滴注速度。②未征得守护医护人员的允许,不得自行改变体位及下床活动。

(3)随时告知临产、产程及母儿状况的信息,增强缩宫引产成功的信心。

(4)孕产妇在催产、引产期间须经守护的医护人员判断,符合如下条件:①缩宫素剂量稳定。②孕产妇情况稳定,没有并发症。③胎儿情况稳定,没有窘迫的征象时,才被允许活动、改变体位。

(5)指导孕产妇利用呼吸的方法来放松及减轻宫缩痛。

五、注意事项

(1)严格掌握适应证及禁忌证,杜绝无指征的引产。

(2)催产、引产前,一定要认真阅读病历资料,仔细核对预产期,尽量避免被动、单纯执行医嘱,防止人为的早产和不必要的引产。

(3)严格遵循操作规范,正确选择催产方法,尽量应用自然催产法。

(4)遵医嘱准备和使用药物时,认真核对药物名称、用量、给药途径及方法,确保操作准确无误,不能随意更改和追加药物剂量、浓度及速度。

(5)密切观察母儿情况,包括宫缩强度、频率、持续时间、产程进展及胎心率变化,有条件的医院,应常规进行胎心监护并随时分析监护结果,及时记录。

(6)对于促子宫颈成熟引产者,如需加用缩宫素,应该在米索前列醇最后一次放置后 4 小时以上,并阴道检查证实药物已经吸收;地诺前列酮栓取出至少 30 分钟后方可。

(7)应用米索前列醇者应在产房观察,监测宫缩和胎心率,如放置后 6 小时仍无宫缩,在重复使用米索前列醇前应行阴道检查,重新评估子宫颈成熟度,了解原放置的药物是否溶化、吸收,如未溶化和吸收者则不宜再放。每天总量不得超过 $50~\mu g$,以免药物吸收过多。一旦出现宫缩过频,应立即进行阴道检查,并取出残留药物。

(8)因缩宫素个体敏感度差异极大,应用时应特别注意以下问题:①要有专人观察宫缩强度、频率、持续时间及胎心率变化并及时记录,调好宫缩后行胎心监护。破膜后要观察羊水量及有无胎粪污染及其程度。②应从小剂量开始循序增量。③禁止肌内、皮下、穴位注射及鼻黏膜用药。④输液量不宜过大,以防止发生水中毒。⑤警惕变态反应。⑥宫缩过强应及时停用缩宫素,必要时使用宫缩抑制剂。

(9)因缩宫素的应用可能会影响体内激素的平衡和产后子宫收缩,而愉悦的心情会增加内源性缩宫素的分泌,故应创造条件,改变分娩环境,允许产妇家人陪伴,让产妇愉快、舒适、充满自信,保持内源性缩宫素的分泌,尽量少用或不用缩宫素。

(褚艳娥)

第四节　分娩期非药物镇痛的应用及护理

一、概述

(一)定义

1.分娩痛

分娩痛是分娩时子宫平滑肌生理性收缩的独具特征,分娩痛伴随着分娩的发动而出现,分娩的结束而消失,因有节律性,也称分娩阵痛。

2.分娩期非药物镇痛

分娩期非药物镇痛是帮助孕产妇应对分娩疼痛的有用的工具和方法,可用来替代类阿片活性肽和硬膜外镇痛或作为其辅助手段而使母婴受益。常用方法如下:①自然分娩法(于 20 世纪 30 年代由 Dick-Read 创建)。②Lamaze 呼吸减痛分娩法(于 1951 年由法国产科医师 Lamaze 创建)。③陪伴分娩(于 20 世纪 80 年代提出,已作为现代助产服务模式的基本内容之一)。④自由体位。⑤水疗法(20 世纪 80 年代开始出现在产科文献上)。⑥针刺或经皮电刺激法(中国传统治疗方法之一)。

(二)主要镇痛机制

1.自然分娩法

认为分娩痛源于社会诱导的期待,“恐惧-紧张-疼痛”综合征是大部分分娩痛的原因,通过产程教育,纠正关于分娩痛的错误期待,将呼吸技巧与放松技巧结合应用,并鼓励丈夫参与,共同面对,达到疼痛缓解。

2.Lamaze 呼吸减痛分娩法

Lamaze 呼吸减痛分娩法又称精神预防性无痛分娩法、心理助产法,是一种分娩预备和训练方法,将孕产妇的正条件反射和产程教育结合起来,通过训练放松来缓解肌肉的紧张,通过集中精力于呼吸的调整来建立新的注意中心,分散对产痛的注意,达到呼吸的频率与宫缩的节律相一致;呼吸的深度与宫缩的强度相协调,从而于宫缩时放松身体,增加子宫肌的供氧,达到缓解疼痛的效果。

3.陪伴分娩

通过陪伴者持续的情感支持(陪伴、倾听、承诺、鼓励、分享信息等)来降低产妇的情绪紧张和焦虑,从而缓解疼痛。

4.自由体位

产妇通过频繁变换身体姿势,找到相对舒适的体位,增加产妇的自我控制能力和自主的感受,达到减轻疼痛的效果。

5.水疗法

通过浮力、流体静压及特殊的热量,达到镇静和放松的作用。

6.针刺或经皮电刺激法

针刺疗法通过纠正“气”的不平衡来缓解分娩痛;经皮电刺激通过电刺激传入神经系统来阻

断痛觉的传导,达到止痛的效果。

(三)原则

所有措施必须安全、无不良反应。世界卫生组织提倡非药物性镇痛。

二、护理评估

(一)健康史

既往病史、孕产史、分娩史、月经周期及末次月经、本次妊娠经过,查看历次产前检查记录,核对孕周。

(二)生理状况

1.临床表现

(1)疼痛评估与分级:可选用 Mc Gill 疼痛调查表或简易疼痛评估量表。

(2)产程进展情况:评估子宫颈变化及子宫颈口扩张情况;宫缩持续时间、间隔时间、节律性、极性;胎先露下降程度及速度;胎方位及头盆关系等。

(3)胎儿情况:大小、胎心率及胎儿宫内状况。

2.适应证和禁忌证

非药物镇痛技术适用于所有孕产妇,没有禁忌证。

3.辅助检查

行胎心监护,了解胎儿宫内状况;行超声检查,了解胎盘功能及胎儿成熟度;实验室检查,血尿常规及出凝血时间。

(三)心理-社会因素

(1)孕产妇对自然分娩是否充满信心及对产痛的恐惧程度。

(2)孕产妇及家人对分娩期非药物镇痛技术的了解及接受程度。

(3)家人的支持及孕产妇配合程度。

(4)医院能否提供单间产房、分娩陪伴及责任制助产服务等。

三、护理措施

(一)一般护理

同分娩期妇女的护理。

(二)分娩期非药物镇痛的护理

1.自然分娩法的应用

(1)做好正常分娩产程教育,纠正错误的分娩观念。

(2)进行肌肉放松和呼吸技巧的训练。③提供条件让丈夫参与训练,并教其在产妇分娩中紧紧围绕。

2.Lamaze 呼吸减痛分娩法的应用

(1)廓清式呼吸的训练。①目标:身体真正放松。②应用时间:每项运动开始和结束前。③训练方法:坐、躺皆可,眼睛注视一个焦点,身体完全放松,用鼻慢慢吸气至腹部,用口唇像吹蜡烛一样慢慢呼气。④检查判断放松的程度:将检查的部位(一般选择上肢和下肢)慢慢抬起时会感觉肢体的重量,放开时,被抬起的部位会因重力作用而重重下垂,则表示完全松弛;否则应继续练习,直到孕妇完全放松。

(2)神经-肌肉控制运动。①目标:通过缩紧身体的某一部位,模拟子宫收缩,同时训练身体其他部位的放松,直到形成条件反射,一旦宫缩真正来临,即可在子宫收缩时,达到身体放松。②应用时间:妊娠期间,≥1 次/天,15～20 分钟/次。③训练方法:廓清式呼吸-缩紧身体的某一部位(右臂、左臂、右腿、左腿、右手右腿、左手左腿、右手左腿、左手右腿,每次一个部位)-放松-廓清式呼吸。

(3)呼吸运动。①目标:用意志控制呼吸,建立新的注意中心。②应用时间:妊娠满 7 个月后至分娩时。将产程分为 4 个阶段,即初步阶段(生产早期,收缩波不太规则,子宫口开大约 3 cm)、加速阶段(收缩波高且持久,子宫口开 4～8 cm)、转变阶段(收缩波起伏而尖锐,子宫口开 8～10 cm)、胎儿娩出阶段。不同阶段采用不同呼吸模式,呼吸时间与宫缩时间一致。③训练方法:初步阶段胸式呼吸,由鼻孔吸气口吐气,腹部保持放松,一次吸气吐气过程 8～10 秒;加速阶段浅而慢加速胸式呼吸,随子宫收缩增强而加速呼吸,随子宫收缩减缓而减慢呼吸,每次缩短 2～4 秒,至宫缩峰位时快速吸吐,宫缩减弱时每次增加 2～4 秒,直到平常状态呼吸;转变阶段浅的胸部高位呼吸,微张嘴快速吸吐,气流在喉头处打转发出"嘻嘻"音,又称"嘻嘻轻浅式呼吸",完全用口呼吸,吸气与呼气相等量,避免换气过度;胎儿娩出阶段,学会聆听身体的感受,直到有不由自主用力地冲动,大口吸气,憋气(下巴往前缩,眼睛看肚脐),往下用力(像解大便一样),吐气(预产期前 3 周开始练习,只可模拟不要真的用力);哈气运动,嘴巴张开,像喘息式急促呼吸,同时全身放松,直至想用力地冲动过去。训练时偶尔下口令:"不要用力",及时哈气,达到快速的本能反应。

(4)体操运动。①运动种类:腿部运动、盘腿坐式、脊柱伸展运动、产道肌肉收缩运动、腰部运动、膝胸卧式。②训练方法:在日常起居中有意识进行,随时可做。③目标:锻炼腹肌、臀肌、肛提肌、会阴肌群等分娩中使用的组织和器官,增加其韧性与支撑力,有利于分娩正常进行。

3.陪伴分娩的应用

分娩过程中有一个支持伙伴是帮助孕产妇处理疼痛的最成功方式之一。

4.自由体位的应用

分娩时常用体位有立位、行走、跪立、双手双膝位、蹲坐位、仰卧及侧卧位。①完成孕期自然分娩教育,教会使用各种分娩支持工具(分娩球、助行车等)。②分娩时,为产妇提供各种分娩支持工具,供选择分娩体位时使用。③按常规监测孕产妇及胎儿情况,并做好记录。

5.水疗法的应用

(1)提供水疗环境和设备。

(2)调节好水温。

(3)保持水的清洁,防止交叉感染。

6.针刺或经皮电刺激法的应用

针刺法因效果缺乏实证资料且操作有创而要求高,临床几乎不用;经皮电刺激法伴随技术的改进与革新,有一定的应用空间,详见相关设备及技术说明或相应的培训。

(三)心理护理

(1)鼓励产妇表达自己的感受与需求,加强与医护人员的沟通,消除紧张恐惧情绪。

(2)提供陪伴支持,充分发挥陪伴的作用,应用各种非药物镇痛技术,增加分娩信心。

四、健康指导

（1）讲解分娩的生理过程。

（2）解读分娩痛，让孕妇认识分娩痛的性质，了解分娩痛的影响因素及分娩痛对母儿健康的意义和影响。

（3）详细介绍分娩期非药物镇痛的原理、方法、效果、适用性和局限性、分娩的帮助、相关要求及注意事项，取得孕产妇及家人的认同。

（4）指导并示范 Lamaze 呼吸减痛分娩法，鼓励陪伴者共同参与，以便更有效地帮助孕产妇。

（5）在孕妇学校就教会使用各种分娩支持工具。

五、注意事项

（1）客观评价孕产妇疼痛的程度及耐受水平，做好记录。

（2）根据孕产妇对分娩痛知识的了解、孕期教育训练程度、镇痛的愿望及可提供的镇痛技术选择镇痛方法。

（3）非药物镇痛，目的不是消除分娩痛，而是通过心理暗示、转移注意力、放松技巧、呼吸运动等将疼痛降低到可以忍受的程度，因此，应预先告知，非药物镇痛不能达到绝对无痛。

（4）Lamaze 呼吸减痛分娩法的原理是条件反射，强调充分的教育和训练，其效果与技巧的掌握和训练程度密切相关，因此特别强调孕期训练。

（5）分娩期非药物镇痛方法彼此不相冲突，应结合产程不同阶段，产妇的信念、意愿和偏好，综合应用各种方法，并提供帮助。

（6）分娩痛易受精神心理因素的影响，家属的支持及工作人员良好的态度是一剂好的镇痛剂，因此应努力改善分娩环境、允许家属陪产。

（7）产房环境安全、舒适、洁净，可满足分娩活动的需要。

（褚艳娥）

第五节　硬膜外麻醉分娩镇痛的观察及护理

一、概述

（一）定义

硬膜外麻醉分娩镇痛是指通过向硬膜外腔隙置管后，选择注入局麻药、阿片类药和/或肾上腺素及一些新药，以达到阻滞分娩过程中痛觉神经的传导，解除由于子宫收缩引起的疼痛，用于阴道分娩及剖宫产分娩。常用方法如下：①连续硬膜外麻醉镇痛。②产妇自控硬膜外麻醉镇痛。③腰麻-硬膜外联合阻滞等。

（二）主要机制

1.分娩致痛机制

造成疼痛的原因尚不明确。一般认为，分娩痛有如下几种可能的原因：①收缩致子宫肌缺氧。②交锁的肌束压迫子宫颈和下段神经节。③子宫颈扩张中的牵拉。④宫底覆盖腹膜的牵拉。

2.分娩痛的神经传导机制

分娩痛的主要感觉神经传导至 $T_{11}\sim S_4$ 脊神经后,经脊髓上传至大脑痛觉中枢,因此,阴道分娩麻醉镇痛需将神经阻滞范围控制在 $T_{11}\sim S_4$。

3.分娩镇痛机制

通过药物的应用,阻断特定神经纤维的传导作用,抑制痛觉向中枢的传递,达到解除疼痛的作用。

(三)原则

理想的分娩镇痛技术的应用,应对维护母婴健康有意义。基本原则:①简便。②安全。③对胎循环无影响。

二、护理评估

(一)健康史

既往病史、孕产史、分娩史、月经周期及末次月经、本次妊娠经过,查看历次产前检查记录,核对孕周。

(二)生理状况

1.临床表现

疼痛评估与分级;宫缩情况、子宫口开大、产程阶段及进展情况;胎儿大小、胎方位、胎心率及胎儿宫内状况。

2.适应证和禁忌证

(1)适应证:①无剖宫产适应证。②无硬膜外麻醉禁忌证。③产妇自愿。

(2)禁忌证:①产妇拒绝。②凝血功能障碍、接受抗凝治疗期间。③局部皮肤感染和全身感染未控制。④产妇难治性低血压及低血容量、显性或隐性大出血。⑤原发性或继发性宫缩乏力和产程进展缓慢。⑥对所使用的药物过敏。⑦已经过度镇静。⑧合并严重的基础疾病,包括神经系统严重病变引起的颅内压增高、严重主动脉瓣狭窄和肺动脉高压、上呼吸道水肿等。

3.辅助检查

行胎心监护,了解胎儿宫内状况;行超声检查,了解胎盘功能及胎儿成熟度;实验室检查,血尿常规及出凝血时间。

(三)高危因素

(1)孕产妇基础疾病、妊娠分娩合并症及并发症。

(2)麻醉的问题:包括直立性低血压、胃食管反流、药物过敏、麻醉意外。

(3)知情不够充分。

(四)心理-社会因素

(1)孕产妇的身心状态、对产痛的恐惧程度及对镇痛技术的渴求。

(2)孕产妇及家人对分娩镇痛观念的认同、技术的了解及接受程度。

(3)家人的支持及孕产妇配合程度。

三、护理措施

(一)一般护理

同分娩期妇女的护理。

(二)硬膜外麻醉镇痛的护理

(1)评估孕产妇疼痛的程度、耐受性、镇痛愿望及身心状态等,做好记录。

(2)详细介绍硬膜外麻醉镇痛的适应证、禁忌证、镇痛效果及利弊,同时介绍可以提供的其他分娩镇痛的方法(包括药物镇痛和非药物镇痛),让孕产妇知情选择。

(3)备麻醉穿刺间,配齐麻醉穿刺及急救所有物品和设备,包括多普勒听诊仪、胎心监护仪、正压通气复苏囊、给氧面罩、喉镜(母儿各1套)、气管导管(多种型号)、吸氧装置及氧源、吸痰装置、自控式给药泵、分娩支持工具、紧急呼叫系统。

(4)若孕产妇选择硬膜外麻醉分娩镇痛,则由专业麻醉师完成术前谈话,签署知情同意书。做好下列准备:①常规建立输液通道。②留取血标本,进行血常规及出凝血时间检查,并进行交叉配血备用。③监护孕产妇生命体征及胎儿情况。④协助孕产妇摆好麻醉体位。

(5)麻醉术后配合麻醉师,严密监测生命体征,防止并发症发生。

(6)密切观察产程进展及母儿情况变化,完善各项记录。

(7)做好接产、可能剖宫产及新生儿复苏的准备。

(三)心理护理

(1)鼓励产妇表达自己的感受、意愿与需求,加强与医护人员的沟通,消除紧张恐惧情绪。

(2)提供陪伴支持,增加分娩信心。

(四)危急状况处理

主要是麻醉相关并发症的处理与预防。

1.麻醉相关并发症

低血压(心血管虚脱);局麻药毒性反应;高位阻滞;麻醉意外。

2.处理

(1)配合麻醉医师进行相应急救处理(麻醉医师应在产妇身边守护)。

(2)团队协作,包括助产士、产科医师、麻醉师、新生儿医师。

3.预防

(1)要避免与麻醉相关的并发症和产妇死亡,需要对麻醉医师进行良好的培训、选择恰当的麻醉药物、仔细谨慎地用药。

(2)倡导非药物镇痛。

四、健康指导

(1)讲解分娩的生理过程。

(2)告诉孕产妇及其家属一般情况下,分娩痛属生理性的,可以承受且不构成伤害,然而,分娩时剧烈的疼痛也可以导致体内一系列神经内分泌反应,对产妇及胎儿产生相应的影响。

(3)逐项介绍分娩镇痛的方法、效果、适用性和局限性、对母儿健康的影响、相关要求及注意事项,包括非药物镇痛、药物镇痛和麻醉镇痛等镇痛技术的利与弊,达到充分知情,理性选择。

五、注意事项

(1)客观评价孕产妇疼痛的程度及耐受水平,做好记录。

(2)掌握疼痛评估技术,并能正确评价、解读分娩痛。

(3)客观解读硬膜外麻醉分娩镇痛技术的效果及注意事项,不可夸大宣传和刻意引导,孕妇及家属在知情基础上理性选择。

(4)熟悉理想的分娩镇痛的标准,能合理选择分娩镇痛技术并有效实施。理想的分娩镇痛的标准如下:①对产妇及胎儿不良反应小。②药物起效快,作用可靠,便于给药。③避免运动阻滞,不影响子宫收缩和产妇活动。④产妇清醒,能配合分娩过程。⑤能满足整个产程镇痛要求。

(5)严格执行操作规程,不可小视风险的存在,做好充分应对风险的准备。

(6)尽量让产妇避免持续仰卧位。

(7)实施麻醉分娩镇痛时,麻醉医师必须坚守在产妇身边,不时地检查并与产妇交谈,对药物滴注速度或局麻药的浓度进行必要的调整,及时识别任何导管进入血管或蛛网膜下腔的迹象,并与产科医师、助产士密切合作,共同监测,注意药物的不良反应。

(8)注意产程进展,不严格控制第 2 产程,经产妇分娩镇痛者允许达 3 小时,初产妇分娩镇痛者允许达 4 小时。

(9)做好可能剖宫产、新生儿复苏及产妇抢救准备。

(褚艳娥)

第十六章 门诊护理

第一节 门诊护理操作常规

一、门诊一般护理

(一)开诊前

(1)整理诊室、开窗通风。

(2)清点急救药品及物品并登记。

(3)做好开诊前的物品准备,如医疗器械、消毒液、消毒器械等。

(4)检查并启动 HIS 系统运行是否正常。

(5)保持室内整洁、安静、安全、舒适、空气流通、室温 18~26 ℃,每天湿拖地面 1 次。

(二)开诊后

(1)维持候诊区秩序,运用 HIS 系统做好分诊工作,根据不同疾病分类安排患者到相应专业门诊就诊。

(2)根据病情测量体温,必要时测量血压,记录在门诊病例本上。

(3)密切观察候诊患者病情,病情变化者提前就诊,危重患者及时抢救并转送至急诊室进一步处理。老弱病残、婴幼儿等可酌情照顾提前就诊。如发现传染病患者应立即送感染性疾病科,防止交叉感染。

(4)实施移动式、迎前式、主动式服务,热情接待患者。

(5)定时巡视诊室,保护患者隐私。保持室内一医一患,必要时一患一陪。男医师为女患者检查肛门、乳房、会阴时应有护士陪同。

(6)严格执行无菌操作规程,严格执行手卫生。

(7)应用多种不同方式对患者实施健康教育,耐心解答患者提出的各种问题。

(三)完诊后

(1)整理用过的器械、物品,做好清点、报废、请领、保管工作。

(2)整理诊室内卫生,消毒检查台、诊桌、诊椅、更换被服等。

（3）如有传染病患者，填写疫情报告卡，登记好，下班前投入疫情报告箱内。

（4）做好医疗废物分类处理。

（5）下班前关闭门、窗、水、电及 HIS 系统。

二、内科门诊护理

（1）按门诊一般护理常规。

（2）注意观察患者病情状况，对高热、气喘、年老体弱、残疾及行走不便等特殊情况，安排提前就诊。

（3）维持候诊秩序，根据计算机 HIS 系统安排患者有序就诊。

（4）做好消毒隔离工作，配合医师做好治疗工作。

三、外科门诊护理

（1）按门诊一般护理常规。

（2）备有无菌换药包、手术剪、探针及纱布、绷带、引流条、药品等。

（3）换药前做好解释工作，取得患者的配合；操作时动作轻柔、细致，观察病情。

（4）严格执行无菌操作，清洁伤口与感染伤口应分开处置，隔离特殊感染伤口，防止交叉感染。

（5）使用完毕的器械由供应室统一处理；医疗废物按规定分类处理。

（6）保持治疗室内清洁、通风，每天用紫外线照射消毒 1 次。

四、妇产科门诊护理

（1）按门诊一般护理常规。

（2）备齐妇科、产科检查所需的器械、用物、药物等，放在固定位置以便取用。

（3）密切配合医师进行各项检查及治疗，保护患者隐私，尊重患者，陪同异性医师诊治。

（4）指导患者查体前排空膀胱，做妇科 B 超检查者保持膀胱充盈，已婚女性做 B 超前不需憋尿。

（5）对特殊检查者告知注意事项，如宫腔镜者告知米索前列醇的应用；无痛流产者禁饮食；微波治疗者月经干净 7 天之内就诊治疗等。

（6）做好患者的健康教育，办好孕妇学校，开展优育保胎知识讲座。

五、儿科门诊护理

（1）按门诊一般护理常规。

（2）根据患儿心理特点布置美化候诊、就诊环境，室内有各色科学育儿图片、玩具等，以消除患儿的紧张心理，维持良好候诊秩序。

（3）备齐儿科所需用品、器械，如压舌板、手电筒、体温表等。抢救车内按要求备齐各种用品、药品。

（4）耐心做好患儿的分诊鉴别及各种治疗工作；体温高于 40 ℃者优先就诊。

（5）密切观察患儿病情变化，发现异常情况及时报告医师，做出相应的处理。

（6）对传染病或疑似传染病患儿，需采取相应的隔离措施，减少交叉感染机会。

(7)做好消毒隔离工作。

六、神经科门诊护理

(1)按门诊一般护理常规。

(2)根据不同疾病安排相关专业医师就诊,对年老体弱、行动不便、瘫痪残疾、精神异常者优先就诊。

(3)需做特殊检查的患者,协助患者做好检查前的准备工作。

(4)定时巡视候诊者,观察病情变化,对癫痫发作患者,即刻呼叫医师,做好救治配合。

七、眼科门诊护理

(1)按门诊一般护理常规。

(2)做好诊室、治疗室、暗室、验光室等的整理,备齐诊室所需器械、用品、药品;滴眼药、散瞳药做好标记。

(3)遵医嘱执行各种检查及治疗,交代各种滴眼药的使用方法、不良反应及注意事项。

(4)完成散瞳、测视力、眼压等门诊护理工作。

(5)做好眼底造影的准备、配合工作。

八、耳鼻咽喉门诊护理

(1)按门诊一般护理常规。

(2)开诊前备齐耳鼻咽喉科所需的各种器械、药品。药品需专人保管,普通药、剧毒药、腐蚀药、麻醉药分开放置,且有明显的区别标识,保持药品瓶签清洁醒目,易于鉴别;避光保存药物装入棕色瓶内。

(3)完成雾化吸入、咽鼓管吹张等各种门诊治疗工作。

(4)做好纤维喉镜检查的准备、配合工作。

(5)精密贵重仪器要擦油后保存;有管腔的器械注意清洁管腔内部,预防交叉感染。

(6)准确执行医嘱,观察治疗效果及不良反应;指导患者服药、点药,交代患者治疗后的注意事项,协助医师做好病情解释工作。

九、口腔科门诊护理

(1)按门诊一般护理常规。

(2)做好开诊前的各种准备。环境清洁、诊室物品齐全、开启水、气、电等各种仪器且运转正常。

(3)维持就诊秩序,安排外伤、牙齿剧痛、拔牙后出血者优先就诊,做好复诊预约。

(4)协助医师进行牙体及牙周手术、复杂拔牙、矫正治疗等医疗工作。

(5)保证一人一机,一用一灭菌,医护人员戴好口罩、帽子。

(6)做好治疗后的处理工作,如擦净面部血迹、观察伤口出血情况、交代注意事项等。

十、特需门诊护理

(1)按一般门诊的护理常规。

(2)对于行动不便的患者及时联系轮椅或平车,对于病情突然发生变化的危重患者及时呼叫医师,配合抢救,遵医嘱用药。联系急症科或病房,护送患者至相应的科室。

(3)对疑似传染病或传染病患者及时上报疫情,协助患者转至感染性疾病科或定点传染病医院诊治。做好消毒隔离工作。

(4)认真做好特需患者的预约,提前到岗帮助特需患者挂号,到相关就诊科室报到,根据特需患者具体病情安排就诊医师,陪同就诊,联系相关的化验检查,帮助特需患者取药并进行用药指导。按时电话回访了解患者病情的动态变化。

(5)认真做好外宾患者的特需服务,根据外宾患者具体病情预约相关专业专家就诊,联系相关的化验检查,帮助特需患者取药并进行用药指导,宣传防病知识及康复指导。

(6)做好企业家协会患者的特需服务工作,根据企业家 VIP 患者具体病情,安排急诊医师到特许保健门诊给予诊治,联系相关的化验检查,帮助 VIP 患者取药并进行用药指导。解答 VIP 患者的相关咨询,按时电话回访。

(7)认真执行医嘱,严格三查七对制度,严格按操作规程进行心电图、输液、采血等操作。

(8)开展心理护理工作,需求的就诊患者进行心理疏导。

(9)设法满足患者的各种就医需求,提供便捷、高效、温馨的护理服务。

(10)负责特需病房的住院患者登记,为登记患者联系床位,根据病情需要护送患者转入病房,做好病情交接。

(11)保证抢救药品、物品完好备用。

(12)做好安全管理工作、消防管理工作,杜绝安全隐患。

十一、预防保健门诊护理

(一)计划免疫工作管理常规

(1)预防接种证、卡(薄)按照接种者的居住地实行属地化管理,应由其监护人到儿童居住地所在接种单位办理预防接种证。

(2)设立接种门诊接种日,家长持接种证携儿童前来接种。做好接种前的预检工作,卡、证同时填写,凭卡接种,接种完毕以卡登记,然后归档存放,同时将接种信息及时录入金苗系统。

(3)接种单位对适龄儿童在实施预防接种时,应当查验预防接种证,并按规定做好记录。书写工整、文字规范、填写准确、齐全,时间(日期)栏(项)填写均以公历为准。按照预防接种证上的信息将儿童基础资料录入金苗系统。

(4)儿童迁移时,原接种门诊应通过金苗系统将儿童既往预防接种史转入迁入地接种单位;迁入地接种门诊应主动查验儿童预防接种证和金苗系统迁入信息,进行核对;无预防接种证的要及时补建,有漏种疫苗及时补种。

(5)接种门诊至少每 6 个月通过金苗系统对区内建立预防接种证儿童进行 1 次核查和整理,剔除迁出、死亡或失去联系 1 年以上的儿童,另行保存。预防接种人员应及时备份金苗系统数据,以防丢失。

(6)预防接种卡(薄)由接种医院保管,保管期限应在儿童满 7 周岁后再保存不少于 15 年;预防接种证有家长长期保管。

(7)预防接种门诊根据托幼机构、学校对儿童入托、入学查验预防接种证的报告,发现未按照国家免疫规划接种的儿童,会同托幼机构、学校督促其监护人在儿童入托、入学后及时到接种单位补种。

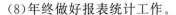

(8)年终做好报表统计工作。

(二)冷链系统、疫苗使用管理常规

(1)冷链设备一律专物专用,有固定房间存放,专人负责管理,建账、建卡、统一编号,且账物相符;根据冷链运转周期有计划地实施冷链设备的更新。

(2)预防接种门诊冷链设备主要为普通冰箱、冷藏包、冰排等。低温冰柜温度应保持在−20 ℃左右。普通冰箱冷藏室温度应保持在 2~8 ℃。各种生物制品在运输过程中必须符合温度要求,分类、分批号按其冷藏温度要求合理储存,杜绝因保管不当造成的疫苗失效。低温冰柜、普通冰箱应有温度计和测温记录簿,每天上午、下午各测温 1 次,做好记录。

(3)冰箱应放置平稳,远离热源,干燥通风,避免阳光直射和潮湿,冰箱的上部、后部分别留有30 cm、10 cm 的空隙,底部设有 20~30 cm 高的垫脚架,并装配专用插座及稳压装置。冷链设备应保持清洁,及时除霜,至少每 6 个月进行 1 次全面保养维护。出现异常故障应及时维修,做好维修、更换零部件的记录。

(4)根据《中华人民共和国药品管理法》《中华人民共和国传染病防治法》及其实施办法和国家卫生和计划生育委员会下发的《生物制品管理规定》《预防用生物制品生产供应管理办法》等有关法律、法规及规章的规定,各预防接种门诊所使用的预防性生物制品实施逐级供应,其他单位和个人不得经营预防性生物制品。

(5)疫苗实施计划管理,各预防接种门诊应于每年 3 月中旬前根据儿童免疫程序、本地人口和出生率、接种方式和接种周期、各种疫苗的损耗系数,制订下年度的疫苗需用计划并逐级上报。建立生物制品领发登记手续,专人负责。

(6)疫苗管理专人负责,建立健全疫苗领发、保管制度,设立疫苗专用账本,做到账物相符。

(7)疫苗要按品名、批号分别存放,并按照效期长短、进库先后,有计划地分发。具备冷链条件的接种点疫苗存储量一般不得超过 1 个月的使用量。

(8)接种现场执行"疫苗不离冰"原则,疫苗从冰箱取出后须放入冷藏包内。使用疫苗时每次从冷藏包取出一支疫苗,并盖好冷藏包盖,冷藏包内冰排未完全溶化前应及时更换新冰排。活疫苗开启超过 30 分钟、灭活疫苗开启超过 1 小时应做废弃处理。

(9)接种剩余疫苗按以下要求处理。①开启安瓿未用完的疫苗,必须废弃。②如冷藏包内的冰排未完全溶化,未打开的疫苗做好标记,放冰箱保存,于有效期内在下次接种时首先使用。③如冷藏包内的冰排已完全溶化,脊灰疫苗应全部废弃。卡介苗、麻疹、白破二联疫苗做好标记,下次接种时首先使用。

十二、放射门诊护理

(一)增强 CT、血管造影检查

(1)询问过敏史,签署碘造影剂知情同意书、预约登记。

(2)腹部增强 CT 检查前 1 周内禁行钡剂检查、钡剂灌肠。增强 CT、血管造影前禁饮食6 小时,以减少造影剂的不良反应及对腹部影像的影响。

(3)符合检查条件者,行碘造影剂试验。按静脉留置针注射操作规范操作,静脉推注碘造影剂 2 mL,观察 20 分钟。碘试验结果阴性者,安排至相关机房检查。腹部增强患者,按检查部位安排好其检查前饮水时间,盆腔扫描患者嘱其憋尿。

(4)冠状动脉造影患者检查前应测心律、心率,如心律失常,或者心率>65 次/分须通知临床医师。遵医嘱为患者服用美托洛尔等药物,监测患者心率、心律情况,做好检查前心理护理。

(5)增强 CT、血管造影检查过程中观察注射部位有无渗漏、高压注射器压力曲线变化情况,若检查过程中出现明显不适,应做好抢救准备。

(6)检查后嘱患者到护士站观察 30 分钟后,无不良反应再拔出留置针。告知患者 48～72 小时多饮水,尽快排出造影剂,离院后如有不适及时到就近医疗机构就诊。

(二)腹部平扫检查

(1)询问患者检查前 1 周内未行钡剂、钡剂灌肠检查,检查前禁饮食 6 小时。

(2)泌尿系统结石或胆结石患者,检查前饮 500 mL 白开水。

(3)按检查部位患者服用 1.0%～1.5% 的碘造影剂 500 mL,盆腔平扫患者憋尿 2～3 小时。

(4)消化道出血、急性胰腺炎、肾衰竭、消化道穿孔、甲状腺功能亢进未治愈等患者根据病情禁服或慎服造影剂。

(三)MRI 检查

(1)检查前复核 MRI 患者安全调查表内容。

(2)检查前协助患者去除身上金属物质,体内有置入性金属物质,如心脏起搏器、冠状动脉内支架等禁做磁共振检查。

(3)轮椅、平车等金属制辅助运载工具严谨进入磁体间。

(4)MRI 增强患者根据检查要求注射钆螯合物对比剂,操作时按照静脉留置针、静脉注射操作规范执行。

(5)注射后嘱患者告知 48～72 小时多饮水,尽快排出造影剂,离院后如有不适及时到就近医疗机构就诊。

(四)静脉肾盂造影

(1)询问过敏史,签署静脉肾盂造影知情同意书,筛除检查禁忌证、预约登记。

(2)检查前 1 周内禁行钡剂检查、钡剂灌肠,并禁饮食 12 小时,以减少造影剂的不良反应及对腹部影像的影响。

(3)符合检查条件者,行碘造影剂试验。按静脉留置针注射操作规范操作,静脉推注碘造影剂 2 mL,观察 20 分钟。碘试验结果阴性者,安排至机房检查。

(4)行腹部 X 线平片后,给予静脉推注碘造影剂,在检查的同时观察患者有无不良反应。

(5)于检查后观察 30 分钟,无不良反应再拔出留置针。告知患者 48～72 小时多饮水,尽快排出造影剂,离院后如有不适及时到就近医疗机构就诊。

(五)640-CT

(1)检查前。①检查前宣教:详细询问过敏史、交代注意事项。②选择合适的穿刺部位:应选择粗直、弹性好的血管进行穿刺。③药物试验:取对比剂原液 1 mL,做静脉试验。观察 20～30 分钟判断试验结果,制订完善的抢救程序,备齐抢救物品。

(2)检查中。①摆位:去除患者扫描部位的金属物品。协助患者平卧。②连接心电监护,电极片粘贴位置正确,导联线避开心影部位。③连接高压注射器:调节好注射对比剂的速度和总量,向患者告知注射造影剂时身体可能出现的反应。④呼吸训练:嘱患者按指令保持吸气、屏气、呼气和护理人员一致,直到掌握要领。⑤密切观察反应:注射过程中,密切观察穿刺部位的情况,严防对比剂外渗。密切观察心电监护,如有不适做好应急处理。

(3)检查后:扫描结束,分离高压注射器连接管与留置针,候诊室观察 10～20 分钟。如有异

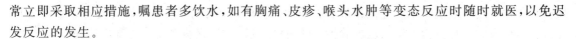

常立即采取相应措施,嘱患者多饮水,如有胸痛、皮疹、喉头水肿等变态反应时随时就医,以免迟发反应的发生。

(六)PET/CT

(1)患者需持检查申请单提前预约。

(2)PET/CT 检查前1~2天可以多饮水,禁做剧烈运动。糖尿病患者可以正常服用降血糖药。

(3)如果近期做过钡剂检查或钡剂灌肠,要求肠道钡剂排清才能接受检查。

(4)检查当天禁食 4~6 小时,疑腹部病变。则应禁食 12 小时。脑部检查至少禁食 6 小时(特殊情况请遵医嘱)。

(5)检查当天,测量身高、体重,检测血糖并记录,血糖水平过高会影响组织对药物的吸收。

(6)评估患者一般情况。

(7)注射药物后需安静休息一段时间,50 分钟或以上。

(8)显像前需排空膀胱。

(9)嘱患者去除身上一切金属,有活动性义齿应取下。

(10)机器扫描期间一般需仰卧,举双臂过头 30 分钟,并固定肢体,避免身体移动。

(11)须接受延时显像者,检查结束后请在指定休息区继续等候,得到工作人员明确通知后方可离开,请勿自行离开。

(12)做好报告结果的发放与解释工作。

(13)做好资料的登记,档案的整理和保存工作。

十三、核医学门诊护理

(1)按门诊。

(2)按核医学科卫生防护原则进行防护。

(3)根据检查项目向患者说明检查目的、方法及注意事项。

(4)做好检查前患者的准备工作。

(5)检查中按常规技术操作规程,密切观察患者病情的变化,如发生意外立即报告医师并协助处理。

(6)做好检查后的工作,患者的健康教育及仪器整理。

(7)各检查仪器专人保管,及时保养。科内备有抢救物品、药品。以防发生意外使用。

(8)做好各种检查记录保存,建立登记制度。

十四、超声检查护理

(一)妇科 B 超检查

(1)合理安排预约就检:急危重患者优先检查;其他检查者,按照预约日期顺序检查。对于特殊患者,如行动不便者,可根据具体情况提前检查。

(2)检查前的准备。①妇科 B 超检查方法:经腹部 B 超检查和经阴道 B 超检查。②检查前要询问患者是否有性生活史。③无性生活史者需经腹部检查,告知患者憋尿,指导憋尿方法并告知患者充盈膀胱对超声检查的重要性。预约上午 B 超检查者,晚上睡前控制饮水量,尽量排空膀胱,早上起床后憋尿;预约下午 B 超检查者,夏季检查前 4 小时、冬季检查前 2 小时排空膀胱后自然憋尿。检查当天患者憋尿方法:饮水量及饮水时间的指导可根据季节、气候变化及室内外温度指导受检者适时适量饮水。憋足尿液膀胱适度充盈时。可使子宫、输卵管等器官显示得更加完整、清晰,有利于提高检查结果的准确性。④有性生活史者,嘱患者排空膀胱后检查。

(3)加强候检处的巡视。①密切注意观察候检者病情变化,如发现病情异常应及时通知医师,采取相应的急救措施并转送急症室。②对疑似传染病或传染病患者及时隔离,对接触物进行消毒处理。

(4)维持检查秩序,组织患者有序检查。

(5)检查中注意事项。①对于行动不便、病重患者协助其上下床。②协助患者充分显露检查部位,以利检查。

(6)检查完毕告知患者在候检区等候,10分钟后由医护人员将报告单送至患者。

(二)产科超声检查

(1)合理安排预约就诊:急危重患者优先检查,其他检查者按照预约日期顺序检查。对于特殊患者,如行动不便者,可根据具体情况,照顾提前检查。

(2)检查前的准备。①对于怀孕3个月内的患者(<12周)、测子宫颈长度及瘢痕厚度者告知患者憋尿,以患者有尿意为准。②对于怀孕3个月以上的患者(>12周),告知患者排空膀胱。

(3)注意孕妇安全:指导其慢行,护士协助上下床,充分显露检查部位,动作要缓慢,以防患者发生坠床等意外。

(4)加强候检处的巡视。①密切注意观察候诊者的病情变化,如发现病情异常应及时通知医师,采取相应的急救措施并转送急诊室。②对疑似传染病或传染病患者及时隔离,对接触物进行消毒处理。

(5)检查完毕,告知患者在门外稍等,10分钟后由医护人员将报告单送至患者。

(三)消化系统超声检查

(1)消化系统检查一般安排患者上午检查,因下午检查胃肠胀气显著影响检查效果。

(2)指导患者检查前一晚禁食8~12小时,以消除胃肠胀气的影响。

(四)泌尿系统超声检查

(1)指导患者憋尿,以患者感觉有尿意为准。

(2)协助行动不便、病重患者上下床。

(3)协助患者充分显露检查部位,以利检查。

(五)心脏超声检查

(1)3周岁以内幼儿须镇静,可根据医嘱口服水合氯醛等,待患儿入睡后方可检查。

(2)对于行动不便、病重患者协助其上下床,协助患者左侧卧位。根据检查需要调整卧姿。

(3)协助患者充分显露检查部位,以利检查。

(4)密切注意观察候诊者的病情变化,如发现病情异常应及时通知医师,采取相应的急救措施并转送急诊室。

十五、内镜检查护理

(一)胃镜检查护理

1.检查前

(1)患者准备:①检查前日22:00后禁饮食,禁止吸烟。②为预防肝炎传染,使肝炎患者和非肝炎患者胃镜分开,在做胃镜检查前做乙肝表面抗原和抗丙肝抗体检查,年龄50岁以上患者做心电图。③检查时需将其他有关检查报告单及预约时所备资料带齐,以备参考。④为患者备好利多卡因麻醉胶浆。⑤如有药物过敏、出血性疾病、心脏病、肝病等其他病史或检查当天有咽喉痛、心悸、气短、血压升高、胸痛、腹痛等症状,通知医师。⑥钡剂可能附于胃肠黏膜,使诊断发生困难,故钡剂检查 3 天后方可做胃镜检查。⑦检查前必须将活动性义齿、眼镜等取下,妥善保管。⑧检查前 5～10 分钟口服麻醉胶浆。

(2)用物准备。①按顺序检查胃镜及附件器械,使计算及主机处在备用状态。②准备好纱布、胃镜检查包、50 mL 空针、一次性小碗、0.9％氯化钠溶液、装有固定液的活组织标本瓶、橡胶手套、灭菌活检钳、负压吸引器、氧气等用物。

2.检查中

(1)按顺序安排患者,提前服用咽部麻醉及胃内去泡药(盐酸利多卡因胶浆)。

(2)做好患者心理疏导,指导患者全身放松,左侧卧位,两腿屈曲,松解领口和腰带,服从医护人员指导,密切配合。进镜达咽喉部时嘱患者做吞咽动作以顺利进镜,进镜后如有恶心嘱其做深呼吸,用鼻吸气,口呼气,可有所缓解。

(3)检查中嘱咬紧牙垫,勿脱出,以防损坏镜身;检查中如有唾液可顺口角流出,勿吞咽。

(4)适时配合医师完成整个检查过程。协助医师做好摄影活检。留取标本。

3.检查后

(1)术后 2 小时内勿进饮食。术中取病理活检者当天进易消化、温凉、半流食,勿进食过热、刺激性食物;做治疗(如息肉切除等)请遵从医师指导。

(2)检查结束后将报告送至患者,行病理活检者需 2 个工作日后取。

(3)检查结束后,若有咽喉异物感、咳痰、上腹轻微不适等,不必过于紧张,注意勿反复用力咳嗽;如有出血、黑便、腹痛加剧等特殊不适。请及时来院就诊。

(4)标本及时送检。

(二)结肠镜检查

1.检查前

(1)患者准备。①为预防肝炎传染,使肝炎患者和非肝炎患者结肠镜分开,在做结肠镜检查前做乙肝表面抗原和抗丙肝抗体检查,年龄 50 岁以上患者做心电图。②检查前 1 天进食少渣易消化流食(稀饭、豆浆、禁食牛奶)。③检查前日 20:00 后禁食,便秘者,遵医嘱服用泻药(番泻叶15～20 g 泡水喝,反复多次),排便正常者无须服用。④检查当天晨空腹,上午检查者请于当天2:30或 3:00 服药,下午检查者请于 8:30 服药,将和爽(复方聚乙二醇电解质散 137.15 g)1 包加入 2 000 mL 温凉开水中溶解缓慢口服,在 2 小时内喝完,服药期间需来回走动,观察腹泻情况,粪便呈水样无粪渣方可检查。⑤排便不畅或怀疑肠梗阻患者禁服泻药,可于检查当天清洁灌肠。⑥检查日 13:00 可进食面包或馒头充饥,不允许进食其他食物及水,电切息肉者禁饮食。⑦不能前来检查者,请提前告知预约室,女性月经期间不能进行检查。⑧患者须将其他有关检查报告及预约时所备材料带来,以备参考。

(2)用物准备。①按顺序检查结肠镜及附件器械,使电脑及主机处在备用状态。②准备好纱布、50 mL 空针、一次性小碗、生理盐水、装有固定液的活组织标本瓶、橡胶手套、灭菌活检钳、丁卡因胶浆、负压吸引器、氧气等用物,将床单位准备好。

2.检查中

(1)向患者解释检查目的,取得患者配合。

(2)协助患者取左侧屈膝卧位,显露肛门,在肛门处及肠镜前端涂抹丁卡因胶浆润滑剂。

(3)单人进镜(医师单手操作),护士根据医师需要给予配合,协助患者变换体位。双人进镜(医护双人配合),护士手持蘸有丁卡因胶浆润滑剂的纱布握持镜身,协助医师进镜。

(4)在检查过程中,根据医师需要给予配合。并协助患者变换体位。

(5)协助检查者做好摄影及活检,留取标本。

(6)严密观察患者有无不适表现,注意观察脉搏、血压及腹痛情况。

3.检查后

(1)检查完后,协助患者穿好衣裤。

(2)检查结束后将报告送至患者(行病理活检者需 2 个工作日后取)。

(3)观察患者一般情况,注意有无明显腹痛、腹胀及便血情况。

(4)做活检或治疗者如电切息肉等,3 天内勿剧烈活动,饮食请遵从医师指导。

(5)检查结束后,出现腹胀、腹部不适等,可逐渐缓解,如腹胀明显、腹痛加剧或排血便者请及时就诊。

(三)支气管镜检查护理

1.术前

(1)患者准备。①术前做肺 CT、查乙肝表面抗原、抗丙肝抗体、艾滋抗体、梅毒,查血常规、血凝常规,做好心电图、测血压。②详细了解病情及体格检查,对心肺功能不佳及血压高者,可暂缓检查,嘱其到相应二号科就诊。③取得患者知情同意,并在知情同意书上签名。④检查前禁烟 3 天,上午做检查者前日21:00后禁饮食,下午检查者至少空腹 6 小时。⑤检查当天请携带好预约时所备资料及相关检查报告单和肺部 CT 片。⑥药物准备:2%的利多卡因胶浆 1 支、盐酸肾上腺素 1 支、复方呋喃西林滴鼻液 1 支、凝血酶1 支、阿托品 1 支。

(2)用物准备。①电子支气管镜及附件器械,使计算机及主机处在备用状态。②准备好纱布、20 mL 空针 2 个、5 mL 空针 2 个、一次性小碗、0.9%氯化钠溶液、装有固定液的活组织标本瓶、橡胶手套、灭菌活检钳、一次性痰液收集瓶、一次性手持雾化器、氧气、负压吸引器、多功能心电监护仪、除颤仪等。

2.术中

(1)缓解紧张、恐惧心理,明确检查目的、必要性、大致过程与安全性,患者应主动配合,使检查顺利进行。

(2)有活动性义齿者取下。

(3)给予利多卡因 5 mL 口含式雾化,嘱患者用口吸气用鼻呼气,然后屏气,吸气时尽量不让雾气冒出,约 10 分钟雾化结束。

(4)患者的体位:卧位检查,患者仰卧于检查床上,肩部略垫高,头正位略向后仰。连接心电监护、吸氧。

(5)配制好凝血酶、盐酸肾上腺素。

(6)按照规范向两侧鼻腔喷利多卡因及呋麻滴鼻液。

(7)检查中遵医嘱沿活检道推注利多卡因,协助医师完成摄影、活检及灌洗并留取标本。

3.术后

(1)术毕清洁患者口鼻,扶患者下床。

(2)术后 30 分钟内减少说话,使声带得以充分休息,术后可能出现鼻咽喉不适、疼痛、声嘶、发热、痰中带血等,可于短时或数天内自愈,若出现大咯血应及时抢救治疗。

（3）术后 3 小时方可进食,开始以半流食为宜。

（4）鼓励患者轻咳、咳出痰液和血液。

（5）如已取活检,应注意有无气胸或活动性出血,有变化随时就诊,及时处理。

（6）将活检标本或痰液及时送检。

（四）喉镜检查护理

1.术前

（1）患者准备。①为预防肝炎传染,使肝炎者和非肝炎者喉镜分开,在做喉镜检查前做乙肝表面抗原和抗丙肝抗体检查,年龄 50 岁以上做心电图。②将其他有关检查报告单及预约时所备资料带来,以备参考。③取得患者知情同意,并在知情同意书上签名。④详细告知病史及有无麻醉药物过敏史,缓解紧张心理,可以使插镜顺利进行。减轻咽喉的反应。⑤术前在鼻咽部喷雾1%丁卡因,有良好的咽部麻醉,如果鼻腔狭窄,为使喉镜顺利通过,可向鼻腔滴呋麻滴鼻液,如用药后出现头晕、呼吸困难、面色苍白、脉搏细弱等不适时应立即向医师反映,并配合适当处理。⑥体位:表面麻醉后患者仰卧于检查床上,肩下垫一软枕,头后仰或端坐于靠背椅上头稍后仰,面向操作者。

（2）用物准备。①电子喉镜及附件器械,使电脑及主机处在备用状态。②准备好纱布、20 mL空针2个、一次性小碗、0.9%氯化钠溶液、装有固定液的活组织标本瓶、橡胶手套、灭菌活检钳、氧气、负压吸引器等用物。

2.术中

（1）在诊治过程中严密观察患者病情变化。发现任何异常及时告知医师。

（2）配合医师完成摄像及活检,留取标本。

3.术后

（1）术后咽喉部会有不适、堵塞感、异物感,其症状是表面麻醉药及手术刺激局部引起,稍做休息症状随后会消失。

（2）检查及手术结束,在原地休息 30 分钟,2 小时后可进软食,不可太烫,手术患者,术后1～2 天如痰中带血或涕中带血,不须特别处理,术后 2 周内尽量少说话,戒烟、酒及辛辣饮食,注意口腔卫生。

（3）将活检标本及时送检。

十六、准分子激光治疗护理

（1）按照点眼操作规程,为患者点眼。

（2）为预约手术患者详细讲解注意事项。

（3）术前给患者讲解手术流程,术中配合要领及术后注意事项,鼓励患者做好配合。

（4）在手术准备间,为患者用黏膜表面麻醉药 0.4%奥布卡因点眼,以便冲洗消毒时减少患者的不适感。

（5）按照洗眼操作规程,用 0.9%氯化钠溶液加庆大霉素为患者洗眼,并嘱患者轻轻转动眼球以便冲洗完全。

（6）指导患者闭眼,消毒棉棒擦干眼部及周围皮肤。

（7）引领患者进入手术间,查对姓名、住址无误后协助患者平卧于手术床上并摆好体位。

(8)铺手术台,放下列无菌物品于手术台上:治疗巾、洞巾、器械盒、设备罩、纱布、乙醇纱布、10 mL空针、止血海绵、手术器械盘、聚维酮碘棉球、画线笔、手术刀片等。

(9)术毕给患者遮盖眼罩,观察30分钟后离院。

(10)手术次日来院换药,进行健康教育指导。

十七、高压氧治疗护理

(一)治疗前

(1)阅读病例,探视患者,熟悉患者病情,确定其没有治疗禁忌。

(2)向患者及陪舱人员介绍舱内设备和使用方法。

(3)向患者及陪舱人员说明高压氧治疗的基本特点、方法和注意事项。加强心理护理,消除患者进舱的恐惧心理。

(4)教会患者中耳调压动作。

(5)详细说明吸氧装置的使用方法和注意事项。

(6)对首次进舱治疗的患者,治疗前15分钟常规以1%呋麻液滴鼻。

(7)嘱患者排空尿液、粪便。

(8)指导患者更衣,穿全棉等不引起静电反应的衣物进舱治疗。

(9)检查患者带进舱内的物品,包括易燃、易爆物品;不耐压物品;可产生静电的物品;各种化妆品及各种电动用具、玩具不能进舱。

(10)妥善把患者安置于舱内治疗位置,再次试用吸氧用具。指导患者正确戴紧面罩,保证有效吸氧。

(二)加压期间

(1)加压开始时,操舱人员应通知舱内人员"开始加压",嘱其进行张口、吞咽、鼓气等动作,使耳咽管开张。

(2)加压阶段最常见的并发症是中耳气压伤,鼓膜内外压差达0.02 MPa时,便可产生耳痛;压差达0.06 MPa时,可使鼓膜破裂,因此必须按规定的升压速度操作。尤其在舱压为0.12～0.16 MPa时,加压速度应缓慢,并不断询问有无耳痛,嘱患者及时做调整耳咽管通气的动作。若出现剧烈耳痛时,必须立即停止加压,必要时应适当排气减压,等舱内人员耳疼痛消失后,再继续缓慢加压。如中耳调压失败,应减压让患者出舱。

(3)做好舱内危重患者的护理,对有高血压病史者应严密观察,必要时测血压。对昏迷者应严密观察有无躁动、呻吟等症状,可给予少量水滴入口中,帮助做吞咽动作来缓解耳部不适症状。对重症昏迷患者应遵医嘱测血压、脉搏、呼吸,并做记录。

(4)加压期间应暂时夹闭各种体腔引流导管(胸腔引流管除外)。

(三)稳压吸氧期间

(1)舱外操舱人员通知"开始吸氧"后,告知患者正确戴紧面罩,保证有效吸氧。

(2)指导患者正确做呼吸动作,适当加深呼吸,不要加快呼吸频率。

(3)观察患者面部表情,有面部肌肉抽搐、出冷汗、流涎等氧中毒先驱症状发生时,应立即终止该患者的吸氧,并做相应处理。

(4)对带有气管插管给氧的危重患者,应调整供氧流量在10～15 L/min。

(5)调整输液滴管平面与输液速度。

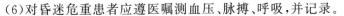

（6）对昏迷危重患者应遵医嘱测血压、脉搏、呼吸，并记录。

（四）减压期间

（1）通知"开始减压"时，应及时告知舱内人员注意保暖。

（2）告知舱内人员严禁做有意识或无意识的屏气动作，不要用力咳嗽，以防止肺气压伤的发生。

（3）部分人员减压时会因胃肠道内气体膨胀，肠蠕动加快而出现阵发性轻度腹部不适、便意等症状，属正常现象。入舱前适当控制饮食及少吃产气和含有大量植物纤维素食物，可减轻症状。

（4）危重昏迷患者减压时应调整输液平面及速度；开放一切引流管，如胃管、脑室引流管、胸腔引流管、腹腔引流管、导尿管及气管插管的附属气囊（如用水注入则不必开放）等。手术后患者还应注意伤口渗血、出血情况。

（5）对所有减压出舱者，应询问有无不适，及早发现减压病的症状。必要时可舱旁留观24小时。

十八、门诊感染疾病护理

（一）感染性疾病一般护理

（1）感染性疾病科设立专门的收款、挂号、药房、化验部门。腹泻患者不能与肝炎、呼吸道传染病患者同一诊室就诊。呼吸道传染病患者必须及早给予口罩，并指导患者正确使用。

（2）腹泻患者做到有泻必查，快检率达到100%。发热门诊要做好患者信息的采集，详细询问1周内有无疫区接触史，并做好登记。

（3）消毒隔离：对疑似霍乱患者安置在单独的房间隔离，对患者的呕吐物及排泄物用专门的容器，消毒处理后弃去，及时留取粪便培养送检，并根据疾控的要求对患者采取合理的隔离措施；接触消化道传染病要做好手卫生和物体表面的消毒擦拭；呼吸道传染病要做好开窗通风，无人的情况下及时进行紫外线照射消毒，并做好记录；指导患者正确居家隔离方式，防止疾病传播和疫情扩散。

（4）密切观察病情，做到先急后缓，对脱水患者及时建立静脉通路，保持输液通畅。输液患者必须按病种隔离，防止交叉感染。

（5）指导患者粪便标本的留取，要选择新鲜的粪便，留取黏液、脓血部分。粪便培养要在抗菌药物使用前采集标本。对疾控要求的检测项目，如风疹、麻疹免费抗体检测，向患者做好解释工作，取得患者配合，并告知化验结果的取得由疾病控制中心提供。

（6）疫情上报：对集体食物中毒者要根据患者情况，合理安排就诊顺序，并及时上报卫生监管部门。在疫情高峰期，严格按照市疾控、卫生行政部门及医院要求做好疫情上报和信息采集工作。

（7）饮食和休息：腹泻患者急性期给予清淡、易消化的流食或半饮食，忌油腻、生冷、刺激性食物，腹胀明显可避免食用牛奶、豆奶、鸡蛋等产气较多的食物；急性肝炎患者应进食清淡、易消化食物，并注意卧床休息；流行性腮腺炎患者注意避免食用酸性食物，减少唾液的分泌，减轻腮腺的肿胀和不适；发热患者多饮水，促进毒素的排泄，利于疾病的恢复。

（二）门诊传染性疾病护理

以病毒性肝炎病护理为例。

病毒性肝炎是由多种肝炎病毒引起的,以肝损害为主的一组全身性传染病。按病原学分为甲型、乙型、丙型、丁型、戊型五种肝炎病毒。各型病毒性肝炎临床表现相似,以疲乏、食欲减退、厌油、肝大、肝功能异常为主,部分病例可出现黄疸。甲型和戊型多为急性感染,经粪-口途径传播;乙型、丙型、丁型易转为慢性肝炎,少数病例还可发展为肝硬化或肝细胞癌,主要经血液、体液等胃肠外途径传播。

1.护理常规

(1)休息与隔离:甲型、戊型肝炎自发病之日起进行消化道隔离3周;慢性乙型和丙型肝炎应按病毒携带者管理。对急性肝炎患者在发病1个月内,除进食、洗漱、排便外,应安静卧床休息,待症状好转、肝功能改善后,可指导其逐渐增加活动。慢性肝炎患者要合理安排休息,活动期应静养,稳定期可逐渐增加活动量,以不感疲劳为度。

(2)饮食护理:急性肝炎患者,宜进食清淡、易消化、高维生素饮食;保证足够热量,适当限制脂肪的摄入;腹胀时注意减少牛奶、豆制品等产气食品的摄入;病情好转、食欲改善后应少食多餐,避免暴饮暴食;慢性肝炎患者饮食宜适当的高蛋白、高热量、高维生素易消化的食物,避免高糖、过高热量、饮酒,以防发生糖尿病和脂肪肝。

(3)用药护理:大部分药物都在肝代谢,为减轻肝负担,禁用损害肝的药物;对干扰素治疗患者要定期进行血常规、肝功能、甲状腺功能检测;对出现食欲减退、发热、脱发等症状要正确面对。

(4)心理护理:加强疾病知识宣传,消除紧张、恐惧心理,保持积极乐观开朗的精神状态。对干扰素治疗的患者,如出现抑郁、妄想、重度焦虑等精神疾病症状,要加强防护及时就医,严重者遵医嘱停药。

(5)病情观察与护理:注意观察发热、消化道症状和黄疸的程度,注意有无出血倾向,对出现腹水的患者,注意了解腹胀的程度、腹围的大小、水肿的情况,严格记录出入量。

(6)基础护理:对有出血倾向的患者,加强口腔护理,防止感染,呕血患者防止窒息,对低蛋白血症患者,加强皮肤护理,防止压疮发生。

(7)去除和避免诱发因素:对慢性肝炎应定期随访,保持良好的心态,禁烟、戒酒,避免乱用药物,尤其是对肝有损伤的药物。

2.健康教育

(1)休息与运动:平卧能增加腹部血液循环,利于肝的恢复,适当休息,劳逸结合,规律的生活利于疾病的恢复。恢复期的患者可适当地活动,活动量逐渐增加,以不疲劳为主。

(2)饮食指导:合理饮食,切实遵循饮食计划,避免长期高热量、高脂肪饮食,禁烟、戒酒、避免暴饮暴食。

(3)用药指导:向患者解释药物治疗的作用,提高抗病毒治疗的依从性,不得擅自加量或停药。应用干扰素,鼓励多饮水。定期检查肝功能、病毒量等,停药后定时随访。详细介绍药物的目的、名称、剂量、给药时间和方法,教会观察疗效和不良反应,避免滥用药物和使用苯巴比妥类、磺胺类、抗结核等药物,以免加重肝负担和肝功能损害。

(4)心理指导:创造整洁、舒适的修养环境,正确对待疾病,消除不良情绪,保持豁达、乐观的心情,并取得其家属的理解和支持。对干扰素治疗的患者,注意精神方面的变化,及时就医,避免出现自杀等倾向。

(5)康复指导:对慢性肝病患者要有"既来之则安之"的心理状态,消除其对下一代传染的困扰,对 HBsAg 阳性母亲的新生儿,24 小时内尽早接种乙型肝炎疫苗和乙型肝炎免疫球蛋白,阻断率为 87.8%。

(6)复诊须知:出院后 2～4 周复查 1 次,稳定后每 3～6 个月复查 1 次,如有疲乏、无力、厌油、恶心、上腹部不适等症状及时就诊复查。

(付薪诺)

第二节　门诊预检分诊

近年来随着 JCI 标准的不断普及应用,医院门诊护理经验的不断累积,标准所涉及的范围更加完善。就诊管理是门诊管理的重要环节,护理部针对医疗及护理过程的各个重要环节,依据连贯的患者医疗服务给予患者连贯性的优质护理及医疗服务,针对来院就诊的门诊患者进行信息的搜集及处理,确保患者得到及时有效的医疗服务,以保证患者的就诊安全,提高患者就诊满意度;同时规定相同诊断的患者在医疗机构内得到相同质量的优质服务,不因为患者经济、性别、职业的不同,而有区别对待。护理管理者在门诊护理工作中要重视护士资质及培训工作、门诊服务质量、公共设施及其安全性管理、信息管理等多个方面。

一、门诊预检分诊原则

门诊是医院对外的一个窗口,也是直接对患者进行诊疗、咨询、预防保健的场所,作为一个医患关系的重要纽带,患者就诊时对医院的第一印象非常重要。由于门诊的患者流动性大,护理工作内容繁多,护理压力大,门诊也是容易发生纠纷的部门,因此就要求分诊的护士对来就诊的患者进行快速的资料收集,根据患者的个体化的需求和患者的病情轻重缓急及所属的专科合理安排分科就诊。

(一)分科就诊

根据连贯的患者医疗服务标准,进一步建立健全了医院的诊疗门诊分诊制度,对分诊目标、标准、流程和护士的职责都做了新的调整:对于初次就诊的患者,护士在接诊的过程中应该根据所属的病种指引患者分科就诊,帮助患者选择合适的科室;为病情急或变化快的患者提供绿色通道以积极争取治疗时机,挽救患者的生命;告知患者就诊地点,辅助检查的作用和注意事项等。

(二)预检评估

护士预检分诊增加了几个重要的环节,包括对安全性评估,对生命指征的一般测评和对跌倒的评估。门诊的预检人员可根据患者的基本情况(如面色、呼吸是否急促、有无疼痛及疼痛的剧烈程度等)决定患者的就诊科室。每一个来院就诊的患者都必须通过生理、心理等全方面评估后方可就诊。通过分诊护士的动态分诊,根据患者的个体化病情调整就诊顺序,体现了高效、快捷的分诊模式,减少了患者和家属与医护人员的纠纷,明显提高了患者的满意度。

护理工作从门诊分诊流程上加大改进力度,做到了及时、准确分诊,提高了护士的分诊效率,减少了患者的就诊时间,保证了就诊的有序性,确保了急危重症患者的及时有效抢救,增加患者就医安全性。

二、实施实名制就诊

门诊工作包含患者在医疗机构内通过预约、预检分诊、挂号、候诊、就诊流程,得到适合的门诊医疗服务的过程。按照连贯的患者医疗服务标准,规范门诊就诊流程,使就诊患者获得安全、规范、高效、满意的医疗服务。

(一)核对确认注册

为使患者就诊安全,医院采用门诊实名制就诊。完成预约挂号的患者,应于就诊当天,持就诊卡到自助机或窗口进行确认注册。如无就诊卡的患者可凭有效身份证明到自助机或窗口办理就诊。就诊前,导诊台护士须核对患者信息,使患者按挂号的序号进行候诊和评估。就诊时,医师再次核对患者信息,核对无误方可就诊。

(二)患者隐私保护

按照患者的权利与义务 PFR 标准,整个就诊过程中要对患者的隐私进行保护。保护患者的隐私不会被其他无关的医护人员及患者的家属所知,医院需保证医患之间的诊疗活动在相对独立的环境中进行,使患者的信息受到保护。门诊医护人员真正落实一医一患一诊室,保证患者信息不被其他人"旁听""旁观";科室所有计算机设置为自动屏保状态;病例系统使用医护人员个人用户名、密码登录;对涉及患者隐私的废弃病历文书资料不能当废纸复用,全部使用粉碎机处理,保证患者隐私的资料不外泄;门诊候诊呼叫系统改装为不能显示患者的全名,名字为三个字的患者隐去中间的一字,名字为两个字的患者隐去后面的一字,以保证门诊患者姓名隐私不泄露;患者的化验单等检查资料也只能是患者本人或者是患者授权的人才能查看;在所有自助机前设置 1 m 等候线,切实保护患者的就医隐私的权利。

三、门诊患者身份识别

身份识别是指确认某个个体是否符合指定对象身份的过程,以保证指定对象的合法权益及群体系统的安全和秩序。目的是为防止因识别错误而导致患者受到损害的事件发生。患者身份识别制度,要求在实施任何医疗措施之前必须同时核对至少 2 种个体独有的、能标识患者的特征信息。应规范患者身份识别方法和程序,并提供更安全的治疗,以确保患者医疗安全。

(一)门诊患者身份识别的标识

医院根据本院实际情况选择能识别门诊患者身份的 2 个首要标识符,分别是患者姓名、门诊患者病案号或患者姓名和患者出生年月日。如选择患者姓名和门诊病案号,门诊患者应实行唯一的门诊病案号,即无论患者第几次来院就诊,统一使用第一次来院就诊时建立的门诊病案号。因此患者在第一次就诊时需到收费窗口打印带有病案号的条码贴在病历本上。对于预约的患者,医院可通过短信发送病案号到患者手机上。

(二)门诊患者身份识别的方法

面对可交流沟通的患者,工作人员以主动问答的方式,与患者或其家属共同进行患者身份识别的核对,同时用识别工具辅助核对。就诊时医师询问患者:"请问你叫什么名字?"患者报自己的姓名,医师插医保卡或就诊卡查看信息系统,核对患者姓名、病案号等患者身份信息。

(三)患者的交流沟通

面对无法交流沟通的患者,有患者代理人在场时,请代理人陈述患者姓名等患者身份信息,并用患者病历卡上的条码核对病案号。无患者代理人在场时,医护人员至少用 2 种识别工具核对以确保患者姓名、病案号的一致性。

四、门诊患者评估

在门诊护理工作中按照患者评估标准实施护理服务并进行评估,对门诊工作的护理质量提升有着重要的价值。门诊患者评估是由具有资质的护士通过病史询问、体格检查、辅助检查等途径,对患者的生理、心理-社会状况、健康史、经济因素及疾病严重程度等情况作出综合评价,以指导诊断和治疗。

(一)门诊患者评估目的

门诊患者评估的目的在于规范医护人员采集、分析患者在生理、心理-社会状况、经济因素及其健康史等方面信息和数据的行为,确保及时、准确、全面地了解患者病情的基本现状和其对诊疗服务的需求,为制订适合于患者的诊疗护理方案及后续的医疗和护理提供依据和支持。

(二)门诊患者评估内容

护士在患者就诊前需对每一个门诊就诊的患者进行护理评估,评估内容包括生理、心理、社会、经济等方面。评估患者体温、脉搏、呼吸、血压等生命体征,身高、体重等指标,是否为特殊人群(如孕产妇、65 岁以上的老人、长期疼痛或疾病患者、儿童、青少年、吸毒人员、受虐待者等),有无生理、心理康复需求,疾病严重程度及跌倒风险、营养风险等,患者评估标准要求对每一个患者,包括门诊就诊的患者都要进行主动的疼痛评估,通过疼痛评估,可及早发现患者潜在的疾病风险。

(三)门诊患者评估方法

接诊护理工作者需对每一位患者都按照医院规定的评估流程进行评估,以确定其医疗需求并记录在相关记录单上。同时,护士需提供初步的评估资料,该评估资料将伴随整个诊疗过程。医师评估患者的自理功能、营养状态等指标,并在整合其基本情况、护理评估、体格检查、辅助检查结果的基础上做出初步诊断,制订诊疗方案。门诊患者每次就诊都要进行评估,一天内多科室就诊可只评估一次。

(四)护士的资质

为了能够正确地对门诊患者进行预检分诊,门诊预检分诊的护士要具有一定的资质。因此就需要对门诊护士进行严格筛选,使其在接受正规考核后上岗,以确保患者的诊疗安全。要求门诊的护士具有护士执业证书,熟悉医院的工作流程和医院可提供的医疗服务范围,并对突发事件具有良好的应变能力。每一个在护理专业进行的评估,应在其执业、执照、法律法规范围内进行。不仅要求门诊的分诊护士具有过硬的临床护理知识,能够快速地识别出患者的疾病严重程度并给予及时分诊,而且要求护士也具有良好的心理素质,对于形形色色的患者进行观察,能够正确判断出患者的心理需求。

五、门诊患者危急值报告程序

国际患者安全目标危急值管理 IPSG.2 是六大患者安全目标管理之一,规范了临床检验危急值的流程,根据上报的危急值采取重要的安全措施,将危急值报告及时传达给临床医师,使其对患者病情做出正确判断并给予适当的医疗处置,是提高医疗质量和确保医疗安全的关键因素之一。因此,构建一个完善、及时的危急值通报机制,将信息系统整合应用,使其成为医护人员沟通的重要途径,也是医院通过 JCI 评审的重点项目。危急值是指某项或某类检验或检查结果显著超出正常范围,而当这种异常结果出现时,表明患者可能正处于高风险或存在生命危险状态。临床医师需要及时得到这种异常结果信息,迅速给予患者有效的干预治疗措施或治疗,否则患者就有可能出现严重后果。

(一)确定危急值的项目和范围

医院根据规模、专科特色、患者的人群特点、标本量等实际情况,征求专家意见后,制定符合实验室和临床要求的危急值项目和范围,包括各类临床检验危急值项目。

(二)制定危急值通报标准程序

构建启用危急值通报和应答信息系统,制定危急值通报标准操作程序。一旦出现危急值,检验者在确认检测系统正常情况下,立即复核,确认结果属于危急值后,在10分钟内电话通知医师,并在《危急值报告登记本》中做好已通知的记录。报告者在通知时,按《危急值接受登记本》中记录的项目逐一读报。医师做好记录并向报告者逐一回读然后确认。医师接到通知后30分钟内联系患者并做出对患者处置的诊疗意见。医师及护士在门诊病历中详细记录报告结果、分析处理情况、处理时间。

明确医护人员间危急值传达方式及信息的记录方式,促进临床、医技科室之间的有效沟通与合作,可以更好地为患者提供安全、及时、有效的诊疗服务。

(付薪诺)

第三节　门诊给药护理

一、口服给药法

口服给药法是指药物经口服后,被胃肠道吸收和利用,起到局部治疗或全身治疗的作用。

(一)摆药

1.用物

药柜(内有各种药品)、药盘(发药车)、小药卡、药杯、量杯(10～20 mL)、滴管、药匙、纱布或小毛巾、小水壶内盛温开水、服药单。

2.操作方法

(1)准备:洗净双手,戴口罩,备齐用物,依床号顺序将小药卡插于药盘上,并放好药杯。

(2)按服药单摆药:一个患者的药摆好后,再摆第二个患者的药,先摆固体药再摆水剂药。①固体药:左手持药瓶(标签在外)、右手掌心及小指夹住瓶盖,拇指、示指和中指持药匙取药,不可用手取药。②水剂:先将药水摇匀,左手持量杯,拇指指在所需刻度,使与视线处于同一水平,右手持药瓶,标签向上,然后缓缓倒出所需药液。应以药液低面的刻度为准。同时有几种水剂时,应分别倒入另一药杯内。更换药液时,应用温开水冲洗量杯。倒毕,瓶口用湿纱布擦净,然后放回原处。

(3)其他:①药液不足1 mL需用滴管吸取计量。1 mL=15滴,滴管需稍倾斜。为使药量准确,应滴入已盛好少许冷开水的药杯内,或直接滴于面包上或饼干上服用。②患者的个人专用药,应注明姓名、床号、药名、剂量,以防差错。专用药不可借给他人用。③摆完药后,应根据服药

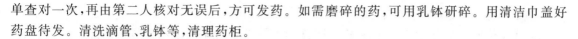

单查对一次,再由第二人核对无误后,方可发药。如需磨碎的药,可用乳钵研碎。用清洁巾盖好药盘待发。清洗滴管、乳钵等,清理药柜。

(二)发药

1.用物

温度适宜的开水、服药单、发药车。

2.操作方法

(1)准备:发药前先了解患者情况,暂不能服药者,应做好交班记录。

(2)发药查对,督促服药:按规定时间,携服药单送药到患者处,核对服药单及床头牌的床号、姓名,并呼唤患者姓名,准确听到回答后再发药,待患者服下后方可离开。

(3)合理掌握给药时间:①抗生素、磺胺类药物应准时给药,以保持在血液中的有效浓度。②健胃、助消化药物宜在饭前或饭间服。对胃黏膜有刺激的药宜在饭后服。③对呼吸道黏膜有安抚作用的保护性止咳剂,服后不宜立即饮水,以免稀释药液降低药效。④某些由肾脏排出的药物,如磺胺类,尿少时可析出结晶,引起肾小管堵塞,故应鼓励多饮水。⑤对牙齿有腐蚀作用和使牙齿染色的药物,如铁剂,可用饮水管吸取,服后漱口。⑥服用强心苷类药物应先测脉率、心率及节律,若脉率低于60次/分或节律不齐时不可服用。⑦有配伍禁忌的药物,不宜在短时间内先后服用,如呋喃妥因与碳酸氢钠溶液等碱性药液。⑧安眠药应就寝前服用。

发药完毕,再次与服药单核对一遍,看有无遗漏或差错。药杯集中处理。清洁药盘放回原处。需要时做好记录。

3.注意事项

(1)严格遵守三查七对制度(操作前、中、后查,对床号、姓名、药名、剂量、浓度、时间、方法),防止发生差错。

(2)老、弱、小儿及危重患者应协助服药,鼻饲者应先注入少量温开水,后将研碎溶解的药物由胃管注入,再注入少量温开水冲胃管。更换或停止药物时,应及时告诉患者,若患者提出疑问,应重新核对清楚后再给患者服下。

(3)发药后,要密切观察服药后效果及有无不良反应,若有反应应及时与医师联系,给予必要的处理。

(三)中心药站

有些医院设有中心药站,一般设在距各病房中心的位置,以便全院各病区领取住院患者用药。

病区护士每天上午于查房后把药盘、长期医嘱单送至中心药站,由药站专人处理医嘱、摆药、核对。口服药摆3次/天量,注射药物按一天总量备齐。然后由病区护士当面核对无误后,取回病区,按规定时间发药,发药前须经另一人核对。

各病区另设一药柜,备有少量常用药、贵重药、针剂等,作为临时应急用。所备之药须有固定基数,用后及时补充,交接班时按数点清。

二、滴入给药法

(一)眼滴药法

1.目的

(1)防治眼病。

（2）眼部检查：如散瞳验光或查眼底。

（3）用于诊断性染色，如滴荧光素检查结膜、角膜上皮有无缺损或泪道通畅试验。

2.用物

治疗盘内按医嘱备眼药水或眼药膏，消毒干棉球罐，弯盘，治疗碗内置浸有消毒液的小毛巾。

3.操作方法

（1）洗净双手，戴口罩。备齐用物携至患者处，核对无误后向患者解释，以取得合作。

（2）帮助患者取仰卧位或坐位，头略后仰，用干棉球拭去眼内分泌物、眼泪。

（3）嘱患者眼向上视，左手取一干棉球置于下眼睑处，并轻轻拉下，以露出下穹隆部，右手滴一滴眼药于下穹隆部结膜囊内后，轻提上眼睑覆盖眼球，使药液充满整个结膜囊内。

（4）以干棉球拭去溢出的眼药水，嘱患者闭眼1～2分钟。

4.注意事项

（1）用药前严格遵守查对制度，尤其对散瞳、缩瞳及腐蚀性药物更要谨慎。每次为每位患者用药前，均须用消毒液消毒手指，以免交叉感染。

（2）药液不可直接滴在角膜上，并嘱患者滴药后勿用力闭眼，以防药液外溢。

（3）若用滴管吸药，每次吸入不可太多，也不可倒置，滴药时不可距眼太近，应距眼睑2～3 cm。勿使滴管口碰及眼睑或睫毛，以免污染。

（4）若滴阿托品、毒扁豆碱、呋索碘铵等有一定毒性的药液，滴药后应用棉球压迫泪囊区2～3分钟，以免药液经泪道流入泪囊和鼻腔，被吸收后引起中毒反应，对儿童用药时应特别注意。

（5）易沉淀的混悬液，如氢化可的松眼药水，滴药前要充分摇匀后再用，以免影响药效。

（6）正常结膜囊容量为0.02 mL，滴眼药每次一滴即够用，不宜太多，以免药液外溢。

（7）一般先右眼后左眼，以免用错药，如左眼病较轻，应先左后右，以免交叉感染。角膜有溃疡或眼部有外伤或眼球手术后，滴药后不可压迫眼球，也不可拉高上眼睑。

（8）数种药物同时用时，前后两种药之间必须稍有间歇，不可同时滴入，如滴眼药水与涂眼膏同时用，应先滴药水，后涂眼膏。

（二）鼻滴药法

1.目的

治疗鼻部疾病或术前用药。

2.用物

治疗盘内按医嘱备滴鼻药水或药膏、无菌干棉球罐、弯盘。

3.操作方法

（1）备齐用物至患者处，说明情况，以取得合作。嘱患者先排出鼻腔内分泌物，或先行洗鼻。

（2）仰头位：适用于后组鼻窦炎或鼻炎患者。助患者仰卧，肩下垫枕头垂直后仰或将头垂直后仰悬于床缘，前鼻孔向上，手持一棉球以手指轻轻拉开鼻尖，使鼻孔扩张。一手持药液向鼻孔滴入，每侧2～3滴，将棉球轻轻塞于前鼻孔。

（3）侧头位：适用于前组鼻炎患者。卧向患侧，肩下垫枕，使头偏患侧并下垂，将药液滴入下方鼻孔处2～3滴，将棉球轻轻塞入前鼻孔。

4.注意事项

（1）滴药时，滴瓶或滴管应置于鼻孔上方，勿触及鼻孔，以免污染药液。

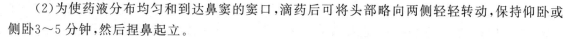

(2)为使药液分布均匀和到达鼻窦的窦口,滴药后可将头部略向两侧轻轻转动,保持仰卧或侧卧3～5分钟,然后捏鼻起立。

(三)耳滴药法

1.目的

(1)治疗中耳炎、外耳道炎或软化耵聍。

(2)麻醉或杀死耳内昆虫类异物。

2.用物

治疗盘内按医嘱备滴耳药、无菌干棉球罐、弯盘、小棉签。

3.操作方法

(1)备齐用物至患者处,说明情况,以取得合作。

(2)帮助患者侧卧,患耳向上或坐位偏向一侧肩部,使患耳向上。先用小棉签清洁耳道。

(3)手持棉球,然后轻提患者耳郭(成人向上方,小儿则向下方)以拉直外耳道。

(4)顺外耳道后壁缓缓滴入3～5滴药液,并轻提耳郭或在耳屏上加压,使气体排出,药液易流入。然后用棉球塞入外耳道口。

(5)滴药后保持原位片刻再起身,以免药液外流。

4.注意事项

(1)若是软化耵聍,每次滴药量可稍多些,以不溢出外耳道为度。滴药前也不必清洁耳道。每天滴5～6次,3天后予以洗出或取出。并向患者说明滴药后耵聍软化,可能引起耳部发胀不适。若两侧均有耵聍,不宜两侧同时进行。

(2)若是昆虫类异物,滴药目的在于使之麻醉或窒息死亡便于取出,可滴乙醚(有鼓膜穿孔者忌用,因为可引起眩晕)或乙醇。也可用各种油类如2%酚甘油、各种植物油、甘油等,使其翅或足粘着以限制活动,并因空气隔绝使之窒息死亡。滴后2～3分钟便可取出。

三、吸入给药法

(一)氧气雾化吸入法

氧气雾化吸入法是利用氧气或压缩空气的压力,使药液成雾状,使患者吸入呼吸道,以达到治疗目的。

1.目的

(1)治疗呼吸道感染,消除炎症和水肿。

(2)解除支气管痉挛。

(3)稀释痰液,帮助祛痰。

2.用物

(1)氧气雾化吸入器。

(2)氧气吸入装置一套(不用湿化瓶)或压缩空气机一套。

(3)药物根据病情而定。要求药液为水溶性、黏稠度低、对黏膜无刺激性、pH呈中性、对患者无变态反应时方可作雾化吸入用。

3.氧气雾化吸入器的原理

雾化吸入器(图16-1)为一特制的玻璃装置,共有5个口,球形管内盛药液,A管口接上氧气或压缩空气,当手按住B管口时,迫使高速气流从C管口冲出,则D管口附近空气压力突然降低,形成负压,而球内药液面大气压强比 D 管口压强大。因此,球管内药液经 D 管被吸出上升至 D 管口时,又被 C 管口的急速气流吹散成为雾状微粒,从 E 管口冲出,被吸入患者呼吸道。

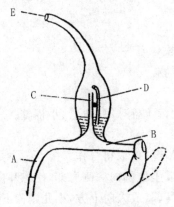

图 16-1　雾化吸入器

4.操作方法

(1)按医嘱抽取药液,并用生理盐水或蒸馏水稀释至 3～5 mL 后注入雾化器内。

(2)能起床的患者可在治疗室内进行。不能下床的患者工作人员则将用物携至患者处,核对无误后向患者解释,以取得合作。

(3)助患者取舒适卧位,半卧位或坐位,助患者漱口,以清洁口腔。

(4)将雾化器 A 管口与氧气胶管相连接,调节氧流量达 6～10 L/min,使药液喷成雾状,即可使用。

(5)助患者持雾化器,将喷气 E 管口放入口中,并嘱患者紧闭口唇,吸气时以手指按住 B 管口,呼气时松开 B 管口。如此反复进行,若患者感到疲劳,可松开手指,休息片刻再进行吸入,直到药液全部雾化为止。一般 10～15 分钟即可将 5 mL 药液雾化完。

(6)治疗结束,取下雾化器,关闭氧气管口,帮助患者漱口,询问患者有无需要,整理床单。

(7)清理用物,按要求消毒、清洁雾化器,待干后备用。

5.注意事项

(1)对初次治疗者,应教给其使用氧气雾化器的方法。嘱患者吸入时,应做深吸气,以使药液到达支气管;呼气时,须将手指离开 B 管口,以防药液丢失。

(2)氧气雾化器的药液必须浸没 D 管底部,否则药液不能喷出。

(3)氧气装置上的湿化瓶要取下,否则湿润的氧气将使雾化器的药液被稀释。

(二)超声波雾化吸入法

超声波雾化吸入是应用超声波声能,将药液变成细微的气雾,随患者的吸气而进入呼吸道及肺泡。超声波雾化的特点是雾量大小可以调节、雾滴小而均匀,直径在 5 μm 以下。药液随患者深而慢的呼吸可到达终末支气管及肺泡。

1.目的

(1)消炎、镇咳、祛痰。

(2)解除支气管痉挛,使气道通畅,从而改善通气功能。

(3)呼吸道烧伤或胸部手术者,可预防和控制呼吸道感染。

(4)配合人工呼吸器,湿化呼吸道或间歇雾化吸入药液。

(5)应用抗癌药物治疗肺癌。

2.用物

治疗车上放超声波雾化器一套,药液,蒸馏水。

3.超声波雾化的原理

超声波雾化器通电后超声波发生器输出高频电能,使水槽底部晶体换能器发生超声波声能,声能振动雾化罐底部的透声膜,作用于雾化罐内的液体,破坏了药液表面的张力和惯性,成为微细的雾粒,通过管道随患者吸气而进入呼吸道,吸入肺泡。

4.操作方法

(1)水槽内放冷蒸馏水。蒸馏水要浸没雾化罐底部的透声膜。

(2)按医嘱将 30～50 mL 药液放入雾化罐内,检查无漏水后,放入水槽内,将水槽盖盖紧。

(3)备齐用物携至患者处,核对无误后说明情况,以取得合作。

(4)接通电源,先开电源开关,指示灯亮,预热 3 分钟,定时 15～20 分钟再开雾化开关,指示灯亮,根据需要调节雾量(高档为 3 mL/min、中档为 2 mL/min、低档为 1 mL/min),一般用中档。

(5)患者吸气时,将面罩置于口鼻上,呼气时启开,或将口含嘴放口中,闭口做深吸气,呼气时张口。

(6)治疗毕,先关雾化开关,再关电源开关,否则电子管易损坏。若有定时装置则到"OFF"位雾化自动停止,这时要关上电源开关。帮助患者取舒适卧位,整理床单。

(7)放掉水槽内水,按要求消毒、清洗雾化罐、送风管、面罩或吸气管等,并擦干备用。

5.注意事项

(1)水槽内无水切勿开机,否则会烧毁机心。

(2)若需连续使用时,须间隔 30 分钟,并更换水槽内蒸馏水,保证水温不超过 50 ℃。

(3)水槽底部的压电晶体片和雾化罐的透声膜,质脆且薄易破损,操作中不可用力按压,操作结束只能用纱布轻轻吸水。

(4)每次用毕切断电源开关,雾量调节应旋至"0"位。

(孔凡红)

第四节 内科门诊患者的护理及预防

一、呼吸系统

(一)教育目标

(1)了解呼吸系统的解剖、生理知识及常用检查方法。

(2)说出慢性支气管炎及肺气肿的预防及自我护理方法。

(3)掌握支气管哮喘及上呼吸道感染的预防及自我护理方法。

(二)呼吸系统解剖及生理简介

呼吸是生命存在的重要特征之一,呼吸也是一切生物的基本功能。机体必须通过不断的呼

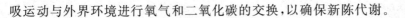

吸运动与外界环境进行氧气和二氧化碳的交换,以确保新陈代谢。

1.解剖

呼吸系统由呼吸道和肺两大部分组成。

(1)呼吸道:分为上、下两部分,临床将鼻、咽、喉称为上呼吸道,把气管、支气管及以下各级分支称为下呼吸道。气管在平胸骨角处分为左右主支气管进入左右肺,并反复分支,其全貌犹如树木分枝,故又称为支气管树。呼吸道是传送气体、排除分泌物和异物的管道。

(2)肺:位于胸腔内,分为左右肺,由肺泡及肺内各级支气管构成。肺泡是具有换气功能的肺组织,成人肺脏含有 3 亿个肺泡每个肺泡直径为 $100\sim250~\mu m$,并被肺毛细血管所包裹,组成气血屏障,肺泡与毛细血管之间的气体交换正是通过气血屏障完成的。

2.生理功能与主要病理

(1)上呼吸道能传导气体,加温、湿化、净化空气,并具有嗅觉及发音功能。下呼吸道除以上功能外还具有防御、清除异物的功能。肺是气体交换的主要器官。

(2)咳嗽、咯痰的病理机制:喉头或气管受到刺激即可引起咳嗽,这是人体的防御和保护性反射动作,它可以帮助清除入侵呼吸道的异物及呼吸道自身产生的过多分泌物,起到清洁和保护呼吸道的作用。

(3)痰的颜色变化:正常人可有少量痰液,如果痰液量增多,且颜色发生改变,则说明呼吸道或肺部发生了病变。①黄色痰:见于支气管、肺部感染。②铁锈色或褐色痰:见于肺炎球菌性肺炎和肺梗死。③白色泡沫样痰:见于支气管、肺气肿及哮喘。④黄绿色脓痰:见于肺脓肿、支气管扩张及重症肺结核。⑤大量黑色痰:见于硅沉着病。⑥翠绿色痰:常见于肺结核、支气管扩张和支气管肺癌,说明支气管或肺内有出血灶。⑦粉红色泡沫样痰并伴有呼吸困难:为急性肺水肿,需紧急救治。

(三)常用检查方法及药物

1.肺功能检查

可以协助判断引起呼吸困难的原因,评估病变损害程度和了解肺的功能储备。患者需于术前 4 小时内戒烟,不要过饱及过量饮水,检查中遵医嘱进行呼吸动作,必要时测动脉血气;有眩晕、胸痛、心悸、恶心、气喘等不适及时通知医师。

2.胸腔穿刺

可协助诊断,缓解由胸腔积液引起的压迫症状,由医师在病房局麻下进行。患者取坐位或半卧位均可,穿刺时不要动,不要深呼吸或咳嗽,防止损伤肺脏,并尽量放松,保持正常呼吸。出现憋气、气喘、头晕及时通知医师。

3.支气管造影

支气管造影是用碘油注入支气管拍胸片的方法,目的是观察各支气管分支的部位,确定咯血原因。检查前 12 小时患者禁食禁饮;遵医嘱服药;要咳尽呼吸道内的痰液;取下义齿,做好口腔卫生;排空大小便。喷雾式麻醉可能会使患者感到憋气,如有心慌、憋气、烦躁、瘙痒等症状及时通知医师。术后患者取侧卧位或半卧位,直至咽反射恢复正常,在此之前禁食禁饮。术后有咽喉痛,属于正常反应。

4.纤维支气管镜

纤维支气管镜是装有照明设备的一种内镜,常用于协助诊断肺癌、肺结核和肺不张,还可观察脓痰来源及有否支气管扩张,明确咯血部位,也可用于吸出掉入呼吸道的异物。患者术前

6 小时内禁食禁饮,检查时取平卧位,支气管镜经鼻或口插入。术后患者取侧卧位或半卧位,勿过早进食和饮水。

5.CT

对肺、纵隔等组织病变的定位检查。

6.胸部 X 线片

可诊断肺及纵隔病变。患者术前需除去项链等金属饰物及衣扣,要求憋气时,身体勿动。

7.MRI

可提供高清晰度的肺组织横截面影像,为无痛无创伤的检查。检查时患者应除去所有金属异物,如手表、义齿、饰物、钥匙等,如体内有起搏器、金属瓣膜等应通知医师。术中患者可自由呼吸但不要说话。

8.常用药物

(1)茶碱类:如氨茶碱、复方茶碱等。①作用:控制喘息和防止呼吸道痉挛,松弛支气管平滑肌。②不良反应:食欲下降、腹泻、头晕、面色潮红、失眠、易怒、恶心、呕吐、心悸、心律失常、烦躁、呼吸急促等。③注意事项:患者要按时服药,不可私自停药。勿私自使用有中枢兴奋性的药物,如麻黄碱、肾上腺素等。服药期间应戒烟,以免引起药物毒性反应。应空腹服用,以便更好发挥药效。如果患有感冒,一定要去看医师,因为感冒可能会影响药效。

(2)祛痰镇咳药:如可待因、美沙醇等。①可待因可控制干咳;但会有头晕、呼吸困难、意识模糊、困倦、便秘、恶心,长期应用可致耐药或成瘾的不良反应;勿饮酒。应用此药期间,从事驾车、操作机器的职业要格外注意。②美沙醇也可控制咳嗽;但会有异常兴奋、失眠、易怒、神经质等不良反应;此药通常与抗组胺药、拟交感神经药联用。在使用其他抗感冒药之前,要经医师允许。服药期间勿饮酒。

(3)泼尼松龙。①作用:减轻哮喘症状及其他呼吸道感染症状。②不良反应:腹痛、肋间痛、发热、疲乏、高血压、下肢水肿、呕吐、伤口不愈、头痛、失眠等。③注意事项:服此药时必须遵医嘱,不可私自减量或停药。应食用低盐、高蛋白、高钾食品。此药与饭同服可减少胃肠道刺激症状。勿与阿司匹林同服,以免加重胃溃疡。长期应用可能产生库欣综合征。

(四)慢性支气管炎、肺气肿的预防及自我护理

1.病因

慢性支气管炎是指气管、支气管黏膜及其周围组织的慢性非特异性炎症。临床上以咳嗽或伴有喘息及反复发作的慢性过程为特征。

(1)外因有以下五种。①吸烟:吸烟时间越长、烟量越大,患病率也越高。戒烟后可使症状减轻或消失,病情缓解甚至痊愈。②感染:主要为病毒和细菌感染。首次发病前有受凉、感冒病史者达 56%~80%。③理化因素:如刺激性烟雾、粉尘、大气污染等的慢性刺激。④气候:寒冷常为慢性支气管炎发作的重要原因和诱因。⑤过敏因素:患者有过敏史者较多。许多抗原性物质,如尘埃、细菌、寄生虫、花粉及化学气体都可成为过敏因素而致病。

(2)内因有以下两种。①呼吸道局部防御及免疫功能降低:正常人的呼吸系统具有完善的防御功能,正常情况下,下呼吸道始终保持无菌状态。全身或呼吸道局部的防御及免疫功能减弱,可为慢性支气管炎提供发病的内在条件。②自主神经功能失调:当呼吸道的副交感神经反应增高时,对正常人不起作用的微弱刺激便可引起支气管痉挛,分泌物增多,产生咳、喘等症状。

总之,慢性支气管炎的病因是多方面的,一般认为在抵抗力减弱的基础上,有一种或多种外因存在时,经过长期、反复的相互作用,容易发展成慢性支气管炎。阻塞性肺气肿是由慢性支气管炎或其他原因逐渐引起的细支气管狭窄、终末细支气管远端气腔过度充气,并伴有气腔壁膨胀、破裂的一种病理状态,多为慢性支气管炎最常见的并发症。

2.临床表现

主要症状为慢性咳嗽、咳痰和呼吸困难。开始时症状轻微,如果吸烟或接触有害气体或受寒感冒后,则可引起急性发作或病情加重,在夏季气候转暖时则可自行缓解。

(1)咳嗽、咳痰:痰量以清晨较多,痰液一般为白色黏稠或泡沫痰,急性发作伴有细菌感染时则变为黏液脓痰。

(2)呼吸困难:通常在慢性支气管炎阶段就可发生,随着病情发展,在平地活动时也可感觉胸闷、气短,严重时可出现呼吸衰竭的症状,如发绀、头痛、嗜睡、神志恍惚等。

3.治疗

(1)抗生素药物的使用:单用药物或联合用药,静脉注射后口服。严重感染者用青霉素或头孢菌素类,病情改善后可用口服抗生素药物巩固治疗,感染控制后,要及时停用广谱抗生素,以免长期使用引起菌群失调、二重感染或细菌产生耐药性。

(2)应用祛痰、镇咳药物:对年老体弱、无力咳嗽或痰量较多者,以祛痰为主,协助排痰,不选用强烈镇咳药,以免抑制中枢加重呼吸道阻塞症状。

(3)喘息性患者先用氨茶碱、沙丁胺醇等解痉平喘药物。

(4)定时做雾化吸入,可稀释气管内分泌物,有利于排痰。一般每天 2～4 次,可选用抗菌、祛痰平喘药进行吸入治疗。

4.自我护理

(1)患者若能做到有效咳嗽,则对清理呼吸道分泌物、控制感染非常重要。有效咳嗽法:尽可能取坐位,上身向前倾,行深且慢的呼吸,屏住呼吸 3～5 秒,用胸部短且用力的咳 2 次。

(2)教会患者减轻呼吸道分泌物黏稠度的方法:①增加饮水量,每天液体摄入 2 500～3 000 mL;②保持室内空气湿润;③咳嗽、咳痰后做口腔护理。

(3)教会患者进行有效呼吸的方法,以改善呼吸功能、减轻呼吸困难的症状。①缩唇呼吸法:首先鼓励患者放松,闭口,用鼻子吸气。在一舒适的时间长度里经由缩起的口唇完全的呼出气来,会产生一种吹的效果,如同吹动蜡烛的火焰状。此法可预防呼吸道的塌陷,协助肺脏排气。②腹式呼吸法:当深吸气时腹部鼓起,在呼气时腹部收缩。当坐起或躺卧时,一只手在腹部而另一只手放在胸部可感觉自己的呼吸是否正常。它的作用是有效使用横膈膜,呼吸也比较容易。

(4)活动要适宜:应向患者解释增加耗氧的活动和因素,如吸烟、体温升高、肥胖、压力等,以免增加耗氧量,氧气要放在随时可以取到的地方,给予低流量吸氧 1～3 L/min。

(5)注意营养均衡:多吃含高蛋白、低糖类的食物,少吃高脂肪、高热量的食物。避免喝牛奶、食用巧克力等易导致唾液黏稠的食物。

(6)提供良好的休息环境:过冷或干燥的空气均会引起呼吸道痉挛。室内温度需在 18～20 ℃,相对湿度在 50％～70％,室内需通风良好,保证充足的睡眠。

(7)教会患者自我照顾:如按时服药、勿急躁、保持心情舒畅;避开烟雾环境,尽量避免去交通拥挤的地方,以减少有害气体的吸入;预防感冒,加强体育锻炼,提高机体免疫力;戒烟等。

(8)防止并发症:有肺气肿的患者,应特别注意观察特发性气胸的症状(即一种急性的并发症),其常发生于肺大疱破裂之后。如果感到突然的尖锐性的疼痛,并随胸部的移动、呼吸或咳嗽

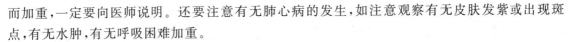

而加重,一定要向医师说明。还要注意有无肺心病的发生,如注意观察有无皮肤发紫或出现斑点,有无水肿,有无呼吸困难加重。

5.预防

首先让患者掌握此病的本质,树立战胜疾病的信心,同时根据病情指导患者进行适当的体育锻炼,如腹式呼吸、缩唇呼吸等,增强呼吸肌肌力。注意生活规律和丰富的饮食营养,以全面增强体质、减少复发及提高生活质量。加强自身耐寒锻炼,感冒流行期不去公共场所,天气变化时及时增减衣服,避免感冒,减轻发病症状,减少入院次数。有条件的家庭可长期应用氧疗,每天吸氧时间应超过 15 小时,低流量吸氧 1~3 L/min,可延长患者生存期。

(五)支气管哮喘的预防及自我护理

支气管哮喘简称哮喘病,是因为变应原或其他过敏因素引起的一种支气管反应性过度增高的疾病,通过神经体液而导致气道可逆性痉挛、狭窄。遗传、过敏体质与本病关系很大,本病的特点是反复发作的暂时性、带哮鸣音的呼气性呼吸困难,能自动或经治疗后缓解。

1.病因

哮喘的发病及反复发作有诸多复杂的综合因素,大多是在遗传的基础上受到体内外某些因素的激发,主要的激发因素如下。

(1)变应原:主要有两大类。一是特异性抗原,包括以下几方面。①花粉:因吸入花粉而引起的哮喘,称为花粉性哮喘。在一定地区及季节内因吸入某些致敏花粉,而引起季节性发作或季节性加重的支气管哮喘,药物治疗效果很差,无并发症者多可随空中花粉的消失而自行缓解。此类患者可选择不同的变应原进行皮肤试验和脱敏治疗。②灰尘:包括有机尘(街道上的灰尘)、家尘(腐烂物质、被褥等产生的细菌、真菌、脱屑等),建议湿式打扫。③尘螨:尘螨滋生于人类居住的环境中,如卧室、床褥、衣服等。尘螨性过敏发病率儿童高于成人,男性高于女性。④表皮变应原:狗、猫、马的皮屑。⑤真菌:潮湿的空气或住室中易产生真菌。⑥昆虫排泄物:甲虫、蛀虫、蟑螂等的排泄物可引起Ⅰ型变态反应而致哮喘发作。二是非特异性因素,有工业气体、氨、煤气、氧气、冷空气等。

(2)呼吸道感染:在哮喘患者中,可存在有细菌、病毒、支原体等特异性 IgE,如果吸入相应的抗原则可激发哮喘。

(3)气候因素:当气温、相对湿度、气压、空气离子等改变时可诱发哮喘,故在寒冷季节或秋冬气候转变时发病较多。

(4)药物因素:有药物过敏史,如青霉素、阿司匹林、磺胺类等药物可以引发哮喘的剧烈发作。

(5)精神因素:临床上常见到因精神紧张、恐惧、焦虑等诱发哮喘发作的例子。

(6)运动因素:运动诱发的哮喘又称运动性哮喘,指经过一定量的运动后,出现的急性、暂时性大小气道阻塞。

2.临床表现

哮喘症状可分为以下三种类型。①阵发性哮喘:多数患者有明显的变应原接触史或发作与季节有关。发作前多有鼻痒、眼睑痒、打喷嚏、流涕或干咳等黏膜过敏现象,继而出现带哮鸣音的呼气性呼吸困难、胸闷、强迫体位,严重时出现发绀,轻度可自行缓解。②慢性哮喘:是阵发性哮喘控制不良的后果,一年四季经常发作,即使不在急性期内,也常感到胸闷、气急。③哮喘持续状态:指严重的哮喘发作持续在 4 小时以上者,患者出现极度呼吸困难、焦虑不安或意识障碍,大量出汗伴有脱水,明显发绀,心动过速,心率在 140 次/分以上,严重者可出现呼吸循环衰竭。

哮喘持续状态的原因通常为以下几种。①持续接触大量变应原。②失水严重,痰液黏稠形成痰栓阻塞小支气管。③继发急性感染。④治疗不当,耐药或突然停用激素。⑤心肺功能不全,严重肺气肿等。⑥精神紧张或并发自发性气胸等。

3.哮喘持续状态的治疗

(1)目的:缓解支气管痉挛、水肿所致的气道阻塞,保持黏液的正常分泌。

(2)常规治疗:通常先吸入或口服支气管扩张药和激素,减轻支气管痉挛和气道水肿,如使用雾化治疗。在哮喘刚开始发作即予以雾化治疗,可有效缓解病情。雾化治疗步骤如下:①张口,将喷头置于口外2～4 cm处,对准口腔。②微抬头把气呼光,然后深吸气,同时按压使喷出的药液随气流一同进入气道深处。由于药液进入气道越深,缓解支气管痉挛的作用越强,所以应尽量使喷出的药液吸入气道深部,而不是喷入口腔。③吸气结束后屏气5～10秒。④然后慢慢呼气。⑤雾化治疗完成后应及时进行口腔护理,预防口腔真菌感染。用面罩行雾化治疗后应及时清洁面部,以清除残留在面部的药物。

若对以上常规治疗反应不佳者,则需住院治疗。住院后经用激素、静脉注射氨茶碱和吸入β₂受体激动剂等,大多数可缓解症状。

4.预防措施

(1)避免诱因:找出变应原,避免患者接触。如某些食物(花生油、巧克力、咖啡等),动物(猫、狗、蟑螂等),家居品(羽毛枕、油漆等),不良情绪(恐惧、愤怒、悲伤等),疾病(流感等),药物(普萘洛尔、碘油等),其他还有季节变化,冷热不适等。房间内避免摆设花草、铺设地毯,做卫生清洁时应注意湿法打扫,避免尘土飞扬,使用某些消毒剂时要转移患者。

(2)预防感冒:注意随气候变化增减衣物,防止着凉、感冒。

(3)控制哮喘发作:当哮喘发作的前兆如胸闷、咳嗽、气促、憋闷等出现时,立即采取措施常常会减轻症状。通常采取的措施有以下几种:①使用常用的气雾喷剂;②放松心情;③使用缩唇呼吸法调整呼吸;④如果先兆为咳嗽,则首先必须清理痰液。如果上述措施均无效,马上通知医师。

(4)适度活动,加强锻炼:在缓解期,患者应避开变应原,加强自身体质锻炼,提高御寒能力。适当的活动量有助于促进健康,患者可通过实践去发现哪些活动适合自己,如散步、慢跑等。目前认为哮喘患者最适宜的运动是游泳。

(5)合理饮食:平衡饮食能够预防感染。多吃高蛋白、低脂肪、清淡饮食,多吃新鲜蔬菜水果,多饮水以稀释痰液,减少支气管痉挛,补充由于憋喘出汗过多而失去的水分,严禁食用与发病有关的食物,如牛奶、虾、海产品等。

(6)药物维持:遵医嘱按时服药,即使自我感觉良好,也不能私自停药,因为停药或改变药量都可能成为哮喘发作的诱因。

(7)严格戒烟:组织患者讨论吸烟与哮喘的关系,解释吸烟的不良影响,帮助其制定戒烟计划。

5.自我护理

(1)有效排痰:当有上呼吸道感染存在时,应每天在家里做胸部物理疗法,采用体位引流、胸壁叩击的方法,有利于痰液的排出。①体位引流:患者准备软枕及手纸或痰杯放在自己可以取到的地方。选择高矮合适的床,俯卧于床边,使上身成倒立状。将软枕放在胸部垫好,保持这一体位10～20分钟。②胸壁叩击:保持第一步体位,家属手心屈曲成凹状轻拍患者背部,自背下部向上,自背两侧向中间进行,这样轻拍3～5分钟。③咳嗽:患者保持第一步体位,用鼻部用力吸气后屏住气,心中默数 1、2、3……8 然后张开嘴,做短暂有力的咳嗽 2~3 次,将胸腔深部的痰咳出,咳嗽后做平静缓慢的呼吸并放松。

(2)有效使用氧气:一般氧浓度为 30%~40%。

(3)居住环境宜空气清新、流通。

(4)采取舒适的体位,如半卧位。

(5)保持情绪稳定,可减少哮喘发作次数。

(六)上呼吸道感染的预防及自我护理

1.病因

本病大部分是由病毒引起(主要是鼻病毒、副流感病毒),其次是腺病毒,小部分由细菌引起(主要是溶血性链球菌、肺炎双球菌、葡萄球菌、流感杆菌感染所致)。上述病毒和细菌常寄生在人体鼻咽部,病毒的传染性较强,常通过飞沫传播。当受凉、过劳、或年老体弱、身体或呼吸道局部防御功能减弱时,外来的或原已在呼吸道生存的病毒或细菌迅速繁殖引发本病。

2.临床表现

(1)症状:起病较急,往往以流清鼻涕、鼻塞、打喷嚏、咽干痒开始,可伴全身不适、头痛、疲乏、肌肉酸痛,一般无发热或有微热,经 2~3 天后鼻涕变稠,呈黏液性,可有咽痛、声嘶、轻度干咳,一般经 5~7 天即可痊愈。由细菌感染引起者,全身症状较重,咽痛较明显,常无打喷嚏和流涕。

(2)体征:鼻咽黏膜充血肿胀,鼻腔有分泌物,咽红、咽后壁淋巴结肿大,有压痛。

(3)血常规:病毒感染者,白细胞计数偏低或正常,继发细菌感染者则白细胞计数常增高。

(4)治疗:中医根据分型不同,分为风寒型、风热型感冒,采取不同的方法辨证施治。西医治疗可用氯化铵合剂或复方甘草合剂镇咳,西地碘片或润喉片润喉,有细菌感染者加用抗生素,病毒感染者使用抗病毒制剂。

(5)护理。①休息:应相对地减少活动,使生理和心理得到松弛并恢复精力,发热时应卧床休息,避免体力消耗过多,减轻头晕、心慌、全身无力等症状,促进康复。②补充营养及水分:呼吸道感染时,一般伴有迷走神经兴奋性降低,胃肠活动减弱,消化吸收能力差。同时,分解代谢增加,水分和营养物质大量消耗,致使入量不足,营养缺乏。因此应供给高热能、易消化的流质饮食或半流质饮食。患病时一般食欲较差,因此饮食还应注意清淡、少油腻,多饮水,每天需补充 2 000~4 000 mL 的水分。③保持空气清新,定时开窗通风:空气流通可降低空气中微生物的数量,即减少再次感染新型病毒的机会,同时还应注意保暖,避免受凉。④保持口腔清洁,用淡盐水漱口:口腔是病原微生物侵入人体的途径之一。口腔内存有大量细菌,其中不少为致病菌,口腔的温度、相对湿度和食物残渣很适合微生物生长繁殖。在患病时,机体由于抵抗力低,饮水进食减少,细菌在口腔内迅速繁殖,不仅可致口臭、影响食欲及消化功能,而且可引起口腔局部炎症加重或反复促发呼吸道感染。因此,每天多次用淡盐水漱口不仅可降低口腔内细菌的数量,还可保持口腔清洁,促进食欲,增强舒适感。⑤保证按时服药:中、西药均可直接杀灭细菌、病毒,增强机体吞噬细胞的防病抗病能力,抑制细菌、病毒的繁殖,起到最主要、最直接的作用,因此按时服药对于疾病的康复有着重要的意义。

(6)预防。①积极锻炼:健康人的鼻咽部经常有一些病毒和细菌存在,在机体受凉、疲劳等因素作用下,因机体抗病能力减弱而致病。所以,平时应加强身体锻炼,注意避免发病诱因,增强自身抗病能力。②呼吸道隔离:病毒具有高度的传染性,可以通过飞沫在空气中传播,也可借污染的食具和物品传播。在呼吸道感染流行时,应戴口罩,尽量不去公共场所,并将自用的水杯、毛巾、脸盆、碗筷等与他人分开,切断传染途径,尽量勿与患者及其他人接触。③家庭消毒:家居室内可用食醋熏或用艾卷燃熏,每次1小时,隔天1次;有条件的可用消毒液擦拭桌面、窗台、地面,以达到空气消毒的目的。④中药预防:在呼吸道感染流行时,可服用清热、解毒、抗病毒的中药制剂以达到平衡体内阴阳,增强机体抵抗力的作用,如野菊花、薄荷、荆芥、板蓝根(大青叶)等。

二、消化系统

(一)教育目标

(1)了解消化系统的正常解剖、生理知识及常用的诊断方法。

(2)了解常用药物的作用。

(3)掌握消化性溃疡的预防和护理要点。

(二)消化系统的解剖及生理简介

1.解剖

消化系统包括消化道和消化腺两大部分。消化道由口腔、咽、食管、胃、小肠和大肠组成;消化腺由消化管壁内的若干小腺和独立大腺组成;大腺包括唾液腺、肝和胰。消化系统的基本功能是摄取食物,进行物理性和化学性消化,吸收其营养物质并将食物残渣转变为粪便排出体外。该系统是保证人体新陈代谢的重要组成部分。临床上将口腔至十二指肠这一段称为上消化道,空肠以下的部分称为下消化道。

2.主要生理功能

(1)胃:食物经咀嚼并与唾液混合后被吞咽入胃。胃有分泌胃液和蠕动的功能,其消化及吸收功能有限。脂肪类食物在胃内基本不被消化,胃仅吸收少量水、葡萄糖和盐水。因此,胃的主要生理功能是分泌胃液和进行搅拌、排空运动,为食物在小肠内的消化吸收进行准备和输送。

(2)十二指肠:十二指肠黏膜可分泌促胰液素、胆囊收缩素、促胃液素等并接受胆汁和胰液。十二指肠有一定的吸收能力,水、葡萄糖、电解质在十二指肠内均可被迅速被吸收。

(3)小肠:小肠通过有节律的分节运动和蠕动运动,促进食团与消化液的混合。小肠液含有多种消化酶,对食物进行消化吸收。因此,大部分的营养成分均在小肠吸收。

(4)结肠:结肠有吸收与分泌功能,能储存与转运粪便,可以吸收水、电解质、葡萄糖。结肠内还有大量细菌,可抑制某些病原菌并合成维生素K、B族维生素等复合物,以供体内需要。

(5)肝:肝能分泌胆汁,并具有代谢功能,能将糖类、蛋白质、脂肪转变为糖原储存在肝内,当血糖减少时又将糖原分解为葡萄糖释放入血液,以调节血糖保持恒定浓度。肝还能合成和产生凝血物质,故具有凝血功能。在代谢过程中产生的毒物或外来的毒物在肝内可通过分解氧化等方式转为无毒。另外肝还能储存血液,当有急性出血时,能输出相当多的血液补充血液循环。

(6)胆囊:胆囊具有储存、浓缩胆汁及调节胆道内压力的作用。

(7)胰腺:胰腺具有内、外分泌功能。内分泌部主要由胰岛组成,可分泌胰岛素、胰高血糖素,参与糖的代谢。外分泌部主要分泌胰液,经胰管排入十二指肠,参与对食物的消化。

(三)常用检查方法及治疗药物

1.消化性溃疡的检查

(1)胃液分析:胃溃疡患者胃酸分泌正常或稍低,十二指肠溃疡患者则多增高。高峰排量明显减低者,尤其是胃液 pH>7.0 应考虑癌变,十二指肠溃疡高峰排量多>40 mmol/L。

(2)粪便隐血实验:素食 3 天后,粪便隐血实验阳性者可提示有活动性消化溃疡。治疗后一般1~2 周转阴。

(3)X 线钡剂检查:患者吞服钡剂后,钡剂充盈在溃疡的隐窝处,X 线检查可显示阴影。这是诊断消化性溃疡的直接手段。

(4)纤维内镜检查:具有最直接的优点,通过内镜,不仅能明确溃疡是否存在,而且还可以估计溃疡面的大小,周围炎症轻重,溃疡面有无血管显露及准确评价药物治疗效果。

2.常用药物

(1)西咪替丁。①作用:抑制胃酸分泌,但不影响胃排空作用。本药对化学刺激引起的腐蚀性胃炎有预防及保护作用,同时对应激性溃疡和上消化道出血都有较好疗效。②不良反应:消化系统反应,如腹胀、腹泻、口干等;心血管系统反应可表现为面色潮红、心率减慢等。对骨髓有一定抑制作用,还有一定的神经毒性,可有头痛、头晕、疲乏及嗜睡等。③注意事项:不可突然停药,疗程结束后仍需要服用维持量 3 个月或严格遵医嘱服药,因为突然停药会引起酸度回跳性升高;用药期间注意查肝肾功能和血常规;不可与抗酸剂(氢氧化铝、乐得胃等)同时服用,应在餐中或餐后立即服用;不宜与地高辛、奎尼丁及含咖啡因的饮料合用。

(2)雷尼替丁。①作用:组织胺 H_2 受体拮抗剂,比西咪替丁作用强 5~8 倍,作用迅速、长效、不良反应小。②不良反应:静脉输入后可有头晕、恶心、面部烧灼感及胃肠刺激;可有焦虑、健忘等。对肝有一定毒性,孕妇、婴儿及严重肾功能不全者慎用。③注意事项:静脉用药后可出现头晕等不适,约持续 10 分钟消失。不能与利多卡因合用。

(3)奥美拉唑。①作用:可特异性的作用于胃黏膜细胞,抑制胃酸分泌,对 H_2 受体拮抗剂效果不好的患者可产生强而持久的抑酸作用,对十二指肠溃疡有很好的治愈作用,并且复发率低,可减弱胃酸对食管黏膜的损伤,可治疗顽固性溃疡。②不良反应:不良反应同雷尼替丁,偶见转氨酶升高、皮疹、嗜睡、失眠等,停药后消失。③注意事项:胶囊应于每天晨起吞服,尽量不要嚼,不可擅自停药。一般十二指肠溃疡服用 2~4 周为 1 个疗程,胃溃疡服用 4~8 周为 1 个疗程。

(四)消化性溃疡的预防及自我护理

消化性溃疡是发生在胃和十二指肠的慢性溃疡,也可发生于食管下段,胃空肠吻合术后。溃疡的形成与胃酸和胃蛋白酶的消化作用有关,故称消化性溃疡。

1.病因和发病机制

尚不十分明确,学说甚多,一般认为与多种因素有关。

(1)胃酸和胃蛋白酶:具有强大的消化作用,在本病的发病机制中占有重要位置,尤以胃酸的作用更大。

(2)胃黏膜屏障学说:在正常情况下,胃黏膜不受胃内容物的损伤,或在损伤后可迅速地修复。当胃黏膜屏障遭受破坏时,胃液中的氢离子可回流入黏膜层,引起组胺释放,使胃蛋白酶增加而造成胃黏膜腐烂,长期可形成溃疡。

(3)胃泌素在胃窦部潴留。

(4)神经系统和内分泌功能紊乱。

(5)其他因素:物理性及化学性刺激;各种药物可通过各种机制引起消化性溃疡;O 型血人群的十二指肠溃疡发病率高于其他血型者;消化性溃疡常与肝硬化、肺气肿、类风湿关节炎、慢性胰腺炎、高钙血症等并存。

2.临床表现

(1)疼痛:溃疡病患者的临床表现主要是上腹部疼痛,这种疼痛与饮食有较明显的关系。胃溃疡的疼痛多于饭后 0.5～2.0 小时,至下餐前消失。十二指肠溃疡的疼痛多出现于午夜或饥饿之时,进食后疼痛可减轻或缓解。疼痛可因饮食不当、情绪波动、气候突变等因素而加重。常服抑酸剂、休息、热敷疼痛部位可使疼痛减轻,穿透性溃疡可放射至胸部和背后。少数溃疡病患者可无疼痛或仅有轻微不适。

(2)其他胃肠症状:反酸、嗳气、恶心、呕吐等,可单独出现或伴有疼痛同时出现。

(3)全身性症状:患者可有失眠等神经官能症的表现,并伴有自主神经功能不平衡的症状,如脉缓、多汗等。

3.并发症

(1)上消化道出血:是本病常见并发症之一。一部分患者以大量出血为本病的初发症状,临床表现为呕血和黑便,原来的溃疡病症状在出血前可加重,出血后可减轻。

(2)穿孔:急性穿孔是消化性溃疡最严重的并发症。当溃疡深达浆膜层时,可发生急性穿孔。胃及十二指肠内容物溢入腹腔,导致急性弥漫性腹膜炎。临床表现为突然发生上腹剧疼,继而出现腹膜炎的症状和体征,部分患者呈现休克状态。

(3)幽门梗阻:是十二指肠球部溃疡常见的并发症,其原因是溃疡活动期周围组织炎性水肿引起痉挛,妨碍幽门通畅,造成暂时性的幽门梗阻。随着炎症的好转,症状即消失。在溃疡愈合时,有少数患者可因瘢痕形成与周围组织粘连而引起持久性的器质性幽门狭窄,临床体征常见上腹部胃蠕动波、振水音,往往有大量呕吐、含酸性发酵宿食,呕吐后上述症状可缓解。

(4)癌变:少数溃疡可发生癌变。

4.治疗与护理

(1)生活起居的规律性和饮食的合理性:①精神因素对本病的发生发展有重要影响,过分的紧张、情绪的改变或疲劳过度,均会扰乱生活规律,诱发溃疡的发生或加重。②养成定时进食的良好习惯,忌暴饮暴食,限制酸、辣、生、冷、油炸、浓茶、咖啡等刺激性食物。急性期可服流食,逐步过渡到少渣半流饮食及少渣软饭。适当限制粗纤维,需注意少食多餐。急性期不宜用的食物有粗粮、杂豆、坚果、粗纤维、蔬菜水果及刺激性食物。稳定期选用营养充足的平衡饮食,注意饮食的多样化,按时进餐,细嚼慢咽,不要过饥过饱。

(2)应用制酸、解痉和保护黏膜、促进溃疡愈合的药物:①降低胃内酸度即抑酸治疗。目前常用的抑酸剂有 H_2 受体拮抗剂和质子泵抑制剂。前者常用的是西咪替丁,后者为奥美拉唑,其他常用的药物还有雷尼替丁、法莫替丁等。②增加胃黏膜抵抗力。常用的药物有硫糖铝、铋剂。③抗生素类药物。应用抗生素的目的是为了杀灭幽门螺杆菌。单独应用一种药物疗效较差,常用的有阿莫西林、甲硝唑、铋剂等三联治疗。与抗酸药同时应用疗效较好,复发率低,有效率为80％～90％。

(3)注意观察患者的病情变化:如腹痛、出血征兆及程度。

5.预防

(1)保持心情愉快:持续或过度精神紧张、情绪波动,可使大脑皮质功能紊乱,自主神经兴奋性增加,最后导致胃酸分泌增多。减少和防止精神紧张、忧虑、情绪波动、过度劳累等,保持乐观情绪,心情愉快地工作与生活,以使大脑皮质功能稳定。

(2)注意休息:不要过度疲劳,生活规律化。有规律地生活,注意劳逸结合,病情轻者可边工

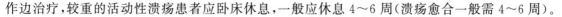

作边治疗,较重的活动性溃疡患者应卧床休息,一般应休息4～6周(溃疡愈合一般需4～6周)。

(3)每天保证充足的睡眠及休息,防止复发。可适当给予镇静药或采用气功疗法。

(4)饮食合理,注意饮食方式,要定时定量,细嚼慢咽,避免急食,忌生、冷、热、粗糙、油炸及其他刺激性食物和饮料,以清淡饮食为主。溃疡病活动期宜少量多餐(每天5～6次),症状控制后改为每天3次。

(5)戒除烟酒。吸烟可引起血管收缩,抑制胰液、胆汁分泌,使十二指肠中和胃酸的能力减弱;乙醇能使胃黏膜屏障受损加重,延迟愈合。

(6)遵医嘱服药。

(7)注意观察溃疡病复发症状:疼痛、吐酸水、恶心、呕吐、便血或体重减轻等。

三、内分泌系统

(一)教育目标

(1)了解内分泌系统的解剖和生理功能及内分泌检查方法。

(2)了解常用药物的作用、用药注意事项。

(3)掌握糖尿病和甲状腺功能亢进症的自我护理要点。

(二)内分泌系统解剖及生理简介

1.解剖

内分泌系统是通过体液中微量的特殊化学物质(激素)来调节人体生命活动的重要系统。内分泌系统包括人体内分泌腺及某些脏器中的内分泌组织,其主要功能是在神经支配和物质代谢反馈调节基础上释放激素,调节人体内的代谢过程、脏器功能、生长发育、生殖衰老等许多生理活动,维持人体内环境的稳定,以适应复杂多变的体内、外变化。内分泌系统疾病的发生,是由于内分泌腺及组织发生病理改变所致。许多疾病导致的代谢紊乱,也可影响内分泌系统的功能和结构。

2.主要生理功能

(1)下丘脑:不仅能产生促进性腺、甲状腺等多种激素分泌的促释放激素;还能分泌使生长激素、催乳素等减少释放的抑制性激素。

(2)垂体:分为腺垂体(垂体前叶)及神经垂体(垂体后叶)。垂体前、后叶分泌不同激素:①垂体前叶由多种分泌不同激素的细胞组成,其分泌的各种垂体前叶激素作用于靶腺或周围组织,参与机体的生长发育、物质代谢、生殖功能及体液平衡等的调节。垂体前叶激素的合成和分泌主要受下丘脑释放的激素调节及靶腺激素的反馈调节,中枢神经系统也参与其调节作用。垂体前叶主要分泌促甲状腺激素、促肾上腺皮质激素、促性腺激素。②垂体后叶激素有两种,抗利尿激素和缩宫素,它们分别由下丘脑的视上核和室旁核产生,储存在垂体后叶中,在机体需要时释放入血,前者主要调节水代谢,有抗利尿作用,后者主要使子宫收缩。

(3)甲状腺:是人体内最大的内分泌腺,位于颈前的中部,由左右两叶及峡部构成,两侧叶的后面和四个甲状旁腺及喉返神经相接,分泌甲状腺素、三碘甲状腺素原氨酸及降钙素。甲状腺的主要功能是摄取碘合成甲状腺激素,影响全身组织的氧化过程。合成的甲状腺激素以甲状腺球蛋白的形式储存在滤泡腔内,在促甲状腺激素的刺激下释放入血发挥其生理作用,影响机体的生长发育、组织分化、物质代谢及其他多种系统和器官的功能。

(4)甲状旁腺:位于甲状旁腺侧叶背面,通常有四个,分为上、下两对,分泌甲状腺旁腺激素,调节体内钙、磷代谢。甲状旁腺激素的主要靶器官是骨组织和肾小管,它可以使骨质溶解,动员骨钙入血,增加肾小管和促进肠黏膜对钙的重吸收而使血钙增高。甲状旁腺又可抑制肾小管对磷的重吸收,使尿磷排出增加,血磷降低。血钙升高时又反馈抑制甲状旁腺激素的分泌。

(5)肾上腺:又称为副肾,位于肾的内上方,左右各一,右肾上腺呈三角形,左肾上腺呈椭圆形或半月形。肾上腺分为皮质和髓质两部分,肾上腺皮质细胞由外至内可分为球状带、束状带和网状带。球状带较薄,主要分泌盐皮质激素即醛固酮,调节人体的水盐平衡;束状带分泌糖皮质激素,以皮质醇为主,参与糖、脂肪及蛋白质代谢的调节;网状带分泌性激素。肾上腺髓质由嗜铬细胞组成,可合成和释放肾上腺素和去甲肾上腺素,但以肾上腺素为主。肾上腺素及去甲肾上腺素通过与特异的肾上腺素受体结合而对多种器官和组织发挥作用。

(6)性腺:包括女性卵巢和男性睾丸。卵巢分泌雌激素、孕激素和少量雄激素。雌激素的主要作用为促进女性副性器官的发育和生长,促进女性副性征的出现,对人体新陈代谢有多方面的影响,故对青春发育与成长起重要的刺激作用。孕激素的主要作用是为受精卵在子宫内着床和保证妊娠做准备,它通常要在雌激素作用的基础上才能发挥作用。睾丸分泌雄激素和少量雌激素。雄激素主要为睾酮,作用为促进男性副性器官的发育和副性征的出现及促进体内蛋白质的合成代谢。

(7)胰腺:位于腹膜后,上腹深处,相当于第一、第二腰椎水平,呈横位,可分为头、颈、体、尾四部分。胰腺是一个具有内、外分泌功能的腺体。胰腺中有许多星罗棋布的细胞群,称为胰岛。胰岛是胰的内分泌部,占整个腺体的 $1\% \sim 2\%$,由大小不等、形状不规则的上皮细胞团组成,主要分布在胰尾部。胰岛内的主要内分泌细胞及其分泌激素如下所述。①A 细胞:占全部细胞数目的 $25\% \sim 30\%$,所分泌的激素是胰高血糖素,其作用是使血糖增加。②B 细胞:占全部细胞数目的 $70\% \sim 75\%$,所分泌的激素是胰岛素,其作用是降低血糖。③D 细胞:占全部细胞数目的 59%,所分泌的激素是生长激素抑制激素,其作用是抑制胰岛素及胰高血糖素的分泌。胰腺除胰岛的 3 种内分泌细胞分泌释放上述内分泌激素外,胰腺还有外分泌功能,可以分泌胰液,参与消化过程。

(8)内分泌细胞:胃肠道管壁上有多种内分泌细胞可分泌不同激素,包括胃泌素、胰泌素、胃动素等。

(9)肾脏可分泌前列腺素、肾素、红细胞生成素等。

(10)前列腺分泌前列腺素。

(三)常用检查方法及治疗药物

1.常用检查方法

(1)口服葡萄糖耐量试验。①目的:通过增加机体的葡萄糖负荷,观察血糖上升、恢复的速度和水平,以了解机体对葡萄糖的利用情况,推测胰岛 B 细胞的储备功能,从而协助诊断早期糖尿病及某些与糖代谢有关的疾病。②方法:试验前一天晚餐后禁食,直至试验完毕。医护人员将口服葡萄糖 75 g 溶解于 300 mL 水中,要求患者在 5 分钟内喝完,分别在空腹、口服葡萄糖 30 分钟、1 小时、2 小时、3 小时抽取静脉血测血糖。③注意事项:近期体重明显减轻或严格控制热量者,需试验前每天进食糖类 300 g 连续 7 天才可试验。因为各种疾病均可使糖耐量减低,患感冒、肺炎者需病愈 2 周后才可试验;试验前 3 天停止使用口服避孕药、氢氯噻嗪、降糖药等;试验前最少 8 小时内及试验中不可饮咖啡、吸烟及剧烈活动;若有午饭前或晚饭前低血糖反应的病史,则延长试验时间,于口服糖后 4 小时、5 小时各取 1 次静脉血测定血糖。

（2）甲状腺摄^{131}I试验。①目的：给受检者一定的放射性^{131}I，通过测定甲状腺吸碘率的高低，来判断甲状腺的功能状态，以协助诊断。②方法：试验前应禁食含碘丰富的食品2～4周，试验前10小时开始禁食。试验当天去同位素室后首先口服^{131}I碘剂，分别在服后3小时及24小时，用γ射线盖革计数管在甲状腺部位测定其放射性。③注意事项：妊娠期、哺乳期妇女应避免做此项检查。若服用甲状腺制剂，抗甲状腺药物应停药2周以上；若食用含碘较多的中药，则应停药1个月以上才可做此项检查。

2.常用药物

（1）口服降糖药磺脲类：包括甲苯磺丁脲、格列本脲（优降糖）、格列奇特（达美康）等，临床上主要用于治疗非胰岛素依赖型糖尿病。①药理作用：刺激胰岛素分泌和增强胰岛素的作用。②不良反应：低血糖、胃肠道反应（食欲减退、恶心、呕吐），皮肤反应（瘙痒、红斑、荨麻疹等），血液系统反应（白细胞、血小板计数减少，粒细胞缺乏、溶血性贫血等）。③服药方法：严格遵医嘱。④注意事项：服药期间，一旦发生心慌、手抖、饥饿、头晕等低血糖症状时，应吃含糖的食品或喝糖水。

（2）硫脲类抗甲状腺药物：包括甲硫氧嘧啶、甲巯咪唑（他巴唑）、卡比马唑（甲亢平）等，临床上主要用于治疗甲状腺功能亢进。①药理作用：通过抑制甲状腺组织合成甲状腺激素，以及外周丙硫氧嘧啶抑制T_4转变为T_3来达到治疗甲状腺功能亢进的目的。②不良反应：出现过敏性药物皮疹及药物性粒细胞缺乏症，白细胞计数减少症状及关节疼痛，肌肉疼痛等。③服药方法：严格遵医嘱。④注意事项：服药期间，避免服其他类药物，一旦发生怕冷、乏力、黏液性水肿、动作迟缓、嗜睡等甲状腺功能减退症状需及时通知医师。食物和饮料不会影响抗甲状腺药物的疗效。

（四）糖尿病的治疗及自我护理

糖尿病是一组病因和发病机制尚未完全清楚的内分泌代谢性疾病，它是由于胰岛B细胞分泌胰岛素的功能异常，导致胰岛素分泌绝对或相对不足及靶细胞对胰岛素的敏感性降低，引起糖、蛋白质和脂肪代谢紊乱，进而出现血中葡萄糖升高及尿糖阳性。本病典型症状是"三多一少"，即多饮、多尿、多食及体重减轻，此外还有糖尿病并发症的症状。有些患者平时并无任何症状，只在体检时被发现。

1.病因及发病机制

糖尿病的病因和发病机制尚未完全明确，可能为多因素所致。目前已确认遗传因素在本病发生上具有决定性作用，下面列举可能的诱发因素。

（1）感染：1型糖尿病与病毒感染有关，柯萨奇病毒、流行性腮腺炎病毒等感染可引起胰岛组织损害而发病。

（2）肥胖：肥胖是2型糖尿病最主要的诱发因素之一。肥胖者的外周组织靶细胞的胰岛素受体数量减少，对胰岛素的亲和力减低或存在受体缺陷，故对胰岛素不敏感，导致糖尿病。

（3）创伤、手术、精神刺激、多次妊娠等，可诱发或加重糖尿病。

（4）药物可诱发或加重糖尿病，如肾上腺糖皮质激素、雌激素等。

2.临床表现

（1）多尿：由于血糖浓度高，大量葡萄糖从肾脏排出，由于渗透压增高，阻碍水分子在肾小管的重吸收，大量水分子伴随糖排出，形成多尿。

（2）烦渴多饮：由于多尿失去大量水分而烦渴多饮。

（3）易饥多食：葡萄糖是体内能量及热量的主要来源，由于胰岛素不足，使葡萄糖不能利用而随尿液丢失,机体常处于半饥饿状态。为补充失去的糖分,多数患者有饥饿感,从而导致食欲亢进,易饥多食。

(4)消瘦乏力:由于机体不能充分利用葡萄糖,故需要蛋白质和脂肪来补充能量与热量,使体内蛋白质和脂肪消耗增多,加之水分的丢失,因此,患者体重减轻而导致消瘦乏力。

(5)其他患者常有皮肤疖肿及皮肤瘙痒,由于尿糖浓度较高和尿糖的局部刺激,外阴部瘙痒较常见。

3.诊断标准

(1)可诊断糖尿病的血糖数值:①空腹血糖>7 mmol/L。②餐后 2 小时血糖>11.1 mmol/L。

(2)葡萄糖耐量异常:①空腹血糖≥6.9 mmol/L。②30 分钟血糖≥10.6 mmol/L。③1 小时血糖≥10 mmol/L。④2 小时血糖≥7.8 mmol/L。⑤3 小时血糖≥6.9 mmol/L。30 分钟及 1 小时数值仅取 1 点计算,有 3 点达到或超过上述数值者,可确诊为糖尿病。年纪超过 50 岁者,每增加 10 岁将 30 分钟数值增加 0.6 mmol/L。

4.并发症

(1)酮症酸中毒及昏迷:糖尿病加重时,脂肪分解加速,大量脂肪酸在肝脏经 β 氧化产生酮体(包括乙酰乙酸、β-羟丁酸和丙酮),血酮升高时称酮血症,尿酮排出增多时称酮尿,临床上统称酮症。乙酰乙酸和 β-羟丁酸的酸性较强,故易产生酸中毒,即糖尿病酮症酸中毒,病情进展还可出现糖尿病昏迷。①诱因:一是感染,急性感染或慢性感染急性发作,以呼吸道、泌尿道和胃肠道感染最常见;二是胰岛素治疗突然中断或减量过多;三是饮食失调,过多摄入高糖和高脂肪的食物或过度限制糖类,如每天进食量<100 g;四是应激,外伤、手术麻醉、精神创伤、妊娠分娩等。②症状和体征:一是糖尿病症状加重:如显著软弱无力、极度口渴、尿量增多、多食并不明显;常食欲缺乏、恶心、呕吐,以致不能进水和食物,表明病情恶化,有严重酸中毒。二是呼吸在酮症时可无改变,当 pH<7.2 或血浆二氧化碳结合力<15 mmol/L 时,呼吸深大而快,称为酮中毒呼吸,患者呼吸有烂苹果味。三是失水加重致脱水表现,如尿量减少、皮肤干燥无弹性、眼球下陷,严重者出现休克,表现为心率增快、脉细速、血压下降、四肢厥冷等。四是神志改变:早期仅有头晕、头痛、精神萎靡继而嗜睡、烦躁不安,病情恶化时反应迟钝,最后陷入昏迷。五是腹痛:少数病例可有腹痛,常为广泛性,有时较剧烈易被误认为急腹症。

(2)糖尿病慢性并发症。①心血管病变:糖尿病对心脏的影响包括大血管病变、微血管病变及自主神经病变。②糖尿病肾脏病变:包括肾小球硬化症、肾小动脉硬化症及慢性肾盂肾炎。典型临床表现是蛋白尿、水肿和高血压,最初蛋白尿为间歇性,以后渐呈持续性,晚期为氮质血症,最终出现肾衰竭。③神经病变:可累及神经系统任何一部分,以对称性、反复性、周围性神经病变最为常见。④眼病变:以眼底视网膜病变、动脉硬化及白内障多见。⑤感染:糖尿病患者易感染,疖、痈等皮肤化脓性感染较常见,有时可引起败血症和脓毒血症。

5.治疗与自我护理

(1)一般治疗与自我护理:患者的长期配合是取得良好治疗效果的基础,故应对患者及其家属进行糖尿病基本知识的教育,使之学会做尿糖测定、掌握饮食治疗的具体措施、使用降糖药的注意事项、学会胰岛素注射技术等,从而在医护人员指导下长期坚持合理治疗。糖尿病患者应保持规律的生活,积极参加力所能及的体力劳动,每天体力活动要保持恒定,不宜过度疲劳,避免精神紧张及精神刺激,保持皮肤清洁,预防各种感染。

(2)饮食治疗与自我护理:①根据患者的年龄、性别、劳动强度、体重、有无并发症等多方面因素,计算每天所需总热量。总热量＝每天每千克体重所需热量×标准体重。不同状态下每天每千克体重所需热量如下。休息状态:83.68～104.60 kJ(20～25 kcal);轻体力劳动:104.60～125.52 kJ(25～30 kcal);中等体力劳动:125.52～146.44 kJ(30～35 kcal)。标准体重:男性为(身高－100)×0.9;女性为(身高－100)×0.85。②根据每天所需总热量计算各种营养物质的摄入量,糖类占55%～60%,蛋白质占15%～20%,脂肪占20%～25%。1 g糖类可产热17.15 kJ(4.1 kcal),1 g蛋白质可产热17.15 kJ(4 kcal),1 g脂肪可产热37.66 kJ(9 kcal)。③根据每天糖类需要量安排三餐主食量,可各1/3或为1/5、2/5、2/5。

(3)药物治疗与护理:①口服降糖药治疗。磺脲类常用的有格列吡嗪,格列喹酮,格列奇特;双胍类常用的有苯乙双胍,二甲双胍;α糖酶抑制药阿卡波糖。②胰岛素治疗:糖尿病患者因胰岛素绝对或相对不足而致血糖升高,部分患者需注射胰岛素控制血糖。注射胰岛素时应注意以下事项:一是胰岛素最好保存在2～8 ℃的冰箱中,因温度过高会影响效价,温度过低会使胰岛素变性;二是注射前15分钟将胰岛素从冰箱中取出,室温放置15分钟后再注射,注意检查有效期;三是注射剂量要准确,如两种胰岛素合用时,先抽吸普通胰岛素,再抽吸混匀的含锌胰岛素,充分混匀后再注射;四是注射部位用乙醇消毒,因碘酒会致蛋白变性;五是长期注射胰岛素者,注意定期更换注射部位,防止发生硬结。

(4)运动疗法:糖尿病患者开始体育锻炼时,应先从短时间的轻微活动开始,随着体质增强逐渐增加活动量,延长活动时间,每天锻炼1～3次,每次以15～30分钟为佳,不要过度劳累,可采取散步、做广播体操、打太极拳等方式。运动时间宜在早、午饭后1小时左右开始,锻炼要持之以恒。随身携带糖果,若感觉低血糖时及时进食。不可单独进行活动,尤其是爬山、远行等,运动鞋袜要舒适,防止足部受伤。

(5)病情监测:最好每天监测一次尿糖,每周至少查一次血糖,还要定期检查肝功能、肾功能、血脂、糖化血红蛋白、尿蛋白和尿酮体等,定期检查眼底以监测病情变化。只要空腹血糖维持在8.3 mmol/L(150 mg/dL),饭后2小时血糖在10 mmol/L(180 mg/dL)以下,而又没有低血糖发生,血压也基本正常,就能保证不发生并发症。

(五)甲状腺功能亢进的预防及自我护理

甲状腺功能亢进(简称甲亢)是由多种原因导致甲状腺功能增高,分泌甲状腺素过多的一组常见内分泌疾病,临床表现为高代谢症候群、神经兴奋性增高、不同程度的甲状腺肿大及突眼等,多见于20～40岁人群,女性多于男性,男女比例为1∶(4～6)。

1.常见分类

(1)甲状腺性甲亢(甲状腺自身功能亢进):毒性弥漫性甲状腺肿,毒性结节性甲状腺肿,毒性甲状腺腺瘤,新生儿甲亢,碘甲亢,甲状腺癌伴甲亢。

(2)垂体性甲亢:垂体促甲状腺激素腺瘤。

(3)异位促甲状腺激素综合征。

(4)卵巢性甲状腺肿。

(5)仅有甲亢表现而甲状腺功能不高。

2.临床表现

(1)典型症状。①神经系统:易激动、两手平举向前伸出时有细微震颤,失眠,紧张,有时多言、易动、躁狂,也可寡言、抑郁。②高代谢综合征:怕热多汗、心动过速、心悸、胃纳明显亢进,但体重下降,疲乏无力。③甲状腺肿:甲状腺弥漫对称性肿大伴血管杂音和震颤为本病特征。④肌肉骨骼系统：多数患者肌无力及肌肉萎缩。影响骨骼脱钙而致骨质疏松、尿钙增多,血钙一般正常,还可发生指(趾)端粗厚,又称肢端病。⑤生殖系统：女性常有月经减少或闭经,男性阳痿,偶有男子乳腺发育,催乳素及雌激素水平增高。⑥造血系统：血中淋巴细胞多于单核细胞,但白细胞总数低,血容量大,可致轻度贫血。⑦眼征：眼球突出,突眼度一般都超过 18 mm(正常不超过16 mm),突眼严重者眼睑多有水肿或不闭合,结膜及角膜外露,易引起充血、水肿,可形成角膜溃疡或全眼球炎以致失明。

(2)特殊表现。①甲亢危象：高热(39 ℃以上),脉率快,常伴房颤或房扑、神志焦虑、烦躁不安,厌食、恶心呕吐、腹泻,大量失水以致虚脱、休克,继而嗜睡、谵妄,终至昏迷,可伴心力衰竭或肺水肿。②甲亢性心脏病：占 10%～20%,男性结节性甲状腺肿伴甲亢严重者可有心脏增大,心律失常或心力衰竭,甲亢控制后可恢复正常。③淡漠型甲亢：多见于老年,起病隐匿,症状不典型,表现为神志淡漠、乏力、嗜睡、反应迟钝、明显消瘦,有时腹泻、厌食,老年者可合并心绞痛、心肌梗死,易与冠心病混淆。未及时诊断、治疗易发生危象。④胫前黏液性水肿：多见于胫骨前1/3 部位,也可见于足背、踝关节,偶见于面部。皮肤损伤大多为对称性,有广泛大小不等的棕红色或红褐色或暗红色突起不平的斑块状结节,边界清楚,直径为 5～30 mm,连成片时可达数厘米,可有感觉过敏、减退或伴有痒感,后期皮肤如桂皮或树皮样,有的还呈象皮腿样。⑤甲状腺功能正常的 Graves 眼病：少见,约占 5%,只以单侧或双侧突眼为主,无甲亢的临床表现也不伴胫前黏液性水肿,可在突眼发生数月或数年后出现甲亢表现。

(3)实验室检查：①T_3、T_4 明显增高,正常值分别为 0.78～2.20 μg/L 和 42～135 μg/L。②甲状腺刺激性抗体测定：Graves 患者血中 TsAb 阳性检出率为 80%～95%,对本病不但有早期诊断意义,而且对判断病情活动、是否复发也有价值,还可作为治疗停药的重要指标。③甲状腺摄[131]I：如摄碘率增高,3 小时>25% 或 24 小时>45%,峰值前移符合本病。

3.治疗

(1)一般治疗：消除精神紧张等对本病不利的因素,初期予以适当休息和支持疗法,补充足够热量和营养物质以供消耗。

(2)抗甲亢药物治疗：抗甲亢药物有丙硫氧嘧啶、甲巯咪唑、卡比马唑等。①抗甲状腺药物的适应证：症状较轻,甲状腺轻至中度肿大病;20 岁以下青少年及儿童、老年患者;妊娠妇女;甲状腺次全切除术后复发、又不适于放射性[131]I 治疗者;手术治疗前准备;辅助放射性[131]I 治疗。②用药分为三个阶段。初始阶段：需 1～3 个月,服药剂量较大,丙硫氧嘧啶 300～400 mg 或甲巯咪唑 30～40 mg/d;减药阶段：当症状显著减轻,体重增加,心率 80～90 次/分,T_3、T_4 接近正常,可根据病情每 2～3 周递减药量 1 次,同时注意临床表现,递减剂量不宜过快,一般 2～3 个月为宜;维持阶段：每天 5～10 mg,停药前可减至 2.5～5.0 mg,为期 1.0～1.5 年,不稳定而又不愿采用其他方案者,维持阶段可延长为 2～3 年。

(3)辅助药物治疗。①普萘洛尔：10～20 mg,每天 3 次,可改善心悸、心动过速、精神紧张、震颤等,可阻止 T_4 转化为 T_3。普萘洛尔还可适用于甲亢危象和紧急甲状腺手术或放射性碘治疗前的快速准备,对急性甲亢性肌病也有一定效果,但在有支气管哮喘、房室传导阻滞、心力衰竭患者和分娩时禁用,对胰岛素依赖型糖尿病也应慎用。②甲状腺干制剂片或甲状腺素：以稳定"下丘脑-垂体-甲状腺"轴的关系,避免甲状腺和突眼加重,还可降低甲状腺自身抗体和减少甲亢复发率。③碘化物：对甲状腺激素合成可有抑制作用,目前主用于抢救甲亢危象或甲亢手术治疗前的准备,也用于放射性[131]I 治疗以减少不良反应。

(4)放射性治疗:其效果如同外科手术,但要考虑适应证和禁忌证,特别是远期效应问题。①适应证:年龄在 25 岁以上,对抗甲状腺药物过敏而不可持续用药者,或长期治疗无效或停药后复发者,甲状腺次全切除术后复发者,合并有心脏病、糖尿病、严重肝肾疾病及有手术切除禁忌证者,甲亢伴有突眼者,甲状腺内^{131}I 转换的有效半衰期不少于 3 天者。②放射性^{131}I 治疗不适用于下列情况:妊娠或哺乳妇女;年龄＜25 岁者(首选抗甲状腺药物治疗);有严重或活动性肝、肾疾病患者;周围血液白细胞总数少于 $3×10^9$/L;严重甲亢患者,结节性甲状腺肿伴功能亢进,结节扫描显示"冷区"者。③远期并发症:甲状腺功能减退、致癌问题、遗传效应、突眼加重。

(5)手术切除。

4.预防及自我护理

(1)减轻精神紧张,给予有利的精神支持,避免盛怒、急躁、悲哀等不良情绪刺激。

(2)初期要适当的休息,避免从事消耗大、紧张的工作,心悸、心动过速时应多卧床休息,减轻症状。

(3)指导患者掌握合理的饮食,多食高蛋白、高脂肪、高维生素饮食,以保证摄入足够的热量,保证基础代谢,但应减少食物中纤维素的含量,避免生、冷、硬食物,以防增加腹泻机会。

(4)药物治疗时,需注意下列事项:①要指导患者规律服药,避免间断服药。勿用碘剂,少吃或不吃海鲜产品,因为碘对甲状腺激素的合成与释放的抑制是暂时的,如长期食用高碘食物,则甲状腺激素对碘的抑制作用可产生适应性,使甲状腺激素的合成从碘的抑制下逸脱,逸脱后的甲状腺激素的合成重新增加,可引起甲亢的复发。②减药阶段:定时观察临床表现,不少于每天 4 次(基础心率、体重、白细胞、T_3、T_4),遵医嘱逐渐减药量,尽量保持甲状腺功能正常和稳定性,逐渐过渡到维持阶段。③药物反应:白细胞计数减少,最常见于甲硫氧嘧啶,丙硫氧嘧啶最少见;开始服药 2～3 个月内最常见。治疗初期应每 1～2 周检查一次白细胞总数和分类,减药和维持阶段可每 2～4 周测 1 次,白细胞计数低于 $4×10^9$/L 应注意观察,个别患者可出现药疹及血清谷丙转氨酶升高,可用抗组胺药物及护肝药物。

(5)预防甲亢危象,避免精神刺激,预防和尽快控制感染,不随意停药,手术或放射性治疗前要做好准备工作。

(6)内分泌浸润性突眼症的自我护理:注意眼睛休息,戴黑色或茶色墨镜,避免强光及各种外来刺激。睡眠时应用抗菌药膏并戴眼罩,以免角膜暴露部分受刺激而发生炎症。用单侧眼罩减轻复视,高枕卧位,控制食盐摄入,抗菌眼药和可的松眼药交替使用。

(7)甲亢患者出现突眼、甲状腺肿大而致颈部增粗,初期对自我形象的变化难以适应,要鼓励患者进行修饰,听慢节奏、轻松愉快的音乐,保持平和心境,穿衣时避免领口过紧,以免使甲状腺分泌过快,加重症状。

(8)患者代谢快、出汗多,应注意添加合适的衣服,预防感冒,避免加重病情,及时更换衣服,保持皮肤清洁。

(9)甲亢患者失眠、紧张,可遵医嘱口服安眠药,提供安静的休息环境。保证睡眠,有利于疾病的好转。

(孔凡红)

第十七章 康复护理

第一节 帕金森病的康复护理

帕金森病也称震颤麻痹,是中老年人常见的神经系统变性疾病,主要病变是黑质、蓝斑及迷走神经背核等处色素细胞变性坏死,多巴胺递质生成障碍,导致多巴胺能与胆碱能系统不平衡。临床呈缓慢进展性,以静止性震颤、运动迟缓、肌强直及姿势步态异常为主要特征。65 岁以上人群患病率为 1 000/10 万,随年龄增高,男性略多于女性。帕金森病由于病理生理的因素而导致产生一系列功能障碍,并进行性发展,最终丧失日常生活能力。为维持帕金森病患者的日常生活能力及生活质量,必须在药物治疗的同时,配合康复治疗,这对预防帕金森病的继发性功能障碍,维持一定的生活能力,提高生活质量是有效的。

一、帕金森病的功能障碍

帕金森病的功能障碍分为原发性功能障碍及继发性功能障碍。

(一)帕金森病的原发性功能障碍

其主要表现为运动功能障碍、高级脑功能障碍和自主神经失调。

1.运动功能障碍

帕金森病的随意运动障碍主要表现为静止性震颤、运动迟缓、肌强直及姿势步态异常。肌强直与运动迟缓可导致继发性关节挛缩及变形,影响躯干功能,表现为特有前倾、前屈姿势。对行走的影响表现为帕金森病特有的小碎步步态,即下肢的髋关节、膝关节、踝关节的动作幅度均减小;这三个关节的伸展不充分,躯干及骨盆大动作也减少,使步行幅度降低;上肢缺乏摆动,头和躯干前倾使重心向前移位,导致步行有前冲倾向。肌强直及运动迟缓影响帕金森患者的移动能力,表现为床上翻身、坐起、起立困难、行走始动困难,严重时则是"冻结足"。震颤早期可较轻,中、晚期震颤较为严重,影响日常生活。姿势反应障碍主要表现平衡功能障碍,影响患者的直立、行走、转身的稳定性,当平衡功能障碍严重时,由于不能调整姿势及恢复动态平衡,患者很容易跌倒,因此帕金森病的骨折发生率相对较高。

肌强直表现在颜面部为表情缺乏、呈现特有的"面具脸"。约有 5% 的帕金森病出现吞咽功能障碍,影响进食及营养。

肌强直及运动迟缓也影响到言语,帕金森病本身言语功能保留,但是由于影响到构音器官的功能导致构音障碍。

帕金森病的运动障碍一大特点是易产生疲劳,表现为难以持久性活动,活动时间稍长容易出现全身无力、精神差;如反复活动,开始运动很有力,多次以后力量逐渐降低;同样,讲话开始清晰有力,讲话时间一长、一快,就变得无力、音小。易疲劳,对康复治疗是一个不利因素,使患者难以接受一定强度的训练,这种疲劳经过休息或睡眠可以得到恢复。帕金森病的运动功能障碍主要表现在组合的、复杂运动困难,而单纯的运动不受影响,这一运动障碍的特性是影响康复治疗效果的因素之一。

2.高级脑功能障碍

高级脑功能障碍主要表现在认知功能障碍,集中力及注意力缺乏,信息处理过程能力低下。记忆障碍主要是顺序关系的短期记忆障碍;精神上多表现为抑郁,到后期帕金森病常表现为痴呆、孤独、不愿与他人接触。高级脑功能障碍是影响康复治疗效果的重要的不利因素。

3.自主神经障碍

自主神经障碍影响日常生活能力及质量的自主神经障碍主要是位置性低血压、心动过速及便秘、失禁等,严重的位置性低血压导致终身卧床不起。

(二)继发性功能障碍

主要是由于运动迟缓及肌强直继发引起的功能障碍,主要有以下几方面对帕金森患者的日常生活能力及康复治疗有一定影响。

1.肌肉萎缩无力

肌肉萎缩无力是长期运动迟缓的结果。

2.缺乏柔软性及挛缩

缺乏柔软性及挛缩是由于肌强直、运动迟缓所致。一般这种改变首先发生在近端,然后是远端,先是单侧,后是双侧。挛缩常发生在髋、膝屈曲,髋外展,肘屈曲,及足趾屈曲,颈屈曲,肩外展及内旋,前臂旋前,腕及手指屈曲等。由于这些部位的相应肌肉运动受阻,导致功能进行性受限。

3.畸形驼背

畸形驼背是最常见的姿势畸形,有些患者可发生侧弯畸形,甚至有的在走路及坐位时呈一个C字形曲线。

4.骨质疏松

这是长期不活动、进食困难、营养差加上年龄老龄化因素所造成的。平衡功能差及骨质疏松可导致易跌倒及骨折,骨折愈合延迟。

5.心肺功能改变

心肺功能改变是由于运动迟缓及长期不活动的生活方式的结果。心排血量减少及心动过速。由于肋间肌强直及驼背畸形使胸腔扩张受限,导致肺活量明显降低,运动时呼吸急促。这样的患者有呼吸合并症的危险,如肺炎,这是致死因素之一。

6.周围循环障碍

周围循环障碍是由于长期静止不动,使下肢静脉回流不畅,循环障碍。可表现为轻、中度的足及踝部水肿,睡眠及休息后可消退。

7.营养状态不良

在帕金森病的晚期,常伴随进食差、咀嚼、吞咽困难,以及影响营养的保证供给、营养状态不良常表现为无力、易疲劳、抵抗力下降、易感染等。

8.压疮

压疮是长期不动、卧床的结果,一旦发生不易愈合,长期感染可致命。

9.位置性低血压

帕金森病本身具自主神经失调导致的位置性低血压,到后期患者卧床长期不动,更加重了位置性低血压程度,限制日常生活能力。

二、帕金森病的康复评定

在对帕金森病患者进行康复治疗前,必须对患者的全身状况作一综合的全面评估,其目的是确定患者的身体各种功能状况,明确能力障碍的原因,制订客观的康复治疗目标及确定康复治疗计划。

(一)评定的范围

评定的范围包括以下几个方面:身体功能,日常生活活动能力,认知心理状况及其他状况等。

1.身体功能

身体功能包括以下几方面:①关节活动范围;②肌力;③协调性;④上肢、手指功能;⑤平衡能力;⑥呼吸能力;⑦构音功能;⑧吞咽功能;⑨步行能力;⑩强直程度等。

2.日常生活能力

日常生活能力包括以下几方面:①基本起居移动动作;②身边动作,如进食、更衣、整容、洗澡、排泄;③应用动作,如家务、购物、写书、乘车、业余活动;④交流能力;⑤本职工作能力;⑥在家庭、单位中的作用;⑦自身心身控制能力;⑧社交能力等。

3.认知、心理状况

认知、心理状况包括以下几方面:①认知功能;②精神状态;③对疾病接受能力;④焦虑及抑郁状态等。

4.其他状况

其他状况包括以下几方面:①病史;②体征;③治疗状况:如药物种类、疗效、不良反应;④趣味、爱好;⑤家属组成;⑥居住及社会条件;在进行评估时,必须对每一项进行分析,确定其原因是原发性功能障碍产生的还是继发性功能障碍产生的;因为原因不同康复治疗措施的制订也不同,如步行能力障碍可能是严重肌强直原发性功能障碍产生的,也可能是关节活动范围缩小及肌肉无力或萎缩等继发性功能障碍所致。

(二)评定方法

上述不同内容评定方法也不同。

(1)肌力评定一般都用 MMT 法评估。

(2)张力评定一般用 Ashworth 评估。

(3)关节活动范围评定可用关节量角尺进测量。

(4)运动执行能力评定可让患者从坐到站用跑表计算所需时间。

(5)日常生活能力评定一般用 Barthel 指数估法,近来也可用 FIM 评估法评估。

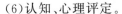

(6)认知、心理评定。

(三)综合评定

在对患者单项评定的基础上,根据主要项目对帕金森病患者作综合评定。

1.统一帕金森病分级指数

内容包括帕金森病体征、症状和药物相关波动状况。分成三部分,即精神状态、日常生活能力、运动指数,每部分分为 4 级指数,从 0～4 级。0 是正常,4 是最严重。这统一分级指数常用作评估病情的进展程度及对药物反应、康复治疗等。

2.Yahr 分级评定法

Yahr 分级评定法是目前国际上较通用的帕金森病病情程度分级评定法,它把功能障碍水平和能力障碍水平综合评定,如表 17-1 所示。Yahr 分级评定法共分三期、Ⅴ 级,按日常生活能力分为三期,即把 Yahr Ⅰ、Ⅱ 级为日常生活能力一期:日常生活无需帮助;Yahrm、Ⅳ 级为日常生活能力二期:日常生活需部分帮助;Yahr Ⅴ 级为日常生活能力三期:日常生活需全面帮助。

表 17-1　Yahr 分级评定法

分期	日常生活能力	分级	临床表现
一期	日常生活可自理	Ⅰ级	单侧肢体轻度障碍
		Ⅱ级	双侧肢体障碍但是平衡较好
二期	日常生活需部分辅助	Ⅲ级	平衡不好,方向转换困难。站立时动态平衡差
		Ⅳ级	能勉强站立、行走
三期	日常生活需全辅助	Ⅴ级	卧床状态

(李　艳)

第二节　痉挛的康复护理

一、概述

痉挛是指中枢神经系统损害后出现的肌肉张力异常增高的综合征,是牵张反射亢进的一种临床表现,也是一种以速度依赖的紧张性牵张反射亢进为特征的运动功能障碍。痉挛的速度依赖是指伴随肌肉牵伸速度的增加,肌肉痉挛的程度也增高。痉挛可以影响患者的日常生活活动和康复训练,严重痉挛是患者功能恢复的主要障碍,给患者的身心带来很大的痛苦,不利于其身心健康的恢复。

痉挛是一种病理生理状态,由于肌肉的张力增高,从而使随意运动失去了良好的活动背景,运动变得笨拙、吃力、肌肉容易疲劳。并且由于痉挛使肢体长期处于某种体位而导致软组织挛缩,形成畸形。对患者的影响包括以下几方面:①增加运动的阻力,使随意运动难以完成;②由于阻力增加,运动迟缓,难以控制,难以完成精巧的动作;③由于反应迟钝,动作协调困难,容易摔倒;④强直痉挛,不便护理,容易发生压疮等并发症;⑤影响步态和日常生活活动。

二、分类

痉挛的发生为脑损伤后上运动神经控制系统对下位神经元的抑制作用下降或中断,使得周围的β、γ神经元兴奋性升高,从而增加了肌梭对刺激的敏感性,降低反射的阈值,从而出现牵张反射亢进,肌肉痉挛。

(一)脑源性痉挛

一般在发病后3～4周出现。脑干、基底节、皮质及其下行运动径路受损,皆可表现出瘫痪肢体的肌张力持续性增高、痉挛,肢体的协调性下降,精细活动困难,呈现典型的"画圈"行走步态。脑瘫儿双下肢痉挛呈现剪刀步态。

(二)脊髓源性痉挛

一般在发病后4～6个月出现,晚于脑源性痉挛出现的时间。颈、胸、腰段的高位脊髓完全损伤临床表现为痉挛,骶段的脊髓完全性损伤临床表现为迟缓性瘫痪。

(三)混合性痉挛

多发性硬化损伤脑白质和脊髓的轴突而出现痉挛。

三、康复护理评定

(一)病因评估

确定是脑源性痉挛、脊髓性痉挛还是混合性痉挛。评估内容包括体检、痉挛的质和量评价、痉挛的功能评价等。

(二)痉挛程度评定

改良Ashworth分级法是临床上评定痉挛的主要方法。手法检查是检查者根据受试者关节被动运动时所感受的阻力来进行分级评定。生物力学评定方法包括钟摆试验和等速装置评定方法。

(三)对痉挛产生的影响进行评估

(1)有无肌肉的挛缩、异常的姿势及关节畸形。

(2)有无功能的下降和活动困难。

(3)有无运动速度下降、协调性运动困难和活动容易疲劳。

(4)有无日常生活活动和社会功能下降。

四、康复治疗

痉挛的表现个体差异较大,制定治疗方案时应因人而异,首先针对每个患者分析其问题特殊所在。单以痉挛不能决定是否治疗,治疗痉挛与否及如何积极实施应以患者的功能状态为指导,加强康复小组协作共同进行。综合多种方法治疗痉挛才能收到较好成效。常用的治疗方案为七步阶梯治疗方案。

(一)解除诱因

痉挛与各种外界刺激有关,因此在治疗前应积极预防诱发肌痉挛的因素,如发热、结石、泌尿系统感染、压疮、疼痛、便秘和加重肌痉挛的药物等。通常诱因解除后,肌痉挛会有明显减轻。

(二)姿势和体位

某些姿势和体位可以减轻肌痉挛。患者应该从急性期开始采取抗痉挛的良好体位,可使异

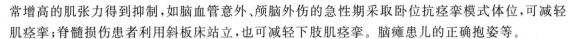

常增高的肌张力得到抑制,如脑血管意外、颅脑外伤的急性期采取卧位抗痉挛模式体位,可减轻肌痉挛;脊髓损伤患者利用斜板床站立,也可减轻下肢肌痉挛。脑瘫患儿的正确抱姿等。

(三)物理治疗

(1)电疗:将波宽和频率相同,但出现的时间有先有后的两组方波,分别刺激痉挛肌及其拮抗肌,使两者交替收缩,利用交互抑制和高尔基腱器兴奋引起的抑制以对抗痉挛。经皮神经电刺激疗法是一种使用广泛的低频电疗方法。在痉挛患者的治疗中,主要是通过刺激痉挛肌的拮抗肌收缩,通过交互抑制的原理,降低痉挛肌的张力。

(2)冷疗:用冰敷或冰水浸泡痉挛肢体5~10秒,可使肌痉挛产生一过性放松。因为突然的冷刺激常常引起肌肉的紧张和张力的升高,但是持续的冷疗则可以降低神经肌肉的兴奋性,从而降低肌肉张力。

(3)水疗:水压对肌肉持久的压迫与按摩有利于肌痉挛的缓解。室温保持在25 ℃,水温宜在30 ℃左右。

(4)热疗:温热疗法也可以降低神经张力,降低肌肉的张力。如各种传导热(如蜡、砂、泥等)、辐射热(红外线)及内生热(超短波)等。

(5)肌电生物反馈:可减少静止时肌痉挛及其相关反应,也可抑制被动牵伸时痉挛肌的不自主活动。利用肌电生物反馈再训练痉挛肌的拮抗肌,也能起到交替抑制的作用。

(四)运动疗法

运动疗法包括主动运动、被动运动和按摩等治疗手法。如肱二头肌痉挛可练习肱三头肌的主动和抗阻收缩;被动屈曲足趾可降低肌张力;深而持久的肌肉按摩,或温和地被动牵张痉挛肌可降低肌张力。

(五)康复工程技术

康复工程技术主要是运用矫形器材预防和治疗痉挛带来的肌肉和关节的挛缩、关节活动度下降及被动牵拉痉挛肌肉以降低张力。如用于内收肌痉挛的外展矫形器,用于屈肘肌痉挛的充气压力矫形器,用于足下垂内外翻的踝足矫形器等。

(六)药物治疗

如单曲林、巴氯芬、A型肉毒素、神经溶解阻滞技术等。

(七)手术治疗

手术治疗痉挛,不仅可通过对神经进行手术,切断某些神经通路而降低神经的兴奋性,如脊神经后根切断术、脊髓切开术等,目前已经较少采用;还可通过手术矫正痉挛导致的肢体畸形,从而提高患者的功能和生活质量。

五、护理

(1)积极进行康复教育,预防伤害性刺激,减轻或消除增强和加重痉挛的因素,如压疮、骨折、感染、焦虑或精神过度紧张、不良体位、便秘等。

(2)告知患者控制痉挛有利于预防畸形及挛缩,便于护理,增加耐受力和肢体运动能力。鼓励患者参加静止站立、踏车、散步等活动,以助于减轻肌肉强直。

(3)由于运动阻力增加,患者运动迟缓,难以控制,难以完成精巧的动作,护士应注意协助患者完成;由于躯干的伸肌群收缩会破坏坐位和站立平衡,要防止患者突然摔倒。

(4)不是所有的痉挛都需要治疗。部分患者的轻度痉挛对其功能使用有重要帮助,如下肢的伸肌一定程度的痉挛对下肢伸展的关节的扣锁有一定的辅助作用,但严重痉挛则影响患者活动,应考虑治疗。需向患者解释清楚。

(5)被动运动及按摩时,嘱患者做痉挛肌等长收缩.然后主动放松,再做被动牵张时,能显著减少牵张阻力。视患者情况可行1天多次进行被动运动及按摩。

(6)严密观察药物的疗效及不良反应。如单曲林不良反应有无力、头晕、胃肠道反应、肝脏损害;巴氯芬不良反应有头昏、乏力、恶心和感觉异常。告知患者留陪护人员,防跌倒。

(李　艳)

第十八章　介入护理

第一节　糖尿病足的介入护理

糖尿病足指糖尿病患者出现与下肢远端神经异常和不同程度的周围血管病变相关的足部感染、溃疡和/或深层组织破坏（根据世界卫生组织的定义）。糖尿病足是糖尿病严重的并发症,有关文献表明:在 2 型糖尿病的患者中有 1/6 的患者会发生糖尿病足,其中有 15% 的患者会因足部溃疡而导致截肢,是糖尿病患者致残甚至致死的重要原因之一。

一、临床表现

(一)间歇性跛行、静息痛

缺血导致的间歇性跛行及静息痛症状主要出现在足趾或者跖骨头部位,也可出现在跖骨头至足近端部位。抬高下肢会加重症状,反之,能一定程度上缓解症状。

(二)溃疡和坏疽

溃疡多数发生在重度缺血情况下,最常见的部位是足底承受体重压力的足跟及第 1、5 跖骨头部位。典型溃疡外观可见无活性的边缘组织,苍白色坏死的基底部并可覆盖有纤维组织。而坏疽最早发生的部位是足趾,并可逐步向近端延伸,在严重的病例甚至累及踝关节以上水平。

间歇性跛行、静息痛、溃疡及坏疽是评估糖尿病足组织缺血程度的依据。分级标准可参考 Rutherford 分级。

糖尿病足溃疡评估尚无统一的标准,评估溃疡一般需要考虑其面积、累及组织深度、合并感染及组织坏死情况。目前常用 Wagner 分级(表 18-1),也可用于治疗后愈合情况的评价。

表 18-1　Wagner 分级的评估

分级	临床表现
0 级	有发生溃疡危险因素的足,皮肤完整
1 级	表面溃疡,临床上无感染者
2 级	较深的溃疡,常合并软组织炎,无脓肿或骨感染
3 级	深度感染,伴骨组织病变或脓肿

分级	临床表现
4 级	趾足跟或前足背局限性坏疽
5 级	全足坏疽

(三)下肢感觉异常

皮肤感觉异常是糖尿病足周围神经病变的临床表现。最常见的症状是下肢的麻木感及不规则刺痛感,夜间更为多见。同时,下肢皮肤的温觉、触觉、深部震动觉也出现不同程度的减退,这些感觉异常可以通过简单体格检查进行判断。例如,足部的感觉检查:尼龙单丝试验。

(1)选用一根 10 g 尼龙单丝。

(2)应该在相对平静和轻松的状态下检查感觉。首先,将单丝置于患者的手、肘或前额,让受试患者知道单丝的感觉。

(3)选择适当的遮挡物让患者不能看到检查者是否应用单丝或应用单丝到哪个部位。每个足底应该检查 3 个点(图 18-1)。

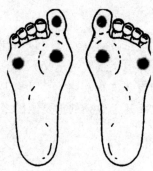

图 18-1　足底 3 个检查点

(4)将尼龙丝垂直地置于皮肤表面(图 18-2)。

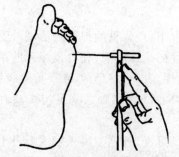

图 18-2　尼龙丝垂直地置于皮肤表面

(5)给予尼龙丝足够的压力使之弯曲(图 18-3)。

(6)整个按压尼龙丝、接触皮肤和除去尼龙丝的时间大约为 2 秒。

(7)沿着足的周边应用尼龙丝,不要放在溃疡、胼胝、瘢痕或坏死组织处。不要将尼龙丝在皮肤上滑动或在测试处重复接触。

(8)将尼龙丝接触皮肤,然后询问患者是否有感觉。如患者表示有感觉,接着问患者是在哪里感觉到的(左足/右足)。

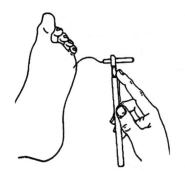

图 18-3 尼龙丝足够的压力使之弯曲

(9)同一点重复 2 次。但是,其中有一次是假装用尼龙丝接触皮肤。

(10)如果患者能在每一处都准确地感受到尼龙丝,或能准确地回答出 3 个点提问中的 2 个,那么,患者的足部保护性感觉正常;如果 3 个点的提问中 2 个回答不正确,说明患者有足部溃疡的危险性。

(四)皮肤营养性改变

表现为下肢皮肤的干燥、脱屑,皮肤弹性减退,皮下脂肪层减少,皮肤色素沉积。皮肤营养性改变是周围神经病变及缺血共同作用的结果。

(五)足部畸形

表现为渐进性的负重关节破坏性 Charcot 关节病变,以及爪形趾(图 18-4)、锤状趾(图 18-5)。

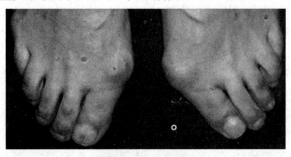

图 18-4 爪形趾

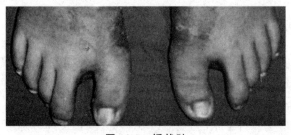

图 18-5 锤状趾

二、诊断要点

(1)符合糖尿病足的临床表现。

(2)缺血肢体远端压力觉、振动觉、触觉异常。

(3)踝肱指数(ABI):0.41~0.90 为轻中度缺血,0.40 及以下为重度缺血。

（4）影像检查证据影像学检查的目的是评估血管病变的解剖位置、形态及范围,用以对血管病变的治疗方案进行决策。目前常用的有彩色多普勒超声（CDUS）,磁共振血管成像（MRA）,计算机断层血管成像（CTA）,数字减影血管成像（DSA）等。

三、治疗要点

（一）内科治疗

1.减轻足部的压力负荷

避免所有附加于患肢的机械压力,这是患足愈合的基本条件。减轻负荷的方法包括卧床休息、拄拐杖或坐轮椅等,也可以通过穿着改变压力的矫形鞋或足的矫形器改变患者足部的压力。

2.严格控制血糖

对糖尿病患者进行血糖的强化控制,可以降低糖尿病大血管和微血管病变的发生风险。

3.抗感染治疗及足部伤口的处理

控制糖尿病足感染,可以避免截肢、尽量保全下肢;或对缩小截肢的范围、尽量保全肢体的功能。

4.改善肢体缺血性病变

使用扩血管、抗血小板聚集、抗血栓和改善血液循环的药物,如前列地尔、西洛他唑片等有利于改善周围循环。

适应证:病症早期通过内科治疗可以有效控制糖尿病足发展或尚未发生足趾坏疽,联合外科或介入治疗促进足溃疡愈合等。

（二）外科治疗

（1）外科血管重建手术血管重建可促进溃疡愈合,除去疼痛,改善下肢功能,提高生活质量。

（2）去除细菌感染的坏死组织和感染的骨组织,挽救肢体,减少溃疡引起的截肢风险。

（3）恢复稳定性和矫正畸形,获得可接受的外形。

（4）预防坏死组织扩大,降低截肢平面,保存功能。

适应证:干湿性坏疽、骨髓炎、Charcot 关节病、不愈合的足溃疡、肢体末端的缺血及不缓解的足痛等。

禁忌证:不能耐受外科手术的患者,以及虚弱的老年患者等。

（三）介入治疗

研究表明糖尿病下肢血管病变不仅对足部溃疡的形成有重要作用,而且在相当大程度上影响着足部溃疡的疗效和预后。随着血管腔内治疗技术的快速发展,经皮腔内血管成形术（PTA）作为一种新的微创介入治疗方法,能够给致残性间歇性跛行、肢体威胁性下肢缺血患者提供确定的治疗方法。对于不能耐受外科手术的患者,以及对更虚弱、预期寿命更短的老年患者来说,采用介入的治疗方法可以降低手术的风险并能在短时间内恢复自理能力就显得更为重要。早期PTA 治疗与后期外科手术治疗并不冲突。

适应证:糖尿病下肢血管病变严重供血不足,缺血、间歇性跛行,溃疡坏死,保守治疗无好转;下肢血管造影股动脉、胫前动脉、胫后动脉等中等动脉有斑块形成、狭窄甚至闭塞等情况可考虑介入治疗。

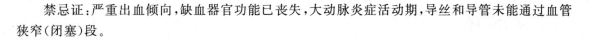

禁忌证:严重出血倾向,缺血器官功能已丧失,大动脉炎症活动期,导丝和导管未能通过血管狭窄(闭塞)段。

四、专科护理评估

(1)询问患者糖尿病病程及糖尿病足病程,血糖控制情况及有无其他疾病或烟、酒等不良嗜好等。

(2)询问患者是否有下肢疼痛、麻木、感觉迟钝或丧失;是否有间歇跛行、下蹲起立困难等。

(3)足部溃疡的评估:①足部溃疡数目、面积。②足部是否畸形、有无并发感染。③溃疡深度评估:皮肤表面的溃疡;深达肌层的溃疡;影响到骨组织的溃疡。

(4)Wagner 分级的评估(见之前内容)。

(5)冷感、麻木感的评估见表18-2。

表 18-2 冷感、麻木感的评估

分级	临床表现
0 级	无冷感,麻木感
1 级	患者偶诉受累肢体有发凉怕冷、轻度麻木的感觉
2 级	受累肢体经常有发凉怕冷麻木的感觉
3 级	受累肢体有明显的冷凉感及麻木感,需采用局部保温措施;症状能得到一定程度的缓解
4 级	受累肢体有明显的冷凉感觉,采用局部保温措施,症状也无明显改善

(6)无痛行走距离(PFWD)见表18-3。

表 18-3 无痛行走距离(PFWD)按正常速度(60~70 m/min)行走

分级	行走距离、痛觉
0 级	行走距离>500 m,无疼痛
1 级	行走距离 400~499 m,有疼痛
2 级	行走距离 300~399 m,有疼痛
3 级	行走距离 100~299 m,有疼痛
4 级	静息痛,无法行走或行走距离<100 m,有疼痛

(7)五点法测皮温见表18-4。

表 18-4 五点法测皮温

部位	数值
髌骨下缘	35.3 ℃≥正常≤37.4 ℃
外踝关节	35.3 ℃≥正常≤37.4 ℃
足背	35.3 ℃≥正常≤37.4 ℃
足底	35.3 ℃≥正常≤37.4 ℃
额温	36.3 ℃≥正常≤37.4 ℃

五、术前护理

(一)一般护理

1.饮食护理

饮食治疗是糖尿病治疗的基础。合理调整饮食,均衡膳食结构才能既保证每天所需热量,又有效控制血糖,从而使围术期患者保持机体平衡,有利于提高患者对手术的耐受性。可以通过公式(表18-5,表18-6)并根据患者情况来计算出每天所需的热量,给予高维生素、富含高纤维、清淡的饮食,避免浓茶、咖啡、烟酒及刺激性食物。因患者术后要制动,嘱其勿食牛奶、豆类、豆制品、甜食等产气食物。

表 18-5 理想体重的计算公式

计算公式	参照数值	体重评价
	≥20%	肥胖
	≥10%	超重
理想体(kg)＝实际身高(cm)－105	±10%	正常
	≤－10%	偏瘦
	≤－20%	消瘦

表 18-6 每天所需热量

热量/[kcal/(kg·d)]			动强度	举例说明
消瘦	正常	肥胖		
20~25	15~20	15	卧床休息	
35	30	20~25	轻体力劳动	办公室职员,教师,售货员,简单家务,或与其相当的活动量
40	35	30	中体力劳动	学生,司机,体育老师,一般农活或与其相当的活动量
45	40	35	重体力劳动	建筑工人,搬运工,干重活的农民,运动员,或与其相当的活动量

注:1 cal＝4.184 J。

2.术前卧位

卧床休息时,下肢自然伸展平放于床上,避免跷二郎腿或双腿交叉叠放,防止血管受压,阻碍血流。指导患者在床上训练大、小便,向患者及家属解释术后卧床的必要性,让其了解并配合学习如何在床上使用便器。

(二)病情观察及护理

1.血糖控制

围术期高血糖与术后感染、伤口不愈合、心血管事件等有关,积极有效的血糖控制可以减少术后并发症的发生和危害性。中国 2 型糖尿病防治指南(2013 版)建议:一般情况下,空腹血糖 4.4~7.0 mmol/L,非空腹血糖 10.0 mmol/L,HbAlc 的控制目标＜8.0%更适合于有显著的微血管或大血管并发症,或病程较长的糖尿病患者;监测血糖 4 次/天(三餐前、临睡前)及糖化血红蛋白 1 次/周。严格控制血糖是治疗糖尿病足部溃疡的根本,合理饮食和胰岛素的应用不仅能控制血糖,还可以增强细胞代谢、局部组织的生成,促进伤口愈合,并为手术创造条件。在执行此血糖目标计划时,护士要严密观察患者的病情变化,及时发现有可能出现的低血糖现象(糖尿病患者

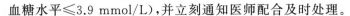

血糖水平≤3.9 mmol/L),并立刻通知医师配合及时处理。

2.肢体护理

(1)正确监测记录肢体皮肤温度、颜色及足背动脉搏动情况。

(2)肢体缺血的护理防寒、保暖、保洁,选择合适的鞋袜,避免挤压。

(3)溃疡护理:糖尿病足溃疡合并的感染,大多是革兰阳性菌和阴性菌甚至合并有厌氧菌的混合感染。根据创面的性质和渗出物的多少,选用合适的敷料。观察伤口有无渗液,有无红、肿、热、痛等局部感染征象,有无畏寒、发热等全身感染征象,发现异常及时通知医师。遵医嘱合理应用抗生素。

3.术前检查

四肢多普勒血流图、CTA明确下肢血管供血情况和狭窄程度;心电图、胸片;采集血标本检查出凝血时间、肝肾功能、血常规、交叉配血、乙肝两对半、HIV、梅毒抗体检测等常规检查。了解患者的生理功能和手术承受能力,为手术作充分的准备,也有利于术后复查做对照。

4.心理指导

由于糖尿病病程漫长、病情反复易变,并且并发症多样,导致患者的心理压力大,对治疗的信心不足;而糖尿病足介入治疗又是一种新技术,了解的人不多,且治疗费用较高。根据以上两方面,护士首先应加强与患者的沟通,了解患者的疑问和焦虑,再应用多种宣传工具(疾病介绍的宣传图册、多媒体资料、因人而异的口头指导等)采取不同的沟通方式,让患者或家属能在术前建立治疗的信心和对医护人员的信任,配合治疗、提高疗效。

5.休息

保证睡眠,保持环境安静、整洁、舒适。糖尿病足患者常常伴有足部的静息痛,影响睡眠,必要时可根据医嘱给予止痛药或助眠药物。

(三)术前准备

(1)局麻手术前无特殊准备;全麻的患者需要在术前禁食12小时,晨起含服一口温水送服降压药。

(2)更换干净的病号服,并注意保暖。

(3)标记好双侧足背动脉搏动点,方便对比观察术前、术中、术后情况。

六、介入治疗方法与术中配合

见表18-7。

表18-7 下肢动脉扩张成形术＋血管内支架术的护理配合

手术步骤	护理配合
1.确认患者和手术名称及部位	认真核对患者信息及术中带药,安慰患者不要紧张;协助患者采取平卧位,术侧下肢外展,以利于股动脉穿刺;维持患者舒适体位,注意保暖,臀部垫高,连接心电监护,建立静脉通路
2.消毒、铺巾	递皮肤消毒剂消毒手术野;协助穿手术衣;配合铺巾,暴露穿刺部位;打开手术器械包,将手术所需的肝素、生理盐水、利多卡因、造影剂、无菌物品等准备在手术器械台上
3.在腹股沟穿刺点处应用1%利多卡因局部麻醉	协助术者抽吸麻醉剂

手术步骤	护理配合
4.采用 Seldinger 技术顺行穿刺股动脉;置入 5F 的血管鞘,手推造影剂证实血管鞘在股动脉内	递穿刺针、动脉鞘、纱布;静脉推注地塞米松 5 mg
5.5F 猪尾巴导管与升主动脉造影,腹主动脉造影,左右髂动脉造影;翻山至左股总动脉行左下肢动脉造影;发现病变狭窄动脉.更换 0.035 in 导丝通过狭窄闭塞段进入腘动脉真腔,交换置入 7F 翻山鞘,引入 5F 单弯导管,交换置入 0.018 in 导丝至腓动脉远端,引入2.5 mm×100 mm 球囊扩张腓动脉中段狭窄处及腘动脉。再换5 mm×220 mm 球囊扩张股浅动脉,效果欠佳,再更换 4 mm × 40 mm,4 mm×80 mm,5 mm×120 mm,6 mm×220 mm 球囊依次扩张股、脚动脉	术中的腔内器具均需用配制的肝素称释液冲洗;密切观察患者生命体征,填写介入手术护理记录单;遵医嘱实施全身肝素化,每隔 1 小时追加肝素
6.球囊扩张后,置入合适的支架;复造影见左股浅动脉扩张效果良好,无明显残留狭窄;腘动脉及胫腓干残留轻度狭窄,但血流速度及血流量明显改善	遵医嘱准备合适的导管,导丝、球囊及支架,与手术医师核对型号再拆开包装,并协助粘贴各类耗材的条形码
7.术毕拔管、缝合器闭合穿刺点、加压包扎,手术结束	协助医师进行穿刺点加压包扎;协助搬运患者至转运床并观察穿刺点敷料有无松脱,嘱患者患肢制动,护送患者回病房,与病房护士详细交接

七、术后护理

并发症的防治护理如下。

(一)对比剂肾病(CIN)

(1)发生机制:糖尿病患者,长期高血糖及较多糖基化代谢产物,增加了肾小球血管内压力,激活细胞因子,引起肾组织脂质代谢紊乱和血流动力学改变,导致肾小球和肾小管的微血管病变。因此,糖尿病患者在应用对比剂时,对比剂对原本存在病变的肾髓质的毒性作用更大,更易发生 CIN。

(2)预防措施:见之前内容。

(二)下肢过度灌注综合征

表现为支架植入术后 24 小时内,闭塞动脉血流通畅,患肢局部皮肤皮温增高,并伴有局部红肿症状,以小腿和足部为明显。患者主诉患肢较术前更为疼痛,需要应用止痛剂才能缓解。护理应严密观察开通动脉的肢体血运情况,出现过度灌注综合征时,护士应立即通知医师,观察小腿或足部有无坏死征象,肿胀部位给予硫酸镁 30~50 mL/d 湿敷,遵医嘱给予止痛药物缓解疼痛,一般 5~7 天,症状能得到缓解。

(三)心脑血管意外

各种代谢疾病可以伴随心脑血管疾病,其中以糖尿病最为常见。应注意水化期间需每小时评估液体平衡;β受体阻滞剂的应用;血压、血脂控制和阿司匹林的应用。

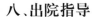

八、出院指导

(一)下肢功能锻炼

(1)适度运动,改善肢体血液循环。

(2)运动量由小到大,以活动后无明显疼痛为准。

(二)饮食指导

(1)糖尿病饮食定时定量进餐,控制每天总热量。

(2)饮食宜清淡、低脂、少盐、少糖、少量多餐。

(三)日常生活及血糖监测

指导糖尿病患者及其家属做好糖尿病相关监测。每天定时监测三餐前及睡前空腹血糖、餐后 2 小时血糖、餐前用药时间、进餐时间及量,并做好记录。早餐前血糖监测时间一般 6:00～7:00,睡前血糖监测时间一般在 21:00。同时对患者及家属宣教糖尿病可能引起的危险症状及预防,低血糖一般与患者饮食不当、运动过度、降糖药物使用不当有关,指导患者应定时就餐,随身携带糖果或饼干,如感觉有头晕、乏力、心悸、冷汗等及时进食,若合并有呼吸深沉、呼吸有烂苹果味应考虑为糖尿病酮症酸中毒,应及时就医。

(四)生活指导

(1)注意个人卫生,勤换内衣、内裤,生活规律,戒烟酒。

(2)足部护理温水洗脚,穿棉质袜,舒适鞋。

(3)勤剪趾甲,保持甲缘平整。

(五)康复指导

(1)足部溃疡定期换药。

(2)观察足部皮肤颜色、皮温,发现异常及时就诊。

(3)随访计划每月门诊复诊 1 次,并行血管超声检查。

(孙润英)

第二节　主动脉夹层的介入护理

一、概述

主动脉夹层又称主动脉内膜剥离。它是由于内膜局部撕裂,而受强力的血液冲击,内膜剥离扩展,主动脉形成真假两腔。主动脉夹层动脉瘤的发病率,每年每百万人口为 5～10 例。男女之比约为 3:1,发病年龄大多数在 40 岁以上。根据夹层累及范围有两种分类。

(一)Debakey 分型

根据主动脉夹层累及部位,分为三型见图 18-6。

(1)Ⅰ型:原发破口位于升主动脉或主动脉弓部,夹层累及升主动脉、主动脉弓部、胸主动脉、腹主动脉大部或全部,少数可累及髂动脉。

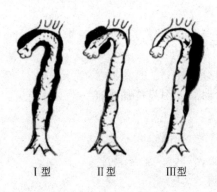

Ⅰ型　　　Ⅱ型　　　Ⅲ型

图 18-6　Debakey 分型

(2)Ⅱ型：原发破口位于升主动脉，夹层累及升主动脉，少数可累及部分主动脉弓。

(3)Ⅲ型：原发破口位于左锁骨下动脉开口远端，根据夹层累及范围又分为Ⅲa、Ⅲb 型。①Ⅲa 型：夹层累及胸主动脉。②Ⅲb 型：夹层累及升主动脉、腹主动脉大部或全部。少数可累及髂动脉。

(二)Stanford 分型

Stanford 分型又可分为两型，见图 18-7。

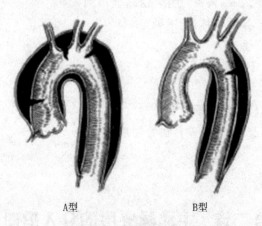

A型　　　　　　　　B型

图 18-7　Stanford 分型

(1)A 型：夹层累及升主动脉，无论远端范围如何。

(2)B 型：夹层累及左锁骨下动脉开口以远的降主动脉。

二、病因与发病机制

(一)动脉粥样硬化

在 50 岁以上多见，国外的首位病因。

(二)囊性中层坏死或退行性变

多见于中青年男性，好发于主动脉根部，常伴有主动脉瓣关闭不全，国内的首位病因。

(三)创伤性

由创伤直接或间接造成主动脉壁的损害。

(四)细菌感染和真菌性

细菌或真菌损伤动脉中层,造成动脉壁的局部膨出。

(五)梅毒

梅毒是梅毒性动脉炎的后期并发症,常在感染后 15~20 年后产生,是 1940 年以前的首位病因。

(六)先天性

常伴有主动脉缩窄、动脉导管未闭。

三、病理生理

主动脉夹层是以主动脉中膜内血肿的形成为特征,血肿将内膜和外膜分隔开从而形成一个假腔(撕裂层)。假腔会沿着血管的长轴不断蔓延。可以顺着血管走行向前扩展,也可以逆行至主动脉弓甚至升主动脉。而夹层血肿内的血流也可以再破入主动脉腔。少数情况下,夹层可以从外膜破裂引起心包内出血、胸腔出血和纵隔出血等并导致猝死。由上述 3 种疾病引起的死亡病例中有 30% 被证实有主动脉夹层。

四、临床表现

(一)急性主动脉夹层

1.症状

(1)疼痛:多为突发的剧烈疼痛,为持续性锐痛,如"刀割样"难以忍受。患者烦躁不安,大汗淋漓。疼痛部位与主动脉夹层发生的部位密切相关。Debakey Ⅰ 型、Debakey Ⅱ 型主动脉夹层初起表现为胸前区疼痛,继而出现颈部疼痛。Debakey Ⅲ 型表现为胸背部疼痛,后向腰腹部转移。疼痛可因假腔血流重新破入主动脉腔(真腔)使假腔内压力下降,剥离停止而减轻。但有时可反复出现,提示夹层继续扩展。有上述症状且疼痛持续不能缓解者,预后多不良。

(2)主动脉夹层破裂症状:升主动脉破裂时,由于血液进入心包腔而产生急性心脏压塞,多数患者在数分钟内猝死。胸主动脉破裂可造成左侧胸腔积血。

(3)主动脉瓣关闭不全的症状:若夹层位于主动脉根部累及主动脉瓣而造成瓣膜完整性受损也可出现主动脉瓣关闭不全的症状。轻度关闭不全患者可无症状或被疼痛所掩盖。中度以上关闭不全时,患者可出现心悸、气短等症状,严重者有咳粉红色泡沫痰,不能平卧等急性左心衰竭症状。

(4)重要脏器供血障碍的症状:冠状动脉供血障碍时,可表现为心绞痛、心肌梗死,严重者可引起死亡。头臂干动脉受累引起脑供血障碍时可出现晕厥、昏迷、偏瘫等。肋间动脉供血障碍严重者可有截瘫。腹腔脏器供血障碍可引起腹痛、腹胀、肠麻痹、肠坏死、肾功能不全等。

2.体征

(1)血压与脉搏:除失血外,多数患者虽有面色苍白、四肢末梢潮凉等创伤性休克表现,但血压正常甚至升高。若出现血压下降应警惕夹层破裂的可能。主动脉夹层一个很重要的体征就是肢体间脉搏、血压存在差异,因此早期体检应注意四肢脉搏和血压的检查。Debakey Ⅰ 型、Debakey Ⅱ 型主动脉夹层患者如无名动脉受累,则右上肢血压低于对侧,脉搏减弱。

Debakey Ⅲ 型累及左锁骨下动脉开口时,左上肢血压低于右侧,脉搏减弱。下肢血压下降,足背动脉搏动减弱提示夹层累及髂动脉或股动脉。外周脉搏减弱伴有血压下降提示可能有夹层破裂、急性心脏压塞或急性心肌供血障碍导致的低心排血量。

(2)心脏：心率较快，多数患者在胸骨左缘第2、3肋间，右缘第2肋间可闻2～3级收缩期杂音。合并主动脉关闭不全时，可闻及胸骨左缘2、3肋间舒张期杂音，主动脉第二心音减弱。心音减弱时，提示心包积液。

(二)慢性主动脉夹层

除急性发作病史外，慢性主动脉夹层患者的临床表现以夹层部位主动脉增粗、压迫症状为主，如声嘶吞咽困难，呼吸困难、左侧肺部感染等。

五、影像学检查

(一)超声心动图检查

超声心动图能显示分离的内膜、真腔、假腔及附壁血栓。可观察夹层内膜撕裂的位置、假腔内血检及血流、心包内是否存在积液等，并可见真假腔间波动的内膜片。

(二)X线检查

胸部X线片后前位和侧位显示胸部动脉瘤阴影。部分患者在胸主动脉瘤走行区域可见钙化斑点或片状钙化阴影，并在透视下显示扩张性搏动。

(三)CT检查

CT检查能显示瘤体的部位、大小及范围。近年应用超高速CT和螺旋CT诊断胸主动脉瘤，进行二维、三维重建可以显示瘤体与周围组织的比邻，清晰识别头臂干血管情况，特别是对于降主动脉瘤夹层逆行撕裂累及左侧锁骨下动脉的患者。

(四)MRI检查

MRI检查是目前快速诊断夹层动脉瘤的重要检查手段。有利于主动脉内膜撕裂口及其假腔的观察。现阶段该检查是诊断主动脉夹层的"金标准"。

(五)动脉造影

通过动脉造影可以发现增大的动脉瘤。如果是夹层动脉瘤，真假腔内血流存在差别，因而可以通过显影剂浓度的差别进行区别。如果心电图提示，病变可能累及冠状动脉造成心肌供血不足，可以考虑同时实施冠状动脉造影。由于过量的对比剂存在肾毒性，因此，近年来该检查在临床上的使用率有所下降，但对于存在主动脉分支闭塞的患者，该检查能够提供有价值的信息。

六、腔内隔绝术介入治疗的适应证及禁忌证

腔内隔绝术(EVE)指通过血管腔内方法在主动脉瘤内放置支架移植物。从而将动脉瘤腔完全与血流隔绝，血流通过移植物流向远端。移植物可以通过球扩式或自膨式的金属支架铆定在动脉内。而移植物及人造血管附着在金属支架上，起到了隔绝血流的目的。1998年Dake等率先将其应用于主动脉夹层的治疗。在我国，上海长海医院血管外科率先应用腔内隔绝术治疗主动脉夹层。

(一)适应证

①Stanford B型夹层动脉瘤：内膜撕裂口最好距左锁骨下动脉开口1.5 cm以上。

②对对比剂无变态反应：肌酐水平<2.5 mg/dL。

(二)禁忌症

对于Stanford A型，特别是Debakey Ⅰ型和Ⅱ型的主动脉夹层动脉瘤，由于其解剖位置的复

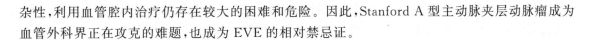

杂性,利用血管腔内治疗仍存在较大的困难和危险。因此,Stanford A 型主动脉夹层动脉瘤成为血管外科界正在攻克的难题,也成为 EVE 的相对禁忌证。

七、术前护理

(一)心理护理

人们常常认为主动脉瘤是"不定时炸弹",很多患者均存在恐惧心理,加上动脉瘤夹层撕裂带来患者的剧烈疼痛感,治愈该疾病的微创方法腔内隔绝术是一项新开展的技术,手术费用比较高,患者及其家属顾虑较多,影响神经内分路的正常生理功能。护理人员向患者及其家属耐心介绍有关知识,着重强调手术的正面效果,减轻恐惧心理,避免因精神紧张致血压升高、动脉瘤破裂,使患者积极接受手术。同时要为患者创造安静舒适的睡眠环境,限制人员探视,避免人员走动过多影响患者休息。

(二)疼痛的评估与护理针

对患者的疼痛,护理人员应教会患者疼痛时自我护理的方法,如深呼吸运动、听音乐等,并用相关工具对患者胸痛进行评分。动态评估疼痛的性质、范围、持续时间,一旦出现疼痛突然加剧,且难以忍受,可能提示瘤体的破裂,应做好各项急救。

(三)密切监测生命体征

据统计,90%以上的主动脉夹层患者均合并高血压,血压突然升高,可能带来夹层的继续撕裂甚至突然破裂,给患者带来生命危险。因此在密切观察各项生命体征的同时,尤其要严格控制血压,把血压降至理想值。患者可通过口服抗高血压药物控制,如口服降压效果不理想,血压较高时,可使用静脉药物控制。护理人员应密切观察患者血压的变化,嘱患者勿用力屏气或用力排便而造成血压的突然升高。因此患者术前应给予高纤维素、高维生素软食,必要时给予缓泻药,以保持大便通畅。

(四)预防主动脉夹层破裂的措施

护理人员应告知患者避免做腰腹过屈、长时间深蹲等动作、剧烈运动和咳嗽。加强巡视,防止患者出现摔倒、碰倒。要求患者各项检查专人护送,预防感冒。嘱患者多食蔬菜水果,保持大便通畅,避免用力屏气等。

(五)术前准备

教会患者床上翻身、排便的方法,嘱患者术前 1 天 20:00 后禁食、22:00 后禁水,抽血查血型、备血,做头孢菌素皮试,为患者佩戴手腕识别带,做好术中带药(抗生素、胃黏膜保护剂等)的准备,术晨双侧腹股沟及会阴部备皮,将准备好腹带、胃管、导尿包、尿瓶、导尿管等术中用物带至介入手术室。护理人员应向患者讲解治疗的目的,手术的必要性、大致方法及术中、术后可能出现的不适。

八、术中配合

(一)麻醉及手术体位

腰麻(最常见)、局麻或全麻。取平卧位。

(二)常用器材和物品

(1)腔内隔绝术手术物品准备:常规手术包、手套、大纱布、大盐纱、吸引管、吸引管头、输液器、三通开关、导尿包、导尿管、集尿瓶、套管针、延长管、注射器(10.20 mL)、500 mL 生理盐水、肝素、电极板片、电刀、电刀头、皮下缝线 2-0、缝皮线 4-0、CV-6 血管缝线、慕丝线(1、4、7 号)、持针器、圆针(9×24,7×17)、中奇钳、三角刀柄、刀片(11、23 号)、无损伤血管阻断钳、蚊钳、分离钳、甲状腺拉钩、阑尾拉钩及乳突拉钩。

(2)腔内隔绝术器具:穿刺针、高压连接管、5F 动脉鞘 0.035 in(0.89 mm)超滑导丝、0.035 in (0.89 mm)超硬导丝 260 cm、单弯造影管、猪尾导管及支架移植物系统。

(三)手术操作路径

股动脉切开(有时可直接通过穿刺完成)途程在一侧腹股沟韧带水平沿股动脉走形做纵形切口或斜形切口(图 18-8),长约 3 cm,用吊带悬吊动脉(图 18-9)。一般选择髂动脉通畅平直的一侧进支架移植物系统的主体。

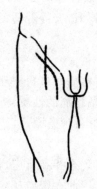

图 18-8　腹股沟区纵形切口或斜形切口

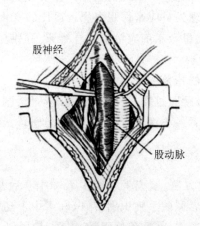

图 18-9　吊带悬吊股动脉

(四)手术步骤及护理配合流程

腔内隔绝术流程见图 18-10。

九、术后护理

(一)密切监测生命体征的变化

患者术后给予心电监护,取平卧位,去枕 6 小时,持续低流量吸氧。护理人员应重点观察患者血压、脉搏、呼吸、氧饱和度的变化,尤其要将血压控制在正常范围,必要时可给予尼莫地平、亚宁定等抗高血压药物静脉微泵维持。在测量血压时,注意根据患者术中锁骨下动脉是否闭塞选择测量的上肢部位。并观察 24 小时尿量变化,做好尿素氮、肌酐等变化,随时监测肾功能的变化。

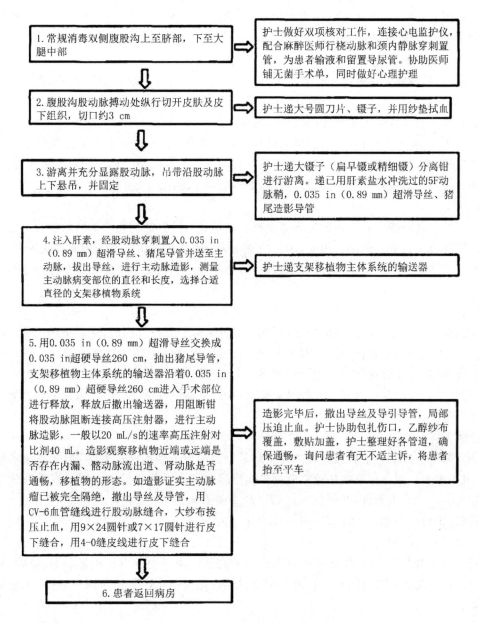

图 18-10 腔内隔绝术流程

(二)伤口护理

术后患者股动脉伤口给予无菌敷料覆盖,自绷带加压包扎,护理人员应在术后 6 小时内密切观察股动脉伤口有无渗血渗液,告知患者术后术肢制动 12 小时,防止伤口出血。一旦出现敷料被血液浸湿,应及时汇报医师,给予伤口重新加压包扎。并注意观察术侧肢体的足背动脉搏动情况。如果出现足背动脉搏动明显变弱或下肢出现苍白、麻木等缺血表现应及时汇报医师。

(三)疼痛的监测

一般患者术后的腰背都疼痛感会减轻或者消失,有些患者仍然会表现为原部位的疼痛。护理人员应重视患者主诉,正确评估疼痛,必要时给予镇痛药物。

(四)并发症的观察与护理

1.腔内隔绝术后综合征

研究表明,腔内隔绝术后综合征是指术后出现的临床综合征,通常表现为"三高二低",即体温升高(一般不超过 38.5 ℃)。白细胞计数升高(比术前平均升高 10^8/L)和 C 反应蛋白升高;同时红细胞和血小板计数呈不同程度的降低。该综合征初步考虑为移植物的异物反应、瘤腔内血栓形成后的吸收、移植。因此,术后护理人员应加强患者体温、血常规中血小板及白细胞计数变化的观察,患者出现高热时应按高热护理常规并做好体温升高时炎性反应和移植物感染的鉴别。同时护理人员要密切观察患者血红蛋白的量,必要时给予血浆或全血输入。

2.内漏

内漏是指腔内隔绝术后从各种途径继续有血液反流入瘤腔的现象。内漏的危害是可以导致主动脉夹层继续增大甚至破裂。因此,术后护理人员应密切观察患者有无胸痛症状的再次出现,如突然出现术前剧烈胸痛症状,应及时汇报医师,必要时行 CT 检查以确认是否有内漏引起的夹层增大。

3.栓塞

在腔内操作可以导致广泛的微栓塞,甚至导致肾衰竭而死亡。因此,术后护理人员应严密观察尿量的变化,及时抽血查肾功能观察尿素、肌酐的值,以评估患者肾功能的情况。必要时遵医嘱给予抗凝血药,并及时观察有无用药后的不良反应。远端栓塞导致下肢缺血也是并发症之一。因此,护理人员还应观察患者双下肢的足背动脉搏动,下肢皮肤温度、颜色,及时询问患者有无下肢疼痛等不适主诉。

4.截瘫

胸主动脉瘤腔内隔绝术后最严重的并发症是脊髓缺血损伤引起的截瘫,可在隔绝术后不久出现,也可因术后夹层血栓形成压迫脊髓动脉而延迟出现。因此术后需观察患者下肢的感觉和肌力等情况。一旦发生异常,及时报告医师。脑脊液引流是最好的治疗手术。通常在 S_1、S_4 水平置引流管,维持压力在 2.0 kPa(15 mmHg),持续引流。

脑脊被引流过程中,护理人员不可随意移动引流管的位置,搬动患者时先夹闭引流管,待患者安置稳定后再打开引流管,由医师固定引流管的高度。及时观察引流液的颜色、性状、量。翻身时注意保护引流管,安置位置适宜,避免牵拉、滑脱、扭曲、受压,保持其通畅,避免影响引流治疗的效果。

十、健康教育

(一)生活指导

1.行为指导

避免剧烈活动,劳逸结合,防止腹部外力撞击,保持乐观心态。劝患者戒烟戒酒,讲解吸烟对动脉硬化的危害性,饮酒可加重高脂血症。

2.饮食指导

伴有糖尿病或高脂血症的患者,宜给予低胆固醇、低脂肪、低糖饮食,注意食物搭配。

3.用药指导

指导患者正确服用抗高血压药、降糖药和抗凝血药等。定期测血压、血糖,定期复查凝血酶原时间。

(二)复查指导

指导患者学会自我检查腹部的方法,每 6 个月做 1 次彩色多普勒超声检查,每年 1 次 CT 扫描,定期门诊随访。以了解动脉瘤情况和支架是否移位或脱落。

(孙润英)

第三节　肾动脉狭窄的介入护理

肾动脉狭窄(RAS)是各种原因引起的单侧或双侧肾动脉主干或分支狭窄。其病因复杂,包括动脉粥样硬化、纤维肌性动脉壁发育异常及大动脉炎等。肾动脉硬化性狭窄是全身性疾病的一部分,主要侵犯肾动脉开口处,或由腹主动脉硬化延伸至肾动脉。

一、临床表现

(1)高血压多数患者平时无症状,往往在体检时发现高血压。少数患者可有头晕、头痛等主诉。一般来说,肾动脉狭窄性高血压有特殊的临床特点,包括以下两个方面:①血压持续增高,尤以舒张压增高明显,一般降压药物难以控制,常伴有心血管病变及头晕、胸闷、心悸、恶心呕吐及视力减退等。②常伴有腰痛,部分患者出现血尿及蛋白尿。

(2)体征部分患者中腹部可闻及血管杂音。

(3)急性肾衰竭表现为血清肌酐进行性升高,特别是在应用血管紧张素转换酶抑制剂和利尿剂后。

(4)慢性肾衰竭随疾病进展逐渐出现蛋白尿、尿量减少、电解质异常和氮质血症等慢性肾衰竭表现。

(5)粥样硬化性心脏病和高血压性心脏病、左心室肥厚。

(6)可伴有严重的视网膜病变及反复发作性肺水肿。

与非肾动脉狭窄患者比较,在冠心病、高血压、高脂血症、肾功能不全、低钾血症、双肾不等大和血管杂音等方面差异有统计学意义($P<0.05$)。肾动脉狭窄患者更易并发冠心病和脑卒中。

二、诊断要点

(1)符合肾动脉狭窄的症状和体征。

(2)卡托普利-肾素激发试验和卡托普利-放射性核素检查:敏感性和特异性均达到 90%。

(3)影像检查:肾动脉彩色多普勒超声、计算机断层扫描(CT)、磁共振成像(MRI)、血管造影(CTA)、数字减影血管造影(DSA)等检查。多普勒超声检查诊断肾动脉狭窄的阳性与阴性预测值均在 90% 以上,磁共振成像(MRI)诊断的特异性可为 92%～97%,CT 扫描敏感性和特异性分别达 98% 和 94%。肾动脉造影对肾动脉狭窄诊断最有价值,是诊断肾血管疾病的"金指标",可反映肾动脉狭窄的部位、范围、程度、病变性质、远端分支及侧支循环情况

三、治疗要点

(一)内科治疗

肾动脉狭窄的内科治疗包括对原发病的治疗和肾动脉狭窄导致的高血压的治疗等方面,如降脂、降压、保护肾功能等。常用的药物包括他汀类、贝特类和烟酸类降脂药物及血管紧张素转换酶抑制剂、血管紧张素受体拮抗剂、钙通道阻滞剂等降压药物。

(二)外科治疗

对于狭窄段较长,狭窄程度严重及狭窄部位靠近肾动脉根部者可采用外科手段治疗,如腹主动脉-肾动脉旁路术、脾动脉-肾动脉旁路术等血管旁路术或自体大隐静脉原位肾动脉重建术等。

(三)介入治疗

近年来对肾动脉狭窄多采用微创介入治疗手段,包括经皮腔内肾血管成形术(PTRA)及经皮腔内肾动脉支架植入术(PTRAS)。

介入治疗适应证包括动脉粥样硬化性肾动脉狭窄、肌纤维发育不良导致的肾动脉狭窄、大动脉炎性肾动脉狭窄非动脉炎活动期及放疗、肾移植、肾脏血管手术等引起的肾动脉狭窄等。

介入治疗禁忌证包括严重肾动脉狭窄或闭塞,导管、导丝不能通过、主动脉斑块引起的肾动脉开口处狭窄、凝血功能异常、肾动脉段以下的分支狭窄、狭窄段过长、病变广泛、大动脉炎活动期或病变部位有钙化等情况。

四、专科护理评估

(1)生命体征尤其是血压,如有异常或双上肢、上下肢血压差异超过正常范围及时报告医师,指导进一步检查治疗。

(2)症状体征观察了解患者是否有头痛、头晕及其他不适,如恶心、呕吐、视物模糊、心悸等症状。听诊腹部是否有血管杂音。

(3)用药评估使用降压药物、抗血小板聚集药物、抗凝药物等期间应密切关注血压变化和凝血功能,观察有无出血倾向,如有无牙龈出血、血尿、便血及皮肤出血点,有无神志改变及生命体征的变化等。

(4)对比剂肾病的危险性评估确定对比剂肾病的危险分级和干预措施。评估患者肾功能的情况,密切观察患者的尿素氮、肌酐值。了解既往史如有无慢性肾脏疾病史等,有无食物药物过敏史,了解日常生活习惯如饮食运动情况。了解有无对比剂使用和对比剂过敏史。根据评估情况进行健康指导和对比剂肾病的危险性评估,指导术前水化治疗。评估患者是否存在受伤的危险,预防跌倒、坠床等。

(5)和管床医师共同确定患者高血压分期分级。

(6)监测腹部体征变化和高血压危象。

(7)检查股动脉和足背动脉搏动,了解有无搏动减弱或消失。

五、术前护理

(一)一般护理

(1)根据评估情况进行饮食、运动指导和日常生活习惯、疾病管理指导。低盐、低脂饮食为宜,鼓励患者多吃富含水溶性维生素和膳食纤维的食物如新鲜蔬菜、水果、粗粮等,鼓励患者多

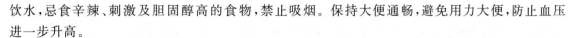

饮水,忌食辛辣、刺激及胆固醇高的食物,禁止吸烟。保持大便通畅,避免用力大便,防止血压进一步升高。

(2)注意休息。转头、变换体位等动作宜缓慢,预防脑供血不足、直立性低血压等,严格防范跌倒、坠床等。有高血压危象患者严格卧床休息。

(3)保持情绪平稳。了解患者疾病知识掌握情况和对疾病的心理反应,予以针对性心理疏导,帮助患者建立积极乐观的治疗心态,保持积极稳定的情绪,减轻负性情绪。避免环境中的不良刺激,避免情绪过度激动。

(4)创造安静、整洁、舒适的休息和睡眠环境,保证充足的睡眠。

(二)术前检查护理

遵医嘱完善实验室检查、心电图、胸片及各项专科检查(表18-8),并告知患者及家属各项检查化验的意义和注意事项,指导患者配合检查。老年患者遵医嘱进行心、肺功能检查。

表 18-8 肾动脉狭窄常用临床检查

检查项目	目的	意义
肾动脉彩色多普勒	明确病变动脉部位、狭窄程度、斑块钙化情况	明确病变部位、程度等
卡托普利-放射性核素检查和卡托普利-肾素激发试验	提供肾脏结构形态信息,反映肾脏灌注情况	无创性筛选肾血管性高血压,提高肾动脉狭窄的检出率
CT、MRI	显示动脉硬化的斑块,动脉管壁与周围组织的关系	明确诊断,确定治疗方法
肾动脉造影	反映肾动脉狭窄的部位、范围、程度、病变性质、远端分支情况	诊断肾血管疾病的"金指标"

(三)术前准备

(1)完善各项常规检查,包括凝血功能检查和肾功能检查等,排除手术禁忌证。

(2)术日清晨遵医嘱口服负荷量双联抗血小板药物如氯吡格雷、阿司匹林等。术前1周内已常规剂量使用上述两类药物者不必给予负荷量。

(3)遵医嘱术前使用镇静、镇痛药物。

(4)糖尿病患者,使空腹血糖稳定在 8.0 mmol/L 以下,餐后 2 小时血糖控制在 10.0 mmol/L 以下。高血压患者,控制血压在 18.7/12.0 kPa(140/90 mmHg)以下。

六、术后护理

(一)严密监测生命体征

遵医嘱监测心电、血压、血氧饱和度等至正常范围。肾动脉球囊扩张和/或支架植入术后,狭窄的动脉得以扩张,动脉血运重建,血压会明显改变,因此,术后低血压是常见而危险的并发症。严密监测血压变化是术后护理的重点。术后每 30 分钟测血压,一般 2 小时后根据病情改为每小时测量,12 小时后改为每 2 小时测量。注意患者血压降低后有无头昏、恶心等症状,嘱有上述症状的患者卧床休息,勿剧烈活动。

(二)并发症的观察和处理

(1)急性低血压是术后常见而极危险的并发症,常由血容量不足导致。如血压下降至正常值以下,或高血压患者血压下降速度过快,要加快补液速度或遵医嘱应用升压药。

（2）肾动脉夹层肾动脉内膜损伤可导致肾动脉夹层形成。术后要密切观察肾功能和尿量，严格控制血压，同时观察患者有无血压骤降，腰背部疼痛等现象，预防夹层破裂。

（3）其他并发症如肾动脉穿孔或破裂、肾动脉分支末端穿破、肾包膜下出血、肾衰竭、异位栓塞、肾动脉闭塞、夹层或肾动脉瘤、肾动脉主干破裂、肾动脉分支破裂、肾包膜下出血、再狭窄、肾动脉血栓形成等，发生率较低，但一旦发生，后果均较严重，须认真观察患者生命体征和局部表现，观察尿的情况，重视患者主诉，发现异常及时处理。

七、出院指导

（一）一般指导

（1）嘱患者保持良好的、愉悦的情绪，避免精神刺激和过度紧张。工作生活规律，适度有氧运动。

（2）进食富含膳食纤维、水溶性维生素、低脂肪、低胆固醇、低盐饮食。根据肾功能状况调整蛋白质和磷的摄入。

（3）告知患者戒烟、戒酒，饮食要清淡，注意劳逸结合，预防感染。

（4）指导患者及家属学会测量血压并记录。

（二）用药指导

告知患者肾动脉支架植入术后有肾动脉再狭窄或闭塞的可能，应口服氯吡格雷 75 mg/d，至少 3 个月，阿司匹林 100 mg/d，3～6 个月。遵医嘱进行严格、长期的抗凝治疗，密切观察有无自发性出血情况如皮下出血点、瘀斑、牙龈出血等。定期检测出凝血时间和血清肌酐变化。

（三）复诊要求

出院 1～2 个月门诊复查。期间出现血压过高或过低、牙龈出血、皮下出血、血尿、腰痛等不适时及时就诊。

（孙润英）

第四节　下肢深静脉血栓的介入护理

下肢静脉系统血栓形成（LEDVT）是指血液在下肢深静脉腔内不正常凝结引起的疾病，血栓脱落可引起肺栓塞（PE）。

如早期未得到及时有效的治疗，血栓可机化，常遗留静脉功能不全，称为 DVT 后综合征（PTS）。LEDVT 在临床上是一种常见病、多发病。在美国每年约 500 万人发生静脉血栓，在我国缺乏精确的统计，徐州医学院附属医院近 3 年的住院患者统计，静脉血栓的发病率占住院患者的 1%。

一、病理解剖

静脉血栓可分为以下 3 种类型。

（1）红血栓或凝固血栓组成比较均匀，血小板和白细胞散在分布在红细胞及纤维素的胶状块内。

（2）白血栓包括纤维素、成层的血小板和白细胞,只有极少的红细胞。

（3）混合血栓最常见,包含白血栓组成头部,板层状的红血栓和白血栓构成体部,红血栓或板层状的血栓构成尾部。

下肢深静脉血栓形成有些病例起源于小腿静脉,也有些病例起源于股静脉、髂静脉。静脉血栓形成后,在血栓远侧静脉压力升高所引起的一系列病理生理变化,如小静脉甚至毛细静脉处于明显的淤血状态,毛细血管的渗透压因静脉压力改变而升高,血管内皮细胞内缺氧而渗透性增加,以致血管内液体成分向外渗出,移向组织间隙,往往造成肢体肿胀。如有红细胞渗出于血管外,其代谢产物含铁血黄素,形成皮肤色素沉着。在静脉血栓形成时,可伴有不同程度的动脉痉挛,在动脉搏动减弱的情况下,会引起淋巴淤滞,淋巴回流障碍,加重肢体的肿胀。静脉系统存在着深浅2组,深浅静脉之间又存在着广泛的交通支,在深部,吻合支可通过骨盆静脉丛抵达对侧的髂内静脉,这些静脉的适应性扩张,促使血栓远侧静脉血向心回流。血栓的蔓延可沿静脉血流方向。向近心端延伸,如小腿的血栓可以继续延伸至下腔静脉。当血栓完全阻塞静脉主干后,就可以逆行延伸。血栓的碎块还可以脱落,随血流经右心,继之栓塞于肺动脉,即并发肺栓塞。另一方面血栓可机化、再管化和再内膜化,使静脉腔恢复一定程度的通畅。血栓机化的过程。自外周开始,逐渐向中央进行。机化的另一重要过程,是内皮细胞的生长,并穿透入血栓,这是再管化的重要组成部分。机化的最后结果,将使静脉恢复一定程度的功能。但因管腔受纤维组织收缩作用的影响,以及静脉瓣膜本身遭受破坏,使瓣膜消失,或呈肥厚状黏附于管壁,从而导致继发性深静脉瓣膜功能不全,产生静脉血栓形成后综合征。

二、临床表现

此病由于发病隐匿,早期症状多不典型,一旦出现临床症状时,其症状往往较重。由于血栓形成与高凝状态、外伤或盆腔和腹部手术、产后等卧床有关,除下肢静脉血液回流障碍的症状外,可以合并有其他系统疾病的症状和体征。

临床上根据血栓发生的部位、病程及临床分型不同有不同的临床表现。

（一）中央型

多发生于髂股静脉,左侧多于右侧。特征为起病急,患侧髂窝、股三角区有疼痛和触痛,下肢明显肿胀,浅静脉扩张,皮温及体温增高。

（二）周围型

周围型包括股静脉及小腿深静脉血栓形成。前者主要表现为大腿肿胀疼痛,但下肢肿胀不明显;后者的临床特征为突然出现的小腿剧痛,患肢不能踏平着地,行走时症状加重;小腿肿胀并且有深压痛,Homans征阳性（距小腿关节过度背屈试验时小腿剧痛）。

（三）混合型

混合型主要表现为全下肢普遍性肿胀、剧痛、苍白和压痛,常伴有体温升高和脉搏加快;若病情继续发展可导致下肢动脉受压而出现血供障碍,表现为足背和胫后动脉搏动消失,进而足背和小腿出现水疱,皮肤温度明显降低并呈青紫色;如不及时处理,可发生肢体坏死。

三、影像学诊断

（一）静脉造影

下肢静脉造影分上行性和下行性静脉造影术,前者主要用来显示股静脉,由下而上充盈,检查下肢静脉有无阻塞。后者需使用插管得以实现,显示髂静脉和下腔静脉内有无血栓蔓延,优于前者。

(二)超声多普勒检查

彩超表现为血栓呈低回声、不均质回声或高回声,静脉管腔增宽等。此法无创伤性,可以反复检查,方便、简便、迅速、有效。

(三)CT 血管造影

对疑有血栓部位进行扫描,可以显示血栓及侧支血管。有些静脉造影不能显示出来的血栓,用 CT 检测可能发现。

(四)放射性核素检查

肺灌注/肺通气、下肢静脉显像是诊断肺血栓栓塞症和下肢深静脉病变的有效方法。

四、诊断与鉴别要点

根据下肢深静脉血栓形成的临床表现可以做出初步诊断,确诊方法包括超声显像、静脉造影、CTA、MRI 及放射性核素检查。

五、适应证和禁忌证

(一)适应证

经影像学检查确诊的 DVT 患者,年龄一般≤70 岁,血压≤21.3/14.7 kPa(160/110 mmHg),近期(14 天)内无活动性出血的患者。

(二)禁忌证

(1)严重出血倾向,近期有内脏活动性出血。

(2)颅内出血或颅脑手术史 3 个月之内。

(3)患者的身体状况极差,有严重的并发症。

(4)凝血功能障碍。

(5)心、肝、肾等脏器功能严重损害者。

六、术前护理

(一)心理疏导

由于患者突发肢体肿胀、疼痛、功能障碍,易出现焦虑和恐惧。护理人员应主动、热情地向患者及家属解释本病发生的原因、介入手术的意义和必要性,以及手术经过和注意事项,关心体贴患者,减轻其紧张、恐惧心理,增强战胜疾病的信心。必要时用成功的病例现身教育,以取得患者的合作,积极配合治疗。

(二)卧床休息

(1)急性期患者应绝对卧床休息 10~14 天,避免床上过度活动,患肢制动并禁止按摩及热敷,以防血栓脱落。

(2)抬高患肢高于心脏平面 20~30 cm,以促进血液回流,防止静脉淤血,减轻水肿与疼痛。

(三)饮食指导

患者进低脂、纤维素丰富易消化的食物,以保持大便通畅,避免用力大便致腹压增高,影响下肢血液回流。

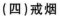

(四)戒烟

劝患者禁烟,以防烟中尼古丁引起血管收缩,影响血液循环。

(五)病情观察

观察患肢皮肤颜色、温度、肿胀程度,每天测量患肢与健肢平面的周径并做好记录,以判断血管通畅情况,评估治疗效果。观察患者有无胸痛、呼吸困难、咯血、血压下降等异常情况,如出现上述症状应立即嘱患者平卧,给予高浓度氧气吸入,避免深呼吸、咳嗽、剧烈翻动,并且立即报告医师。

(六)完善术前准备

除做好常规准备外,还应:①协助完善各项术前检查。②重点了解出凝血系统的功能状态,有无介入手术禁忌证。③术前训练患者床上排便,以防术后不习惯床上排便引起尿潴留,术前2~3天进少渣饮食。

七、术中护理配合

(1)患者平卧于手术床上,头偏向一侧。热情接待患者入室,做好心理疏导,稳定患者情绪。核对患者姓名、性别、科室、床号、住院号、诊断及造影剂过敏试验结果。协助患者采取适当的体位;妥善放置头架。连接心电、血压及指脉氧监测。建立静脉通路。准备手术物品并备好器械台。协助医师完成手消毒、穿手术衣、戴无菌手套。

(2)皮肤消毒:消毒右侧颈部,消毒范围上至耳垂,下至锁骨下缘;必要时准备腹股沟区域,消毒范围上至脐部,下至大腿中部。护理配合:聚维酮碘消毒剂消毒手术部位皮肤,并协助铺单。

(3)经股静脉或颈内静脉途径插管,行肺动脉、下腔静脉及髂股静脉造影检查。护理配合:递送穿刺针、6F 穿刺鞘、0.035 in 导丝(150 cm)、5F 单弯导管、5F 猪尾导管、5F Cobra 导管。

(4)必要时将滤器置入下腔静脉。护理配合:递送 0.035 in 加硬导丝(260 cm)、下腔静脉滤器。

(5)置入溶栓导管。护理配合:递送溶栓导管(8~16 孔)。

(6)必要时给予台上溶栓治疗。护理配合:配制并递送溶栓药物。

(7)必要时行滤器取出术。递送圈套器;同时将取出的滤器交与患者家属。

(8)递送球囊、支架术中常规病情观察。①严密监测患者心率、血压、脉搏、呼吸等生命体征的变化,发现异常及时报告医师处理。②观察患者面色,倾听其主诉并给予心理支持。

(9)必要时行狭窄段扩张或支架置入术。留置溶栓导管固定,递送敷贴、纱布及橡皮筋,妥善包扎固定鞘管及留置导管;留置导管须贴导管标识并注明外置长度。留置溶栓导管护理,保持导管通畅,防止扭曲折叠;严格无菌操作;定期推注肝素水,防止导管内血栓形成。

(10)妥善固定留置溶栓导管。递送 3M 敷贴覆盖穿刺点,固定留置导管,递送纱布,妥善包扎。护送患者安返病房。

八、术后护理

(一)常规护理

(1)密切观察穿刺部位有无局部渗血或皮下血肿形成。

(2)密切观察穿刺侧肢体足背动脉搏动情况、皮肤颜色、温度及毛细血管充盈时间,询问有无疼痛及感觉障碍。

(3)心理护理:患者由于术后常常在右颈部留置导管及导管鞘,使患者产生不适感,护理人员应给患者解释留置导管的作用及注意事项,关心体贴患者,使患者情绪稳定,配合治疗和护理。

(4)出血:出血为下肢静脉血栓介入治疗过程中的并非常见的并发症,但是一旦发生内脏出血,特别是颅内出血可以导致患者的死亡,应给予高度重视。一旦发生穿刺部位、皮肤黏膜、牙龈、消化道、中枢神经系统等出血,应立即停止使用抗凝和溶栓药物。

(5)生命体征的观察:加强生命体征的监护,术后遵医嘱测血压、脉搏、呼吸直至平稳,同时观察有无对比剂反应及肺栓塞的发生。如果有异常现象,应协助医师及时处理。

(6)溶栓导管的护理:妥善固定,防止脱出、受压、扭曲和阻塞。溶栓导管引出部皮肤每天用0.5%聚维酮碘消毒,并根据情况更换敷料,防止局部感染和菌血症的发生。按医嘱执行导管内用药,导管部分和完全脱出后根据情况无菌操作下缓慢送入或者去导管室处理。在治疗过程中要保持导管的妥善固定,必要时行超声或造影调整导管位置,以提高血栓内药物浓度,发挥理想疗效。

(7)足背静脉溶栓的方法和护理:当采取足背留置针静脉推注尿激酶时,可根据栓塞部位扎止血带,最常用的是在大腿、膝关节上、距小腿关节(踝关节)上方各扎止血带一根,目的是阻断表浅静脉,让药物通过深静脉注入,以达到更好的溶栓效果,推注完毕后从肢体远端每间隔5分钟依次去除止血带。注意扎止血带应松紧适宜,并按时松解。

(8)抗凝的护理:根据医嘱常规给予肝素或低分子肝素5 000 U皮下注射,注射完毕应延长按压时间,并更换注射部位,观察出凝血时间及有无牙龈和皮肤黏膜等出血现象。

(9)预防感染:术后遵医嘱应用抗生素治疗,保持穿刺点的清洁,密切观察体温的变化,预防感染的发生。

(10)卧床的护理:由于保留导管溶栓的患者需要卧床休息,对于年龄较大和肥胖的患者,应定时给予翻身和背部按摩以防压疮的发生。

(二)并发症的观察与护理

1.肺栓塞

下肢静脉血栓形成最大的危害在于能引起严重的致命性肺栓塞,是栓子脱落堵塞肺动脉所致。主要表现为呼吸困难、胸痛、咯血、咳嗽等症状。一旦出现肺动脉栓塞的症状和体征,应紧急给予肺动脉溶栓治疗。为预防肺栓塞的发生,可使用下腔静脉滤器,并且在溶栓过程中动作要轻柔,防止栓子脱落。未放置滤器的患者,术后应让其严格卧床;备好抢救药品及器材;严密观察病情变化,必要时监测心电图与血气分析。

2.局部出血

发生在腘静脉或股静脉穿刺点处,以后者多见,主要与肢体活动、使用抗凝及溶栓药物有关。应压迫止血并及时更换辅料。

3.感染

穿刺点局部感染常见于留置溶栓导管的患者。应观察穿刺点有无红肿及脓性分泌物,定时测量体温,定期换药。留置导管期间,使用抗生素,可有效地防治感染。

4.脑出血

下肢深静脉血栓形成(LEDVT)的治疗通常是溶栓和抗凝同时进行,特别是年龄较大、病程较长、尿激酶及肝素用量较大的患者,容易发生出血。在用药过程中,护理人员应严密观察有无颅内出血倾向,定时检查凝血功能。重视患者主诉,如出现头痛、恶心、呕吐等症状时,应警惕颅

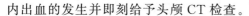

内出血的发生并即刻给予头颅 CT 检查。

5.滤器并发症

下腔静脉滤器置入术后可能发生滤器移位、血栓闭塞或穿孔。护理人员应了解滤器的种类和型号,以便于对可能发生的并发症进行判断。滤器移位多移向近心端,一般无临床症状,如果滤器移位至右心房、右心室、肺动脉可引起心律失常和心脏压塞。若出现血压下降、心率增快、面色苍白及末梢循环障碍等休克表现及有腹痛、背痛等,立即通知医师进行抢救。术后 1 个月、6 个月、12 个月分别摄卧位腹部 X 线,观察滤器的形态、位置。

6.下腔静脉阻塞

常发生在大量血栓脱落陷入滤器时,若血栓脱落至下腔静脉滤器内而阻断下腔静脉血液时,患者则出现由一侧下肢肿胀发展为双侧下肢肿胀。

九、健康教育

(1)对既往有周围血管疾病史的高危患者,应采取积极的预防措施,避免血栓形成。①指导患者避免久站、坐时双膝交叉过久,休息时抬高患肢。②术后、产后患者早期下床活动,经常按摩下肢,以促进血液循环,防止发生下肢深静脉血栓。③告知患者腰带不要过紧、勿穿紧身衣服,以免影响血液循环。④指导患者进行适当的体育锻炼,增加血管壁的弹性,如散步、抬腿、打拳等活动。

(2)控制饮食,减少动物脂肪的摄入,饮食宜清淡易消化,戒烟、酒。

(3)要有自我保健意识,保持心情愉快。

(4)根据医嘱服用抗凝药,预防血栓再形成,告知患者用药的注意事项及与食物的相互影响,如菠菜、动物肝脏可降低药效,阿司匹林、二甲双胍合用增加抗凝作用等。服药期间如出现牙龈出血、小便颜色发红、女性患者月经过多等异常情况,应及时和医师联系,调整服药剂量。

(5)定期复查:术后前 4 周,每周复查凝血酶原时间 1 次。每月复查 1 次多普勒超声、腹部 CT 检查等,如出现下肢肿胀、皮肤颜色、温度有异常情况,应及时复诊。

(孙润英)

第五节　腹主动脉瘤的介入护理

一、腹主动脉瘤的介入治疗

(一)概述

主动脉瘤不是肿瘤,而是由于各种原因造成的主动脉局部或多处向外扩张或膨出,呈"瘤样"形状改变,称之为动脉瘤。动脉管径的扩张或膨出大于正常动脉管径的 50% 以上为动脉瘤。如果精确定义腹主动脉瘤(AAA),需要计算同一个人正常腹主动脉和扩张动脉的比例,还需要根据年龄、性别、种族和体表面积等影响因素进行校正。通常情况下,腹主动脉直径>3 cm 可以诊断 AAA。AAA 的患病率占主动脉瘤的 63%~79%,

主要发生于>60 岁的老年人,男女之比为 10:3。常伴有高血压和心脏疾病,但年轻人也偶

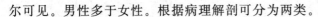

尔可见。男性多于女性。根据病理解剖可分为两类。

1.真性主动脉瘤

真性主动脉瘤指主动脉壁和瘤壁全层均有病变性扩大或突出而形成的主动瘤。

2.假性动脉瘤

假性动脉瘤指动脉管壁被撕裂或穿破,血液自此破口流出而被主动脉邻近的组织包裹而形成血肿,多由于创伤所致。AAA一般位于肾动脉远端,延伸至腹主动脉分叉处,常波及髂动脉偶尔位于肾动脉以上部位,又称胸腹主动脉瘤,多侵犯肠系膜下动脉分支,在出现破裂和接近破裂前部分患者可没有症状。

(二)病因与发病机制

动脉瘤发生的生物学机制很复杂,遗传易感性、动脉粥样硬化及各种蛋白酶等都被证明与其发生直接相关。各种病因最终都表现为主动脉中层的退行性变,继而在血流压力下扩张形成动脉瘤。

1.遗传易感性

多项研究表明,动脉瘤的发生与遗传密切相关。国外随访发现,15%AAA患者直系亲属中也发生各部位动脉瘤,而对照组里只有2%($P<0.001$)。其他研究则表明,AAA发生和多囊肾密切相关,而后者已被证实为常染色体显性遗传疾病。

2.动脉硬化因素

AAA和周围动脉硬化闭塞性疾病虽然表现形式不同,一种为血管扩张,另一种为血管狭窄闭塞,但两者常常是伴发的,而且拥有共同的高危因素,如吸烟高血压、高脂血症、糖尿病和心脑血管疾病。这都有力证明了动脉粥样硬化与动脉瘤的发生密不可分。

3.各种蛋白酶的作用

动脉瘤的一个显著组织学表现为中层弹力膜的退行性变,组织中胶原蛋白和弹性蛋白被相应的蛋白酶破坏;局部金属蛋白酶(MMP)增高,促使平滑肌细胞易位,导致血管中层结构破坏;局部巨噬细胞和细胞因子浓度升高,提示存在炎性反应。都可能导致动脉瘤壁破坏与扩张和动脉瘤形成。

4.先天性动脉瘤

一些先天性疾病常伴发主动脉中层囊性变,从而导致先天性动脉瘤形成。其中最多见的是马方综合征。这是一种常染色体显性遗传疾病,临床表现为骨骼畸形、韧带松弛、晶状体脱垂、主动脉扩张及心脏瓣膜功能不全等。

5.炎性AAA炎性

AAA是一种特殊类型动脉瘤,外观上动脉瘤壁特别厚,质硬,极易与腹腔内脏器(如输尿管、十二指肠)纤维化粘连。流行病学研究表明,炎性AAA发病率占全部AAA的5%左右。在危险因素、治疗方案选择和预后等诸方面,炎性AAA和普通AAA均无明显差异。

6.感染性AAA

感染性AAA是一种很少见的疾病。近年来,随着抗生素的不断发展,其发生率更是不断降低。主动脉壁原发感染导致的动脉瘤很罕见,大部分感染性AAA是由继发感染引起。葡萄球菌和沙门菌是最常见的感染性AAA致病菌,而结核杆菌和梅毒也可以导致主动脉瘤发生。

（三）临床表现

1.疼痛

疼痛是腹主动脉瘤较为常见的临床症状,约有 1/3 的患者表现出疼痛。其部位多位于腹部脐周,两肋部或腰部,疼痛的性质可为钝痛、胀痛、刺痛或刀割样疼痛。一般认为疼痛是瘤壁的张力增加,引起动脉外膜和后腹膜的牵引,压迫邻近的躯体神经所致。巨大的腹主动脉瘤当瘤体侵蚀脊柱,也可引起神经根性疼痛。值得注意的是,突然的剧烈腹痛往往是腹主动脉瘤破裂或急性扩张的特征性表现。正因疼痛的表现如此重要,故把腹主动脉瘤突然出现腹痛则视为最危险的信号。

2.压迫症状

随着腹主动脉瘤瘤体不断扩大,可以压迫邻近的器官而引起相应的症状,临床上比较多见。

3.栓塞症状

腹主动脉瘤的血栓,一旦发生脱落便成为栓子,栓塞其血供的脏器或肢体而引起与之相应的急性缺血性症状。如栓塞部位为肠系膜血管,表现为肠缺血,严重者可引起肠坏死。患者出现剧烈的腹痛和血便,继而表现为低血压和休克,以及全腹腹膜刺激症状。栓塞至肾动脉,则可引起肾相应部位的梗死,患者表现为剧烈的腰痛和血尿。栓塞至下肢主要动脉时,则出现相应肢体的疼痛,脉搏减弱以致消失,肢体颜色苍白及感觉异常等。

4.腹部搏动性包块

这是腹主动脉瘤最常见最重要的体征。多数患者自觉心窝部或脐周围有搏动感,约有 1/6 的患者自述心脏下坠腹腔,这种搏动感以仰卧位和夜间尤为突出。肿块见图 18-11。多位于左侧腹部,具有持续性和向着多方向的搏动和膨胀感。肿块上界与肋弓之间能容纳二横指者常提示病变在肾动脉以下。如无间隙,则提示动脉瘤多位于肾动脉以上。同时腹部触诊也是诊断腹主动脉瘤最简单而有效的方法,其准确率为 30%～90%。肿块表面可听到收缩期杂音和/或扪及震颤。部分肥胖、腹水及查体不合作的患者,可导致腹主动脉瘤触诊的失败。

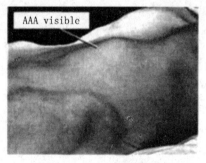

图 18-11 AAA 的腹部包块

5.破裂症状

腹主动脉瘤破裂是一种极其危险的外科急症。病死率为 50%～80%。动脉瘤的直径是决定破裂的最重要因素。根据腹主动脉瘤的破裂率与瘤体直径的曲线关系,把直径＞6 cm 称之为危险性动脉瘤。

（四）影像学检查

（1）腹部 X 线:若有典型的卵壳形钙化阴影,诊断多可确立,但至少有 25% 的患者无此征象。

（2）二维超声检查:对腹主动脉瘤的诊断很有价值,操作简便,探查动脉瘤的准确性高,可清晰地显示其外形及附壁血栓等,为目前优选的诊断方法。

(3)腹主动脉造影:准确性不高,因动脉瘤的宽度可为透光性附壁血栓所掩盖。但造影结果常可提供有价值的资料,故仍为术前必须进行的检查。

(4)DSA:其结果类似腹主动脉造影,而无须动脉内注射对比剂诊断经验正在积累中。

(5)CT:与二维声波检查相比,CT可以更清晰地显示腹主动脉瘤及其与周围组织结构,如肾动脉、腹膜后及脊柱的关系,以及腹膜后血肿等。但费用较高,操作时间较长。见图18-12。

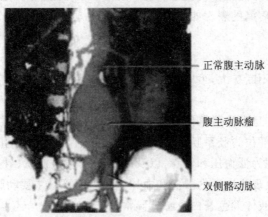

正常腹主动脉

腹主动脉瘤

双侧髂动脉

图18-12 AAA在CT下的影像

(6)MRI:MRI诊断价值与超声波及CT相仿,缺点是费用昂贵,操作费时,但新一代产品成像时间将大为缩短。

(五)AAA腔内隔绝术介入治疗的适应证及禁忌证

1.适应证

(1)传统腹主动脉瘤切除术。

(2)无对比剂变态反应。

(3)肌苷水平<2.5 mg/dL。

2.禁忌证

(1)近端腹动脉瘤瘤颈长度<1.5 cm和/或直径>2.8 cm。

(2)髂总动脉直径>11.5 mm。

(3)髂外动脉直径<6 mm。

(4)近端瘤颈角度>60°。

(5)髂动脉多处硬化或弯曲度>90°,尤其伴有广泛钙化。

(6)肠系膜下动脉是结肠的主要血供来源。

(六)术前准备

1.物品准备

准备各种介入器材。

2.药品准备

利多卡因、对比剂、肝素、鱼精蛋白、地塞米松、硝酸甘油、地西泮(安定)、0.9%氯化钠注射液和急救药品等。

3.完善检查

内支架置入前一定要行 CTA、CT 三维重建及 MRA 检查,以准确测量瘤体大小及近端颈部长短,对瘤体长度的估计宁长勿短。

(七)操作技术

(1)患者仰卧位,其背后沿胸腹主动脉纵轴体表投影放置不透 X 线的尺子。皮肤消毒,铺无菌单。

(2)局麻或全麻下,选择髂总动脉扭曲不严重的一侧行腹股沟纵切口,暴露股动脉。

(3)直视下直接穿刺股动脉并送入软头导丝,其前端至胸主动脉远端。

(4)沿导丝送入猪尾导管,其前端至腹腔动脉干水平,行胸腹主动脉造影。确定腹主动脉瘤的口径和病变长度,明确肠系膜下动脉及腰动脉的血供情况。

(5)全身肝素化。

(6)沿导管送入超硬导丝,撤出导管。

(7)自穿刺部位切开股动脉。

(8)置入内支架。①置入直筒型内支架(适用于仅限于腹主动脉病变者):沿导丝送入内支架放送系统,其前端达肾动脉开口以下位置,固定推送杆,回撤外鞘管,释放内支架;充盈推送杆远端的球囊,逐段扩张内支架,使之充分膨胀后撤出内支架放送系统后,缝合股动脉、皮下组织及皮肤。②置入带肢体型内支架(适宜于病变累及髂动脉者):支架置入方法及路径同上述方法,肢体支架需经另一侧股动脉穿刺送入,其前端与主支架重叠衔接。

(9)再次主动脉造影,观察内支架的位置及膨胀情况。

(10)撤出造影导管、鞘管。

(11)压迫穿刺部位,止血后加压包扎。

(12)术后常规应用抗凝药物。

(八)并发症与防治

1.微小栓塞

与操作有关的并发症主要是广泛微小栓塞,如下肢、内脏动脉栓塞等。常见于大而扭曲的腹主动脉瘤,并可致弥散性血管内凝血(DIC)。多为导丝在通过瘤体时引起瘤内血栓脱落所致,操作越多,血栓脱落的危险性就越大。

2.预防措施

(1)对大动脉瘤患者使用软头导丝。

(2)准确估计瘤体长度,以减少不必要的操作。

二、腹主动脉瘤的介入护理

(一)护理评估

1.术前评估

(1)健康史:通过详细询问病史,初步判断发病原因。了解患者的发病情况及以往的诊治过程。有无高血压、动脉粥样硬化、心脏病、创伤等病史。有无颅脑外伤史,有无其他伴随疾病。对于先天畸形患者,了解其母在妊娠期间有无异常感染、放射线辐射及分娩过程中有无难产等。

(2)身体状况:了解疾病特征、类型、重要脏器功能等。评估患者的生命体征、意识状态、瞳孔、肌力及肌张力、深浅反射、感觉功能、心脏功能、疼痛程度、自理能力等。评估各项检查结果,估计可能采取的介入治疗术方式及患者对介入治疗术的耐受力,以便在介入术前后提供针对性护理。

(3)心理和社会支持状况:评估患者及家属的心理状况,患者及家属对疾病及其介入治疗术方式、目的和结果有无充分了解,其认知程度如何,对介入术的心理反应或对急诊手术有无思想准备,有何要求和顾虑。患者对接受介入治疗术、介入术可能导致的并发症、生理功能改变及预后的恐惧、焦虑程度和心理承受能力。

2.术后评估

(1)了解介入治疗术方式、麻醉方式、穿刺入路及术中各系统的功能状况。

(2)术后病情观察。①心、脑、呼吸功能的监测:意识恢复情况,有无昏迷迹象;术后心功能状况及心电监护指标的变化;有无缺氧表现,呼吸状态,观察有无并发症的发生。②血液供应与微循环情况:皮肤色泽、温度、湿度,双侧足背动脉的搏动情况。③穿刺点或血管切开处:敷料是否渗血,包扎松紧是否适宜。④肾功能监测:观察尿量多少及颜色变化。⑤心理状况与认知程度:患者及家属能否适应监护室的环境,心理状态如何,对介入术治疗后健康教育内容和出院后康复知识的掌握程度。

(二)护理诊断

1.焦虑/恐惧/预感性悲哀

与先天畸形、动脉瘤的诊断、担心手术效果有关。

2.疼痛

与动脉内膜剥离有关。

3.身体移动障碍

与医源性限制有关。

4.知识缺乏

与所患疾病相关的防治和康复知识。

5.潜在并发症

动脉瘤破裂出血、血栓形成/栓塞、感染、肾功能不全等。

(三)预期目标

(1)患者及家属心态平稳,恐惧或焦虑状况减轻,能够接受疾病的现实,主动参与治疗与护理。

(2)患者能平稳渡过疼痛期,对止痛措施表示满意。

(3)患者卧床时的各项生理需要得到满足。

(4)患者及家属能掌握健康教育内容,主动进行自我护理。

(5)患者无并发症发生,或并发症发生后能及时发现和处理。

(四)护理措施

1.术前护理

(1)心理护理:经皮穿刺血管内支架置入术同传统外科手术相比有其特殊的一面,从而使得患者的心理表现也随之变化。主要表现在以下两方面。

特定知识缺乏:由于对腹主动脉瘤的病情不了解,从而表现出一种满不在乎的、过于乐观的情绪,如逛病区、和其他患者聊天、接受过多访视等,除能坚持戒烟及控制血压外,对别的护理要求表现不热情。对此,首先要肯定其乐观情绪,同时也相应地增加患者术前的自我保护意识,委婉向患者讲明:①"微创"是相对的,经皮穿刺血管内支架移植物置放术只是相对传统手术而言为微创,由于介入术采用全身麻醉,术中机体又要承受 X 线照射,因此术前注意休息、增加机体储备、增加机体抵抗力,对术后顺利恢复是非常重要的。②过多的运动及情绪激动是危险的,可引起腹压增高,易诱发瘤体破裂。③应正视全身其他部位病变的处理。感冒引起的剧烈咳嗽、打喷嚏、便秘、前列腺增生导致的用力排便均可引起腹压增高,使瘤体破裂,因此需认真对待。

预感性悲哀:表现为情绪低落,对治疗信心不足,从而不太配合治疗。主要有以下原因:①过于担心腹主动脉瘤突然破裂致生命不保、置入支架后出现内瘘等并发症导致疗效不佳;②对腹主动脉瘤本身认识错误,认为腹主动脉瘤为“肿瘤”,虽经劝说,但对治疗的后期效果心存疑虑;患者对相对较高的医疗费用带给家庭的负担产生内疚感,从而导致治疗态度犹豫不决。因此,首先应告知患者该治疗是一微创手术,风险低、预后良好,应以乐观的态度对待疾病。而平常只要注意休息,瘤体破裂出血的可能性是非常小的。其次,指导患者正确认识本病,腹主动脉瘤是胸腹主动脉某一段的局部扩张,是良性病变,并非恶性肿瘤。另外,让患者家属协同做患者的思想工作,帮助患者消除后顾之忧。

(2)术前指导。①饮食指导:给患者以高蛋白、高热量、高维生素、低脂、易消化饮食,术前3 天给予软食,从而提高患者的手术耐受力,保持大便通畅及防治便秘。②体位指导:卧床休息,避免猛烈转身、腰腹过屈、碰撞、深蹲等不当的体位,避免剧烈咳嗽、打喷嚏等,以免引起腹压增高,诱发瘤体破裂。③戒烟:因手术需在全麻下进行,为保证术中、术后肺功能恢复,入院后吸烟患者全部戒烟,术前三天雾化吸入,并指导患者呼吸训练。

(3)血压的监测:动脉瘤破裂大出血是死亡的主要原因,任何因素引起的动脉压升高,都是引起动脉瘤破裂的诱因。入院后除严密观察血压外,高血压患者应给予降压药物,根据血压给予硝普钠微量泵静脉注射 $0.5\sim5.0$ $\mu g/(kg \cdot min)$,并观察药物疗效,使血压控制在$(16.0\sim18.0)/8.0\sim10.7$ kPa$[(120\sim135)/(60\sim80)$mmHg$]$。应用硝普钠进行降压的同时,注意观察硝普钠的毒副作用。杜绝一切外在引起血压升高的因素。

(4)预防动脉瘤破裂:监测生命体征,尤其是血压、脉搏的监测。预防感冒,避免剧烈咳嗽、打喷嚏等;保证安全,避免体位不当、外伤等致瘤体破裂。动脉瘤濒于破裂时要绝对卧床休息,适当制动。监测破裂征兆,高度重视剧烈头痛、胸背部疼痛的主诉,若血压先升后降、脉搏增快,则提示破裂。应立即报告医师,迅速建立二路静脉通道(套管针),做好外科手术准备。

(5)检验标本和其他资料的采集:了解患者的全身情况,紧凑合理地安排好各项检查,做好各项检查的护送,保证患者安全。采集大、小便标本及血标本,除常规检查凝血功能、肝肾功能外,还应包括备血、血气分析,以防突然破裂患者的急用。血气分析一般要求避开股动脉和桡动脉,以保证术中该动脉插管的需要。

(6)术前准备:术前常规备皮、药物过敏试验、测体重(便于掌握术中应用抗凝药物剂量),按医嘱备齐术中用药;术前 6 小时禁食、禁水;高血压患者术晨遵医嘱服用一次降压药。根据病情需要留置导尿管。昏迷患者给予留置胃管。记录患者血压、肢体肌力及足背动脉搏动情况,以便术后观察对照。

2.术后护理

(1)生命体征的观察:向术者及麻醉医师询问患者术中情况,了解介入治疗方式,有计划针对性地实施护理。监测生命体征,尤其是血压、中心静脉压和心率的变化。动脉瘤患者术后大部分表现为高动力状态,心率快,血压高,术后继续应用微量泵静脉注射硝普钠,维持收缩压 $12.0\sim14.7$ kPa$(90\sim110$ mmHg$)$、平均动脉压 $9.3\sim10.7$ kPa$(70\sim80$ mmHg$)$,并根据血压随时调整硝普钠浓度,待血压稳定后停止用药及检测。有效控制血压,有利于动脉夹层的稳定。

(2)体位护理与活动:术后回监护室,因腹主动脉内有血管支架,搬运患者时需轻抬轻放,麻醉清醒后给予床头抬高位,尤其是腹膜后径路手术的患者,可减轻腹部张力。穿刺侧肢体平伸制动 12 小时,做好肢体制动期间患者的护理。术后当天床上足背屈伸运动,若伤口无明显渗血,则鼓励患者早期下床活动,术后第 2~3 天在体力允许的情况下可下床在室内活动,这样既促进患者的肠蠕动,增加食欲,又增强其自信心,并促进体力恢复,但不可剧烈运动,应循序渐进。

(3)穿刺或切开肢体护理:切开穿刺处绷带加压包扎 24 小时或沙袋压迫 6 小时,观察切开穿刺部位有无渗血、出血,有无血肿形成。观察切开穿刺侧肢体远端血液循环情况,经常触摸穿刺肢体的足背动脉和皮肤温度,双足同时触摸,以便对照;观察皮肤颜色,检查肌力的变化;询问患者有无疼痛及感觉异常,如有异常应警惕动脉血栓形成或动脉栓塞发生,及时报告医师,分析原因进行处理。

(4)呼吸道护理:患者多为高龄,常伴心肺疾病,且是全麻术后,因此密切观察患者的心肺功能变化,监测血氧饱和度,随时听诊双肺呼吸音,给予吸氧、雾化吸入,协助患者翻身、拍背、咳痰,维持血氧饱和度在 98% 以上,但应避免患者剧烈咳嗽;有躁动时给予镇静药物。

(5)抗凝治疗的护理:为了预防血栓及栓塞的形成,术中给予肝素化;另外置入体内的带膜支架材料也需小剂量抗凝,术后每天静脉滴注 2 万~3 万单位肝素,以使部分凝血酶原时间延长至 60 秒。然后口服阿司匹林每天 100 mg,或其他抗凝剂 6 个月。使用抗凝药物期间应严密观察有无出血情况,密切观察切口处有无渗血及皮下血肿、牙龈出血、尿血、皮肤出血点等出血倾向。

(6)常见并发症的观察及护理。

动脉栓塞:由于整个手术过程均在血管腔内操作,因此,如动脉壁硬化斑块脱落或损伤血管壁可导致急性动脉栓塞、血栓形成。动脉插管易损伤血管内膜,引起管壁发炎增厚、管腔狭小及血液黏性改变,均可导致血栓形成。另外,与术中置管时间过长、抗凝药物用量不足、反复穿刺致局部血管广泛损伤和沙袋过度压迫有关。为严防血栓形成,除技术熟练及正确使用沙袋外,还应严密观察患侧足背动脉搏动是否减弱或消失,肢体有无麻木、肿胀、发凉、苍白、疼痛。发生上述情况应立即采取溶栓治疗。另外,由于血管内支架有可能阻塞肾动脉开口或脱落的附壁血栓引起肾动脉栓塞,将导致一侧或双侧肾衰竭,因此术后要注意观察尿量并做好记录,遵医嘱及时复查肾功能。

内支架置入术后综合征:主要表现为发热、血小板下降。内支架置入体内与机体之间有免疫反应,术中导丝、导管及移植物的鞘管对机体的刺激,使得术后可能有体温升高的吸收热现象。除给予抗炎、对症处理外,应主动向患者及家属做好解释,使他们放心。血小板下降考虑因素:①介入术后,被隔绝的瘤腔内血液停滞、形成血栓消耗大量血小板;②术中大量放射线照射对患者造血系统有影响。一般两周后逐渐恢复正常。

(五)健康教育

1.饮食方面

告知患者本病的发生与动脉粥样硬化有关,动脉粥样硬化的形成与饮食有很大关系,故嘱患者食清淡、低脂肪、低胆固醇、高蛋白的食物,多食水果、蔬菜等含维生素丰富的膳食。

2.保持良好的心理状态

避免情绪激动,避免剧烈活动,劳逸结合。

3.遵医嘱坚持服用降压药及抗凝药

向患者详细讲解抗凝药物的服用方法及重要性。不能进入高磁场所(如磁共振检查、高压氧治疗等),因体内移植物为金属支架,避免干扰,造成不了影响。

4.其他

告知患者为观察支架是否移位、脱漏、栓塞等并发症,术后应遵医嘱定期复查。

(孙润英)

第十九章　消化内镜护理

第一节　超声内镜检查

超声内镜是一种腔内超声扫描检查,是将微型高频超声探头安置于内镜顶端,当内镜插入体腔后,通过内镜直接观察腔内的形态,同时又可进行实时超声扫描,以获得管道层次的组织学特征及周围邻近脏器的超声图像,从而进一步提高了内镜和超声的诊断水平。它不仅要求操作医师应当具备相当的内镜、超声影像及解剖学知识,同时需要专业的内镜护士正确运用护理程序解决患者术前、术中、术后出现的护理问题,从而保证超声内镜检查的顺利进行,减轻患者术中的变态反应,为检查和治疗提供最佳条件。

一、上消化道超声内镜检查护理

(一)适应证

1.食管

(1)食管癌手术前分期。

(2)纵隔淋巴结细针穿刺活检。

(3)判断黏膜下肿瘤的起源层次及超声特点。

2.胃

(1)胃癌手术前分期。

(2)胃淋巴瘤分期。

(3)判断黏膜下肿瘤的起源层次及超声特点。

(4)胃巨大皱襞的厚度及层次特征。

(5)胃癌手术后的监控。

3.十二指肠

(1)十二指肠溃疡深度判断。

(2)黏膜下肿瘤的诊断与鉴别诊断,并与外压性病变相鉴别。

(3)神经内分泌肿瘤的诊断。

(4)非黏膜下肿瘤的诊断和鉴别诊断。

(二)禁忌证

1.绝对禁忌证

(1)严重心肺疾病不能耐受内镜检查者。

(2)处于休克等危重状态者。

(3)疑有胃穿孔者。

(4)不合作的精神疾病患者或严重智力障碍者。

(5)患有口腔、咽喉、食管及胃部的急性炎症,特别是腐蚀性炎症。

(6)其他:如患有明显的胸主动脉瘤、脑出血等。

2.相对禁忌证

(1)巨大食管憩室、明显的食管静脉曲张或高位食管癌、高度脊柱弯曲畸形者。

(2)有心脏等重要脏器功能不全者。

(3)高血压病未获控制者。

(三)术前准备

1.器械准备

(1)器械调试:将超声内镜与光源、注水瓶、吸引器连接好,注水瓶内装 2/3 容积蒸馏水。检查内镜角度控制旋钮,检查注气、注水及吸引是否正常。开启光源做白平衡调节,用拭镜纸擦拭镜面,使内镜图像清晰。

(2)超声内镜常用附件:主要为专用活检钳、清洗刷。使用前检查专用活检钳开启是否顺利,若发现专用活检钳不能打开或打开费力时,可将专用活检钳浸泡于热水中数分钟或放置于专用超声振荡器中清洗专用活检钳的各关节中污垢,专用活检钳使用前需消毒灭菌。用前确认专用活检钳及清洗刷通过活检孔道通畅,因超声内镜活检孔道(直径为 2.2 mm)较普通内镜活检孔道(直径为 2.8 mm)小,注意必须使用可通过活检孔道的活检钳。

(3)注水装置:注水器使用前接通电源,注水瓶中装入无气水(即新鲜配制蒸馏水)800 mL(注水瓶容量为 1 000 mL),装水时避免剧烈晃动水瓶,以免产生气泡。水温保持在 37 ℃左右,以免水温过低患者感到不适。拧紧注水瓶瓶盖,以防注水时漏气,踩下注水装置的脚踏,在体外试验性注水,使水能顺利从注水器中流出。

(4)水囊的安装和调试:①安装水囊之前,应仔细检查水囊有无破损、膨胀、变色、橡胶老化现象。②将水囊推送器套在超声内镜前端,使翻折橡皮圈卡在超声内镜前端的大凹槽内。③安装完毕,按压注水阀门,向囊内注入无气水,以水囊直径 3 cm 为限度。若发现水囊边缘渗水,可调整水囊位置,发现漏水应重新更换,若水囊注水后发现明显偏心状态,用手指轻压矫正。注意水囊内有无气泡存在,若有气泡将超声内镜头端部朝下,反复吸引和注水将囊内气泡吸尽。

(5)超声系统准备:①开启超声发生器及超声监视器电源,确认超声画面清晰度。②输入患者一般资料,如姓名、年龄及检查号等待用。③准备图像记录仪、录像带,开启打印机,若使用电脑采集图像,应先开启电脑进入图像采集系统。

(6)超声微探头连接与调试:①使用微探头需用活检孔道直径在 2.8 mm 以上的内镜。②在活检孔道口安装微探头专用注水接口及阀门。③连接超声驱动装置,将微探头末端连接部上的标志性固定栓向上、平直地插入超声驱动装置,使用三维超声探头安装时,应向顺时针方向旋转拧紧。④将超声微探头置于无气水中,开启超声装置,观察超声波形是否正常。若发现探头前端有气泡,轻轻捏住探头前端,将探头向下轻轻甩动,排除气泡。

2.患者准备

(1)检查前至少禁食、禁水 6 小时,即上午检查者于检查前一晚 21 时后禁食、禁水,下午检查者于检查当天早餐进流质后开始禁食、禁水。

(2)因需术前用药,故应详细询问患者有无青光眼、前列腺肥大、高血压、心律失常等特殊病史,若有以上情况,术前应及时与检查医师取得联系。若装有活动性义齿(假牙),嘱患者检查前取出,以免检查时误吸或误咽。

(3)阅读以前检查相关的内镜 X 线或影像学等报告单。

(4)详细了解病史和患者目前状况,协助医师了解病情及检查目的、有无禁忌证等。向患者讲清检查的目的、必要性、相关风险及配合检查必须注意的事项,消除患者的顾虑。术前签署知情同意书。

(5)口服祛泡剂及行咽部局麻。术前 15~30 分钟口服祛泡剂 5~10 mL,常用祛泡剂为二甲硅油,它可以去除表面张力,能使泡沫破裂、消失。咽部局麻常采用喷雾法和麻醉糊剂吞服法,在术前 15~30 分钟使用,最好使用具有咽部麻醉及祛泡功能的咽麻祛泡剂。

(6)镇静剂与解痉剂:对精神紧张或咽部反应过分敏感者,术前 15~30 分钟行肌内注射,镇静剂为地西泮 5~10 mg,解痉剂为丁溴东莨菪碱(解痉灵)20 mg,可缓解患者紧张情绪及有效解除胃肠痉挛、减少胃酸分泌。必要时可进行静脉麻醉下无痛苦超声内镜检查。

(四)术中护理配合

1.患者护理

(1)协助患者取左侧卧位,松解衣领及裤带,头略向前倾,下巴内收,两腿半屈,双手自然放于胸前,于头肩部垫一弯盘及治疗巾,防止口水污染患者衣物及治疗床,嘱患者张口咬住牙垫,检查过程中勿吞咽口水,以免引起呛咳或误吸。

(2)告知患者检查插管途径同胃镜,但时间相对较长些,指导患者平静呼吸,尽量放松躯体。

(3)检查时嘱患者头偏低,水及口腔分泌物尽量随嘴角自然流出,勿吞咽。

(4)其他同常规胃镜检查护理。

2.治疗过程中的配合

(1)超声内镜插入配合。超声内镜顺利通过咽喉部是检查成功的关键。因超声内镜前端部硬性部长、外径粗,因而插入往往困难。为使一次插入成功,当术者插镜至咽喉部时,护士将患者下颌轻轻往上抬,使咽部与食管呈一直线,便于插入。也可嘱患者咽口水做吞咽动作。

(2)水囊法检查配合。超声内镜探头通过水囊直接接触病变进行探查,适用于食管、十二指肠管腔狭小脏器或胃窦部等无法注水的部位。由于超声内镜型号不同,有的型号需要护士配合向囊内注水,有的型号术者一人操作即可。①水囊法检查时,检查内镜注水瓶内蒸馏水有无用完,及时添加,否则会将气体注入水囊内影响观察。②水囊法检查隆起性病变时,向水囊内注水不宜过多,水囊过大会压迫病变部位,影响观察。有时为了获得满意的图像须边抽吸囊内液体边观察。

(3)浸泡法检查的配合。浸泡法检查是向腔内注入无气水,将超声探头置于无气水中进行探查。此法适用于胃底、胃体及胃周邻近脏器检查。①术者发现病灶后,先采集图像,将注水管连接于内镜活检阀门处,脚踩注水器脚踏开关,打开注水管三通开关,向胃腔内注水 300~500 mL,此时超声屏幕上可出现清晰的胃壁五层结构。检查过程中若超声图像再次出现模糊阴影,提示探头已露出水面,可再注入无气水。②浸泡法检查时,为使病变完全浸泡于水中获得满意图像,需要协助患者转换体位。根据不同病变部位可采取头低位、头高位、仰卧位或俯卧位,转换体位时应暂时停止注水。③向胃腔内注水一次不超过500 mL,以避免注水过多造成患者恶心呕吐将水误吸入肺内,引起肺部感染。④注水过程中随时注意观察患者有无不适、呛咳,及时吸尽分泌物及呕吐物。⑤检查完毕提醒术者尽量将水吸尽,以防术后因注水过多引起患者腹痛、腹胀。

(4)超声微探头检查配合。微探头一般适用于食管、十二指肠球部及降段病变、微小病变或病变狭窄导致标准超声内镜无法通过者及结肠病变者。①发现病灶后,将注水器的注水管连接在内镜活检孔道上,打开三通开关,脚踩脚踏开关注入无气水,使病变部位浸泡于水中。②护士用75%酒精纱布包住微探头前面部分,右手扶住微探头后面部分,术者接过微探头前端通过活检孔道阀门轻轻插入,插入时禁止用力过猛,否则易折断超声微探头。避免内镜镜身与超声微探头弯曲半径过小。③微探头接触病灶后继续注入无气水,直至超声屏幕上出现清晰图像后可停止注水。

(5)胆道及胰腺疾病检查配合。胆道与胰腺疾病检查须将超声内镜探头插入至十二指肠球部乃至降段,因该区肠腔狭小弯曲多变,因而患者反应大,恶心呕吐明显。①嘱患者深呼吸,按压其合谷穴可减轻症状。②及时处理呕吐物,注意观察牙垫有无脱落,防止其咬损内镜。

(6)护士协助术者操作超声键盘。

(7)采集保存图像、打印照片或录像。

(五)术后护理

1.患者护理

(1)超声胃镜检查术后处理同普通胃镜检查,一般无须特殊处理。

(2)超声胃镜检查术后2小时开始进食,由于咽部不适或疼痛,宜进半流质或软食,嘱患者及家属若有腹痛等不适应及时通知医师。

(3)术前使用镇静剂者和解痉剂者,术后应卧床休息等待镇静剂作用完全消失,避免起床后跌倒,并向患者及家属说明注意事项。对于门诊患者,向患者家属说明并留人看护或在院内观察后离开,以防出现意外。若为全麻患者,在复苏室内监护,完全清醒后有人陪伴才能离开。

2.器械及附件处理

(1)内镜处理。遵循消毒规范,同常规内镜处理。超声微探头使用完毕后从超声驱动装置中拔出,盖上防水盖,清洗消毒时应动作轻柔,防止损伤探头。

(2)附件处理。超声内镜检查中,附件是发生交叉感染的潜在来源,尤其是活检钳能突破人体黏膜屏障,所以必须进行严格清洗消毒。其他物品,如注水瓶、注水器中储水瓶、引流瓶及引流管检查结束后浸泡消毒。

(3)超声内镜及超声探头保管。保管场所应清洁、干燥、通风好,温度和湿度适宜,避免高温、阳光直射、潮湿的地方。内镜应以拉直状态保存,将角度调节按钮放松。微探头最好悬挂式保存,将探头穿过专用橡皮保护套,使其后半部分呈圆形状态,前半部分探头向下,避免气泡进入探头。

(六)并发症及防治

消化道超声内镜检查较安全,一般无严重并发症,术后无须特殊处理。其可能发生的并发症如下。

(1)窒息:发生率极低,主要是往胃内注水过多时变换患者体位引起的。避免方法即注水

≤500 mL,术中变换体位前抽尽胃内已注入的水。

(2)吸入性肺炎:较少发生,常因患者术中误吸胃内液体或注入水量过多所致。

(3)麻醉意外。

(4)器械损伤:咽喉部损伤、食管穿孔、胃穿孔、消化道管壁擦伤。

(5)出血。

(6)心血管意外。

(七)注意事项

(1)不同频率的超声探头,其焦点距离不同。因此,不论是用注水法还是水囊法,通常超声探头与病变的距离应保持在1~2 cm,最佳位置为病变正好在内镜视野斜前方45°~50°,与超声探头相距2 cm左右。

(2)在操作过程中应使得探头发出的声束与病变界面垂直,这样才能准确显示病变的结构,才利于准确测量病灶大小。探头发出的声束与病变界面不垂直,不利于判断病灶浸润管壁的深度,使得肿瘤分期的准确性受到影响。

(3)对于食管左侧壁及后壁病变,当镜端离其太近时,反而无法观察到,可适当退镜,再一次明确病变位置后,将超声内镜靠近,吸引食管内的空气,通过注水法或水囊法,开始超声观察。对浅表的或直径1 cm左右的食管病变观察,主要通过注水法,因水囊过大可压迫食管壁,使浅表病变及内壁结构显示不清,此时应用频率为12 MHz或20 MHz。对于较大的食管病变,可通过水囊法,应用频率7.5 MHz显示整体图像。在食管内单独应用注水法常不能在探头和病变之间充满无气水,在实际情况下,一般是合并使用注水法和水囊法。由于在食管内注入的无气水停留在病变周围的时间短,需适当追加注入无气水,但水囊充盈后,注水不可太快,以免溢出导致患者误吸。

(4)对于胃内病变,在明确病变位置后,吸尽胃内的空气,通过注入无气水,使胃腔充满或掩盖病灶后,开始超声检查,只有少数情况用水囊法。若需观察胃整体结构或胃腔全周,至少需注入500 mL无气水;对于局限性病变,可注入100~200 mL无气水,只要病变被水掩盖即可。检查胃内病变时,为了更容易扫查一些特殊的部位,可以让患者变换体位。由于超声内镜为斜前视式,视野小,因此,除非能在内镜下看到,否则单用超声波寻找胃内小病灶有时是很困难的。

(5)其他注意事项同常规内镜检查。

二、下消化道超声内镜检查护理

(一)适应证

(1)结/直肠癌手术前分期。

(2)判断黏膜下肿瘤的起源层次及超声特点。

(3)探测盆腔及肛门周围疾病。

(二)禁忌证

1.绝对禁忌证

(1)严重心肺疾病不能耐受内镜检查者。

(2)处于休克等危重状态者。

(3)疑有肠穿孔者。

(4)不合作的精神疾病患者或严重智力障碍者。

(5)其他,如患有明显的胸主动脉瘤、脑出血等。

2.相对禁忌证

(1)有心脏等重要脏器功能不令者。

(2)高血压病未获控制者。

(三)术前准备

1.器械准备

除结肠镜外,超声微探头、注水器、超声系统准备同上消化道超声内镜检查。

2.患者准备

(1)饮食准备:检查前12～48小时禁食甜菜和冷冻的红肉,以免肠道变红,不易观察。检查前1～2天开始进食半流质或低渣饮食,检查当天禁食早餐。

(2)清洁肠道:下消化道腔内超声检查主要为超声肠镜、经肠镜超声微探头和直肠超声微探头检查,检查前准备的关键是做好肠道清洁。肠道清洁干净与否,可直接影响检查结果。因此检查前应做好肠道清洁,具体方法同普通肠镜检查。

(3)阅读以前检查相关的内镜X线或影像学等报告单。

(4)向患者讲解检查目的、必要性、相关风险及配合检查须注意的事项,消除患者的顾虑。术前签署知情同意书。

(5)超声肠镜、经肠镜微探头检查往往会引起腹胀、腹痛,术前适当给予解痉剂、镇静剂可缓解患者痛苦,常用丁溴东莨菪碱(解痉灵)20 mg、地西泮5 mg,术前15～30分钟肌内注射。

(四)术中护理配合

1.患者护理

(1)协助患者取左侧卧位,两腿弯曲,床上腰部以下垫治疗巾,以免污染检查床。

(2)告知患者检查插管途径同肠镜,但时间相对较长些,指导患者平静呼吸,尽量放松躯体。

2.治疗过程中的配合

(1)右手示指涂润滑油做肛检。

(2)左手拇指、示指、中指分开肛周皮肤,暴露肛门,右手持镜将镜头侧放在肛门附近,用示指将镜头轻轻压入肛门内,观察视野进镜。

(3)单人插镜法只需术者一人操作即可,护士主要负责监测患者,必要时行护士辅助法,配合冲水、取活检、止血等。当内镜通过乙状结肠、脾区、肝区困难时或进境时内镜打弯结襻时,护士应协助按压患者腹部,顶住镜身使其不结襻,顺利通过弯曲部。双人插镜法,根据术者指令进镜或退镜。术者发现病变行超声探查时,一名护士负责固定内镜、变换体位,观察患者有无腹痛、腹胀,另一名护士负责注水,递给术者超声探头、键盘操作。

(五)术后护理

1.患者护理

(1)超声肠镜检查术后处理同普通肠镜检查,一般无须特殊处理。

(2)询问患者有无腹胀、腹痛情况,腹胀明显者,再行内镜下排气。腹痛较长时间未缓解,建议留院继续观察。

(3)术前使用镇静剂和解痉剂者,术后应卧床休息等待镇静剂作用完全消失,避免起床后跌倒,并向患者及家属说明注意事项。对于门诊患者,向患者家属说明并留人看护或留院观察1小时后离开,以防出现意外。

2.器械及附件处理

同上消化道超声内镜处理。

(六)并发症及防治

下消化道超声内镜并发症及防治同普通肠镜检查。本项检查一般是安全的,但如果操作技术不熟练或未把握适应证,就有可能发生并发症。其可能发生的并发症如下。

1.肠穿孔

一般采用禁食、禁水、静脉输液、胃肠减压及给予抗生素等方法,必要时手术治疗。

2.感染

由于结肠镜被污染造成细菌、病毒、寄生虫的传播,引起交叉感染。若发生感染,应行抗感染治疗。并在每次检查后将结肠镜冲洗干净,消毒备用。

3.出血

少量出血时一般不需特殊处理,大量出血时应及时补充血容量,应用止血药物,必要时可在结肠镜下行电凝、激光或局部喷洒止血及使用血管收缩药物等止血措施,若出血仍不止,应考虑手术治疗。

(七)注意事项

(1)检查过程中应密切观察患者反应,若出现疼痛,立即向术者诉说,便于插管。

(2)当超声内镜通过乙状结肠、脾区、肝区困难时或进境时内镜打弯结襻时,护士应协助按压患者腹部,顶住镜身使其不结襻。

(3)当插镜困难时可根据需要协助患者变换体位,不可盲插。

(4)检查后观察患者有无腹痛、腹胀、便血,若发现异常,应及时告知医师,做好相应处理。

三、胆管和胰管管腔内超声检查护理

胆管腔内超声是将超声探头插入胆管或胰管内检查,需要在经内镜逆行胆胰管成像检查的基础上进行,操作均需在X线监视下进行。

(一)适应证

(1)可疑早期胆管癌者。

(2)判断壶腹癌、胆管癌的进展程度。

(3)胰胆管狭窄的鉴别。

(4)经内镜逆行胆胰管成像有可疑发现,而CT、超声内镜检查正常者的进一步检查。

(二)禁忌证

(1)严重心肺疾病不能耐受内镜检查者。

(2)胆道感染伴中毒性休克者。

(3)不合作的精神疾病患者或严重智力障碍者。

(4)有出血倾向及碘过敏者为相对禁忌证。

(三)术前准备

1.器械准备

(1)十二指肠镜:最好选用活检孔道直径 3.2 mm 以上的内镜。使用前常规检查内镜图像是否清晰,角度钮转动是否灵活,抬钳器上下活动是否正常。确认内镜注气、注水及吸引功能良好。

(2)超声探头:最好选用头端可以沿导丝插入的微探头,不易损坏探头,且易通过十二指肠乳头及狭窄性病变处。使用前连接超声驱动器,开启超声主机,检查微探头运行是否正常,图像是否清晰。

(3)常用内镜附件:经内镜逆行胆胰管成像造影导丝,选用管腔能通过导丝、前端有刻度及不透 X 线标志的导管,便于了解插管深度。导丝长为 4.2 m,表面有不同颜色的刻度,便于插入时观察;同时准备头端为亲水型导丝的导管,插管困难或通过狭窄时使用。另备高频电刀。

(4)其他:心电监护仪、吸氧管、吸痰管,造影剂常用 60% 泛影葡胺,非离子型造影剂更理想。造影剂用生理盐水稀释 1 倍,抽入 20 mL 空针备用。

2.患者准备

(1)检查前禁食 8~10 小时。

(2)检查前向患者及家属说明检查的必要性、可能发生的并发症,获得患者及家属的同意后签署知情同意书。

(3)做碘过敏皮试。

(4)穿着适合摄片的要求,不能穿得太厚,去除金属物品及影响造影的物品。

(5)术前 20~30 分钟服用祛泡剂,术前 10 分钟行咽部局麻。

(6)建立静脉通道。

(四)术中护理配合

1.患者护理

(1)患者取俯卧位,头偏向右侧,双手放于后背,右肩垫一软枕,右腿弯曲,放好牙垫,颌下垫治疗巾和弯盘,注意保护患者四肢以免压伤。

(2)术前 15 分钟给予地西泮 5 mg、哌替啶 50 mg、盐酸山莨菪碱 20 mg 静脉推注。

(3)吸氧:浓度一般为 2~3 L/min,根据血氧饱和度调节氧流量。

(4)心电监护:严密监测患者的血压、脉搏、血氧饱和度,发现异常及时处理。

2.治疗过程中的配合

(1)插管配合。术者插镜至十二指肠降部找到乳头后,将镜身拉直,调整好位置后,护士将已排除空气的造影导管递给术者,注意勿使导管打折。术者将导管插入胰胆管后,在 X 线监视下缓慢推注造影剂,推注力量不宜太大,速度不宜太快,在 X 线监视下看见主胰管和 1~2 级胰管显影即可,不宜使胰实质显影,否则术后易发生胰腺炎。胆管显影时注射造影剂量不宜多,否则影响病变观察。一般胰管为 2~4 mL,胆管为 5~10 mL。护士应严格掌控好推注造影剂的速度,特别是胰管造影时,一般以每秒 0.2~0.6 mL 为宜,胆管可稍快一些。有时插管不顺利需要借助导丝帮助,先用 3~5 mL。生理盐水冲洗导管,使导丝顺畅插入,拔出导管内钢丝,将导丝由导管内钢丝所在接口送入,一边从导丝保护套中抽出导丝一边送入导管内,当在内镜下看到导丝先端部到达导管前端后,应改在 X 线监视下插入导丝,根据术者的要求不断调整导丝的位置,直至送达合适的位置,插入时用力要均匀,不可盲目插入,乳头水肿后插管更困难。胆管插入困难时可用弓形高频电刀改变方向插入,当术者将切开刀对准乳头准备插管后,缓慢收紧切开刀钢丝,使切开刀微微上翘,插管成功后应将钢丝放松至中立位,便于术者做深插管。

(2)插入探头和超声探查配合。确认导管在胰胆管内,抽出导管内钢丝,沿导管插入导丝,行胰管管腔内超声检查,将导丝最好置于胰尾部;胆管管腔内超声检查,将导丝插入病变上方超过狭窄处。退出导管,沿导丝插入超声微探头,一手轻扶微探头前端,另一手轻拉导丝,并将导丝尾部呈圆形盘曲。不能使探头打折,通过活检阀门时用力不能过猛;当探头通过活检孔道露出内镜

443

前端,此时轻拉导丝,给予一定张力,使探头顺利插入胰胆管。在 X 线监视下确认微探头位置,分别在病灶处及病灶远端、近端进行探查,根据术者指令操作键盘、采集图像、打印照片。

(五)术后护理

(1)检查后禁食、禁水 24 小时以上。

(2)在复苏室内监护,待患者完全清醒,生命体征平稳后方可送回病房。

(3)对术中有过出血、胰腺反复显影者,检查结束后应严密观察患者的生命体征,并记录在护理记录单中随患者带回病房。

(4)注意观察有无并发症,如胰管损害、穿孔、腹部疼痛、呕吐、发热等,发现异常及时处理。

(5)术后使用抗生素预防感染。

(六)并发症及防治

胆管腔内超声极少引起并发症,一般与经内镜逆行胆胰管成像操作有关,主要是急性胰腺炎。术后若出现腹痛,出血、尿淀粉酶升高,需要处理,给予抑制胰液分泌及抑制胰酶活性的药物,必要时可行胃肠减压。

(七)注意事项

(1)推注造影剂时力度不宜过大,速度不宜过快,注意掌握剂量,因有时外漏无法精确计算,应以透视下观察部位显影满意并且患者无痛苦为准。

(2)在送入导丝时用力要均匀。遇有阻力时不可强行通过,应检查原因。

(3)造影后可引起药物性胰腺炎、血清淀粉酶增高。应于术后 2 小时及次日清晨抽血查淀粉酶。

(4)术后密切观察患者的生命体征,警惕并发症的发生。

(拾　慧)

第二节　染色内镜检查

染色内镜检查包括染色剂染色和电子染色两种,作为消化道肿瘤的辅助检查方法,染色后对小病灶的检出率可比常规方法提高 2~3 倍。染色内镜检查通常要比普通内镜检查过程增加5~10 分钟。

一、染色剂染色内镜

染色剂染色内镜是指应用特殊的染料对食管、胃、肠道黏膜染色,从而使黏膜的结构更加清晰,病变部位与周围的对比加强,轮廓更加清晰,从而提高病变的检出率。染色内镜最早于1966 年由津田报道,此后报道日渐增多,应用的染料也逐渐增多,应用范围也从最初的胃黏膜染色扩展至食管、胃、小肠和大肠。

(一)适应证

(1)常规内镜无法诊断的病变。

(2)常规内镜检查所发现的食管、胃、大肠黏膜病变,包括黏膜粗糙、糜烂、溃疡等均可进行染色内镜检查。

(3)对 Barrett 食管及早期食管癌、胃黏膜肠上皮化生及早期胃癌、大肠黏膜病变及早期癌变的诊断。

(4)对幽门螺杆菌感染的诊断。

(二)禁忌证

(1)所有常规内镜检查的禁忌证均为染色内镜检查的禁忌证。

(2)对部分染色剂过敏的病症,如甲状腺功能亢进症是碘染色的相对禁忌证。

(三)术前准备

1.器械准备

(1)电子内镜:最好是电子放大内镜。

(2)主机和光源:根据内镜型号选用相匹配的类型及配置。

(3)注水瓶。

(4)吸引装置。

(5)各种型号的注射器。

(6)喷洒导管。

(7)蒸馏水。

(8)染色剂:根据病变需要选择染料,种类有以下三种。①活体染色剂(如卢戈碘液、亚甲蓝、甲苯胺蓝)能通过扩散主动吸收进入上皮细胞内。②局部对比染色剂(靛胭脂)仅积聚于黏膜表面的凹陷区,从而显示黏膜的表面轮廓。③反应性染色剂(如刚果红)可与上皮细胞表面的特定成分或与特定 pH 水平的酸性分泌物反应。

2.患者准备

(1)询问病史,评估患者情况,掌握适应证。

(2)向患者说明检查的目的和大致过程及可能出现的情况,并交代检查过程中的注意事项,解除患者焦虑和恐惧心理,以取得合作。

(3)检查前应取得患者的知情同意,签署知情同意书。

(4)由于部分染色剂(主要是碘)有引起过敏的可能性,需事先向患者及家属说明,必要时做碘过敏试验。

(四)术中护理配合

1.患者护理

(1)同常规胃镜或肠镜检查。

(2)检查过程中严密监测病情,注意观察患者神志、面色、生命体征的变化,如有异常,应立即停止,行对症处理。

(3)老年人、使用镇静剂和止痛剂者应加强监护,注意观察患者对止痛剂、镇静剂的反应。

(4)术中患者常出现恶心呕吐、腹痛、腹胀等反应,应轻声安慰患者,必要时对患者行肢体接触,按摩腹部,提醒术者抽气减压,使检查顺利进行。

(5)心理护理要贯穿检查全过程,由于染色内镜的观察一般比普通胃肠镜检查的时间稍长,患者对该检查缺乏了解,常担心染色剂的变态反应及不能承受检查等,易产生紧张、恐惧心理。检查过程中应注意缓解患者的心理压力。

2.治疗过程中的配合

常规配合同胃镜或肠镜检查,黏膜染色的配合如下。

(1)复方碘溶液染色法:一般用于食管,将内镜头端退至可疑病变近端,黏膜表面冲洗干净后,由钳道管口插入一条喷洒导管(最好用专用的喷洒型导管,这样着色均匀,用少量复方碘溶液即可达到目的),将复方碘溶液 3～5 mL 喷洒在病灶及周围黏膜上,1 分钟后观察黏膜染色情况,也可用浸泡法或涂布法,染色时间也只需 1 分钟。复方碘溶液黏膜染色不均匀时,可采用两次重复染色法,两次间隔时间不少于 2 分钟,染色总时间不少于 5 分钟。护士需协助扶镜,以防镜子滑出或移位。给病变部位前后染色时注意推注染料要缓慢,以免黏膜表面产生泡沫而影响观察。正常的食管鳞状上皮内含有丰富的糖原,与碘液接触后可呈现棕褐色,食管癌细胞内糖原含量减少甚至消失,遇碘不变色,这有助于病灶的定位活检;食管炎症、溃疡或肿瘤时上皮糖原含量减少,故染色较浅或不着色。观察完毕用生理盐水冲洗,喷洒、冲洗染剂要彻底,以免将未冲洗干净的染剂误认为是着色病灶,干扰诊断。抽吸干净染料胃液,减少患者不适。护士还要协助术者观察可疑病变,发现染色区或不染色区,应提醒术者于该处取病理活检,以提高早期食管癌或 Barrett 食管的检出率。

(2)亚甲蓝染色法:正常胃黏膜不吸收亚甲蓝而不着色,胃黏膜肠上皮化生、不典型增生可吸收亚甲蓝而染成蓝色。胃癌灶也可被染色,但所需时间较长,可能与染料直接弥散作用有关。也可用于肠道黏膜染色。因胃黏膜表面的黏液易被染色而影响黏膜本身染色的观察,故清除胃黏膜表面黏液尤其重要。先肌内注射解痉剂,5 分钟后口服蛋白分解酶链蛋白酶 2 万单位、碳酸氢钠 1～2 g 及稀释 10 倍祛泡剂 20～80 mL,转动体位 10～15 分钟,使胃壁各部分与药液充分接触。接着行胃镜检查,在镜下用喷洒导管对病变部位喷洒 0.5%～0.7%亚甲蓝溶液 10～20 mL,2～3 分钟后用水冲洗,观察黏膜染色情况。另外方法为口服法,即禁食 12 小时,清除黏液方法同上,口服 100～150 mg 亚甲蓝胶囊,让患者反复转动体位 30 分钟及活动 1.0～1.5 小时,然后进镜观察。正常胃黏膜不着色,肠化生及不典型增生灶染成淡蓝色。胃癌病变染色需时较长,为 30～60 分钟,呈深蓝色或黑色,故胃癌的染色主要采用口服法。

(3)靛胭脂染色法:靛胭脂为对比染色剂,不使胃黏膜着色,而是沉积于胃窝内或其他异常凹陷病灶内与橘红色的胃黏膜形成明显的对比,易于显示胃黏膜表面的微细变化。也可用于肠道黏膜染色。先按前述方法清除胃内黏液,在镜下由钳道管口直接注入或用喷洒导管将 0.2%～0.4%靛胭脂溶液 30～50 mL 均匀地喷洒胃壁各部分。也可采用口服法将黏液清除剂与 1.2%靛胭脂溶液 20 mL 口服,15 分钟后进镜观察。正常胃黏膜区清晰可见,易发现常规胃镜难以发现的早期胃癌,有助于良、恶性溃疡的鉴别。靛胭脂必须用蒸馏水而非生理盐水配制,因为靛胭脂难以溶解于生理盐水,用生理盐水稀释后再进行黏膜染色时可发现较多的试剂颗粒,同时染色较淡,不能清晰显示细微病变。靛胭脂染色时,应着重观察病变部位的腺管开口类型及病变的大小、形态、色泽、边界等,以期发现早期病变。

(4)刚果红染色法:刚果红在 pH 为 5.2 时呈红色,在 pH<3.0 时变为蓝黑色,利用该原理可测定胃黏膜酸分泌情况。胃镜下喷洒 0.3%刚果红及 0.2 mol/L 碳酸氢钠混合液至全胃,肌内注射五肽胃泌素 6 μg/kg,15～30 分钟后观察胃黏膜着色情况。正常胃黏膜呈蓝黑色,说明有胃酸分泌,不变色则说明缺乏胃酸分泌,有助于确定萎缩性胃炎的程度及范围。

(5)亚甲蓝-刚果红染色法:术前 30 分钟服黏液清除剂,10 分钟后肌内注射丁溴东莨菪碱 20 mg,20 分钟后行胃镜检查,吸尽剩余胃内液体,插入喷洒导管,对可疑病变处或全胃黏膜均匀地喷洒 0.5%亚甲蓝溶液;待亚甲蓝消失后,再喷洒 0.3%刚果红及 0.2 mol/L 碳酸氢钠混合液及肌内注射五肽胃泌素 6 μg/kg,5～15 分钟后观察。黏膜染色情况同前,可以清楚观察到局部褪

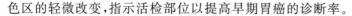

色区的轻微改变,指示活检部位以提高早期胃癌的诊断率。

(五)术后护理

1.患者护理

(1)复方碘溶液在食管染色后应告知患者短时间内咽部或胸骨后有烧灼感,一般不特别处理可自行缓解,特别不适者可口服凉开水或牛奶。若出现胸骨后疼痛、腹痛、恶心呕吐等症状,可于染色后注入10%硫代硫酸钠以中和碘对食管黏膜的刺激,能明显减轻患者的不适感。

(2)应用靛胭脂、亚甲蓝等染色剂,特别是在肠道内染色,术后应告知患者两天内大便会有蓝色,是正常反应,不用慌张。

(3)术后2小时患者可以进半流质饮食或软食,避免生硬、粗糙、辛辣刺激性食物,忌含气饮料及烟酒。

(4)严密观察神志及生命体征的变化,如有腹痛、呕血及时报告医师等。

(5)如术前使用镇静剂者,必须在苏醒区留观1小时后离开,防止意外发生。

(6)其他同常规胃镜或肠镜检查后护理。

2.器械及附件处理

检查结束后,护士首先对染色内镜进行床侧初步清洁,接着将染色内镜及其附件按消毒规范进行处理。

(六)注意事项

(1)由于染色内镜的观察时间较长,心理护理要贯穿检查全过程,在术前、术中及术后均应进行。

(2)要重视对食管、胃、大肠黏膜的清洁,进行染色前应充分清洗抽吸,有利于色素与黏膜更好地接触。

(3)正确配制染色剂,护士必须熟悉各种染色剂的配制方法,要求当天配制当天使用,防止污染。根据不同部位,选择配制适当浓度的染料,如0.4%靛胭脂和0.5%~0.7%亚甲蓝溶液黏膜着色效果较好。

(4)黏膜染色要充分。染色剂与黏膜接触时间应充分、量要足够,可根据病变大小及要求选择用量,一般5~10 mL即可。

(5)导管应选择喷洒型,且内镜应匀速移行,保证染色剂喷洒均匀。

(6)染色后注意冲洗染色部位的染色剂。

(7)检查中要严密观察病情变化,加强监护。

二、电子染色内镜

电子染色内镜是指应用人工智能电子染色对食管、胃、肠道黏膜进行染色,以更好地观察组织表层结构和毛细血管走向,如实反映黏膜微凹凸变化,从而提高病变的检出率。电子染色内镜无须喷洒化学色素即可对病灶进行电子染色,更有利于细微病变和早期胃癌的发现。该胃镜操作与普通胃镜一样,电子染色仅进行模式转换即可,简单、方便,故目前临床应用非常广泛。

(一)适应证

同染色剂染色内镜。

(二)禁忌证

所有常规内镜检查的禁忌证均为电子染色内镜检查的禁忌证。

(三)术前准备

1.器械准备

(1)具有电子染色功能的电子内镜。

(2)各种型号注射器。

(3)蒸馏水。

(4)其他同常规胃镜或肠镜检查准备。

2.患者准备

(1)评估患者的身体状况及适应证和禁忌证。

(2)检查治疗前向患者讲解检查全过程并及时签署知情同意书,取得患者及家属的同意和配合。

(3)做好心理护理,消除恐惧心理。

(4)其他同常规胃镜或肠镜检查准备。

(四)术中护理配合

1.患者护理

(1)检查过程中,注意观察患者神志、面色、生命体征的变化,如有异常,应立即停止,行对症处理。

(2)心理护理要贯穿检查全过程,由于电子染色内镜一般比普通胃肠镜检查的时间稍长,易产生紧张、恐惧心理。检查过程中应注意缓解患者的心理压力。

(3)检查中要严密监测病情,尤其对老年人、使用镇静剂和止痛剂者更应加强监护。

(4)其他同常规胃镜或肠镜检查。

2.治疗过程中的配合

(1)同胃镜或肠镜检查。

(2)医护配合:当术者发现病变后,护士先用蒸馏水将黏膜表面冲干净,然后术者根据需要选择合适的挡位(电子染色分为 10 挡),必要时加放大内镜进行观察。

(五)术后护理

1.患者护理

同染色剂染色内镜检查。

2.器械及附件处理

同染色剂染色内镜检查。

(六)注意事项

(1)加强心理护理,缓解患者心理压力。

(2)术中及术后要严密监测病情。尤其对老年人、使用镇静剂和止痛剂者应加强监护。

(3)其他:同染色剂染色内镜。

(拾　慧)

第三节　放大内镜检查

为了使消化道黏膜的结构显示更加清晰,以发现微小病变,产生了放大内镜。经 30 多年的改进,现在新型的放大内镜都为可变焦内镜,可放大 60～150 倍,接近实体显微镜的放大倍数。放大内镜由于放大倍数的增加、清晰度的提高和可操作性的增强,已逐步进入临床。其放大倍数介于肉眼和显微镜之间,与实体显微镜所见相当,放大内镜检查对操作者的内镜操作和镜下黏膜形态学诊断的要求较高,一般为单人操作。对于配合护士,应着重于患者病灶黏膜的准备。

一、适应证

放大内镜检查通常在染色内镜配合的情况下使用,故其适应证与染色内镜相同。

二、禁忌证

所有常规内镜检查的禁忌证均为放大内镜检查的禁忌证。

三、术前准备

(一)器械准备

(1)内镜:放大胃镜或放大肠镜。目前所用的放大内镜是日本 Olympus、Fujinon 公司的放大内镜,其放大倍数由数倍增至最高 400 倍,足以满足区别微细结构的变化。

(2)内镜喷洒导管。

(3)水杯。

(4)内镜透明帽。

(5)常规染色放大内镜检查的药物。①黏膜祛泡剂:有同类产品较好,如果没有,可以新鲜配制:糜蛋白酶 2 万单位+碳酸氢钠 1 g+二甲硅油 4 mL+蒸馏水 100 mL。②黏膜染色剂:复方碘溶液、0.2%～0.4%靛胭脂或亚甲蓝等,根据病灶部位和术者要求选择。

(6)需要连接放大器的放大内镜,必须小心将连接导线与内镜连接好,打开电源,将脚踏控制器放置于术者易于操作的位置。

(7)配制好的黏膜祛泡剂及染色剂,用 20 mL,注射器抽好备用。

(8)其他:同染色剂染色内镜检查准备。

(二)患者准备

(1)如为上消化道放大内镜检查,检查前 10～20 分钟口服配制好的祛泡剂,去除胃肠道黏膜表面的泡沫,使镜下视野清晰,可避免遗漏微小病变。服后嘱患者勿咽口水,有痰或口腔分泌物要吐出,以免重新造成胃内泡沫。检查前应常规口服咽麻剂。

(2)如为肠镜检查,应着重于良好的肠道准备。

(3)检查前遵医嘱适量应用镇静剂及解痉剂,如地西泮注射液 5～10 mg,东莨菪碱 20 mg 或盐酸山莨菪碱(654-2)5～10 mg,以减轻患者的不适及减轻胃肠的蠕动。采用静脉麻醉者,则由麻醉医师进行。

(4)由于放大内镜的观察一般比普通胃肠镜检查的时间稍长,应向患者说明,鼓励患者放松,耐心接受检查。

四、术中护理配合

(一)患者护理

(1)同常规胃肠镜检查。

（2）术者进镜检查时，护士应使用鼓励安慰性语言，使患者尽可能地放松并注意观察患者的神情和肢体语言，给予心理、精神安慰，最大程度争取患者的配合。

（3）检查过程中，严密监测患者心率、呼吸、血压、血氧饱和度的变化，同时指导患者深呼吸。

（二）治疗过程中的配合

（1）检查前先将透明帽置于内镜先端部。透明帽的主要作用是固定视野，使术者更易于观察病变。术者在用放大内镜进行实际观察时，需先用常规检查方法对消化道腔内各部位的黏膜面进行大范围的观察。在确定异常所见时，将内镜前端对准病变，同时将操作按钮切换成放大观察，将内镜前端的透明帽贴紧黏膜面，进行放大观察。

（2）当用放大内镜观察黏膜形态不清或为突显病灶范围时，常需结合黏膜染色剂进行色素放大内镜观察的方法。护士将病灶黏膜表面冲洗干净后，按病灶需要，将准备好的染色剂连接喷洒导管递给术者，对准病灶进行染色。

（3）在检查中如遇黏膜表面黏液多、泡沫多、有血迹、有食物残留等影响视野清晰度时，可用 50 mL 注射器吸水经活检孔道注水冲洗，使用黏膜祛泡剂溶液冲洗效果更好。

（4）在取活检或做染色治疗时，需护士协助扶镜，以防镜子滑出或移位。

五、术后处理

（一）患者护理

（1）如术中结合色素放大内镜观察后，应告知患者可能出现的状况。如食管复方碘溶液染色后一般会出现烧灼感、0.2%～0.4%靛胭脂溶液或亚甲蓝染色后短时间内大便会出现蓝色，均属正常的反应，勿慌张。

（2）其他：同染色内镜检查后护理。

（二）器械及附件处理

同染色内镜检查后护理。

（拾　慧）

第四节　单气囊小肠镜检查

单气囊小肠镜与双气囊小肠镜相比，具有器械准备时间短、清洗消毒更简便、高分辨率图像结合内镜窄带成像技术观察提高了病变的检出率等优势，临床常用的为 Olympus SIFQ 260 小肠镜。

一、适应证

（一）国际上通用的适应证
（1）胶囊内镜检查后的深入检查。
（2）可疑小肠出血者。
（3）胃肠术后功能紊乱。
（4）小肠狭窄的内镜诊断及治疗。

（5）小肠肿瘤及肿块。

（6）胰腺炎及胆源性疾病。

（7）克罗恩病。

（8）小肠异体移植的观察。

（9）回收滞留胶囊内镜。

（10）清除肠道寄生虫。

（11）明确小肠梗阻的病因。

（12）肠套叠的内镜下处理。

（13）做结肠镜检查有困难的患者。

（二）中华医学会消化内镜学分会小肠学组 2008 年提出的双气囊小肠镜检查的适应证

（1）原因不明的消化道（小肠）出血及缺铁性贫血。

（2）疑小肠肿瘤或增殖性病变。

（3）疑小肠克罗恩病。

（4）不明原因小肠梗阻。

（5）不明原因腹泻或蛋白丢失。

（6）小肠内异物。

（7）外科肠道手术后异常情况（如出血、梗阻等）。

（8）已确诊的小肠病变治疗后复查。

（9）相关检查提示小肠存在器质性病变可能者。

二、禁忌证

（1）严重心肺功能异常者。

（2）有高度麻醉风险者。

（3）无法耐受或配合内镜检查者（如精神障碍者）。

（4）相关实验室检查明显异常（如重度贫血、严重凝血功能障碍等），在指标纠正前不能接受该检查。

（5）完全性小肠梗阻无法完成肠道准备者。

（6）多次腹部手术史者。

（7）低龄儿童、孕妇。

（8）其他高风险状态或病变者（如中度以上食管胃底静脉曲张、大量腹水等）。

三、术前准备

（一）器械准备

（1）内镜准备。①测试气囊：取出送气管，连接外套管上的气囊送气接头与气囊控制装置上的接头，按下气囊控制装置遥控器的充气/放气按钮，确认气囊充气、放气性能及报警功能良好。一次性外套管使用前必须经过漏水测试。②润滑外套管：外套管内层为亲水润滑涂层，抽取 20 mL 无菌水或专用油注入外套管腔内，来回移动外套管，使无菌水或专用油与外套管内层充分接触。③连接小肠镜：按照正确方向将小肠镜套入外套管内，因内镜镜身较长，必须特别注意保护内镜前端，避免碰及坚硬物体。

(二)药品准备。

(1)急救物品:①中心负压吸引、中心供氧装置、监护仪、治疗车。②基础治疗盘(内有镊子、乙醇、碘伏、棉签、砂轮、止血钳、胶布等)。③注射器(5 mL、10 mL、20 mL 各两支,50 mL 一支),输液器,输血器。④危重症抢救用盘(内有开口器、舌钳、压舌板、手电筒、叩诊锤、针灸针等)。⑤气管切开包、静脉切开包。⑥胸外心脏按压板、心内穿刺针。⑦专科特殊抢救设备。⑧血压计、听诊器。

(2)急救药品:肾上腺素、多巴胺、洛贝林、毛花苷 C、去甲肾上腺素、尼可刹米(可拉明)、氨茶碱、盐酸利多卡因、异丙肾上腺素、盐酸阿托品、地塞米松、间羟胺、山莨菪碱、氢化可的松、呋塞米注射液等。

(三)患者准备

(1)向患者及家属详细讲解检查目的、过程和配合要点,说明可能出现的意外及对策,签署检查知情同意书。

(2)术前常规检查血常规、肝肾功能、凝血功能、心电图等,排除严重的心肺疾病。

(3)术前禁食、禁水 8 小时。

(4)经不同途径进镜的患者准备。①经口进镜的双气囊内镜检查:术前需禁食 8~12 小时,于术前10~20 分钟口服咽麻祛泡剂,取下活动性义齿、眼镜等。②经肛门进镜的双气囊内镜检查:内镜需要经过大肠才能进入回肠,因肠道粪渣有可能覆盖内镜视野,或进入外套管内而增加内镜与外套管的摩擦力。③经胃肠途径的双气囊内镜检查基本同经肛门进镜的术前准备。因做过胃部分切除术的患者,残胃蠕动较弱,可能会有食物残渣存留,这些食物残渣不但影响观察,一旦进入外套管内,还会增加镜身和外套管的摩擦力,使进镜困难,所以,对有过胃切除史的患者,术前禁食时间更长。

(5)术前用药。由于双气囊内镜检查比普通胃肠镜检查所需时间长,一次检查需要大约1.5 小时,内镜通过咽喉和勾拉肠道时会引起咽喉和腹部不适,患者会感到焦虑。因此给予患者合适的镇静剂或静脉麻醉是非常重要的,尤其是经口进镜时,最好行静脉麻醉。

(6)心理护理:接受小肠镜检查的患者多数病程较长,且常规胃肠检查未明确病因,因此患者常表现出恐惧、焦虑等不良情绪,检查前应充分评估患者病情及心理状态,告知患者及家属检查过程及配合要点,介绍成功患者,消除患者紧张等不良情绪,使患者以最佳的心理状态接受检查。

(7)给予氧气吸入、心电监护。

(8)建立静脉通道,由麻醉医师进行静脉麻醉。

四、术中护理配合

(一)患者护理

(1)密切监测患者生命体征及血氧饱和度,发现异常及时告知术者。

(2)观察患者面部表情、身体活动、腹部体征等,若患者出现痛苦表情、身体活动或明显腹部膨隆,应及时报告麻醉医师及术者。

(3)经口检查者必须及时吸出患者口腔的分泌物,术中注意防止肠液经外套管反流,引起窒息或吸入性肺炎。

(4)保持静脉输液通畅。

(二)治疗过程中的配合

根据患者的症状、体征及其他辅助检查结果,确定首次进镜途径,怀疑十二指肠至小肠中上段病变者采用经口进镜,怀疑远端回肠病变者则采用经肛门进镜。

(1)操作过程中,护士用右手扶稳、固定接近内镜操作部的外套管一端,左手固定接近患者口腔或肛侧的外套管一端,两手用力外展,尽量保持体外的镜身处于直线状态。为保持外套管与镜身之间的润滑,可在外套管中适当添加无菌水。

(2)经口检查时,当小肠镜进入十二指肠后,术者操作时动作要轻、稳、缓慢,以免损伤小肠黏膜而引起出血、穿孔等并发症。

(3)当内镜向深部推进困难时,护士可协助患者变换体位,或用手在患者腹部施加压力,以减少或防止内镜在胃肠道内结襻,若已结襻,可回拉镜身解襻后再向小肠深部推进;当镜身全部进入外套管后,给外套管球囊放气,放气完毕后术者调整内镜角度钮以固定肠腔,护士缓慢送入外套管至内镜的镜身 50 cm 标记处,给外套管球囊充气,内镜及外套管同步回拉,消除肠襻后再次插入内镜,重复以上过程,完成小肠镜检查。

(4)退镜时护士固定外套管,术者缓慢退镜,仔细观察肠腔有无间质瘤、梅克尔憩室等病变,退至内镜的镜身 50 cm 标记处时,给外套管球囊放气,术者调整内镜角度钮以固定肠腔,护士将外套管缓慢退至内镜操作部一端,然后给外套管球囊注气,再次缓慢退镜观察,重复以上过程,完成小肠镜退镜。退镜过程中应及时抽气,以减轻术后患者腹胀、腹痛等不适。根据病情需要,有时小肠镜检查需分两次进行,一端进镜困难时,应做好标记,以便从另外一端进镜时在此汇合。

(5)需要行小肠活检时,要求医护人员必须技术熟练、细心,配合默契,同时内镜护士要眼明手快,及时获取病理组织。

五、术后护理

(一)患者护理

(1)检查结束后,指导患者卧床休息,经口检查者,部分患者术后出现咽痛,可口服消炎片缓解症状,同时做好解释工作,告知是由于小肠镜检查时间长,检查时镜身反复摩擦咽喉部所致,消除患者紧张情绪。

(2)术后需观察患者有无腹痛、腹胀、便血、发热等症状,若无不适症状,检查 6 小时后或次日嘱患者进食。

(3)采用静脉麻醉患者,检查结束后必须继续观察生命体征至患者完全苏醒,部分患者清醒后可能有头晕症状,嘱其卧床休息,必要时可吸氧;检查结束后注意观察有无腹痛、腹胀及腹部体征变化,若有异常情况,及时报告医师处理。

(二)器械及附件处理

检查完毕后向内镜送气/送水 10 秒,采用蘸有多酶洗液的纱布擦拭镜身,由护士将内镜送至清洗消毒室,清洗要求及步骤同一般内镜。由于小肠镜镜身长,清洗过程中要注意防止损伤内镜头端,内镜清洗消毒、干燥后,将各旋钮置于自由位,悬挂于镜房储存备用。

六、并发症及防治

(一)咽喉疼痛

因外套管反复摩擦所致,一般不需特殊处理。向患者做好解释,症状严重者,可含服消炎片或行雾化吸入。

(二)误吸、肺部感染

经口小肠镜检查时,应及时清理咽喉部分泌物及反流胃肠液,防止误吸,必要时可采取气管插管,以减少误吸及肺部感染风险。

(三)食管贲门黏膜撕裂症

若检查时间短,检查过程中应注意患者有无恶心呕吐反应,进镜、退镜时仔细观察贲门有无损伤及出血;若检查时间长,应在静脉麻醉状态下进行。

(四)腹胀

少数患者术后出现腹胀,多数症状较轻,活动后可自行消失,必要时可行肛管排气等治疗。

(五)黏膜损伤

内镜进退过程中有时可损伤小肠黏膜,多数程度轻,无须特殊处理;若损伤较重,可服用小肠黏膜营养剂,如谷氨酰胺等。

(六)肠穿孔

检查中及检查后注意观察患者腹部体征,若出现腹部压痛、反跳痛、腹肌紧张等,需警惕肠穿孔的发生,应及时报告医师,尽早采取相应的治疗措施。

(七)出血

按消化道出血治疗原则处理,必要时可通过内镜下止血治疗。

(八)肠套叠

发生率极低,缓慢退镜可减少肠套叠发生。

(九)急性胰腺炎

发生率极低,经口途径检查者,术后观察有无腹痛、呕吐等不适,如有以上症状,及时报告医师,检查淀粉酶等排除急性胰腺炎。

七、注意事项

(1)选择合适的进镜途径。通常,怀疑病灶位于空肠者,可先采用经口途径进镜;怀疑病灶位于回肠者,可先采用经肛门途径进镜;当无法判断先采用何种途径进镜时,应先选择经肛门途径,因经肛门途径进镜,患者的不适感相对较轻。

(2)内镜进镜及外套管推进时必须在视野清晰的状态下进行,严格遵循"循腔而入"的操作原则,以免损伤肠黏膜或引起出血、穿孔等并发症。

(3)患者吞咽反射完全恢复,饮水无呛咳方可进食。因内镜检查时需反复进退,咽喉部可能会有擦伤,需进食清淡饮食一天,勿食过热、粗糙、坚硬及辛辣刺激性食物,以免加重咽喉部不适,次日可正常饮食。

(4)检查后3~6小时需有人陪护。

(5)24小时内不得驾驶机动车辆、进行机械操作和从事高空作业,以防意外。

(6)检查后24小时内最好不做需精算和逻辑分析的工作。 (拾 慧)

第五节　经皮经肝胆道镜检查

胆管结石是消化系统的常见疾病。经皮经肝胆道镜(percutaneous transhepatic cholangio-scope,PTCS)检查是在经皮经肝穿刺胆道引流(percutaneous transhepatic cholangial drainage,PTCD)的基础上逐步进行窦道扩张,待窦道扩张到一定口径时再置入胆道镜进行检查和治疗的技术。经皮经肝胆道镜技术的应用,为胆管结石的患者开辟了新的治疗途径,并取得了良好的疗效。经皮经肝胆道镜技术的优点在于可以在无法经自然通道(经口)或手术通道(术中或术后)进入胆道系统时,通过人工建立一条通道进入胆道,完成诊断与治疗;缺点是需要联合超声、X 线、内镜三种微创技术,技术要求较高、过程复杂且需要花费一定时间才能建成。

一、适应证

(1)已行包括胆肠内引流术在内多次手术后肝内胆管结石又复发者。

(2)合并胆管狭窄的肝内胆管结石患者,行胰十二指肠镜逆行插管困难或操作失败者。

(3)胆管畸形和狭窄,可经胆道镜行球囊导管扩张或支架置放术。

(4)梗阻性黄疸:由恶性肿瘤所致者在经皮经肝胆道镜下放置内引流管,也可局部灌注抗肿瘤药物或留置放射探头进行局部放、化疗。

(5)胆管晚期肿瘤或肿瘤所在部位难以切除,可经胆道镜导入激光汽化治疗或放置胆道支架,并可进行肿瘤活检。

(6)胆道出血,可行胆道镜下止血治疗。

(7)胆道内异物或寄生虫,可行胆道镜取出。

(8)胆总管末端狭窄,可行胆道镜下 Oddis 括约肌切开。

二、禁忌证

(1)肝内胆管不扩张。

(2)出凝血功能异常。

(3)严重心肺功能不全。

(4)大量腹水及肝内胆管结石疑有癌变者不宜行经皮经肝胆道镜技术。

(5)肝功能衰竭者。

(6)恶性肿瘤晚期极度衰竭者。

三、术前准备

(一)器械准备

(1)胆道镜手术包。

(2)PTCD 19G 穿刺套管针。

(3)泥鳅导丝、内镜逆行胰胆管造影术导管、冲洗管、8～22F 引流管、窦道扩张管一套、9～18F 探条。

(4)吸引器。

(5)电子胆道镜。

(6)球囊扩张导管2条：8 mm 1条和10 mm 1条。

(7)活检钳、取石网篮。

(8)超声装置及穿刺探头或穿刺架。

(9)头架：用于消毒铺巾显露患者头部。

(10)器械台：用于摆放内镜仪器及胆道镜治疗中的各种附件。

(11)液电碎石装置包括振波发生器、液电导线、液电电极。

(12)其他：造影剂、生理盐水、液体收集袋、剪刀、各种急救物品及器械。

(二)患者准备

(1)充分评估患者的身体状况及适应证和禁忌证。

(2)检查血常规、肝肾功能及出凝血时间，老年患者还应检查水、电解质和心功能。

(3)向患者详细介绍胆道镜检查对诊断疾病的必要性和安全性；耐心做好解释工作解除思想顾虑，以取得患者的配合。

(4)签署知情同意书。

(5)体毛过多者，术前1天给予常规备皮。

(6)常规行碘过敏试验，皮试阳性者应选择非离子型造影剂。

(7)PTCD术前半小时肌内注射地西泮10 mg，哌替啶75 mg。

(8)术前禁食、禁水6小时。

(9)留置套管针，建立静脉通道。

(三)建立窦道

(1)通过超声及CT进行肝内胆管影像检查，了解肝内胆管结石分布及胆管扩张情况，选择适当的穿刺点及穿刺途径。

(2)准备好建立窦道所需用的器械PTCD 19G穿刺套管针、导丝、8～22F引流管、9～18F探条，超声装置。

(3)患者取仰卧位常规消毒，超声定位后，局部麻醉至肝被膜，切开皮肤4～5 mm(便于扩张窦道)，超声引导下用18G套管针向所选择的肝内胆管穿刺。PTCD穿刺部位有经右侧肝内胆管和经上腹部穿刺左侧肝内胆管两种途径，根据结石部位和胆管扩张情况选择，胆管扩张明显和结石多的肝叶为首选穿刺部位。

(4)移去针芯，缓慢后退外套管直至胆汁流出，插入导丝至导丝头达狭窄段的近端，固定导丝并将外套管退出。

(5)沿导丝导入带4～6个侧孔的6～7F导管，直至狭窄部，使侧孔全部位于胆管内。

(6)将导管固定于皮肤上，导管外接引流袋(瓶)。

(7)术后需严密观察生命体征和腹部体征，并给予抗生素2～3天。

(8)扩张窦道：PTCD术后一周开始窦道扩张。局部常规消毒，窦道外口皮肤处局部麻醉(非静脉麻醉者)，探条由细至粗逐级扩张达18～20F，通常每周2次，每次扩张2F，总共需4～6次完成。可容纳16～18F扩张探条进入即可进行胆道镜检查和治疗。

四、术中护理配合

(一)患者护理

(1)协助患者取合适体位,多取平卧位,少数 T 管窦道开在腹中线上者,应在患者背部垫一小垫使患者向右倾斜15°左右,避免术中使用的盐水从患者身体两侧流出。嘱患者勿随意摆动躯体,以免造成不必要的伤害。

(2)行经皮经肝胆道镜技术前先不拔出 T 管,常规消毒患者腹部皮肤。消毒完毕后,用一无菌纱布按住 T 管瘘口,另一手轻轻用力将 T 管从窦道中拔出,拔出 T 管后立即用一无菌棉球堵住窦道口,防止胆汁从窦道口中溢出。

(3)为防止胆道镜术中大量灌流液流到手术床及地面,应在患者体下放一腹单,引导溢出液流入床边的桶中。用手术粘贴膜粘贴在消毒窦道口的皮肤上及消毒巾与腹单上,用血管钳捅破窦道口的手术粘贴膜,将棉球取出,这样胆汁与灌流液便可顺粘贴膜经过腹单流入床边的水桶中。

(4)常规给予患者吸氧,吸氧浓度一般为 2~3 L/min,或根据患者血氧饱和度来调节氧流量。

(5)护士应注意观察患者的神志、心电图、血压、脉搏、血氧饱和度应该在镇静时每2分钟测一次,在操作过程中每5分钟测一次,如有异常及时报告术者。

(6)在整个操作过程中,护士要注意观察患者的反应,若患者出现腹痛、腹胀等不适,可给患者做轻微的背部按摩以提高患者的舒适度,也可嘱患者重复做深而慢的呼吸 2~3 次,以缓解症状。注意倾听其主诉,如感觉疼痛难忍,应及时报告术者,稍事休息后再继续进行手术,必要时可加大镇痛药物剂量。

(二)治疗过程中的配合

(1)打开消毒包,协助术者穿好消毒手术衣、戴手套。

(2)进镜配合:术者单人操作胆道镜,护士需协助术者拔出扩张管,插入胆道镜或协助导丝插入。当需治疗时或内镜要固定在某一位置时,护士应用右手轻轻固定窦道口的镜身,防止治疗操作时的摆动造成视野改变。在递送各种附件时,护士应将附件的前端递于术者的右手中,使得附件插入方便。

(3)根据结石的部位、大小、形状选择合适的取石网篮。对于泥沙样结石,不宜过紧收紧取石网篮,以免绞碎结石难以取出,此时可轻轻拉紧取石网篮,尽量靠近胆道镜的前端,配合术者将取石网篮连同胆道镜一同退出体外。护士应尽快用纱布将结石取出,然后将取石网篮放入盛有生理盐水的治疗碗中清洗干净。由于肝内胆管的变异及结石的形状、大小各异,在胆道镜下取石时,尽可能地应用一切可使用的附件,如活检钳、取石网篮、冲洗管、导丝、内镜刮匙等都可用来尝试取石。

(4)对于结石较大又有嵌顿者,可先行液电碎石后再用取石网篮取出碎石,以避免暴力牵拉造成瘘管出血。碎石方法:①从活检孔道插入高压放电碎石探头,并让其接触胆石。②助手将碎石器电源接通,选择好所需放电频率和强度。③在连续注水情况下,使胆石完全浸泡在液体中,术者启动脚踏开关放电,将胆石击碎。④每次放电 1~2 秒。如一次未能击碎胆石,可多次重复放电,直至击碎成可取出的小块为止。

(5)术中若窦道出血,可用含去甲肾上腺素的盐水冲洗或用内镜、球囊压迫均可止血。若少量渗血,可在灌流液中加肾上腺素 2~5 支,很快即可止血。若胆管狭窄撕裂造成的出血较难处

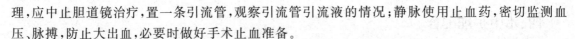

理,应中止胆道镜治疗,置一条引流管,观察引流管引流液的情况;静脉使用止血药,密切监测血压、脉搏,防止大出血,必要时做好手术止血准备。

(6)护士应配合术中活检,做好标本收集工作。

(7)一次经皮经肝胆道镜术取净结石的患者可封管。需要再次行胆道镜治疗者,必须经窦道再放置一条短臂 T 管或普通引流袋至胆总管继续留置引流,协助术者将引流管妥善固定在患者的腹部。

五、术后护理

(一)患者护理

(1)操作完毕拔镜后嘱患者卧床 24 小时,观察生命体征和腹部情况,监测血常规及肝功能。记录胆汁性状、颜色、引流量,注意有无腹膜刺激征。

(2)对留置引流管的患者,将引流管用别针妥善固定于患者腹部,防止脱落,交代患者引流管应保持于膈下平面,勿将引流袋倒置以防止引流液倒流。

(3)术后要注意保持引流通畅,碎石取出后,结石碎片容易堵塞 PTCD 管,造成引流不畅,应注意及时清理管内结石碎片。

(4)术后应用广谱抗生素、止血药和维生素 K_1,注意补充电解质,必要时输血。

(5)术后 5～7 天,每天用 50～100 mL 等渗盐水加庆大霉素 16 万单位冲洗引流管 1～2 次。胆汁从浑浊墨绿色变清黄后,可以隔天冲洗一次。一般引流管可应用 3 个月。

(6)做好健康宣教,嘱患者术后进低脂、富含营养的饮食。注意休息,保持积极乐观的情绪。

(二)器械及附件处理

1.胆道镜

胆道镜检查完毕后先将冷光源亮度调到最暗,然后关闭冷光源电源;表面用清水冲洗干净,内道用50 mL注射器抽水加压冲洗,直至冲出的水干净为止。因胆道镜注水孔为一狭长管道,里面的残留水分不易挥发,可用氧气管连接注水孔吹干,以免管腔内霉斑影响视野。在取、放、安装、操作、拆卸、洗涤时动作要轻巧、要稳,将胆道镜放在清洁、干燥的器械柜内,由专人保管,定期检查。

2.活检钳、取石网篮

注意洗净活检钳、取石网篮上的血凝块及纤维组织。洗净拭干后用拭镜纸或绸布涂少许硅油,轻涂以防生锈及老化。取石网篮保持张网状态,以防张力过小,影响取石效果。

六、并发症及防治

(一)胆道出血

多发生于出凝血功能异常的患者,在穿刺肝实质或扩张窦道时发生,也可因拉取较大结石时发生。绝对卧床休息,观察患者的生命体征、面色及胆汁引流量、性质,遵医嘱静脉输注止血药物。

(二)胆漏或胆汁性腹膜炎

一般发生在穿刺或更换引流管过早或引流管脱落时。严密观察患者的生命体征;有无高热、寒战及意识改变的情况;有无腹痛,腹痛的部位、性质。及时更换敷料并注意保护皮肤;定时冲洗引流管并保持引流通畅,每天更换引流袋;遵医嘱合理使用抗生素。

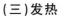

(三)发热

多为一过性,应保持引流管通畅,必要时使用抗生素。

(四)恶心呕吐

一般发生在进行窦道扩张时或检查、取石过程中,由注水过快刺激所致。

(五)心血管意外

可导致心力衰竭、急性心肌梗死、心搏骤停等并发症。患者一旦出现心血管意外,必须立即停止手术,根据具体情况给予积极治疗及抢救。

七、注意事项

(1)术前护士应详细检查手术设备,保证冷光源、吸引器、碎石机等各种仪器设备的正常工作。摆放好电视监视系统及胆道镜中用的各种仪器,以患者的左侧为宜。

(2)连接盐水瓶和胆道镜时注意无菌操作。滴注管的长度不应少于 70 cm,最好>100 cm,这样在医师转动镜身时不会因镜外的滴注管长度过短而影响操作,但要注意生理盐水的流注压应<2.94 kPa(30 cmH$_2$O)。

(3)如患者窦道细,胆道镜进入困难,可先在窦道内注入 2% 利多卡因溶液 10 mL。后用扩张探条逐级扩张至胆道镜能进入为止。

(4)胆道镜在沿窦道插入胆管或取石网篮反复取石过程中,有些患者腹部有胀痛感,也可因检查刺激肝内胆管引起恶心呕吐,应嘱患者尽量放松,张口呼吸,利用谈话转移患者的注意力,必要时检查稍停,待症状缓解后再进行。

(5)注意胆道灌流液的补充,可用 2~3 瓶生理盐水串联,减少接瓶次数,并保证灌流液中无空气进入。空气进入胆道后可影响胆道的视野及操作。

(6)如果取石网篮套住较大结石拉不出时,可先用力收紧取石网篮绞碎结石,再放松网篮退出结石,或者将取石网篮向体外牵引慢慢拖出结石,不要使用暴力猛拉,这样可能会造成出血。

(7)在碎石过程中,已破碎的小胆石会影响观察和继续碎石,可通过冲洗和运动镜身清除障碍。冲洗碎石或取石时,护士配合术者推入生理盐水,有利于液电碎石和清除结石。推注时最好选用 20 mL 注射器,否则注射器过大会使推注费力。推注生理盐水时速度不宜过快,否则会因压力过高,患者出现腹痛及术后发热。

(8)高压放电探头在放电时,不应与胆管壁接触,以避免损伤胆管。注意绝缘,电极不能接触金属物品,患者及医护人员的身体也不要接触金属物品。

(9)术后及时清理设备及用物,定期检查设备性能,如有故障及时报告、维修。

(10)出院后,指导患者定期进行随访观察,一般 3 个月更换 1 次引流管。

(拾　慧)

第六节　经皮内镜下胃造瘘术

经皮内镜下胃造瘘术(percutaneous endoscopic gastrostomy,PEG)是指在内镜引导下经腹部皮肤穿刺放置造瘘管,直接给予胃肠营养支持的一种内镜下治疗技术。对于不能经口进食的患者,留置鼻胃管是临床常用的治疗方法,但长期留置鼻胃管容易导致吸入性肺炎,同时鼻腔、咽喉、食管长期受压易发生局部黏膜糜烂、出血等并发症。经皮内镜下胃造瘘术能建立肠内营养支持治疗,有效地改善各种不能经口进食患者的营养状况,提高生活质量,操作简单安全,也能较好地解决留置鼻胃管注食所引发的并发症问题。护士应积极掌握其适应证及置管后注意事项,术中顺利配合术者操作,以达到满意的治疗效果。

一、适应证

(1)食管广泛瘢痕形成者。

(2)严重的胆外漏需将胆汁引流回胃肠道者。

(3)各种中枢神经系统疾病或全身性疾病导致的吞咽障碍:①脑血管意外,脑肿瘤,脑干炎症、变形或咽肌麻痹。②系统性硬化、重症肌无力。③完全不能进食的神经性厌食或神经性呕吐。④意识障碍、痴呆。

(4)耳鼻喉科肿瘤(咽部、喉部、口腔)。

(5)颌面部肿瘤。

(6)气管切开,同时需行经皮内镜下胃造瘘术者。

二、禁忌证

(1)严重的凝血功能障碍者。

(2)完全性口、咽、食管、幽门梗阻者。

(3)大量腹水者。

(4)胃前壁有巨大溃疡、肿瘤或穿刺部位腹壁广泛损伤,皮肤感染者。

(5)器官变异或胃大部切除术后残胃极小者。

(6)胃张力缺乏或不全麻痹者。

三、术前准备

(一)器械准备

(1)前视或前斜视治疗胃镜:胃镜的安装与检查同常规胃镜检查。

(2)牵拉式置管法:备 3 号粗丝线或引导钢丝 150 cm、16 号套管穿刺针、造瘘管等。

(3)直接置管法:备 18 号穿刺针、16F 或 18F 特制套有塑料外鞘的中空扩张器、12F 或 14F 的 Foley 球囊造瘘管、长 40 cm 的 J 形引导钢丝。

(4)1%利多卡因、生理盐水、注射器、润滑剂、抗生素软膏。

(5)手术切开包:消毒剂、棉签、无菌洞巾、无菌敷料、无菌止血钳和剪刀等。

(6)圈套器。

(7)两个吸引装置。

(8)必要时备齐急救药品,确保各种抢救及检查仪器性能良好。

(9)其他物品同常规胃镜检查。

(二)患者准备

(1)向患者及其家属讲明手术的目的和风险性,取得患者及家属同意后,签署手术同意书。

(2)术前评估患者身体状况。检查血常规、出凝血时间、肝功能等。凝血功能障碍者禁忌。

（3）了解患者过敏史及用药情况,如近期正在服用阿司匹林类和抗血小板凝集药物,应停药至少 7 天后才可行经皮内镜下胃造瘘术。

（4）做好心理护理。清醒患者置管前向患者解释经皮内镜下胃造瘘术的目的、方法及注意事项,告之术中可能出现恶心、腹痛、腹胀等不适,可以通过深呼吸缓解,以消除其紧张、恐惧心理。

（5）术前禁食 12 小时,禁水 4 小时。

（6）建立静脉通道,术前 1 小时给予静脉滴注抗生素预防感染。术前 30 分钟肌内注射地西泮10 mg。

（7）其他同常规胃镜检查护理。

四、术中护理配合

(一)患者护理

（1）给予持续低流量吸氧,有效提高其血氧饱和度,减少心肺意外的发生。

（2）根据术者指令协助患者调整体位,保证患者安全,防止坠床。

（3）术中注意观察患者神志、面色、生命体征变化,如有异常,立即停止手术,并做对症处理。

（4）由于患者是在局部麻醉下接受手术,术中处于清醒状态,随时了解和安慰患者,消除其紧张情绪。

（5）及时清理口咽分泌物,保持呼吸道通畅,防止误吸。

(二)治疗过程中的配合

1.牵拉式置管法

（1）体表定位:协助患者取左侧卧位,术者插入胃镜后取平卧位,抬高头部 15°～30°并左转,双腿伸直。向胃内注气使胃前壁与腹壁紧密接触。将室内灯光调暗,观察胃镜在腹壁的透光点,胃镜下可见到胃前壁压迹,即确定该处为造瘘部位。助手在腹壁透光处用手按压此点,术者在内镜直视下可见胃腔内被按压的隆起,指导助手选定体表经皮内镜下胃造瘘术最佳穿刺位置,一般在左上腹左肋缘下 4～8 cm 处。术者固定胃镜并持续注气,保持胃腔张力。护士将圈套器经胃镜活检孔插入胃腔内并张开于胃内被按压的隆起处。

（2）局部麻醉:助手消毒穿刺点皮肤,铺无菌巾。抽 1% 利多卡因在腹壁各层注入。

（3）助手于穿刺部位皮肤做小切口至皮下,再钝性分离浅筋膜至肌膜下。

（4）助手将经皮内镜下胃造瘘术套管穿刺针经皮肤切口垂直刺入胃腔的圈套器内,退出针芯,沿套管将长 150 cm 的粗丝线或导丝插入胃腔。圈套器套紧粗丝线或导丝后,连同胃镜一起退出口腔外,使粗丝线或导丝一端在口腔外,一端在腹壁外。

（5）术者将口端粗丝线或导丝与造瘘管尾部扎紧,将造瘘管外涂抹润滑油。助手缓慢牵拉腹壁外粗丝线或导丝,将造瘘管经口、咽喉、食管、胃和腹壁拉出腹壁外。

（6）再次插入胃镜,观察造瘘管头端是否紧贴胃壁,确认后退镜。用皮肤垫盘固定锁紧造瘘管,于造瘘管距腹壁 20 cm 处剪断,装上 Y 形管。

2.直接置管法

（1）体表定位、麻醉同牵拉置管法。

（2）术者插入胃镜,向胃内注气使胃前壁与腹壁紧密接触。助手用 18 号穿刺针在确定好的腹壁穿刺点处垂直穿刺入胃内,拔出针芯,将 J 形导丝头端由针管插入胃腔。

（3）助手拔出穿刺针,沿导丝切开皮肤至肌膜,根据扩张器的直径确定皮肤切口的大小。将特制套有外鞘的中空扩张器在导丝引导下旋转进入胃腔内。拔出扩张器,保留外鞘于胃腔内。

(4)将 Foley 球囊造瘘管通过外鞘插入胃腔,向球囊内注气或注水,使其充分扩张。向外牵拉造瘘管,使扩大的球囊壁紧贴胃黏膜,拔出外鞘。固定腹壁外造瘘管,锁紧或缝于皮肤上,剪去多余造瘘管,装上 Y 形管。

五、术后护理

(一)患者护理

(1)术后患者保持头背部抬高或取侧卧位,防止误吸。

(2)术后注意观察患者有无发热、呼吸困难等表现,发现异常及时报告医师处理。遵医嘱应用抗生素及止血剂。

(3)经皮内镜下胃造瘘术喂饲护理:①经皮内镜下胃造瘘术术后 24 小时禁食、禁水。24 小时后先从造瘘口注入 50 mL 生理盐水,4 小时后再注入 50 mL,如无不适,可给予营养液。②每次喂饲量为100~300 mL,由低浓度到高浓度,由慢到快。喂饲时,清醒患者取坐位或半卧位,昏迷患者抬高床头 30°,以防止食物反流和吸入性肺炎。每次注入食物或药物后,应用 50 mL。温水冲管,以防堵塞。③每次喂饲前应用 50 mL。注射器抽吸,以检查食物潴留情况。如果食物潴留超过 50 mL,应停止食物注入,并且报告医师。④尽量不经营养管给片剂药物,必要时需研碎溶解后输注。

(4)造瘘管周围皮肤护理:①术后 24 小时内密切观察穿刺口周围敷料,如有脓性或血性分泌物污染应及时更换。②注意观察造瘘口周围皮肤的情况,注意有无红、肿、热、痛及胃内容物渗漏。③保持造瘘管周围清洁,可以用肥皂和清水清洗。保持敷料清洁、干燥直到造瘘管周围切口闭合为止。如造瘘管周围切口闭合,无分泌物排出,可撤掉敷料。④保持造瘘口周围皮肤清洁、干燥,防止感染。⑤每天用 2%碘伏液消毒造瘘口 2 次,无菌纱布遮盖,胶布固定。

(5)造瘘管的护理:①妥善固定造瘘管,注意保持造瘘管的适当松紧度,过松易于出现胃内容物沿管侧向腹壁流出,过紧则易造成局部缺血,进而出现红肿,甚至局部坏死等情况。②保持造瘘管通畅,每次灌注营养液后用温开水冲洗导管,如需喂饲药物,必须充分捣碎溶解后方可注入,并用温开水冲洗导管。③如长时间不喂养,至少每 8 小时应冲洗管道 1 次。

(二)器械及附件处理

检查结束后,一次性物品应销毁,内镜及其附件按消毒规范进行处理。

六、并发症及防治

(一)恶心呕吐

常因营养液灌注过多和过快所致。营养液的量以递增方式注入,配方根据患者的能量需求、耐受程度及全身性疾病状况而定。从少量开始,根据患者的适应能力逐渐调快输注的速度,保持在注入食物时将床头抬高 30°~40°或坐起。如出现恶心呕吐,应暂停灌注,用 30~50 mL 温开水冲洗导管并夹闭,清洁口腔,保持呼吸道通畅,必要时肌内注射甲氧氯普胺 10 mg。

(二)腹泻和腹胀

营养液乳酸和脂肪过多及长期大量抗生素使肠道菌群失调可引起腹胀、腹泻。温度过高可能灼伤肠道黏膜,过低则会刺激肠道引起痉挛。同时输注食物应遵循由少到多、由慢到快、由稀到浓的原则进行。指导患者床上勤翻身,多下床活动,促进肠蠕动,同时辅助应用促进消化或增

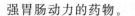

强胃肠动力的药物。

（三）造瘘口皮肤感染

在经皮内镜下胃造瘘术后一周内每天检查造瘘口周围的皮肤，观察有无红、肿、热、痛及胃内容物渗漏，保持造瘘口周围皮肤清洁、干燥，防止感染。造瘘口根据具体情况换药，有胃内容物渗漏者，用锌氧油保护皮肤。沐浴时避免淋湿造瘘口，保持造瘘口的清洁、干燥。

（四）肉芽生长预防

主要方法如下：①保持造瘘口清洁、干燥。②帮助患者翻身时动作轻柔，保护管道不被拉扯，减少管道刺激瘘口变大或使渗液从管口旁渗出。③每次从造瘘管注入食物量不超过 300 mL，每次鼻饲的时间为15～20分钟。出现肉芽组织时，用10％氯化钠局部湿敷半小时，再用0.9％外用生理盐水清洗后用氧气吹干或棉签抹干，用无菌纱布 Y 形固定，直至肉芽组织痊愈。出现肉芽生长时用3％～10％的高渗盐水局部湿敷。

（五）堵塞管道

造瘘管堵管、断管及脱管食物的颗粒过大、输注速度太慢、药物与食物配伍不当形成凝块都可堵塞管道。因此所有食物均用搅拌机搅碎调匀，喂药时药片要研碎溶解后注入，保持造瘘管的清洁、通畅，每次注入食物或药物前后均用 30～50 mL 温开水冲洗造瘘管，每次注完食物后不要平睡，应坐起 30 分钟，以免食物反流阻塞造瘘管。为防止造瘘管滑脱，应定期检测球囊的完整性，必要时重新充气，至少维持 8 mL 的体积。造瘘管体外段断裂时可用力拔出残端，更换造瘘管；造瘘管胃内段断裂时应及时在胃镜下取出残端。

（六）误吸

误吸常因呕吐时食物进入气管或食物反流所致，管饲过程中及管饲后 30 分钟内给患者采取半坐位。合理安排吸痰时间，在给患者管饲前应进行较彻底吸痰，管饲后 1 小时内尽量不吸痰。患者一旦发生误吸，尽快吸出口腔、咽喉、气管内的食物，情况较严重时用纤维支气管镜冲洗，配合抗生素治疗。

（七）咽喉部疼痛或异物感

主要原因与胃镜检查，管腔压迫或损伤咽喉部组织有关。必要时行雾化吸入，每天两次，缓解咽喉部不适症状。

七、注意事项

（1）造瘘管放置后即可进行间歇性喂养，每次应注入适量的肠内营养物，避免快速大量输注而发生胃食管反流。

（2）患者应保持半卧位，减少误吸的危险。

（3）患者出院后可继续利用造瘘管进行持续肠内营养支持，维持正常营养状态。

（4）造瘘管要及时更换和拔除，如果造瘘管出现磨损、破裂或梗阻时就应及时更换。患者病情好转，可以自主经口进食时，则可拔除造瘘管。但拔管必须在窦道形成以后，通常至少在放置术后 10 天。目前常用的造瘘管借助内镜帮助即可拔除，不需手术，有些造瘘管还可直接从体外拔除。为了更加方便、更加美观，拔除原造瘘管后还可为患者更换一种按压式的胃造瘘装置，该装置一般应在腹壁窦道形成、拔除之前的造瘘管后放置。

（5）患者出院前，要对患者及其家属进行相关教育。①管饲指导：指导患者如何正确地进行管饲，包括一些注意事项。②营养指导：根据每个患者的实际情况，合理科学地进行营养成分的搭配,保证量与质的需求。③造瘘口、造瘘管清洁护理的指导。④并发症预防指导,告知相关的并发症,如有发生可及时就医。⑤定期复诊。

(拾　慧)

第七节　内镜下消化道狭窄扩张术

炎症、肿瘤、外来压迫等原因可导致消化道部分轻度狭窄或中、重度狭窄,从而造成消化道梗阻或不完全梗阻。目前,内镜下治疗消化道狭窄的主要方法有扩张术、切开术、消化道支架置放术、凝固疗法、注射疗法、光动力学疗法及冷冻疗法等。本节主要介绍内镜下扩张治疗的护理配合。

一、食管贲门狭窄扩张术

内镜下食管贲门狭窄扩张术用于治疗各种原因引起的食管贲门狭窄。扩张的主要方法有探条扩张术、球囊(气囊或水囊)扩张术。具体的手术方法主要取决于狭窄的性质、严重程度和患者的具体情况。护士应熟悉操作步骤,与术者配合默契;送入扩张器时动作要轻柔、准确,扩张时准确记录每次扩张的时间,以确保扩张的效果。

(一)适应证

1.食管、贲门急性梗阻

(1)良性病变所致梗阻:贲门失弛缓症、腐蚀性食管炎。

(2)恶性病变所致梗阻:食管、贲门肿瘤。

2.食管、贲门慢性梗阻

(1)良性病变所致梗阻:反流性食管炎、腐蚀性食管炎、食管术后吻合口炎等炎性狭窄;食管或贲门术后吻合口瘢痕、食管溃疡瘢痕、食管烧伤后瘢痕等瘢痕狭窄;食管蹼、膜或环,Schatzki环等先天性异常;贲门失弛缓症、弥漫性食管痉挛等食管动力性障碍;食管平滑肌瘤等良性肿瘤。

(2)恶性病变所致梗阻:食管癌、贲门癌等恶性肿瘤。

(二)禁忌证

(1)不能合作者。

(2)合并严重心肺疾病或其他严重病症者。

(3)严重衰竭无法耐受手术者。

(4)局部炎症、水肿严重者。

(5)狭窄部位过高或狭窄严重,引导钢丝无法通过者。

(三)术前准备

1.器械准备

(1)根据狭窄的程度选择孔道大小合适的内镜。

(2)探条式扩张器:包括非钢丝引导的扩张器和钢丝引导的扩张器。最常用的是 Maloney 扩张器和 Savary 扩张器。

(3)引导钢丝:检查引导钢丝是否平直,如有折痕、成角,应事先整理使钢丝平直。

(4)球囊(气囊或水囊)扩张器:分为钢丝引导和非钢丝引导两种,最常用的是 Rigiflex OTW

和 Rigiflex TTS 扩张器。每一个球囊先接注射器注气,检查球囊是否有漏气。

(5)球囊扩张专用压力枪、测压表和注射器。

(6)生理盐水。

(7)X 线透视机。

(8)水溶性润滑剂。

(9)其他同常规胃镜检查。

2.患者准备

(1)向患者及家属解释扩张治疗的意义及可能出现的并发症,以取得患者及家属的配合,并签署手术同意书。

(2)行必要的上消化道钡餐造影、胃镜检查及组织检查,以明确狭窄的部位、长度、特点及病因等。

(3)调整抗凝血药物治疗,做血常规、血型、凝血功能和肝、肾功能等化验检查。必要时行心肺功能检查,心肺功能较差者术前予以纠正。

(4)术前 24～36 小时开始进流食,手术当天至少禁食 12 小时,保证食管无食物残留,防止术中误吸。如果食管腔内有残留食物,则需延长禁食时间,也可通过持续胃肠减压或胃镜吸引、冲洗使食管清洁。

(5)术前 30 分钟肌内注射地西泮 10 mg、654-2 10 mg。

(6)术前对患者咽喉部表面进行麻醉(同常规胃镜检查)。

(7)不能配合操作的患者,可在全麻下进行手术,以防发生意外。

(四)术中护理配合

1.患者护理

(1)同常规胃镜检查护理。

(2)在手术过程中,保持患者体位不变,固定好牙垫,嘱患者放松全身,缓慢做深呼吸;如口腔有分泌物,嘱患者让其沿口角自然流出,不宜吞咽,以防引起呛咳或窒息。

(3)扩张会使狭窄的黏膜撕裂,患者可出现不同程度的胸痛,术中应严密观察患者的意识、面色、生命体征及疼痛的情况。如发现患者意识及生命体征出现异常或患者对疼痛难忍、置入的探条式扩张器遇到阻力时,应立即停止扩张,不可强行通过,以免因扩张过度致使狭窄口黏膜撕裂过深而导致出血或穿孔等严重并发症。

2.治疗过程中的配合

(1)探条扩张术:①术者插入胃镜进行常规胃镜检查,观察狭窄情况,估计狭窄部直径及所需扩张器的型号,测量狭窄部远端至门齿的距离。②将引导钢丝经胃镜活检孔道送入胃内,越过狭窄部位,在透视下或胃镜直视下使引导钢丝的弹簧帽端抵达胃底或胃体部。术者退镜,护士送引导钢丝,两者的速度应保持一致,保证引导钢丝在胃内且不打弯。术者固定引导钢丝,使引导钢丝不从口中滑出。③术者拔出胃镜后,护士持稳引导钢丝。根据狭窄情况先选择较细的探条进行扩张,将引导钢丝穿入扩张器中心管道内,沿引导钢丝送入扩张器,待有阻力感后慢慢于透视下将扩张器的扩张部(即圆柱形部分)通过狭窄口送到狭窄部远端,推进时要注意固定引导钢丝,不要使引导钢丝插入太深。停留 3 分钟左右,退出扩张器。退出探条时注意均匀向外抽,但要时时向前送引导钢丝,不要让引导钢丝随探条一同退出,注意保持引导钢丝的位置固定不变。④依次增加扩张器的直径,使狭窄部分逐渐被扩开。扩张完毕后,扩张器连同引导钢丝一起退出。⑤术者再次插入胃镜检查,观察狭窄部黏膜撕裂情况,如出血较多,可用去甲肾上腺素止血或其他方法止血。

(2)OTW 球囊导管扩张术：①手术前两个步骤同探条扩张术。②根据患者狭窄部位情况选用直径30 mm、35 mm 或 40 mm 的球囊扩张器，先将球囊内空气抽空，锁住导管尾部三通接头通球囊的通道，在球囊外涂以润滑油便于插入。将球囊装置的中央孔道套入引导钢丝，在透视下或内镜直视下确定球囊中央位于狭窄部中央。③接带压力计的注射器向球囊内注气或注水，在 X 线或内镜监视下进行扩张，扩张压力一般为20～40 kPa，维持 1 分钟，放气；再注气、放气，反复2～3 次；扩张期间应注意患者的反应，如有异常应立即停止注气。扩张完毕后，扩张器连同引导钢丝一起退出。④最后一个步骤同探条扩张术。

(3)TTS 球囊导管扩张术的配合：①手术步骤的第一步同探条扩张术。②护士将 TTS 球囊外涂润滑油，抽尽球囊内空气，递给术者，经内镜活检孔道插入直到导管先端露出在视野内。③选较细的一根球囊导管，将导管插入狭窄部位的中央有孔处，术者缓缓向前推进导管，至阻力突然消失，说明球囊导管已越过病变部位，按照术前已测定好的每一球囊的注气量，用带压力计的注射器向球囊中注气，注意压力变化不能超出术前测定的压力太多，否则球囊容易破裂；充气2 分钟，放气；再充气、放气；反复多次后，抽尽球囊中的空气，将球囊从活检孔道中退出；换稍粗一级的球囊导管如上法扩张，如此一直扩张到 20～25 mm 球囊。④术者再次插入胃镜检查，观察狭窄部黏膜撕裂情况，如出血较多，可用去甲肾上腺素止血或其他方法止血。

(五)术后护理

1.患者护理

(1)术后卧床休息 24 小时，避免用力咳嗽。注意观察患者生命体征情况，观察患者有无胸痛、咳嗽、发热、呼吸困难、皮下气肿、呕血及黑便等不适，出现异常及时处理。

(2)扩张治疗术后禁食 6 小时，6 小时后无特殊不适可进食温凉流质食物 1～2 天，再进半流质食物，以后逐步过渡到普食。避免暴饮暴食，减少油腻食物。餐后 2 小时或睡眠时应抬高床头15°～30°，防止食物反流。

(3)术后常规应用止血药、制酸剂、黏膜保护剂、抗生素 3～5 天。

(4)其他护理同胃镜检查护理常规。

(5)指导患者定期随访疗效，观察有无反流性食管炎、狭窄再形成等远期并发症。效果不佳者1～2 个月后可重复治疗。

2.器械及附件处理

(1)内镜处理：同胃镜检查。

(2)探条处理：探条不能高压蒸汽消毒，只能用 2%戊二醛溶液浸泡消毒。清洗、浸泡时探条应保持平直，不能弯曲，探条中央管道应用清洗刷清洗干净，再接专用钝针头，接注射器或高压水枪注水冲洗。消毒后放回原装箱内保存，探条的先端必须插回厂家配置的保护用硬钢丝，以免探条的先端变形、折损。

(3)球囊导管为一次性使用物品，禁止重复使用。

(六)并发症及防治

1.出血

在扩张之后可发生出血，多数可自行停止，极少数出血不止者可行内镜止血。

2.穿孔

对小的穿孔可先采取保守治疗，立即禁食，给予肠道外营养，给予抗生素治疗；如穿孔较大，应立即行外科手术治疗。

3.胃食管反流

应避免平卧位,穿着宽松的衣服,应用制酸剂,促进胃动力等。

4.吸入性肺炎

需应用抗生素治疗。

5.继发感染

可发生菌血症或败血症,需应用抗生素治疗。

(七)注意事项

(1)治疗前全面评估患者,掌握适应证、禁忌证,选择合适的治疗方法。充分沟通,解除患者的顾虑。

(2)治疗前至少禁食12小时,保持食管清洁。如果食管腔内有残留食物者则需延长禁食时间,也可通过持续胃肠减压或胃镜吸引、冲洗使食管清洁。

(3)行 Savary 扩张器扩张的患者必要时需安排在 X 线机的检查台上,利用 X 线机对引导钢丝进行定位。护士应与术者配合密切,退镜和送引导钢丝的速度要一致,保留引导钢丝在胃腔内不打弯,直到内镜完全退出。当扩张器经过引导钢丝时,护士应在插入引导钢丝时保持引导钢丝的末端盘绕和拉紧,不允许向前或向后滑动,并注意引导钢丝的标记。

(4)探条扩张时,推进探条应注意缓慢往外抽拉固定引导钢丝,防止引导钢丝插入过深;退探条时要用力均匀往前送引导钢丝,勿使引导钢丝同时被带出体外。使用球囊(气囊或水囊)扩张时,术前需测定球囊注气量及压力。

(5)操作时护士应与术者密切配合,谨慎操作,用力适度,遇有阻力勿强行通过以免发生意外或损坏器械。

(6)手术中密切观察患者的面色、呼吸、脉搏及疼痛等变化,发现异常及时处理。术后注意有无出血、穿孔、感染等并发症,发现异常及时报告医师处理。

(7)治疗后合理安排膳食,告知患者进食宜少量多餐,细嚼慢咽,避免暴饮暴食,少进油腻食物或刺激性强的食物,如浓茶、咖啡、酒等,以免胃酸增多引起反流症状。

(8)检查结束,及时清理设备及用物,定期检查设备性能,如有故障及时报告、维修。

(9)指导患者定期复诊,出现严重不适,应立即来院就诊。

二、结肠扩张术

结肠扩张术用于治疗各种原因引起的大肠狭窄。大肠狭窄可分为良性狭窄和恶性狭窄。良性狭窄常见于炎症性疾病、术后吻合口狭窄及外伤等;恶性狭窄常见于结/直肠肿瘤及盆/腹腔肿瘤压迫等。良性狭窄可行内镜下球囊扩张术治疗,恶性狭窄可于扩张术后行金属支架置放术解除肠梗阻。

(一)适应证

(1)结/直肠良、恶性肿瘤术后吻合口狭窄。

(2)结/直肠炎性狭窄、溃疡性结肠炎、克罗恩病、结核、血吸虫病肉芽肿、性病淋巴肉芽肿、放线菌病、肠粘连。

(3)放射性肠炎,烧伤,具有腐蚀性的药物、栓剂的损伤引起的肠腔狭窄。

(4)置放金属支架前扩张肠腔,结/直肠狭窄手术前解除梗阻。

(二)禁忌证

(1)梗阻肠管已坏死穿孔,有瘘管和深溃疡,有较大憩室。

(2)重度内痔出血,狭窄部位有严重炎症、出血。

(3)严重心肺功能衰竭,凝血功能障碍,有严重出血倾向。

(4)不能合作者。

(三)术前准备

1.器械准备

(1)肠镜治疗孔道直径达 3.7 mm 和 4.2 mm 的治疗内镜。

(2)扩张导管、球囊导管。

(3)导丝。

(4)球囊扩张专用压力枪、测压表和注射器。

(5)泛影葡胺、生理盐水。

(6)润滑剂。

(7)吸引器、X 线透视机。

(8)其他物品同普通结肠镜检查。

2.患者准备

(1)向患者及家属解释扩张治疗的意义及可能出现的并发症,取得患者及家属的配合,并签署手术同意书。

(2)术前行钡剂造影、结肠镜检查,重度狭窄者行泛影葡胺造影,以明确狭窄的部位、程度及特点等。

(3)至少术前 3 天停服影响凝血功能的药物,行血常规、血型、凝血功能和肝、肾功能等化验检查。必要时行心肺功能检查,心肺功能较差者术前予以纠正。

(4)肠道准备、术前用药同肠镜检查,禁用甘露醇准备肠道。

(四)术中护理配合

1.患者护理

同结肠镜检查。

2.治疗过程中的配合

(1)OTW 球囊导管扩张术的配合:①术者插入肠镜观察肠道狭窄情况。②自内镜钳道管口插入引导钢丝,将引导钢丝的前端越过狭窄段放置在远端,在 X 线下定位,明确狭窄部位病变后,退出内镜,保留引导钢丝。此时护士应与术者密切配合,术者退镜,护士送引导钢丝,两者的速度应一致,保证引导钢丝留在肠腔内而又不会打弯,直到内镜完全退出。术者固定引导钢丝,不让引导钢丝从口中滑出。③将球囊内空气抽尽,锁住导管尾部三通接头通球囊的通道,在球囊外涂以硅油便于插入。④引导钢丝尾部插入球囊导管先端孔中,沿引导钢丝送入球囊导管。在透视下可见球囊两端的标志,接带压力计的注射器向球囊中注气,如球囊中部成腰,说明球囊位置正确;如果成腰偏高或偏低,应调整球囊位置再注气,一般球囊压力达到 40 kPa,维持 1 分钟,放气;再注气、放气,反复 2～3 次;扩张期间应注意患者的反应,如有异常应立即停止注气。⑤术者将球囊导管和引导钢丝一起退出;护士接过球囊导管和引导钢丝立即用清水冲洗干净,留待进一步清洗消毒。⑥如遇术后采用吻合器铁钉的吻合口狭窄,在做球囊扩张时,尽量不要让球囊导管前后移动,防止损伤球囊。⑦内镜能顺利通过扩张后的狭窄段的远端,仔细观察有无肿瘤和其他病变,必要时协助取活检。如出血较多可行内镜下止血术。

(2)TTS球囊导管扩张术的配合:①同OTW球囊导管扩张术。②将TTS球囊导管外涂润滑剂,抽空球囊内空气,递给术者,经内镜钳道管插入直到导管先端露出(在视野内);注意阻力大时不可强行用力,应检查是否将球囊中的空气完全抽空。③选较细的一条球囊导管,将导管插入狭窄部位的中央有孔处,术者缓缓向前推进导管至阻力突然消失,说明球囊导管已越过病变部位,按照术前已测定的每一球囊的注气量,用带压力计的注射器向球囊中注气,注意压力变化不能超出术前测定压力太多,否则球囊容易破裂;充气2分钟、放气,再充气、再放气,反复多次后,抽空球囊中的空气,将球囊从钳道管中退出;换稍粗一级的球囊导管如上法扩张;如此一直扩张到20~25 mm球囊。④术者用水冲净使视野清晰后,进镜观察,注意扩张部位损伤,如出血多,护士配合术者行内镜下止血。

(五)术后护理

1.患者护理

(1)术后卧床休息24小时。注意观察患者腹部体征,观察患者有无腹痛、发热、便血等不适,出现异常及时处理。

(2)术后禁食1~2天,如无不适可进流质饮食,次日可进半流质饮食,以后逐步增加饮食中的固体含量,进少渣饮食。

(3)术后常规应用抗生素3~5天。

(4)其他护理同结肠镜检查护理常规。

(5)指导患者定期随访疗效,为防止术后再狭窄,指导患者术后2周再次行扩张治疗。

2.器械及附件处理

(1)内镜处理同结肠镜检查。

(2)球囊导管为一次性使用物品,用后弃之。

(3)引导钢丝清洗消毒后备用。

(六)并发症及防治

1.出血

在扩张之后可发生出血,多数可自行停止,极少数出血不止者可行内镜止血。

2.穿孔

对小的穿孔可先采取保守治疗,立即禁食,肠道外营养,给予抗生素治疗;如穿孔较大,应立即行外科手术治疗。

3.感染

需应用抗生素治疗。

(七)注意事项

(1)按要求做好肠道准备,保证肠道清洁。

(2)术中密切观察患者的面色、呼吸、脉搏、腹胀、腹痛等情况;术后注意有无腹胀、腹痛、发热及黑便等情况,发现异常及时通告医师。

(3)术中操作应轻柔、少量注气,在插入引导钢丝和球囊导管的过程中如遇阻力过大,不可强行用力,压力泵应缓慢逐渐加压。

(4)其他同食管贲门扩张术。

(拾 慧)

第八节 内镜下隧道技术

内镜下隧道技术是一项全新的技术,在隧道技术中,通过在消化道的黏膜层与固有肌层之间建立一条黏膜下隧道来进一步实施各种内镜下干预,如环形肌切开术治疗贲门失弛缓症、切除黏膜下肿瘤、通过隧道进入胸腔和腹腔进行内镜下诊治。充分的术前准备、熟练的术中配合是手术成功的关键,护理人员应掌握每个器械的正确使用及每一个手术步骤,娴熟地与术者配合,确保手术的顺利开展及患者的安全。

一、隧道技术的应用领域

(一)黏膜层疾病的治疗
如经内镜隧道式黏膜下剥离术等。

(二)肌层相关病变的治疗
如黏膜下隧道内镜肿瘤切除术、经口内镜括约肌切开术等。

(三)诊断与治疗
胃肠道腔外疾病如淋巴结切除、肿瘤切除、经人体自然腔道内镜手术等。

二、隧道技术的优点

(一)保证人体结构的完整
将消化道由 1 层变成了 2 层,尽可能将操作的入口、途径、目标位置放在同一个腔隙内。利用黏膜层或固有肌层隔离消化道与人体的其他腔隙,避免气体和消化液进入其他间隙。

(二)符合未来腔镜手术原则
(1)遵循腔隙完整原则。

(2)在有菌与无菌条件下,以无菌条件为首选。

(3)在有化学刺激与无化学刺激条件下,以无化学刺激为首选。

(4)在有自然腔道与无自然腔道条件下,以有自然腔道为首选,自然腔道的选择,应该首先符合第(2)、(3)条原则。

(5)在人口与手术部位距离方面,在遵循上述原则的同时,遵循就近原则。

(6)具有良好的预防与止血技术,并有候补措施能够保证几乎 100% 的止血率。

(7)具有熟练预防与封闭腔隙间相互贯通的技术,保证能够恢复人体原有腔隙的完整与闭合状态。

(8)遵循肿瘤完整切除与防止转移原则。

三、适应证

(一)黏膜层病变
食管长环周病变;食管、贲门、胃底体小弯横径在 2 cm 以上的病变。

(二)固有肌层病变

直径＜2.5 cm 的食管、贲门固有肌层肿瘤，未经外科手术的 Ling Ⅰ 型、Ling Ⅱ a 型、Ling Ⅱ b 型原发性贲门失弛缓症。

(三)相对适应证

1. 黏膜层病变

食管、贲门、胃底体小弯横径＜2 cm 的病变。

2. 固有肌层病变

横径在 2.5～3.5 cm 的食管、贲门固有肌层肿瘤；未经外科手术的 Ling Ⅱ c 型、Ling Ⅲ 型原发性贲门失弛缓症。

四、禁忌证

(1)常规内镜检查禁忌者。

(2)建立隧道部位有大面积瘢痕形成或存在吻合口瘘者。

(3)相对禁忌证。①黏膜层病变：食管、贲门、胃底体小弯病变内有明显瘢痕形成者。②固有肌层病变：固有肌层肿瘤，但没有建立隧道的余地或肿瘤与上皮层粘连不能分离者；肿瘤横径在 3.5 cm 以上，肿瘤不能经隧道完整取出者；外科手术后原发性贲门失弛缓症者。

五、术前准备

(一)器械准备

(1)内镜常规使用带辅助送水的内镜，如无辅助送水内镜，可使用具有喷水功能的切开刀。

(2)送气装置常规使用 CO_2。

(3)高频电发生器参数设定根据功率输出及个人习惯设定。

(4)附件各种型号的注射针、各种切开刀、止血钳、钛夹等。

(5)黏膜下注射液。①生理盐水＋肾上腺素＋亚甲蓝：生理盐水 250 mL＋肾上腺素 1 mg＋亚甲蓝 0.1～0.4 mL。②甘油果糖＋肾上腺素＋亚甲蓝：甘油果糖 250 mL＋肾上腺素 1 mg＋亚甲蓝 0.1～0.4 mL。

(6)其他同内镜下黏膜剥离术。

(二)患者准备

同内镜下黏膜剥离术。

六、黏膜层疾病的隧道治疗技术

经内镜隧道式黏膜下剥离术是利用隧道技术改良内镜下黏膜剥离术操作过程，从病变口侧至肛侧建立黏膜下隧道来辅助完整切除病变。先行黏膜下注射，依次切开病变上、下缘，从上缘黏膜下开始剥离，建立一条黏膜与固有肌层之间的通道，直达下缘开口，然后沿隧道两侧剥离病变黏膜，逐步切除病变。这种方法一方面弥补了常规内镜下黏膜剥离术环周切开后，注射液被吸收或外渗消失快、黏膜下注射抬举征不明显、剥离困难、剥离时间长等缺陷；另一方面，透明帽进入隧道后充气，帽端钝性分离加快了手术进程，同时下端开口，避免隧道内过度充气、浆膜穿孔的发生。经内镜隧道式黏膜下剥离术的应用改变了经典内镜下黏膜剥离术操作方法，从环周标记注射环周切开剥离的方式转变为环周标记注射—肛侧开口—口侧开口建立隧道切开隧道侧边的方式。在经内镜隧道式黏膜下剥离术操作过程中,隧道建立前先从病变肛侧开口,这样一方面病变肛侧开口可以作为隧道建立过程中的终点,避免过度剥离;另一方面可以降低隧道内压力,避免过多充气后气体存留导致黏膜过多被钝性分离。在隧道建立后的侧边切开过程中,经典内镜下黏膜剥离术操作方法是边注射边剥离,而经内镜隧道式黏膜下剥离术借助于两侧组织的相互牵连,一方面减少了注射,缩短了相应的操作时间,另一方面可以借助于重力因素,从高到低分别切除侧边。与内镜下黏膜剥离术比较,经内镜隧道式黏膜下剥离术用时更短,剥离速度更快,更易达到肿瘤的根治性切除。

七、肌层相关病变的隧道治疗技术

随着内镜下黏膜剥离术的进步,其应用范围不断扩大,对起源于黏膜肌层、黏膜下层、固有肌层的黏膜下肿瘤(submucosal tumor,SMT),可行内镜下黏膜挖除(endoscopic submucosal excavation,ESE)术。内镜下黏膜挖除术具体步骤如下。①标记:用 HOOK 刀或氩气刀紧靠病灶边缘进行电凝标记。②黏膜下注射:将 0.5 mL 亚甲蓝、1 mL。肾上腺素和 100 mL 生理盐水混合配制的溶液,在病灶边缘标记点进行多点黏膜下注射。③环形切开:用 HOOK 刀沿病灶边缘标记点切开病灶远侧黏膜。④挖除病灶:在直视下用 HOOK 刀沿病灶四周进行剥离、挖除病灶、病灶及其上附着黏膜一起挖除,挖除过程中可行多次黏膜下注射。⑤创面处理:残留的人造溃疡面,可用热活检钳电凝、氩离子血浆凝固术凝固;胃肠穿孔可用钛夹闭合创面。

黏膜下良性肿瘤,如平滑肌瘤、脂肪瘤,常常包膜光滑.黏膜层和浆膜层均完整,没有浸润。这种起源于黏膜固有肌层的黏膜下肿瘤可选择行黏膜下隧道内镜肿瘤切除术。具体步骤如下:①氩气标记肿瘤位置。②建立黏膜下隧道暴露肿瘤。在黏膜下肿瘤近端 5 cm 处纵行切开黏膜 2 cm,逐层剥离黏膜及黏膜下层建立隧道至肿瘤远端 1~2 cm,保证足够的手术操作空间。③在直视下剥离肿瘤,需保留肿瘤包膜完整,同时避免伤及食管黏膜、浆膜(肿瘤完整切除防止播种转移)。④取出肿瘤后用钛夹关闭黏膜入口。黏膜下隧道内镜肿瘤切除术保存瘤体表面的黏膜,同时实现全瘤切除。

经口内镜括约肌切开术为一种微创的治疗贲门失弛缓症的手术方法。主要步骤如下:①食管黏膜层切开(又称开窗)。距胃食管连接 10 cm 处,氩气纵行标记 3 个点,黏膜下注射甘油果糖靛胭脂,黏膜抬举良好,针状刀纵行切开 1~2 cm,开窗,即切开黏膜层暴露黏膜下层。②黏膜剥离建立黏膜下隧道。沿食管黏膜下层,用 IT 刀、钩刀自上而下剥离,边剥离边进行黏膜下注射,必要时用 Co-grasper 止血,建立黏膜下隧道至胃食管结合部(gastroesophageal junction,GEJ)下方胃底约 2 cm。③环形肌切开。在胃镜直视下应用 IT 刀切开环形肌 8~10 cm,其中食管部 6~8 cm,延伸至胃壁约 2 cm。切开过程中由上到下、由浅而深切断所有环状肌束,尽可能保留纵形肌束,避免透明帽顶裂纵形肌。④钛夹关闭黏膜层切口。用甲硝唑冲洗创面,多枚钛夹对缝黏膜层切口。经口内镜括约肌切开术建立隧道较黏膜下隧道内镜肿瘤切除术长,隧道内环形肌全程切开,而黏膜下隧道内镜肿瘤切除术隧道仅为通往病变的通道,这样可以避免破坏病变表面的黏膜,两者术后均用钛夹关闭黏膜入口,保护手术创面,能降低穿孔、感染等并发症的发生率。

八、术后护理

(一)患者护理
同内镜下黏膜剥离术护理。

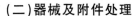

（二）器械及附件处理

（1）内镜同胃肠镜检查术后处理。

（2）附件：一次性耗材，毁形后按医疗垃圾处理。其他附件按消毒规范处理。

九、并发症及防治

（一）气体相关并发症

气体相关并发症包括气胸、皮下气肿、纵隔积气及腹腔积气等。多数患者可自行缓解，少数气胸或腹腔积气者需要引流处置。术后应及时复查X线片，了解有无气胸、气腹等并发症，给予迅速处理。

（二）隧道黏膜穿孔

较常见。可以在隧道内喷洒纤维蛋白胶或用止血夹夹闭。术中对较大的血管进行预凝固处理，对创面的出血及时电凝止血。

（三）感染

感染包括隧道内感染、纵隔感染、腹腔感染等。应充分做好术前准备，防止术中食物反流导致误吸。术后加强饮食管理，一般由流质饮食逐步过渡到普通饮食。

（四）其他

如迟发性出血、胸腔积液、食管狭窄、溃疡和胃食管反流病、隧道入口裂开等。

十、注意事项

（1）建立隧道的主要目的就是要保持其完整性，因此在隧道建立之初，就要确定使用隧道的哪侧壁做屏障。如果要切除黏膜，则要保持固有肌层的完整性，以免造成损害，若发生破裂要及时处理。如果要对固有肌层进行手术，以及穿破固有肌层进行固有肌层以外的手术，则要保护黏膜层的完整，这样隧道技术才能起到应有的作用。

（2）其他同内镜下黏膜剥离术。

（拾　慧）

参考文献

[1] 王美芝,孙永叶,隋青梅.内科护理[M].济南:山东人民出版社,2021.

[2] 窦超.临床护理规范与护理管理[M].北京:科学技术文献出版社,2020.

[3] 程东阳,郝庆娟.外科护理[M].上海:同济大学出版社,2021.

[4] 万霞.现代专科护理及护理实践[M].开封:河南大学出版社,2020.

[5] 高淑平.专科护理技术操作规范[M].北京:中国纺织出版社,2021.

[6] 戴波,薛礼.康复护理[M].武汉:华中科技大学出版社,2020.

[7] 张翠华,张婷,王静,等.现代常见疾病护理精要[M].青岛:中国海洋大学出版社,2021.

[8] 张占堆.外科护理[M].南昌:江西科学技术出版社,2020.

[9] 张俊英,王建华,宫素红,等.精编临床常见疾病护理[M].青岛:中国海洋大学出版社,2021.

[10] 叶丹.临床护理常用技术与规范[M].上海:上海交通大学出版社,2020.

[11] 吴雯婷.实用临床护理技术与护理管理[M].北京:中国纺织出版社,2021.

[12] 王林霞.临床常见病的防治与护理[M].北京:中国纺织出版社,2020.

[13] 姜鑫.现代临床常见疾病诊疗与护理[M].北京:中国纺织出版社,2021.

[14] 王庆秀.内科临床诊疗及护理技术[M].天津:天津科学技术出版社,2020.

[15] 冉健,李金英,陈明.现代急危重症与护理实践[M].汕头:汕头大学出版社,2021.

[16] 周忠蜀.新生儿与婴儿护理指南[M].北京:中国轻工业出版社,2020.

[17] 董桂银,卢唤鸽.临床常见急危重症护理研究[M].北京:中国纺织出版社,2021.

[18] 任潇勤.临床实用护理技术与常见病护理[M].昆明:云南科技出版社,2020.

[19] 王蓓,彭飞,洪涵涵.常见慢病护理评估与技术[M].上海:上海科学技术出版社,2021.

[20] 雷颖.基础护理技术与专科护理实践[M].开封:河南大学出版社,2020.

[21] 董理鸣,张惜妍.实用泌尿外科疾病的诊治与临床护理[M].北京:中国纺织出版社,2021.

[22] 王婷,王美灵,董红岩,等.实用临床护理技术与护理管理[M].北京:科学技术文献出版社,2020.

[23] 周霞,杜金泽.护理教学与临床实践[M].北京:中国纺织出版社,2021.

[24] 屈庆兰.临床常见疾病护理与现代护理管理[M].北京:中国纺织出版社,2020.

[25] 孙爱针.现代内科护理与检验[M].汕头:汕头大学出版社,2021.

[26] 王艳.常见病护理实践与操作常规[M].长春:吉林科学技术出版社,2020.

[27] 黄粉莲.新编实用临床护理技术[M].长春:吉林科学技术出版社,2021.

[28] 刘新静,刘红燕,程玲.临床护理健康教育[M].厦门:厦门大学出版社,2020.

[29] 张祁,吴科敏.普外科常见病临床诊疗方案与护理技术[M].北京:中国纺织出版社,2021.

[30] 石焕玲,时贞兰,鲍丽秀.现代消化内镜护理技术[M].昆明:云南科技出版社,2020.

[31] 刘玉春,牛晓琳,何兴莉.临床护理技术及管理[M].北京:华龄出版社,2020.

[32] 张苹蓉,卢东英.护理基本技能[M].西安:陕西科学技术出版社,2020.

[33] 吴福荣,郑娜,宋乐芹.护理理论与实践[M].北京:中医古籍出版社,2020.

[34] 吕巧英.医学临床护理实践[M].开封:河南大学出版社,2020.

[35] 王虹.实用临床护理指南[M].天津:天津科学技术出版社,2020.

[36] 李玉平.浅析新形势下医院护理管理存在的问题及对策[J].西藏医药,2021,42(4):7-8.

[37] 伍玲玲.基于问题为导向的科室护理安全质控[J].中国卫生标准管理,2021,12(3):143-145.

[38] 饶柳妹,张文兵,叶诗萍,等.闭环护理管理模式在神经内科中的应用[J].全科护理,2021,19(3):394-397.

[39] 陈霞,海比拜·阿合买提,马晶,等.护理实习生人文关怀品质现状及其影响因素分析[J].内江科技,2021,42(9):101-102.

[40] 王晶.程序化和谐护理对体检者护理质量与满意度的影响[J].中国卫生标准管理,2021,12(19):140-142.